国家卫计委保健重点科研项目（W2016ZD02）

老年人多重用药与风险防范

主编 万 军 刘丽萍

编委（以姓氏笔画为序）

万 军 王 淼 王 聪 韦 超 刘丽萍 刘倩倩

苏斌斌 杜凤霞 李世军 张 静 陈 倩 陈思文

周 波 龚燕平 鲁向辉

科学出版社

北 京

内 容 简 介

本书从老年医学的临床实践入手，分上下两篇，分别对老年人常见疾病的特点、治疗策略，共患疾病、联合用药和多重用药的潜在风险、用药警示和风险干预等内容进行阐述，重点关注老年人多重用药的相关医学问题、单病种治疗指南对老年共病和多重用药的局限性、多重用药的临床获益和风险评估、老年人多重用药风险管理等问题，有助于读者了解老年人药物治疗和安全用药策略及多重用药问题，唤起广大医务人员和全社会共同关注老年人合理用药和潜在的用药风险。

本书可供老年医务工作者、全科医师及其他医务人员阅读参考。

图书在版编目（CIP）数据

老年人多重用药与风险防范 / 万军，刘丽萍主编. —北京：科学出版社，2022.6

ISBN 978-7-03-072550-9

Ⅰ.①老… Ⅱ.①万… ②刘… Ⅲ.①老年人－用药安全－风险点管理 Ⅳ.①R452

中国版本图书馆CIP数据核字（2022）第100324号

责任编辑：高玉婷 / 责任校对：郭瑞芝
责任印制：赵 博 / 封面设计：龙 岩

科 学 出 版 社 出版

北京东黄城根北街 16 号
邮政编码：100717
http://www.sciencep.com

北京画中画印刷有限公司 印刷
科学出版社发行 各地新华书店经销

*

2022 年 6 月第 一 版 开本：720×1000 1/16
2022 年 6 月第一次印刷 印张：25 1/2
字数：500 000

定价：178.00 元
（如有印装质量问题，我社负责调换）

序

　　我国是世界上老年人口最多的国家，老年人多病共存和多重用药已成为老年人群罹患疾病的重要特征和老龄化社会的公共卫生问题。老年人多重用药已成为临床药物治疗及风险评估的重点和难点。为保证老年患者在长期持续性医疗过程中准确和安全的药物治疗，关注老年人多重用药问题已经成为老年医学实践的重要内容。目前，虽然常见涉及多个系统疾病及药物治疗的参考书，但针对老年人多重用药问题且有助于临床实践的参考书籍罕见。解放军总医院国家老年疾病临床医学研究中心万军教授与解放军总医院医疗保障中心刘丽萍主任药师紧密结合老年临床诊疗实践，组织一批国内从事老年医学研究、合理用药、药物治疗风险监控的专家和学者，编写了《老年人多重用药与风险防范》一书。这部专著从老年人患病特点和药物治疗策略入手，对老年人常见疾病和共患疾病的治疗、联合用药和多重用药的临床获益、潜在风险及风险防范等内容进行系统阐述，有助于读者了解老年人多重用药特点及安全用药策略，唤起广大医务人员关注老年人多重用药的风险意识，也有助于全社会共同关注老年人多重用药问题。书中参考了最新的临床实践指南、联合用药和多重用药的研究进展，对规范老年人合理用药、老年人多重用药与风险干预具有很强的指导性和实用性，是一部值得推荐的好书。相信该书的出版将促进老年专科医务工作者及相关从业人员关注老年人多重用药与风险防范，并对老年人安全用药管理发挥积极的作用。

中国人民解放军总医院 国家老年疾病临床医学研究中心　主任

中国老年医学学会　会长

2022 年 5 月

前　言

　　我国已经步入老龄化社会，增龄引起的器官老化与功能衰退决定了老年人多病共存和多重用药的特征。虽然药物可缓解临床症状，防止病情恶化，进而延长生命，但在长期患病的情况下使用多种药物治疗是具有挑战性的。老年人多重用药的普遍性，明显增加了药物治疗风险。近年来，大量国内外研究报道了老年人多重用药风险，老年人多重用药与潜在不适当药物使用和药物不良反应/不良事件相关，可导致健康状况恶化，如营养不良、骨折、跌倒、身体和认知功能受损、住院治疗、死亡等不良后果，也使得老年人治疗依从性差的问题更加突出，造成疾病恶化和医疗费用增加。目前，由于缺乏多重用药对临床治疗结局影响的科学规范的评价体系和指标，有效干预的临床实践资料不足，干预的有效证据不多，因此，对多重用药评估、医疗决策和风险干预变得更为复杂和困难。2017年，世界卫生组织发布了关键行动领域的用药安全管理技术报告，其用药安全管理计划包括三个方面，其中之一就是多重用药的用药安全，旨在鼓励全社会采取行动实施用药安全管理，促进全球尽早采取有效行动和规划，解决用药安全问题，保护患者免受医源性伤害，使药物治疗的获益最大化。

　　本书从老年医学的临床实践入手，分上下两篇，分别对老年人常见疾病的特点、治疗策略，共患疾病、联合用药和多重用药的潜在风险、用药警示和风险干预等内容进行阐述，重点关注老年人多重用药的相关医学问题、单病种治疗指南对老年共病和多重用药的局限性、多重用药的临床获益和风险评估、老年人多重用药风险管理等问题，有助于读者了解老年人药物治疗和安全用药策略及多重用药问题，唤起广大医务人员和全社会共同关注老年人合理用药和潜在的用药风险。书中参考最新的临床实践指南及联合用药和多重用药的研究进展，对规范老年人合理用药、老年人多重用药及风险干预具有很强的指导性和实用性，是一本可供从事老年医学的医务工作者、全科医师及其他医务人员阅读的科学、实用、新颖的参考书。

由于老年人多重用药的复杂性及相关参考资料和临床研究的局限性，且限于编者的临床经验和写作水平，书中不足或不当之处，祈望广大读者批评指正。

中国人民解放军总医院第二医学中心消化内科主任　万　军

中国人民解放军总医院医疗保障中心药剂科主任药师　刘丽萍

2022 年 5 月

目　录

上篇　总　论

下篇　各　论

上篇　总　　论

第1章　概　　论

第一节　老年和老年学

老年学是研究人类衰老的一门综合性多学科的科学，涉及社会、经济、环境、卫生保健和其他诸多领域，包括老年生物学、老年医学、老年社会学和老年心理学等。目前，老年学已成为一门重要而独立的科学体系。老年医学是老年学和医学科学的一个分支，主要包括老年基础医学、老年临床医学、老年流行病学、老年预防医学、老年保健和老年社会医学。

一、老年期的划分

奥地利人Ignace Leon Naschex于1909年首先提出"老年人"的概念。1982年，联合国老龄问题世界大会提出，亚太地区60岁为老年期的开始。世界卫生组织（WHO）规定老年人年龄划分的标准：发达国家65岁以上为老年人，发展中国家（尤其是亚太地区）60岁以上为老年人。

根据衰老的进程，老年期可分为老年前期、老年期和长寿期。目前我国的通用标准是：45～59岁为老年前期（中老年人）；60～89岁为老年期（老人），其中60～74岁为年轻老人，75～89岁为老老年人；90岁以上为长寿期，90岁以上为长寿老人，100岁以上为百岁老人。2021年5月11日国家统计局公布的第七次全国人口普查数据显示，全国60岁及以上人口为26 402万人，占18.70%，其中65岁及以上人口为19 064万人，占13.50%，人口老龄化程度进一步加深。

衰老通常以年龄来衡量，即出生后的计年年龄。在老年学中，表达年龄的方法有时序年龄、生物学年龄、心理学年龄、社会年龄，可以从不同角度反映个体的生命状态。对于衰老的界定通常是根据时序年龄，但是衰老并不是完全依赖于时间的过程，时序年龄和生物年龄具有不一致性，主要原因是生理功能退化的个体差异。

1. 时序年龄　也称立法年龄，是指出生后历时长短的个体年龄，可表示老年人的总体衰老程度和状态。这种表达方式简单易懂，方便推算。但每个个体衰老过程和速度是不一致的，常有明显的个体差异。时序年龄只能反映老年人的年岁、总的老化程度和状态，但有时不能真实反映个人机体组织结构和生理功能的不同状态。

2. **生物学年龄**　也称生理年龄，指人达到某一时序年龄时生理和功能所反映出来的水平，即与一定时序年龄相对应的生理及其功能的表现程度，是从医学、生物学角度来衡量的年龄。它表示人的成长、成熟或衰老程度，是一个人身体状况的年龄表现。生物学年龄是遗传因子和非遗传因子共同发挥作用的结果。一般说来，生物学年龄随时序年龄的增长而增长。生物学年龄的研究有助于辨识因生物学衰老而导致相关功能障碍的个体，可以预防早衰，实现健康老龄化，是定量分析个体生物学衰老的基础。目前生物学年龄的评估，主要通过分析人体中与衰老相关的生物标志物（也称生物学指标）与年龄之间的定量或定性关系间接实现。

在老年人身体健康评价方面，希望获得年轻的生物学年龄无疑成为共识。有报道称，德国发明的生命信息衰老测定仪，可通过对人的听觉反应时间、视觉反应时间等 11 项生理学参数的检测，量化人体的衰老指标以反映人的生物学年龄。

3. **心理学年龄**　是相对于时序年龄的心理学术语，指依照个体心理活动的健全程度确定的个体年龄。时序年龄是自然年龄，是按照出生后的年限来确定的客观年龄，而心理学年龄是个体在社会实践中发展起来的，以思维和语言为核心的认知、情感和意志相统一的心理活动过程，是个体构成意识活动的独特心理组织系统。心理学年龄通过测定个体的牢记能力、心算能力及过去记忆力，并与以前的智能高峰期比较，测出智能衰退率。通过心理学年龄与时序年龄对照，可观察智力衰退情况。

4. **社会年龄**　是根据个人在与他人交往中的角色来确定的个体年龄。一般来说，一个人在社会中的作用越大，做出的贡献越多，社会年龄越成熟，反之亦然。社会年龄与时序年龄、生物学年龄、心理学年龄相关，但又不完全受其制约。人与人之间的社会年龄是不同的，如为社会工作的年限，有人已超过退休年龄，甚至到 70～80 岁还能以各种不同形式继续为社会服务，而有的人不到 50 岁就因病退休，为社会服务的年限很短。

二、衰老的生物学基础

1. **衰老的概念**　衰老是自然界存在的一种生物学法则，是由年轻人变为老年人的动态变化过程，是随着个体年龄增长逐渐出现的生理功能、适应能力、应急能力等衰退，器官功能、组织结构逐渐退化、趋向死亡的不可逆性现象。

关于衰老的定义，从不同学科的角度有着不同的内涵。概括如下：衰老：①是机体随着时间推移出现的退行性变化及其过程；②是个体细胞、组织、器官功能减退的状态；③是机体内环境稳定性显著降低的阶段；④是分子水平上出现微小变化的综合表现；⑤是机体不能经常保持内环境稳定性和自我修复能力失调的状态；⑥是遗传障碍积累的结果；⑦是多种因素联合作用引起的退行性变化，而非单一过程的结果；⑧是机体各种功能、感受性及能量都出现退行性变化的积累；⑨是随着年龄增长而产生的一系列生理学和解剖学的变化，即机体对内、外环境适应能力逐渐减退的表现；⑩是机体发育成熟以后所出现的衰退过程。

衰老具有累积性、普遍性、渐进性、内生性及有害性等特征。用"生物学年龄"代替时序年龄评价个体衰老可能更为科学。根据生物学年龄对衰老个体进行分层及个体化评估，有助于对衰老及老年疾病的早期干预提供目标人群及靶点。

理论上，衰老可分为生理性衰老和病理性衰老。生理性衰老是指机体在生长的全过程中必然发生的退行性变化；病理性衰老是指在生理性衰老的基础上，某种病患或者外因的影响，导致衰老过程加快。二者往往相互影响，难以严格区分。流行病学研究显示，随着年龄增长，慢性、退行性、进展性疾病的发生呈递增甚至指数级增长趋势。从临床实践来看，个体不同层面的增龄性变化都是生理性老化和病理性改变的综合表现。伴随全球人口老龄化的加速，与衰老相关的疾病负担不断加重，衰老已经成为诸多慢性病的重要危险因素。

与衰老相关的名词：①老化：与衰老的含义类似，是机体老年期变化的简称。衰老也可认为是老化的后期阶段，分为生理性老化和病理性老化。②增龄：指年龄不断增加的意思，本书中主要是指成熟期以后的年龄变化。一般情况下，衰老、老化和增龄可以代用。③老征：指老年期变化的表现，如衰老过程中出现的头发变白、视力减退、皮肤皱纹等，老征常用作评价老化程度的指标。

2. 衰老学说 任何机体都要经过进化发展和退化衰老，衰老的生物学基础就是研究衰老在解剖、组织、生理功能、生物化学及内环境稳定性方面的改变，以及解释引起机体退化衰老的原因。衰老过程包括：①机体内环境稳定机制减退，如葡萄糖耐量降低、自主神经系统功能紊乱、血浆 pH 变化等；②机体储备功能减退；③机体抵抗力减弱；④机体活动及适应能力下降等。

引起衰老的因素有遗传因素和非遗传因素，而社会发展程度对寿命和衰老进程也有重要影响。虽然人类的寿命逐年延长，但衰老的原因、老化标志、制约人类寿命的因素等问题尚未阐明。生物体的衰老存在多种复杂机制，许多老龄化理论和学说并未达成共识，一些理论以一种复杂的方式相互关联。了解和检验各种衰老理论，有助于人类对衰老的认识。

关于人类衰老的生物学基础有以下不同的学说。

（1）程序化理论：包括编程寿命理论、内分泌调控理论和免疫应答理论。

程序化理论强调人体自身的抗老化能力下降是衰老的直接诱因，认为衰老是不可避免的内在程序，即生物体遵循生物时间轴，可能为调节儿童生长发育时间轴的延续。该生物时间轴受到负责机体维持、修复、防御系统的基因表达的影响。

衰老由遗传程序决定，这种遗传程序使生物体按时表达出生长、发育、成熟、衰老的生命现象，即遗传程序衰老学说。下丘脑是自主神经功能中枢，下丘脑功能减退导致促激素释放激素分泌减少，垂体及其下属靶器官功能减退，引起衰老，即衰老的神经内分泌学说。免疫系统是机体对内外环境变化的适应和反应系统，衰老与免疫功能的降低相关，即衰老的免疫学说。

（2）损伤或误差理论：包括磨损理论、自由基理论和体细胞脱氧核糖核酸（DNA）损伤理论等。主要强调交联蛋白、超氧化物和其他自由基等外部环境攻击生物体，导致机体累积不同程度的损伤而衰老。

1）活性氧自由基学说：自由基具有高度氧化活性，可损伤大分子、细胞成分，导致细胞凋亡，造成组织器官出现衰老的病理改变，即衰老的自由基学说。英国分子生物学家 Denham Harman 在 1956 年最早提出衰老的自由基学说，认为"氧化应激决定寿命"。在机体的抗氧化系统中，一系列的抗氧化物质统称抗氧化剂或者抗氧化酶。机体内小分子非酶抗氧化剂与活性氧自由基的产生，在正常情况下是平衡的。生物体内的活性氧自由基随时间推移不断增长。自由基过剩或抗氧化剂缺乏时，细胞膜中的不饱和脂肪酸被产生的活性氧自由基损害，引起脂质过氧化反应，这类反应对生物体的膜结构造成破坏，使生物膜结构受到损伤，而其受损伤的原因是其不饱和脂肪酸被活性氧自由基氧化，发生过氧化反应。活性氧自由基使双层膜结构受到破坏，并且对细胞器结构和功能产生损害，继而损伤蛋白质、脂质等生物大分子。体内具有维持平衡的代谢机制来清除过多的氧自由基，即具有酶活性的抗氧化剂，如超氧化物歧化酶（SOD）、谷胱甘肽过氧化物酶（GSH-Px）、过氧化氢酶（CAT）等。增龄性衰老后，体内维持平衡的代谢机制衰弱，自由基浓度增高，造成生物膜、氨基酸链及 DNA 分子结构的不可逆改变，加速衰老。在细胞衰老过程中，细胞衰老的损害来自有氧代谢，机体活性氧自由基升高导致机体内抗氧化能力减弱，细胞毒性不同程度增加，造成结构瞬间的不可逆损伤。环境外界刺激及线粒体、脂肪酸均可产生超氧阴离子、过氧化氢、羟自由基等各种过氧化因子，可以触发过氧化反应，诱导细胞内物质发生过氧化并引起细胞凋亡。

2）DNA 甲基化：是指 DNA 甲基转移酶（DNMT）将甲基转移到 DNA 序列的碱基上发生甲基化的过程。修饰过后的甲基称为 5- 甲基胞嘧啶，DNA 甲基化在维护 DNA 的稳定性、细胞增殖和衰老中发挥重要作用。据研究报道，老年化疾病表现在分子水平上往往是 DNA 甲基化水平不断降低。Tan 等认为，年龄增长到一定程度后，年龄越大，甲基化发生率越低，可以通过一些特定指标的变化，反映衰老状况。Ramos 等进一步证实了绝经后女性的甲基化整体水平降低，衰老加快，出现心血管疾病的概率加大。

　　3）细胞自噬：自噬是衰老进程中的重要调节机制之一，自噬可调节细胞生长，实现细胞内物质和能量的内环境稳态。年龄增长会导致自噬水平降低，提高自噬水平可减少退行性改变，从而达到抗衰老的目的。一般来说，自噬水平下降会出现早衰或与其相关的器官功能障碍疾病，如骨关节炎、心血管疾病、神经退行性疾病、代谢综合征、癌症等。自噬可由自由基损伤、氧化应激、端粒缩短、DNA 损伤和一些应激状态的诱因而引发。

　　（3）端粒学说：美国抗衰老专家 Harley 在 1990 年提出细胞衰老的端粒学说。端粒是细胞（真核）染色体末端的一种高度保守的特殊结构，主要功能为维持染色体结构的稳定与完整，避免其发生变化。但是，端粒不能像染色体的其他部分那样被"复制"，新分裂出来的细胞比其"母细胞"的端粒部分会短些。如此，随着细胞的连续分裂，当端粒短到一定程度时，染色体的结构稳定性就会受到威胁，此时，细胞就很容易老化、死亡或者癌变。因此，端粒也被称为"人类细胞的生物钟"。研究发现，老年人端粒的平均长度要比年轻人短，那是因为从生长成熟到衰老的过程中会有大量的细胞分裂，端粒长度就会缩短到一定程度。

　　Hayflick 等提出，人类细胞的分裂达到一定分裂数后，细胞就会停止分裂。其原因在于端粒会随着细胞的连续分裂而缩短。某些细胞，如卵细胞和精子细胞，可以利用端粒酶将端粒恢复到染色体末端，确保细胞继续繁殖，促进物种生存。但多数成体细胞缺乏该能力。当端粒达到一个临界长度时，细胞会以极快的速度停止复制，从而导致整个有机体的死亡。但是，端粒酶并不能完全阻止由干细胞大量分裂导致的端粒缩短，这为及时限制干细胞复制和进行性衰变、维持老年器官稳态提供了可能。

　　（4）微循环功能障碍学说：近年来，Jin 提出微循环功能障碍学说。微循环的主要功能是输送氧气和营养物质，并清除二氧化碳、代谢碎片和毒素。该学说强调随年龄增长，微循环功能障碍导致营养物质和氧气流失，使得有毒物质和二氧化碳等在器官中积聚，最终影响器官的正常功能，导致衰老。

　　（5）炎性衰老学说：炎性衰老是衰老领域的新概念，由意大利病理学教授 Franceschi 等于 2000 年提出，是指衰老进程中促炎反应状态的慢性、进行性升高的现象，主要特点是低滴度、系统性、无症状、可控的慢性炎性反应。

　　炎性衰老是基于衰老的网络学说和重建学说发展建立的。衰老的网络学说认为，衰老受到细胞和分子组成的防御网络间接调控；重建学说认为，免疫衰老是在衰老进程中机体为对抗恶性损伤变化而形成的不断适应的最终结果，是机体免疫资源有得有失、不断优化的动态变化过程。也有学者认为，炎性衰老是机体衰老进程中发生的氧化-炎症作用。由于炎性衰老与常见老年病的相关性，研究炎性衰老可能为老年病提供较为准确的预测。

炎性衰老的生物学标志：衰老的生物标志物已有研究。但目前尚无评价健康老龄化的金标准，也没有任何生物标志物能敏感而特异性地反映炎性衰老的程度。应用一些生物标志物有助于揭示老年病的病理生理机制，以及提供个体化的健康风险评估。衰老的生物标志物需要满足以下条件：标志物与年龄相关；标志物不随所患疾病而改变；标志物不随机体代谢及营养状况而改变；标志物受衰老程度的影响；标志物在永生细胞里不会改变。然而，如何区分正常生物学老化与病理性衰老却鲜有研究。

临床常用的与老年人健康状态相关的血清炎性因子包括白细胞介素-6（IL-6）、C反应蛋白（CRP）及肿瘤坏死因子-α（TNF-α）等，IL-6和CRP是最常用的评估炎症状态的血清标志物。虽然炎性衰老被视为决定个体衰老进程速率和寿命的一个因素，与诸多临床不良事件密切相关，但炎性衰老的标志物是否可以作为衰老本身的标志物，迄今尚缺乏证据。现有的炎性标志物仍然会受到疾病的影响，难以单独成为衰老的标志物。

3. 衰老认知　认知也称自我感知，是指个体所感受到的他人对自己的普遍看法，后人以此为基础，将这一概念延伸至衰老。衰老认知又称衰老感知或自我感知老化。衰老认知作为评价主观衰老最常用的概念之一，通常以老年人对自身衰老的态度来衡量。衰老认知本质上是一个多维概念，是在预先认识隐含的层次上发展的。

关于衰老认知的解释众说纷纭，国内学者李洁将其定义为因自我觉察和感受到衰老而产生的心理情绪，如情绪变化、感伤忧郁、恐惧等，或称为心理衰老。Han等提出衰老认知是社会年龄刻板印象、个体期许及生活经历的结合，以及衰老刻板印象和老年人在衰老过程中的自我认知的集合。Barker于2007年基于自我调节模式及对衰老刻板印象与自我认知的总结分析，指出衰老认知是老年人受到躯体、精神与社会衰老威胁时所产生的主观认知及心理反应，这种认知和反应将会对老年人衰老过程中的行为倾向产生影响，包括积极影响及消极影响。这个含义既涵盖了前人对于衰老认知的不同阐述，又给出了衰老认知的具体内涵，获得较多学者的认同。

（1）衰老认知对生理功能的影响：衰老认知是老年人生理和认知功能的重要预测因子，是老年发病率、死亡率及功能残疾的重要预测指标。Levy等对美国俄亥俄州433名退休老年人进行了长18年的跟踪调查，发现衰老认知较积极的老年人自我报告的健康状况更好，寿命更长。随着时间推移，积极的衰老认知可以预测老年人的功能健康状况。Wurm 等认为，积极的衰老认知对健康有益，有助于更高水平的体力活动（体育锻炼），并且积极的衰老认知和健康之间可以通过体育锻炼起到部分中介效应。

（2）衰老认知对心理的影响：Lineweaver 等指出，记忆认知能力随年龄增长发生变化，除了受生理功能的影响，更可能是由老年人衰老认知态度所决定的。Levy 等对中美两国老年人的衰老认知进行了跨文化研究，发现中国老年人的衰老认知更加积极，其记忆测试能力也更高。中美两国老年人的衰老认知与记忆测试结果存在正相关。同时，衰老认知可预测老年人具体的情感体验。积极的衰老认知与更少的抑郁症状及更多的乐观有关，积极的思维方式有助于提高老年人的自我效能感及主观幸福感。消极的衰老认知对负性心理状态（如孤独、焦虑）具有预测作用，但积极的衰老认知与心理健康指标却没有显著相关性。

（3）衰老认知对行为的影响：Coudin 研究发现，衰老认知消极的老年人孤独感更强，行为保守，自觉健康状况差，生活中求助行为较多且依赖性强。老年人积极的衰老认知可能在预测老年人晚年某些行为（身体活动、行走速度等）方面发挥作用。

4. 衰老评价　　自 20 世纪 60 年代以来，针对衰老的评价研究就有了初步的探索。美国老年学中心学者 Borkan 等提出用于评价衰老速度的一组生理、生化指标，最后形成了 12 项指标的评价体系。在同一时期，我国王永雁曾以视调节范围作为判断药物抗衰老效果的指标，后来又增加相对肺活量、听阈、握力及指叩速度等 7 个指标，这些都是人体衰老度测量的早期研究成果。

（1）衰老度与生物学年龄：在衰老度评价中，生物学年龄是最被关注的话题。目前国内外学者对生物学年龄的研究较多，不同学者在构建生物学年龄评价模型时所选用的方法多样，纳入的指标也各有侧重。韩国学者 Bae 等针对 20～90 岁人群，通过多元回归分析，构建了男性和女性体型生物年龄预测模型，进入模型的参数有腰臀比、身高、腰围、瘦体重百分比。Haemi 等基于韩国成人身体测量和生理功能指标，通过主成分分析和多元回归分析，构建生物学年龄预测模型，该模型中的变量均为无创，操作性较强。日本学者 Kimura 等针对 60 岁以上老年人构建身体素质年龄预测模型，该模型包括 5 个指标：10m 行走时间、身体伸展测试、单腿闭目站立时间、垂直跳跃、握力等。Zhang 等基于端粒长度与时序年龄，从遗传、肾功能、心血管功能、脑功能、氧化应激和炎症指数等方面，筛选与衰老相关的生物标志物，构建了生物学年龄方程参数，包括末端端粒酶限制片段和时序年龄 2 个主要成分与 5 个老化标志物，即二尖瓣环 E 前壁、颈动脉内膜中层厚度、胱蛋白酶抑制剂、D- 二聚体和数字符号测试。白小涓等通过回归模型，利用时序年龄、颈动脉舒张期最大前向血流速度、脉压等 8 个指标构建生物学年龄积分方程，用于评价衰老度。还有谷娅楠、赵春楠、韩璐璐等分别利用人体各种生物标志物等，提出了生物学年龄积分的结构方程、不同内涵的多种回归方程。

概括上述研究，不同学者所建立的生物学年龄方程不同，筛选指标各异，目前很难达成统一标准。研究提示，宏观层面的衰老度测量具有良好前景。

（2）衰弱指数：在老年健康评价中，衰弱指数（FI）也是一个不容忽视的指标。衰弱指数系指个体某一个时点潜在的不健康测量指标占所有健康测量指标的比例，FI＝不健康的指标数/老年人健康指标数之和，其范围为 0～1。Rockwood 等采用衰弱指数评价老年人的衰弱状态，如认知、残疾、自测健康、长期服药、症状、慢性病、抑郁症、社会支持、体质指数和握力等，通过计算异常指标个数占总指标个数的比例获得衰弱指数得分，并将 0.25 作为临界值。Mitnitski、Schuurmans 针对衰弱指数分别提出了不同内涵的指标和计算方法，其中 Mitnitski 所建立的衰弱指数涵盖症状、体征、功能损害和实验室检查等领域的 92 项指标；Schuurmans 建立的格罗宁根衰弱指数包含躯体、认知、社会和心理 4 个维度，共 15 项问题；我国学者 Woo 等提出融合认知功能、心理状态、自理能力和身体健康状况等多个维度，共计 62 个指标的衰弱指数，具有本土化特色。

衰弱指数的应用较为广泛，也可一定程度上反映人体的衰老情况，目前在老年健康评估、临床评价、卫生管理等方面获得认可。衰弱指数的主要不足是强调健康缺失的累计数量，从而忽视了个体的特殊缺陷。另外，衰弱指数主要针对老年人群，在适用对象上具有局限性。

（3）量表评价：量表的应用在医学评价中极为常见，如 WHOQOL、SCL-90、MMSE 等。这些量表较好地引导了人体衰老度指标体系和量表的构建。我国著名老年医学专家刘汴生、陈可冀及马永兴等在这方面做了大量探索性工作。进入 21 世纪以来，梁志学、张玉芳等基于中医角度进行了系列指标和量表的探索。梁志学等提出的衰老度测量量表包括多个领域、多方面、多条目，量表的方面、领域得分及总得分参照 WHOQOL 计分方法，信效度结果较高。还有许多学者从不同角度，包括中医在内的现代生物医学、社会学、心理学等更广泛领域开展衰老测量方法的系列技术和量表研究。但是，目前尚无经实践证明的公认度好、信效度高的统一量表。主要问题：一是测量内容从学科上来讲各有偏重，如生理维度、心理维度、社会维度、中医学角度等；二是衰老度测量指标及其结构缺乏某些合理性和可操作性，如指标的属性划分模糊、结构层次缺乏等。

第二节 老年人生理心理特点

一、老年人各系统结构和功能的变化

随增龄老年人除出现形体变化以外，机体的循环系统、消化系统、呼吸系统、泌尿系统、神经系统、内分泌系统等结构和功能均有变化，生理、生化储备能力降低，调节功能减退。

1. 循环系统 心脏：随增龄，心脏的大小和质量略有增加。老年人心脏最常见的改变是左心室增厚，心脏瓣膜普遍发生退行性改变。心肌细胞总数量逐年减少，典型表现是脂褐素沉积。从组织学来看，随着年龄增长，心脏内纤维组织增多，心室壁增厚；传导系统中的窦房结附近有纤维增生，结内起搏细胞数目减少。

血管：老年人动脉壁随增龄而变僵硬，这种变化并非由于同时存在的动脉粥样硬化，而是管壁弹力蛋白与胶原数量及性质变化所致。老年人主动脉及其他大动脉中层弹力组织减少，胶原增多。动脉壁内胶原与弹力蛋白比例增加。这不仅导致动脉弹性减弱，变得僵硬，也使之扩张、延长及伸展。老年人血管的另一个特征性变化为动脉中层内钙盐沉积，这也是动脉壁变得僵硬的原因之一。老年人一些较小的动脉包括冠状动脉常有内壁增厚，从而使管腔狭窄，血流减少。但也有学者认为，由于老年人脏器的退行性改变，所需血流减少，这一变化不致引起严重后果。老年人主动脉和其他大动脉弹性减弱，动脉管壁硬化，管腔变窄，血流速度减慢，使心、脑、肝、肾等主要器官的血流量减少，血管外周阻力增加，动脉血压及脉压升高。脉压升高是老年人发生心血管事件和死亡的独立危险因素，其预测价值大于收缩压和舒张压。脉压每升高 10mmHg，冠状动脉粥样硬化性心脏病发生率增高 36%，卒中发生率增高 11%，总病死率增高 16%。对于老年人而言，脉压和收缩压已经取代舒张压，成为预测心血管事件的最重要指标。此外，老年人颈动脉窦和主动脉弓压力感受性反射敏感性下降，极易发生直立性低血压。

随年龄增长，冠状动脉血流量相对减少，冠状动脉扭曲和扩张，冠状动脉侧支的数量和大小也随年龄而增加。由于细胞凋亡、胶原和脂肪组织沉积，心脏窦房结活力降低，心脏传导纤维不断丧失，易出现房室传导阻滞和左束支部分传导阻滞，心脏传导系统出现老龄性变化。在心肌代谢方面，Ca^{2+} 代谢功能减弱，对心率的调节功能比成年心脏明显下降，而一氧化氮合酶活性比年轻心肌明显升高，氧化应激对脂质过氧化更敏感，进而导致心脏功能下降，心排血量降低，心肌收缩期延长，收缩力与顺应性减退，至各器官血流分布减少。衰

老导致的血管内皮功能改变，常与高血压、高胆固醇及动脉硬化对内皮的影响并存。动脉内膜增厚、中膜平滑肌增长、胶原纤维增加、粥样硬化和钙在弹力层的沉积，造成大动脉扩张纡曲、小动脉管腔变小、血管舒张功能减退、血管阻力升高，容易引起心、脑、肝、肾等器官灌注减少，进而影响肝、肾对药物的转化和清除。

2. 呼吸系统　随增龄肺解剖组织结构和功能发生变化，呼吸系统逐渐老化。人的肺在 12 岁进入生长发育期，肺泡数增加，各项肺功能增强；约 25 岁发育成熟，肺功能达峰值。30 岁以后，肺结构开始出现退行性变，功能亦随年龄逐步减退，60 岁以后结构和功能的老化日趋明显，到 80 岁肺功能下降到 60%。

老年人气道黏膜及腺体萎缩，对气流的过滤和加温功能减退或丧失，使整体气道防御功能下降，易引起上呼吸道感染。肺组织的弹性回缩力随年龄增长而减少，使得肺部在深呼吸时更容易扩大达到肺总量。同时，黏膜下腺体和平滑肌萎缩，支气管软骨钙化、变硬，管腔扩张，小气道状细胞数量增加，分泌亢进，黏液潴留，气道阻力增加，容易发生呼气性呼吸困难，常使小气道萎缩、闭合。由于管腔内分泌物排泄不畅，发生感染的机会增加。老年人肺泡呈结构性老化，也称"老人肺"，肺组织颜色呈灰黑色，肺硬度增加，肺泡回弹力减弱，肺组织萎缩，肺泡间隔中毛细管数量和管内血流量减少，肺泡壁断裂，肺泡互相融合，形成老年性肺气肿。

老年人呼吸功能的变化中，属于呼吸功能的储备部分变化最早，受损也最为明显。肺活量随增龄而减少，肺通气功能降低。气道反应性有所增高，可能与衰老过程中肺弹性回缩力下降、吸烟的累积作用、职业性暴露和空气污染等因素相关。

65 岁以上老年人多合并睡眠障碍，睡眠时呼吸浅慢或者暂停而引起反复发作的低氧、高碳酸血症，可引起心、肺、脑、肾等多系统器官的功能损害，严重者可致猝死，是导致高血压、冠心病、脑卒中及老年痴呆症等的重要致病因素。

3. 消化系统

(1) 食管：增龄导致食管变化。食管组织学方面的改变表现为食管黏膜上皮随年龄增加逐渐萎缩，黏膜固有层弹性纤维增加，食管腺体周围亦出现弹性纤维。食管功能变化包括蠕动反应减慢、非蠕动反应增加及食物传递时间延长。通过对老年人食管蠕动功能的研究，发现 90 岁以上老年人食管蠕动收缩仅占吞咽动作的 50%，而在年轻人中占 90%。部分老年人食管下括约肌位置上移、松弛，易发生反流性食管炎。老年人食管裂孔疝增多，但多数无症状。

老年人易出现牙齿松动、脱落，同时因口腔干燥症，可影响咀嚼和吞咽功能。口咽部的吞咽功能紊乱最常见于继发性卒中、痴呆、认知和知觉功能障碍，或者慢性神经变性性疾病。同时，衰老本身也可以引起吞咽困难。老年人食管下括约肌舒张受损并且收缩减少，食管收缩能力减弱，蠕动幅度变小或停止。老年人食管下括约肌萎缩，压力降低，发生关闭不全，造成胃内容物反流，易形成反流性食管炎。如此类现象经常发生，会反复刺激食管的上皮细胞使其异常增生，促使食管癌发生。

（2）胃：老年人胃黏膜及腺细胞萎缩、退化，主细胞和壁细胞减少，胃液分泌减少，黏液碳酸氢盐屏障形成障碍，导致胃黏膜易被胃酸和胃蛋白酶破坏，降低胃蛋白酶的消化作用和灭菌作用，易使胃黏膜糜烂、溃疡、出血。同时，内因子分泌功能部分或全部丧失，失去吸收维生素 B_{12} 的能力，可致巨幼红细胞贫血和造血障碍。由于胃酸分泌减少，钙、铁和维生素 D 吸收减少，易发生营养不良，可导致老年人患缺铁性贫血、骨软化等。胃黏膜代谢率比胃壁其他各层高，受血流量减少的影响较大，随年龄增长，胃肠血流量减少，使得老年人损伤后的黏膜修复能力较差。老年人对胃膨胀的主观感知下降，胃排空延迟，使得胃与有害物质的接触时间延长。

（3）肠道：老年人胃肠血流减少，至 80 岁时可减少约 60%。胃肠平滑肌张力不足，蠕动减弱，故常发生便秘。吸收是小肠的主要功能，年龄因素会影响吸收，包括活动量减少、肠血流量变化、消化道吸收表面积减少等。老年人小肠黏膜的形态学变化主要是上皮细胞数目减少，肠绒毛变粗、变短，形成叶状，纡曲状绒毛增多。小肠吸收能力减低可能是这些形态学变化的结局。随着年龄增长，小肠黏膜上皮细胞减少，肠绒毛变粗、变短，导致小肠吸收能力降低，小肠液分泌减少，如肠淀粉酶、肠激酶、分解双糖的消化酶分泌减少，造成小肠的消化功能减弱。老年人易合并小肠细菌过度生长，可能会造成一些非特异性的症状，如食欲缺乏、体重减轻等，并导致一些微量营养物质的吸收不良，还可引起老年腹泻。

增龄引起大肠形态方面的变化，表现为肌层变薄，肌纤维萎缩。老年人结肠易扩张形成憩室，另一特点是肠黏膜表面突向肠腔，出现肥大性赘生物，其实质是肠腺增生、延长。老年人张力减低是导致便秘的主要因素。大肠吸收水分的功能下降及分泌黏液量减少，肛门、直肠扩张感知能力减退，肛门括约肌张力降低，大肠充盈不足、不能引起扩张感觉，也容易引起便秘。

老年人常出现盆底功能障碍，导致一系列临床症状，主要表现为尿液储存及排泄障碍、盆腔脏器脱垂、慢性盆腔疼痛、大便储存及排泄障碍、性功能障碍等。其中，盆底肌群协同失调是以试图排便时盆底肌反常收缩或不能舒张为特征，常与排便困难有关。

（4）肝脏和胆道：肝脏的质量随年龄增长而逐渐降低，肝脏质量降低与体重下降相平行；肝细胞数量减少，纤维组织增多，血流量减少，合成能力下降；

部分肝细胞的酶活性降低，肝脏解毒能力降低，药物的代谢速度减慢，影响药物和毒物的灭活和排出，易造成药物性肝损伤。

增龄可致胆道系统黏膜萎缩，胆囊壁增厚，囊腔变窄，容积缩小，胆汁分泌减少，胆汁富含胆固醇，无机盐减少；胆囊壁张力降低，Oddi 括约肌张力减退，胆汁容易逆流形成胰腺炎；胆囊收缩排空能力减弱，容易因胆汁淤积而发生胆结石。

(5) 胰腺：老年人胰腺总质量下降，胰腺位置下移，胰管直径增宽，胰管增生、小叶纤维化，胰酶分泌随年龄增长呈线性下降，尤其是脂肪酶的分泌减少最明显，严重影响了机体对脂肪的消化和吸收。胰岛 B 细胞对葡萄糖的反应下降、胰岛素分泌减少，机体对胰岛素的抵抗增加，发生 2 型糖尿病的风险增加。

4. 泌尿系统

(1) 肾脏：在人体衰老过程中，肾脏是改变最明显的器官之一，增龄可引起肾脏结构及功能的变化。正常成人肾功能超过实际需要，老年后肾功能有所减低，虽然仍可满足人体的正常需要，但对各种病理性刺激的反应性减低。老年性肾脏疾病常是数种病理性改变同时发生，如动脉硬化、感染和老年性改变同时存在。老年人肾脏质量降低，体积缩小，肾脏皮质萎缩变薄，髓质可见肾小管囊性变。

1) 肾小球：老年人肾小球发生特征性组织学变化，肾小球毛细血管内皮细胞退化及系膜细胞增生，致使肾小球基底膜增厚，有效滤过面积减少，肾小球滤过率下降。随着年龄增长，老年人健存的有功能的肾小球数目逐步减少，单位面积毛细血管袢的数目也相继减少，而系膜成分相对增多，基底膜增厚，小动脉玻璃样变，出现局灶型肾小球硬化。

2) 肾血流量：研究表明，人体从 40 岁开始肾血流量进行性下降，每 10 年下降约 10%，90 岁老年人的肾血流量仅为年轻人的 50%。

3) 肾小管：肾小管的老年性改变主要是长度缩短和体积减小，以近曲小管最明显。这种退行性变化以髓袢肾单位最为显著，是老年人尿稀释和浓缩功能减低的主要原因。尿的稀释和浓缩主要在髓袢的远曲小管和集合管进行，肾单位特别是髓旁肾单位随增龄而减少，髓袢缩短，稀释和浓缩尿的能力降低。老年人尿液浓缩及稀释能力降低，肾素对容量反应减弱，肾小球分泌 NH_4^+ 的能力亦降低，肌肉组织群萎缩且肌酐生成明显减少。老年人口渴知觉降低，尿浓缩能力下降，肾素对容量反应减弱，在失血、呕吐、腹泻、胃肠道减压等液体丢失情况下，容易发生低血容量并出现低血压。

4) 肾脏代偿性增生：肾脏可有代偿性增生，摘除一侧肾脏，对侧肾脏质量迅速增加，功能明显增强。肾脏的这种代偿性反应随增龄逐渐下降，70 岁以后下降明显。

（2）膀胱：增龄可引起输尿管和膀胱结构、功能的变化。以膀胱为主的下尿道老年性组织学改变，主要表现为膀胱多层移行上皮间出现散在的未分化单层上皮细胞。60岁以后，单层立方上皮数量迅速增加，使得膀胱的表皮下组织易于接触尿中的致癌物，是老年人膀胱癌发病率高的机制之一。老年人下尿道改变主要是排尿功能异常，无明显的解剖学改变，可能与支配膀胱的自主神经功能障碍及中枢神经系统各级排尿中枢的萎缩性变化有关。老年人膀胱容量降低，残留尿量增加。膀胱结构和功能的改变，导致下尿道自洁功能低下，也是老年性尿失禁的主要原因。据统计，65岁以上泌尿系统感染发生率较年轻时增加3倍。

5. **神经系统** 增龄伴随着脑组织萎缩和脑细胞减少。老年性形态学变化大体有脑质量减少、脑膜增厚、脑回缩小和脑室扩大。组织学可见老年性大脑神经细胞减少或消失，但仅限于脑部的某些部位，并为胶质细胞增生所代替，以补偿其神经细胞丢失。一般认为，人出生后脑神经细胞停止分裂，自20岁开始，每年丧失0.8%，且随其种类、存在部位等的不同而选择性减少。60岁时脑皮质神经细胞数减少20%～50%，小脑皮质神经细胞减少25%，70岁以上老年人神经细胞总数减少可达45%。随着脑室扩大，脑膜增厚，脂褐素沉积增多，阻碍细胞代谢，进而引起脑动脉硬化，血循环阻力增大，脑供血减少致脑软化。研究显示，约50%的65岁以上的正常老年人群的脑部都可发生缺血性病灶。

老年性生物化学的表现可见脑水分随增龄而减少，脑内蛋白质含量也随年龄增长而减少，儿童时期最高平均为140g，85～90岁减至100g。脑部无机盐也随年龄而变化，如钾随增龄减少，钠和钙随增龄增加。

神经系统的信息传递主要环节是突触传递，神经递质功能改变常与神经系统老年性改变相关。老年人多种神经递质的能力有所下降，脑神经突触数量减少，发生退行性变，神经传导速度减慢。脑各部位的神经递质是平衡的，增龄有时会导致某一递质系统的递质减少和活力下降，导致大脑功能失调。例如，帕金森病时黑质纹状体系统的多巴胺能神经元变性，导致多巴胺减少。

老年人的脑生理功能变化可以从运动系统、认知功能、脑电活动表现出来。老年人运动的变化表现为精细动作减慢、步态不稳、运动速度减慢、易跌倒；认知功能的变化主要表现为记忆和学习功能减退；触觉、本体感觉、视觉、听觉等感觉的敏锐性均下降，味觉、嗅觉阈值升高，向中枢的传导信号明显减少。老年人脑电活动不同于年轻人，脑部影像学也有变化。由于正常的老年性退变是渐进的，而正常的脑的老年性影像表现与早期病理影像学表现并无截然界限，应注意不要混淆。

6. **内分泌系统** 内分泌系统通过神经与体液的信号反应对内环境的稳定进

行生理性调节。老年人内分泌功能减退主要表现为下丘脑 - 腺垂体 - 性腺系统的活动减弱、甲状腺功能减低、肾上腺皮质功能减弱、对胰岛素敏感性降低和葡萄糖耐量减少、性激素分泌减少、性功能失调等。下丘脑是体内自主神经中枢，其功能衰退使得各种促激素释放激素分泌减少或作用减低，接受下丘脑调节的垂体及靶腺功能也随之发生减退。随增龄，下丘脑的受体数减少，对糖皮质激素和血糖的反应均减弱，对负反馈抑制的阈值升高。随增龄，垂体纤维组织和铁沉积增多，下丘脑 - 垂体轴的反馈受体敏感性降低。

7. **造血和血液系统**　出生以后，骨髓是人体主要的造血组织，随着年龄增长，骨髓中脂肪组织逐渐增多，造血组织逐渐减少，长骨在先扁骨在后。30 岁以后骨髓造血组织开始减少，80 岁时骨髓造血组织仅相当于青年人的 29%。对粒细胞集落刺激因子的反应，老年人与青年人没有显著差异，推测老年人的造血组织总量减少，但残存的造血组织的增殖能力尚可，这种总量的减少一般情况下并不引起异常表现，外周血的血细胞数没有明显变化。但在应激时，如血细胞大量消耗、对血细胞有大量需求、反复应用有抑制造血功能的药物等情况下，骨髓造血储备不足即可显现，如血细胞减少、细菌感染时中性粒细胞升高不显著、失血后网织红细胞升高不明显或血细胞数化疗后不易恢复等。造血受多种因素影响，药物、毒素、感染等可影响造血和血液系统。老年人由于造血组织储备减少、肝肾代谢解毒功能降低，血液系统比青年人更易受累。老年人自身造血功能、免疫功能和脏器功能减退，是发生血液学改变的内因。

8. **营养和代谢**　构成人体的主要成分是水、蛋白质、脂肪和矿物质（无机盐），随着年龄增长，人体的成分也不断变化。70 岁男子与 25 岁男子相比，脂肪由 20% 增加到 36%，细胞体（也有称为细胞群）由 47% 减少到 36%，骨矿物质由 6% 降低到 4%，其他成分也有所降低。这些人体成分的改变引发老年人从形态到功能的一系列变化，形成老年人的各种特征。

老年人基础代谢降低，耐糖能力下降，脂肪代谢降低。50 岁以后，每 10 年基础代谢率降低 2%。由于基础代谢下降和活动量减少，老年人的能量需要也随年龄增长而逐渐降低，因此能量需要与消耗应当保持平衡状态。联合国粮食及农业组织和 WHO 推荐，以 20 ～ 39 岁男子和女子能量供给量为基础，60 ～ 69 岁减少 20%，70 岁以上减少 30%。蛋白质、碳水化合物、脂肪是产热营养素，在机体内经过生物氧化后提供机体所需能量。①蛋白质：老年人蛋白质的需要量是从不同水平蛋白质摄入量通过氮平衡试验而得到，即维持氮平衡所需的最低蛋白质摄入量。一般认为老年人的蛋白质需要量与成人并无区别，影响需要量的因素是膳食蛋白质的质量和能量摄入量。②脂肪：老年人膳食脂肪的供给量不宜过高，脂肪摄入过高可增加某些肿瘤和冠心病的发生率。中国营养学会推荐膳食脂肪供给量占总能量的 20% ～ 25% 为宜，WHO 建议不得超过 30%。③碳水化合物：碳水化合物除了提供人体所需能量外，还能维持脂肪正常代谢途径，避免脂肪代谢不完全而成酮体。摄入足够量的碳水化合物，可增加肝糖原储存，保护肝脏。葡萄糖是神经组织赖以维持正常活动的主要能源。适量的碳水化合物包括食糖的摄入，不会对老年人的健康造成危害，但考虑到老年人只需低能量，应避免过多摄入，以免影响其他营养素的失衡或缺乏。

老年患者的体液与电解质水平也有改变，应密切监测并根据病情与病理生理状况及时调整。老年人体内总体水分减少，特别是细胞内液占体重的比例下降。在没有急性应激及其他影响水、电解质平衡的状态下，每天的基础代谢需要量按每升细胞内液来计算为水 100ml，能量 418kJ，蛋白质 3g，钠 30mmol，钾 2mmol。

二、老年人心理变化

健康不只是指躯体健康，还包括心理、社会适应和道德品质的相互依存、相互促进和有机结合。人的心理活动以神经系统和其他器官功能为基础，并受社会制约，涉及生物和社会两方面内容。其范围包括人的感知觉、学习、记忆、思维等心理过程，以及智力、性格、社会适应等心理特点。健康老年人的正常心理状态体现在认知正常、情感协调、意志健全、个性完整和适应良好，能够充分发挥自身的最大潜能，适应晚年生活和社会环境的发展与变化。

社会心理因素对老年人健康的影响包括正面因素和负面因素。正面因素包括乐观、自尊、掌握和控制；负面因素如抑郁状态和压力，会通过行为和生物学途径影响健康与生活质量。维持社会关系对于促进老年人的社会心理幸福感和身体健康至关重要，努力维持社会关系与降低心血管疾病风险、功能下降和死亡密不可分。社会互动和交往还能促进情绪健康，提高生活幸福感。由于老年人慢性疾病和残疾的发生率不断增多，来自健康的限制及后续社会损失的压力更为常见。对认知或者身体限制、社会角色价值丢失及社会交往减少，都是增加产生负面精神和身体状态风险的压力因素。而压力可能通过对中枢神经系统和免疫系统的直接支配，或者直接通过神经内分泌免疫途径来影响免疫功能。

1. 老年人心理特点

（1）认知能力减退：增龄导致感知的适应性改变，记忆力和智力功能变化。记忆力是识记、保持、再认识和重现客观事物所反映的内容和经验的能力。一般认为，老年人有意识记忆占主导地位，无意识记忆减少，记忆广度、机械记忆下降，而意义记忆改变不明显；远期记忆保持较好，近期记忆保存效果差。智力是指人认识、理解客观事物并运用知识、经验等解决问题的能力，包括记忆、观察、想象、思考、判断等。老年人脑组织减轻，脑细胞减少萎缩，思维迟缓，认知能力逐渐减退。随着年龄增长，老年人在语言能力方面的改变不明显，但执行能力因运动和处理速度的改变而下降。

（2）感觉和知觉变化：老年人各种感觉器官的功能逐渐变得不敏锐，感觉阈限升高，感受性下降。常见的感觉系统改变是视觉、听觉和下肢振动觉及位置觉减退，味觉、嗅觉、触觉也逐渐减退。

研究表明，人的视力 55 岁仍十分稳定，其后便出现急剧衰退。由于大脑视觉细胞和视网膜细胞生理功能的改变，瞳孔逐渐变小，影响视敏度，视力明显下降，对颜色的视敏度减退，对蓝色和绿色的辨认最困难。听觉感受性也开始衰退，老年人内耳感受高频率的蜗底的感受器和神经萎缩，对高频率声音的听力丧失最大。随年龄增长，味蕾萎缩，味觉的感受性减退，对咸、甜、苦和酸等刺激物的感受明显减退。味觉灵敏时期是 20～50 岁，50 岁以后逐渐减退，70 岁急剧减退。在 60～80 岁的老年人中，约有 20% 的人失去嗅觉。老年人的触觉也逐渐减退，55 岁以后触觉急剧迟钝。下肢振动觉减退往往呈上升模式，即足趾—踝—膝的振动觉减退。痛觉和温度感觉减弱，痛觉逐渐迟钝，而且身体各部位痛觉迟钝快慢不一，额部和手臂的迟钝一般比腿部严重。

知觉是指大脑对于外界事物反应产生的结果。伴随衰老的进程，老年人对外界环境的适应与调节能力逐渐下降，对未来生活的担忧、对死亡的恐惧，以及层出不穷的新事物都削弱了其控制力，应对和处理压力的能力开始下降，负性事件造成的不良后果持续时间较长，紧张担忧造成内心失控，体验到较强的负性情绪。知觉压力是老年人抑郁的重要因素之一，可直接或间接地影响老年人的幸福感。

（3）情感和行为变化：老年人容易出现人格改变，包括不安全感、孤独感、适应性差等表现，心理世界逐渐表现为由自主向被动、由外部世界转为内部世界的趋势。

1）恐惧感。老年人的恐惧主要表现为跌倒恐惧和死亡恐惧。

A. 跌倒恐惧：是指在某些活动时为了防止跌倒而出现的自我信心的降低。孙源等研究表明，在 408 名社区老年人中，有 267 例（65.4%）存在跌倒恐惧，151 例（37.0%）在过去 1 年发生过跌倒，其中 131 例（86.8%）在发生跌倒后存在跌倒恐惧。跌倒恐惧是精神和心理造成一定程度的创伤后的症状，会造成老年人跌倒风险增加、肢体功能下降、生活质量下降等问题。

B. 死亡恐惧：反映了人们对待死亡的消极情绪和认知状态。彭惠琼等表示，死亡恐惧并不随着年龄的变化而增长。通过对老年人的死亡恐惧分析可发现，60～70 岁（18.18%）和 70～80 岁（19.71%）的老年人组的死亡恐惧显著高于 80 岁以上（15.30%）的老年人组。相对于年轻人来说，老年人更关注自身身体机能的衰退，他们感知到自己身体越来越差，死亡恐惧水平反而越来越高。

2）孤独感。孤独感的概念始于 20 世纪 50～60 年代。早期对孤独的定义是指亲近社会关系的缺乏，是一种社会关系的缺陷问题，后期被认为是一种主观上的孤立感、无归属感和友谊的缺失。目前较被认同的是：孤独感是社会孤立在心理层面的表现，反映了个体对自己社会接触的频率和亲密度不满意，以及这种社会关系与自己的期望不一致而产生的心理体验，代表的是个体的主观心理反应。孤独感可能会影响其社交活动和社会关系，从而使其活动范围缩小，导致社会参与的减弱。

据有关调查估计，超过 40% 的老年人感到孤独，而在 65 岁以上老年人中，孤独已成为最主要的心理问题。研究指出，孤独是老年人某些身体机能下降的危险因素。第一，孤独会损害老年人的情绪控制和认知能力，还可能促使交感神经紧张和血管阻力增加，从而增加患心脑血管疾病的风险；第二，孤独可改变与抗炎反应相关的基因表达，孤独感会促使下丘脑 - 垂体 - 肾上腺皮质轴的活动，损害免疫功能；第三，孤独会带来其他心理问题，如抑郁，还可影响睡眠质量；第四，孤独可能会随着时间递进，降低一个人的解决问题的能力和自律能力，更容易产生自我伤害的行为，如酗酒、过度饮食等。感到孤独的老年人更倾向于让自己独处，从而减少社会活动，这样不容易从亲人、朋友中获得情感支持。不仅如此，孤独感还可能增加老年人的死亡风险，Luo（2002）的 6 年队列研究表明，感到孤独的老年人的死亡率要高于未感到孤独的老年人（OR = 1.14；95%CI = 1.06 ~ 1.23），而感到最高水平孤独的老年人的死亡率是最低水平的 1.96 倍，并且该效应是独立于社会关系和健康状况存在的。

3）焦虑。焦虑是个体由于达不到目标或不能克服障碍的威胁，致使自尊心或自信心受挫，或使失败感、内疚感增加，所形成的一种紧张不安、带有恐惧性的情绪状态。老年焦虑症与一般焦虑症不同，容易被忽略，或归因于一些器质性疾病，如心脏病、糖尿病等。老年焦虑症起初只表现为突出的焦虑情绪，长期累积可引发焦虑症。焦虑症和焦虑情绪不同，会导致老年人免疫力下降，心情抑郁，影响老年人的生活质量。

4）低安全感。安全感是对可能出现的身体或心理的危险或风险的预感，以及个体在应对处置时的有力或无力感。低安全感的老年人对未来生活、躯体健康状况过分担心，常采用消极的策略应对外界刺激，对他人以及自我持否定怀疑的态度，在面对压力情境时，易过分夸大威胁性生活事件的不良后果，从而陷入焦虑、担忧、抑郁等负性情绪中。而且，低安全感者人际信任程度较低，对他人缺乏信任，不易获得稳定的社会联结，在感知到压力时，倾向于独自面对、解决，增强了孤独体验出现的可能。

（4）睡眠障碍：步入老年期后，生理和心理功能减退，社会角色转变，老年人易感受到孤独、抑郁、焦虑等负性情绪，进而影响睡眠状况。国外学者Moraes 的研究表明，睡眠结构及睡眠过程的改变贯穿整个老龄化过程，且睡眠时间、睡眠效率随着年龄增长均表现出下降趋势。睡眠障碍对老年人健康的影响不容忽视。

现代医学将睡眠障碍定义为个体因较差的睡眠状况或较短的睡眠时间，导致身心出现一系列异常反应，包括与睡眠相关的睡眠不足、睡眠贪多等症状，使个体健康和生活状况处于恶劣状态。良好的睡眠对保持良好的精神状态起着不可或缺的作用。国内研究显示，老年人群中睡眠障碍的发生率为 29.5% ～ 55.8%；国外研究显示，老年人睡眠障碍的发生率为 23.2% ～ 33.9%。

2. 老年人心理健康评估工具　　国外在此领域的研究较为充分，可供使用的评估工具也较多，主要分为：①智力测验类评估工具，如 Mattis 痴呆评定量表、简易智力状态检查等；②单一心理问题反应类评估工具，如老年抑郁量表、流调中心抑郁量表、自尊评价量表、焦虑自评量表等；③基本状况类评估工具，如症状自评量表、康奈尔医学量表、国家健康成果量表和生活满意度及主观幸福感测查量表等。

上述量表具有较好的心理测量学指标，在我国的应用也比较广泛。存在的问题是：一些量表旨在鉴别临床症状，只适用于心理症状较重者；一些量表的内容并不完全适合国情；部分量表题量较大，不适于老年人群；有些量表只针对老年人心理健康的某个方面进行测量，较为片面等。

我国在老年人心理健康评估工具方面的研究起步较晚，评估工具主要针对无精神障碍的老年人，较适合国情。目前国内的老年心理健康评估工具主要包括：卢杭生等编制的"老年人应对问卷"；北京老年医学研究所流行病学研究室编制整理的"老年人生活质量调查内容及评价标准"；复旦大学公共卫生学院健康教育教研室与上海黄浦区疾病预防控制中心科教科共同编制的"社区老年人心身健康调查表"；吴振云等编制的"老年心理健康问卷"；于淼编制的"老年人心理健康自评工具"；李娟等编制的"老年心理健康量表（城市版）"；李明蔚编制的"重庆地区老年人心理健康问卷"等。其中，吴振云等编制的"老年心理健康问卷"包含 50 个条目，共分 5 个维度，具有良好的实证效度，适用于老年人心理健康状况评估，并且建立了中国中医药现代远程教育北京城区老年人心理健康常模。

3. 老年人心理健康干预　　世界精神卫生联盟提出："没有健康就无法发展，没有心理健康就无法真正实现健康"。开展老年人心理健康研究与促进，是保障人民健康、惠及民生的重大需求。

（1）开展心理疏导：通过积极的心理疏导，引导老年人进行自我调节，增加自我觉知。①共情法：是情绪处理最好的方式，"共情"的本质，意味着一个人去分享或者去体验另一个人的情感。②宣泄法：引导老年人通过说出来、哭出来、写出来或者运动等方式来宣泄不满或其他不良情绪。③转移法：通过转移目标、转移注意力、转移空间这三种维度的转移,帮助调整不愉快的情绪。④改变认知法:负面情绪源于不良认知,重新评价事件或调整期望值可有效降低不满情绪。

(2) 提供社会支持:社会支持是指家庭、邻居、社区、社会对老年人的资源、经济、精神和生活支持,是减轻老年人抑郁情绪、提高生活满意度的有效方式。老年人活动中心逐渐从工作环境转为家庭,家人可以提供物质支持、生活照顾,以及情感慰藉与关怀,与他人保持适度的友谊关系,有助于降低孤独感,增进健康促进行为,有利于幸福感的提高。社区、医院、志愿者等对老年人开展关怀和慰藉工作,必要时可一对一沟通交流。高社会支持的老年人较多地受到正面氛围与积极事件的影响,容易感受到被关心、被理解、被照顾,对自身、他人与社会的发展充满信心,对未来生活期望保持较高的水平。鼓励老年人参加老年大学或者社区活动,获得精神愉悦和心理满足;在身体条件允许的情况下,鼓励老年人继续从事轻体力劳动,保持适度的社会联结,从中获得价值感和满足感。

第三节　老年医学和老年病

一、老年医学

1. **老年医学概况**　老年医学是研究人类衰老机制、人体老化规律、老年疾病防治及老年社会医学等的一门学科。老年医学在 20 世纪 60 年代起步,80 年代迅速发展,现在已形成规模。

老年医学是内科学的一个分支,主要涉及老年人常见疾病的诊断、治疗和预防,以及与老年人常见疾病有关的社会问题。老年医学并不单纯是对年龄划分为老年的患者进行疾病的诊治,其研究重点在于:进一步控制影响老年人健康的常见疾病,努力提高老年人的生活质量,重视老年流行病学和老年人循证医学研究,与其他老年相关学科相结合。现代老年医学关注 21 世纪全面老龄化的特殊需求,探索老年人生理、心理、病理、社会生活的特点及规律,重视人类衰老机制及延缓衰老的研究、老年病流行病学研究、老年期长期多发的慢性疾病研究等内容,最大限度地维持和恢复老年人的功能状态和生活质量。

老年医学具有整体性和连续性的特点。老年医学是以患者为中心,注重患者的整体功能和生活质量,而不是针对某个器官的疾病;是从低龄老人 (65～74 岁)、中龄老人 (75～84 岁) 到 ≥ 85 岁高龄老人各年龄段的连续性的医疗保健服务与管理。老年医学的目的是为老年患者提供更全面合理的治疗与预防保健服务,最大限度维持和恢复患者功能状态和生活质量,而不仅仅是为了治愈疾病,其核心是老年综合征、老年综合评估和老年医学多学科团队。

2. **老年医学的起源和发展**　现代老年医学最早始于美国。1914 年 Ignatz

Leo Nascher 提出老年医学的概念。1942 成立美国老年医学会（American Geriatrics Society，AGS），1945 年成立美国老年学学会，1974 年成立国立衰老研究院，在退伍军人医疗系统成立老年医学科研、教学和临床中心，1976 年开展全面的老年人服务项目，在一个社区为老年人提供急性和慢性长期医疗与社会支持服务。至此，老年医学发展成为一个独立的医学专科。

我国的老年医学源于保健医学，整体起步较晚，水平参差不齐。很多医院未设立老年医学科，患者分散到各个专科，形成重视急性期治疗、轻视长期照护、忽略亚急性治疗的现状。由于老年人群具有高度异质性，慢性病程、多种疾病共存、多重用药、症状不典型及易变化、精神和心理的影响，加之社会保障制度不健全、老年人群的医疗负担等因素的影响，老年医学的发展面临挑战。

2019 年 11 月 26 日，国家卫生健康委办公厅印发《老年医学科建设与管理指南（试行）》的通知，旨在促进老年医学的发展。通知要求，有条件的二级及以上综合性医院要开设老年医学科；老年医学科主要收治老年综合征、共病以及其他急、慢性疾病的老年患者；老年医学科应当以老年患者为中心，采用老年综合评估常规模式、共病处理模式和多学科团队工作模式，对老年患者进行医疗救治，最大程度维持和恢复老年患者的功能状态。各级卫生健康行政部门应加强对老年医学科的指导监督。通知指出，老年医学科应当设置门诊诊室、病房、综合评估室。医疗机构应加强建设和管理，制定老年综合评估技术规范、老年多学科服务模式、老年患者跌倒、坠床、压疮及误吸、安宁疗护等技术方案和处置措施。根据通知精神，医疗机构可针对各年龄段的健康、亚健康和患有一种或多种疾病、衰弱、部分功能残缺和生活不能自理的老年患者，在门诊开展老年医学综合门诊、专病门诊（如骨质疏松等）、老年综合征（痴呆、尿失禁等）门诊和老年综合评估。针对老年病特点开展亚急性诊疗、老年康复中心、住院会诊、老年髋部骨折专诊、压疮诊疗、老年精神和心理病症诊治、长期住院诊疗保健，并开展其他服务项目如上门诊疗、家庭老年医疗保健服务等。

3. 健康老龄化　人口老龄化必然带来特殊的医疗保健问题，而实现"健康老龄化"是老年医学研究的永恒主题。

"健康老龄化"的概念是 WHO 于 1990 年 9 月在哥本哈根会议上首次提出的，这也象征着全球老龄化的普遍性。"健康老龄化"的目标是使老年人在延长生命的同时，具有较高的生命质量，能保持和维护好的日常活动，保持正常生理功能。这就要求：①老年医学要致力于研究健康老化和健康服务，了解老年人生理、心理、社会生活的特点和规律，制定必要的关心和帮助老年人的对策，提高老年人的生活质量。②重视老年病流行病学的调查研究，规范老年疾病防治策略，深化基础和临床多学科研究。③建立和发展老年医学多学科团队，建立医院与社区卫生中心的双向转诊和全科转专科、住院、急诊的运行机制。④对老年人进行健康宣教，拓展老年医学知识，增加老年医疗服务专业人员，加强老年医学专业医师、社区医师的培养，进行老年医学专业知识培训。⑤合理应用卫生资源，建立临终关怀的概念、决策和方案，构建医疗保健和生活服务一体化的社会体系。

二、老年病

老年病与衰老密不可分，即衰老影响整个发病过程。衰老也称老化，是指生物体进入成熟期后，随着年龄递增，机体器官逐渐丧失适应能力。生物体成熟后，随增龄各系统生理功能不受病理影响而自然地相应降低，出现衰老征象和老化，机体对来自内、外环境变化所致的挑战逐渐失去反应性的适应能力。外环境包括损伤、感染、战争、自然灾害及精神刺激等。内环境包括组织器官退行性变、恶性肿瘤等。丧失适应能力是老年医学实践至今所得出的关键性概念。由于老年人自身调节机制随增龄退变，到后期在遭遇任何因素挑战时都无法有效应对直至死亡，即增龄老化性失能，因此衰老具有积累性、普遍性、渐进性、内源性、有害性和不可逆性。

1. 相关概念

老年病：又称年龄相关性疾病，是随增龄而发病率增加的慢性疾病，由于老年期机体内部各种组织的老年性变化及其修复能力减弱、组织器官的功能下降而形成。年龄为主要危险因素，炎症、环境污染、不良生活方式可促发老年病。常见的老年病有动脉硬化、高血压、冠心病、高脂血症、脑卒中后遗症、前列腺增生、老年痴呆症和肿瘤等。

慢性疾病：指至少持续1年的疾病，需要持续治疗和（或）引起形态学改变、影响日常生活功能。慢性疾病既包括躯体疾病，也包括焦虑、抑郁等精神疾病，如高血压、糖尿病、冠心病、慢性阻塞性肺疾病、抑郁症等。

老年综合征：指由多种因素造成的一组症候群（老年综合征）或一种临床表现（老年问题），是衰老、疾病、心理及社会环境等多种因素累加的结果，如衰弱、尿失禁、营养不良、跌倒、谵妄、睡眠障碍等。

老年共病：是指两种或以上慢性疾病、老年病、老年综合征共存于同一位老年人。老年人群慢性疾病的共患现象是全球公共卫生领域的普遍问题。共病一般用 "multiple chronic conditions" 或 "multimorbidity" 表述，是指共患疾病（co-existing diseases），即某个体同时患有病理不同、不互相依赖的2种以上疾病，如冠心病、高血压、衰弱。而英文 "comorbidity" 多指互相依赖的伴随疾病（co-occurring diseases），共存于一个疾病背景下的一个或几个健康问题，如糖尿病肾病、糖尿病视网膜病变及糖尿病神经病变。共病之间可以互相联系，也可以互相平行而互不关联。表现形式包括：躯体 - 躯体疾病共存，如冠心病与高血压；躯体 - 精神心理疾病共存，如冠心病与抑郁；躯体疾病 - 老年综合征共存，如骨关节炎与便秘等。

2. 老年病的流行病学　老年病流行呈上升趋势，与城市化进程加快、老年人口比例上升、寿命延长、疾病谱变化、不良生活习惯、地域经济发展不平衡等因素有关，也与疾病诊疗水平的提高和疾病报告制度的完善相关。

流行病学调查发现，我国老年人群中慢性病患病率为 76% ~ 89%，且发（患）病率随年龄增大而升高，患病率是全人群的 3 倍以上。老年人常见疾病前五位序列为高血压、冠心病、脑血管病、恶性肿瘤和呼吸系统感染；恶性肿瘤、心脑血管疾病和呼吸系统感染占老年总死亡数的 70%，死亡率随增龄增高，高龄老人死亡率增长态势更为明显。

老年病具有地域特点，发病率与区域间经济发展不平衡相关，城市与农村存在差异。根据我国学者的调查报告，老年抑郁症、慢性阻塞性肺疾病的患病率农村地区高于城市，恶性肿瘤城市明显高于农村。老年病患病率在东部、中部、西部也存在明显差异，如高血压、糖尿病、肿瘤等疾病的患病率在东部、中部、西部地区呈现明显地域差异。

流行病学研究显示，与老化相关的各种情况受遗传因素的影响日趋减少，环境因素日趋重要；教育水平和经济状况直接影响预期健康寿命；青壮年期的预防保健也会直接影响老年期的生活质量和预期健康寿命。

3. 老年病特点　老年病具有多种疾病并存、起病缓慢隐匿、临床表现不典型、易发生并发症、病程进展快、药物不良反应及不良生活习惯影响疾病进展、病史采集困难且参考价值较小等特点，治疗难度大，一般预后不良，主要表现为低治愈率和高死亡率。

（1）多病共存：多病共存、病因复杂和长期积累是老年病的主要特点。增龄引起器官老化与功能衰退，导致多种疾病的高患病率，已经成为全球医疗保健关注的重要问题。多病共存使老年人病情更加复杂，也使医疗决策更加复杂和困难。患者经常辗转于多个专科就诊，医务人员往往按照各自专科疾病的诊疗原则制定治疗决策，常可引起多重用药、药物相互作用、治疗不连续、过度医疗等医源性问题。老年人多病共存常可导致不良预后，病死率和致残率增高，生活质量下降，医疗资源消耗增加。国外一项队列研究显示，随着心血管疾病患者共病数量的增加，死亡及心血管复合事件风险显著增加，共病是心血管疾病患者临床预后不良的独立预测因素。

（2）起病隐匿：老年病多属慢性退行性疾病，起病隐匿、发展缓慢，有时生理变化与病理变化很难区分。增龄引起器官功能减退，体温调节功能差，对痛觉的敏感性降低，症状和体征不典型，临床表现初期不易察觉，症状出现后可呈多样化。①痛觉敏感性降低。一些有剧痛症状的疾病在老年人中的反应较小或只有轻微不适感，如急性心肌梗死、胸膜炎、内脏穿孔后的腹膜炎等。有文献报道，老年无痛性心肌梗死占30%～80%，而成年患者仅占7%；老年腔隙性脑梗死80%无症状；下尿路感染和肺结核90%以上无症状，多经辅助检查而发现。②体温调节功能下降。发热是机体对感染或损伤的反应，而老年人的反应性和敏感性降低，感染可能不表现出发热症状。③生理性老化和病理性改变辨识困难。一些老年疾病早期变化缓慢，易被误认为是生理性变化，如智力减退、动作不灵、肢体发僵等，与早期帕金森病、甲状腺功能减退或亢进等疾病难以区分。

（3）多因素影响疾病进程：①易漏诊或误判。老年人患病症状迥异，常表现为病情重而症状轻，或以并发症表现就诊，容易遗漏原发病诊断，或者延误对病情严重性的判断。②易出现并发症。常见意识障碍和精神症状、肺部感染，水、电解质和酸碱平衡失调，易发生血栓和栓塞症、外伤和意外等，甚至出现脏器功能衰竭，严重者可致死亡。③易诱发多器官功能衰竭。老年人器官功能退化，甚至处于衰竭边缘，一旦发生应激，常可诱发多器官功能衰竭，导致病情急剧恶化。如由手术、发热、感染、创伤等某种诱因激发，患者可在短时间内（1～2周）出现两个或两个以上器官序贯或同时衰竭，衰竭器官愈多，治疗难度愈大。④易出现感染。感染既是老年人常见的并发症，又是其重要的致死原因。由于免疫功能减退，老年人在慢性心力衰竭、心肌梗死、脑卒中、慢性支气管炎、重大手术、股骨颈骨折等疾病的基础上容易并发感染，经过广谱抗菌药物治疗又容易诱发二重感染和其他严重不良反应。例如，老年人发生肺部感染可并发心脏及呼吸衰竭，应用抗菌药物治疗可诱发急性肾衰竭、二重感染等严重并发症。⑤易出现水、电解质和酸碱平衡紊乱。老年人组织器官萎缩，虽细胞外液无明显减少，但细胞内液绝对量减少，在体液中所占比重降低约15%。同时，由于内环境稳定性差、代偿能力减退，一些诱因如利尿、大汗、中暑、缺水等，可导致水、电解质和酸碱平衡紊乱，易发生虚脱甚至休克。⑥易出现药物不良反应。老年人群的生理病理特点是药物不良反应和药源性疾病高发的危险因素。增龄伴随着肝肾功能的下降趋势，对药物清除降低，药物容易蓄积而引起毒性反应；机体对药物反应的敏感性也有较大改变。应慎重选择治疗药物和治疗方案，尤其是对肝肾功能影响较大的药物。

4. 老年病诊疗原则　老年病的诊疗应遵循以下原则：权衡治疗获益和风险、提供适当的姑息治疗、治疗慢性疾病、处理并发症等。治疗目的在于减轻患者痛苦，最大限度地维持和恢复老年患者的功能状态。

老年疾病的诊疗流程：①评估：健康（诊断、预后）、功能（生理、心理）和资源（文化、教育、社会、经济）。②制订治疗计划：临床治疗、康复治疗。

③定期审核：是否达到预定目标？是否需要改变计划？确保老年人得到高质量的医疗服务。

第四节　老年综合评估

一、老年人评估

老年人评估包括认知、情感、功能、社交、环境和精神状态等方面的综合评估和以疾病为导向的传统的医疗评估。

1. 综合评估　老年综合评估的内容包括：①躯体功能评估。对老年人感觉器官和运动系统完成的日常生活活动能力和其他功能活动情况进行的评估，如平衡和步态、吞咽功能、视力和听力等。②精神心理评估。对老年人认知功能、情感状况（如抑郁和焦虑等）和精神状态等的评估。③社会经济状况评估。对老年人的社会参与能力、社会支持系统、角色和角色适应、经济状况、医疗保险及老年虐待等方面进行的评估。④环境评估。对老年人生活环境、居住条件等安全性的评估，在筛查老年人跌倒风险等方面具有重要意义。⑤老年综合征或老年照护的评估。对跌倒、痴呆、尿失禁、晕厥、谵妄、睡眠障碍、疼痛、多重用药、压疮、营养不良、吸入性肺炎、肺栓塞和深静脉血栓等患病风险的评估。⑥生活质量评估。常用生活质量评定量表和健康调查表等。⑦预先医疗计划。医疗代理人对生命支持的选择倾向。

2. 医疗评估　医疗评估是一个过程，是医疗保健专业人员检查患者的疾病或疾病迹象，包括生命体征的评估。医疗评估与传统的医学诊断类似。老年人疾病谱异于年轻人，特别是老年综合征，往往是多种诱因累积的结果，又容易被急性疾病所诱发，使得医疗评估更具难度。老年人的临床表现常不典型，包括症状漏报、单一疾病表现形式变化和疾病谱改变等。漏报的重要原因是老年人和医生往往忽视了一些症状，并将其视为年龄相关的改变，同时患者对于经济、社会或自身功能的担心而采取否认的态度，而认知功能的损害和抑郁状态进一步限制了老年人报告症状的能力和愿望。老年人的增龄变化和共病情况，容易掩盖疾病的典型表现，特别是一种疾病的症状或体征可能加剧或掩盖另一种疾病，使得临床评价更加复杂。在老年患者中，一个器官系统的症状可能反映另一个系统的疾病，如肺炎可能表现为精神错乱或者厌食，泌尿系感染可能出现行为或功能的改变。

二、老年综合征

1. 老年综合征概况　老年人机体各系统发生退行性改变，多种慢性疾病发生率逐渐增加。同时，老年人中还存在既非残疾亦非健康的状态，如衰弱，包含生理、心理和环境等多个因素，与多病共存及失能相互交叉影响。老年综合征是指老年人因诸多诱因及不同疾病等因素而诱导出现的一系列临床症状，如日常生活能力下降、营养不良、慢性疼痛、睡眠障碍等，是影响老年人健康状态的重要因素之一，严重影响患者的生活质量。

国际上关于老年综合征的种类目前尚无统一标准。哈佛大学 Inouye 等认为，老年综合征包括跌倒、谵妄、尿失禁、压疮和功能下降 5 个症状，显然此五项不能涵盖所有的老年综合征。美国老年医学会推荐，老年综合征应包括痴呆、多重用药、抑郁等 13 个症状；亚太地区老年医学会于 2013 年发表共识，综合多个维度，提出老年综合征应包含阿尔茨海默病、跌倒、听觉下降、视觉下降、肌少症、衰弱和压疮等 12 种，认为更具有临床实践性和可操作性。

国内研究将老年综合征定义为由于年龄增长，功能衰退，各种损伤效应累积影响机体多个系统，表现出对外界刺激应激性差、脆弱性明显，进而出现一系列临床症状的症候群。常见的老年综合征有抑郁症、睡眠障碍、阿尔茨海默病、帕金森综合征、尿失禁、谵妄、疼痛、药物不合理应用和跌倒等。

2. 老年综合征的特点　传统医学关注的是疾病本身。传统的综合征是一种病因导致一种综合征。而老年综合征关注的是症状，指老年人由多种病因共同作用而引起同一种临床表现或问题的症候群。老年综合征是一种多因素情况，涉及可识别的特定情况的压力源和潜在的与年龄相关的危险因素之间的相关性和相互作用，导致多个器官系统损害。老年综合征更强调引起临床症状的原因，可以是单一的，也可以由多种原因导致。国外学者曾报道单一老年综合征对老年人致死率的影响，并且探讨多种老年综合征之间的相互作用及其累积效应对老年人死亡率的影响，证明老年综合征与大量残疾和死亡密切有关。高龄、机体功能衰退、认知受损和活动受限是导致老年综合征发生最常见的促发因素。老年综合征导致老年人身心健康受损，生活质量下降，增加住院率和医疗支出，加重经济负担。多种病因引起的老年综合征导致老年人衰弱，衰弱反过来又加重病因和老年综合征，导致运动能力下降、依赖、医疗需求增加和死亡。

老年综合征在人群中发病率较高。有数据显示，跌倒是我国 65 岁以上老年人意外伤害的首发因素，跌倒发生率达 30%，至少 10% 的跌倒人群会导致重伤。老年阿尔茨海默病的发病率为 5%，且发病率随年龄增长显著升高。老年抑郁的发病率为 10%～20%，但确诊率低，严重者占 1%～4%，极重度者有自残或自杀倾向。老年男性尿失禁发病率约为 18.9%，而女性发病率更高。超过 50% 的老年人有失眠症状。多重用药问题也比较严重，老年人易患有多种代谢性疾病，常联合用药，药物不良反应和药源性疾病的概率明显高于年轻人。

三、老年综合评估实践

1. 概述　老年综合评估的含义是指针对老年人生理、认知、心理情绪及社会适应情况，由多学科团队合作进行多方面、多层次的评估及诊疗，制订计划以保护和维持老年人的健康功能状态，实施干预，最大限度地提高老年人的生活质量。

传统的医疗评估无法全面反映老年人的精神心理、躯体功能状态及社会环境等问题，需要一个能够全面评估老年人状态的方法，以寻找出潜在可能存在的问题，这即是老年综合评估概念的由来。老年综合评估最早由英国米德尔塞克斯医院的 Marjory Warren 于 20 世纪 40 年代提出，并逐渐被临床医师所接受。老年综合评估作为老年医学策略，是一个多层面、多学科的诊断程序，用来制订照顾、护理计划，以提高衰弱老人的预后。老年综合评估有不同的定义，也存在不同的评估方法，对老年人进行多方面评估，包括医疗、认知、心理、社会、物理等各方面，也包括对照顾者和居住环境的评估，强调功能的最优化和健康寿命的增加。老年综合评估有助于提高诊断的准确性，优化治疗，改善预后，改善功能和生活质量，优化居住环境，减少不必要的医疗相关服务。目前，老年综合评估在欧美等国家已广泛应用于临床，包括住院、门诊、护理院、长期照护机构或居家照护中，并且已有很多相关的临床研究探讨不同机构应用老年综合评估对预后的影响。

老年综合评估是现代老年医学的基石，是老年医学的核心技术之一，是对老年人进行综合健康评价的有效手段，对指导老年患者的诊治、康复和预测发病率与近期死亡率有很好的参考价值。老年综合评估全面关注与老年人健康和功能状况相关的所有问题，从疾病、体能、认知、心理、社会和环境等多层面对老年患者进行全面评估，是筛查老年综合征的有效手段，在确定其医疗、康复和护理目标的基础上，施以针对性的干预措施。与传统的以疾病为中心的医疗模式相比，老年综合评估是以患者为中心，多学科、多维度进行的综合评估；评估内容除了疾病，更关注老年人的整体情况，包括躯体、心理及社会支持等方面所具有的能力及存在的问题；评估重点在于患者的功能及生活质量。

老年综合评估不仅强调综合，而且关注老年人群目前存在的多种潜在临床问题，是老年医学诊断的重要工具。积极有效的老年综合评估可及时了解机体功能下降情况，及早明确疾病状态；准确定位适当的治疗需求和医疗护理照护；随访、跟踪干预效果；延缓老年综合征的发生及发展，改善老年人的生活状态，提高生活质量。

2. 老年综合评估的内容　老年综合评估的内容包括常规的医学评估和对机体及心理的综合评估，包括疾病评估、功能状态、认知、情绪、社会支持、经济问题、营养、共病、多重用药、老年综合征、照护目标和预先医疗计划。

目前，国内外临床和研究机构的评估内容并不完全相同，也无全球公认的标准化指南或共识，但内容基本一致，包含 5 个维度 14 个方面。具体包括：①躯体疾病状态。通过对老年人躯体疾病状况评估，确定临床诊疗方案，给予规范化处置。老年人常合并多器官疾病，患者需辗转多个科室就诊，专科医师一般根据本专科治疗指南选择药物，跨学科药物使用不规范，多重用药和药物相互作用常见，药物不良反应发生率高。而老年综合评估的实施有助于控制和防范潜在的用药风险。②机体功能。通过对老年人功能状态的全面评估，可以发现其在日常活动、生活能力等方面存在的问题。③心理状态。对老年人进行心理状态评估，以及时评价老年人的认知功能、精神及情绪等。④社会支持。对老年人社会支持系统进行评价，以确定其家庭及周围人际关系情况。⑤生活环境。对老年人生活环境（居住环境、设施等）评估，特别是居住环境对老年患者安全至关重要。另外，老年综合评估内容还包括物质滥用及宗教信仰评估等。

老年综合评估的主要项目包括常规评估、入院评估、即时评估、出院评估等，对老年人的健康状况做出全面系统的评价，制订比较精准的健康干预计划。评估结果仅作为对老年人现有健康状况的综合评价，而非疾病诊断，目的是提供定性、定量的生活照料服务和医疗护理服务，提供健康管理计划。

我国 2017 年发布《中国老年综合评估技术应用专家共识》，提出老年综合评估项目：①一般情况评估：包括姓名、性别、年龄、婚姻状况、身高、体重、吸烟、饮酒、职业状况、文化程度等。②躯体功能状态评估：包括基本日常生活活动能力、平衡和步态、跌倒风险等评估。③营养状态评估：临床提倡应用系统评估法，结合多项营养指标评价患者营养状况。④精神、心理状态评估：包括认知功能、谵妄、焦虑、抑郁等评估。⑤其它：包括衰弱评估、肌少症评估、疼痛评估、睡眠障碍评估、神力和听力障碍评估、口腔问题评估、尿失禁评估、压疮评估、社会支持评估、居家环境评估。⑥共病评估：推荐使用老年累积疾病评估量表。⑦多重用药评估：推荐使用美国老年医学会发布的 Beers 标准和我国老年人不恰当用药目录评估老年人潜在不恰当用药。

3. 老年综合评估的实施

（1）实施原则：不同医疗地点评估内容有所不同，如门诊、住院、护理院或居家，但评估原则基本一致。包括①快速识别衰弱：由于衰弱的老年患者更易出现不良结局，能够从综合评估中获益，因此应快速识别。②警惕常见的老年综合征：如跌倒、谵妄、认知障碍、失能、尿失禁等。③熟悉老年综合评估工具：在检查和治疗前结合患者的医疗目标、预期寿命及功能状态做出决定；熟悉 Beers 标准及其他老年人潜在不适当用药标准。④在衰弱患者中注意有无精神或情绪问题。

（2）实施人员：由具备老年综合评估技术开展资质的专职人员，或老年科特有的多学科团队成员如老年科医师、临床营养师、康复治疗师、临床药师、护师、精神卫生科医师等分别进行。老年综合评估根据评估者资质的不同、完成评估所需时间的不同、被评估对象所处环境的不同、被评估者疾病等基础状态的不同及评估目的的不同，其侧重点可有不同。综合医院或老年病专科医院应开展全面、详细的老年综合评估工作，从一般情况、共病、多重用药、躯体功能状况、精神心理状况、认知功能、营养状况、社会支持等方面全面评估患者。

（3）实施对象：国际上对评估对象的设定尚无统一标准，一般考虑评估对象的年龄、疾病、功能老化、功能受损，排除完全失能、终末期患者和严重痴呆者，实施老年综合评估能明显降低住院率，受益也最明显。《中国老年综合评估技术应用专家共识》（2017 年）建议，老年综合评估适用于 60 岁以上，已出现生活或活动功能不全（尤其是最近恶化者）、已伴有老年综合征、老年共病、多重用药、合并有精神方面问题、合并有社会支持问题（独居、缺乏社会支持、疏于照顾）以及多次住院者。对于合并有严重疾病（如疾病终末期、重症等）、严重痴呆、完全失能的老年人以及健康老年人可酌情开展部分评估工作。

（4）干预措施：根据最终的综合评估结果为患者制订个性化的干预措施。①对基础疾病对症治疗，控制慢性病对机体的损伤；②对老年患者进行健康教育，使其了解综合征及慢性疾病的损伤及可能影响病情的相关危险因素，提高老年人对老年综合征及慢性病的认知，积极参与日常疾病的防控；③关注药物相互作用和多重用药的治疗风险，以及药物与疾病的相互影响。

四、老年综合评估项目

1. 一般状况评估　评估项目包括姓名、性别、年龄、婚姻状况、身高、体重、吸烟、饮酒、文化程度、职业状况、业余爱好等。

2. 躯体功能状态评估　包括日常生活活动能力评估、平衡和步态评估、跌倒风险评估等。

（1）日常生活活动能力评估：日常生活活动能力包括基本日常生活活动能力和工具性日常生活活动能力。

1）基本日常生活活动能力评估：包括生活自理活动和开展功能性活动的能力，可通过直接观察或间接询问的方式进行评估。评定方法以巴氏（Barthel）指数法在临床应用最多、信度最高。根据我国国情进行改良后形成的改良巴氏量表以巴氏（Barthel）指数为基础，使用范围广泛。

评估时应注意：①在适当的时间和安全环境中进行，评估从简单容易的项目开始，逐渐过渡到较复杂困难的项目。②尽量以直接观察法为主，在评估一些不便完成或较难控制的动作时，可询问患者或家属。③评估患者的真实能力，应记录"患者能做什么"。只要患者不需他人帮助，虽用辅助器也可归类为自理。④评估结果反映患者 24h 内完成情况。

2）工具性日常生活活动能力评估：针对社区老年人，工具性日常生活活动能力评估多采用 Lawton IADL 指数量表。

评估时应注意：①评估前与评估对象充分交谈，强调评估目的。②评估时按表格逐项询问，或可根据家属、护理人员等知情人的观察确定。③若无从了解，或从未做过的项目，另外记录。④评估应以最近 1 个月的表现为准。

（2）平衡和步态评估：门诊常用的初筛量表为计时起立 - 行走测试法；国际使用广泛、信效度较高的评定受试者平衡功能的量表是 Tinetti 量表。Tinetti 量表包括平衡与步态两部分。

（3）Morse 跌倒评估量表：用于评估住院老年患者跌倒风险。评估时应注意：①询问跌倒史时，如果患者不愿叙述、合并认知障碍、精神障碍者，应询问与患者长期一起生活的家属或照护者。②询问现病史和既往史时，可按照老年常见系统疾病询问，或通过查阅患者病案，了解疾病和用药史。③行走辅具的使用，可通过观察和询问结合的方式进行了解。

3. 营养状态评估 建议采用系统评估法，结合多项营养指标评价患者的营养状况进行综合评估。系统评估法包括营养风险筛查、简易营养评价法和微型营养评定法等。简易营养评价法专用于评价老年人的营养状况，在国外应用广泛，但评估项目多，调查较烦琐。微型营养评定法因与简易营养评价法有良好相关性，敏感度及特异度好、指标容易测量，可作为老年人营养不良的初筛工具。《中国老年患者肠外肠内营养支持专家共识》（2013 年）推荐，老年患者使用的营养筛查工具主要为微型营养评定法。住院患者可采用营养风险筛查。

4. 精神、心理状态评估 包括认知功能、谵妄、焦虑、抑郁等评估。老年人认知障碍包括轻度认知障碍和痴呆。老年人常伴随慢性疼痛，合并有多种慢性内科疾病（如糖尿病、心血管系统疾病、消化系统疾病），存在各种难以解释的躯体症状，或者近期合并有明显的心理社会应激事件，临床常合并老年抑郁症。

目前应用最广泛的认知功能筛查量表是简易精神状态检查表和简易智力状态评估量表。对于老年人谵妄的评估，采用意识障碍评估法。量表评估在筛查或评估老年抑郁症状的严重程度方面起着非常重要的作用。老年抑郁的初筛尤其是门诊或社区患者可采用 4 个问题，若满足 2 项问题，则可进一步行临床评估，尤其是精神检查，必要时建议到专科进一步诊治。老年抑郁量表是专为老年人设计的抑郁自评筛查表，可用于社区服务中心或养老机构。焦虑自评量表可用于评估有焦虑症状的成人，目前尚无专门用于筛查老年人焦虑的自评量表。焦虑抑郁量表评估时，量表可用口述或书面回答两种方式。

5. 衰弱评估　衰弱的评估方法并未统一，常用的有美国 Fried 等提出的衰弱模型、加拿大 Rockwood 等提出的衰弱指数、国际营养健康和老年工作组老年专家团 2008 年提出的 FRAIL 量表等。所有的衰弱评估手段均不适用于依赖辅具、不能步行 4m、跌倒高风险、严重心力衰竭、恶病质、严重残疾者。目前国内推荐的评估方法是美国 Fried 的衰弱模型五项标准，但关于躯体活动能力评价方法尚无统一的国内标准，可参考使用明达休闲时间活动问卷或简易体能状况量表。Rockwood 标准因为包含 30 ～ 70 个项目，操作烦琐，使用范围受限。FRAIL 量表（衰弱筛查量表）可作为门诊简单的初筛，临床衰弱量表文献报道比较多。

6. 肌少症评估　推荐测定肌力（握力测定）和肌功能（日常步行速度测定）作为肌少症筛选检测项目。应用双能 X 线吸光仪（DXA 法）或者生物电阻抗分析（BIA 法）进行肌量测定。若四肢骨骼肌质量（ASM）男性 ≤ 7.0 kg/m^2、女性 ≤ 5.7kg/m^2（BIA 法）或男性 ASM ≤ 7.0kg/m^2、女性 ASM ≤ 5.4kg/m^2（DXA 法），同时步速（最大步速 < 0.8m/s）或握力降低（最大握力：男性 < 26kg，女性 < 18 kg），即可诊断为肌少症。

7. 疼痛评估　老年人疼痛评估需详细询问疼痛病史和进行体格检查，回顾疼痛的位置、强度、加重及缓解因素，是否影响情绪和睡眠；疼痛部位是否有感觉异常、痛觉超敏、感觉减退、麻木等。老年性疼痛的评估包括视觉模拟法和数字评定量表。视觉模拟法是评价老年患者急性、慢性疼痛的有效方法，但需要患者视觉和运动功能基本正常。数字评定量表尤适用于需要对疼痛的强度及强度变化进行评定的老年人，不适用于对感知直线能力差或对描述理解力差的老年人。

8. 共病评估　共病是指老年人同时存在 2 种或 2 种以上慢性疾病。推荐使用老年累积疾病评估量表，此量表可对各系统疾病的类型和级别进行评估，对共病评估更加完善，应用较多。

9. 多重用药评估　多重用药的诊断标准目前尚未达成共识，当前应用较广泛的标准通常是将"应用 5 种及以上药品"视为多重用药。推荐使用美国老年医学会发布的老年人不恰当用药 Beers 标准和我国老年人不恰当用药目录，评估老年人潜在不恰当用药。

10. 睡眠障碍评估　老年人睡眠障碍的评估方法主要包括临床评估、量表评估等。临床评估包括具体的失眠表现形式、作息规律、与睡眠相关的症状及失眠对日间功能的影响、用药史及可能存在的物质依赖情况，进行体格检查和精神心理状态评估等。量表评估推荐匹兹堡睡眠质量指数量表，门诊或社区服务可采用阿森斯失眠量表。

11. 视力障碍评估 一般可采用 Snellen 视力表，也可采用简便筛检方法检查，只需受试者阅读床边的报纸标题和文字进行简单的初评。建议询问视力障碍病史，评估双眼视力障碍情况，询问有无配镜史。视力评估在老年综合评估中只是初筛有无视力障碍，评估会不会加剧跌倒等老年综合征的发生。需要明确引起视力障碍的疾病，建议行眼科专科诊治。

12. 听力障碍评估 检查前排除耳垢阻塞或中耳炎。采用简易方法。建议询问听力障碍病史，评估双耳听力障碍情况，询问有无戴助听器。需要明确引起听力障碍的病因，建议行五官科专科诊治。

13. 口腔问题评估 检查患者牙齿脱落、义齿和缺牙情况，评估义齿佩戴的舒适性，评估有无影响进食。口腔评估重点在于口腔问题是否影响进食、情绪、营养摄入等。若需明确口腔疾病状况，建议行口腔科诊治。

14. 尿失禁评估 采用国际尿失禁咨询委员会尿失禁问卷简表评估尿失禁的发生率和尿失禁对患者的影响程度。

15. 压疮评估 压疮危险评估主要分量表评估和皮肤状况评估两方面。国内外压疮预防指南推荐使用 Braden 量表作为压疮危险的量表评估和识别工具，它是全球应用最广泛的压疮评估量表，可用于老年科。压疮危险的皮肤状况评估内容包括指压变白反应，局部热感、水肿和硬结，关注局部有无疼痛。

16. 社会支持评估 目前国内应用最广泛的、更适应我国人群的测量社会支持的量表为社会支持评定量表，适合神志清楚且认知良好的老年人。该量表有3个维度10个条目，包括客观支持（即患者所接受到的实际支持）、主观支持（即患者所能体验到的或情感上的支持）和对支持的利用度（支持利用度是反映个体对各种社会支持的主动利用，包括倾诉方式、求助方式和参加活动的情况）3个分量表，总得分和各分量表得分越高，说明社会支持程度越好。

17. 居家环境评估 居家环境评估只针对接受居家护理的低危老年患者，重点在于预防而不是康复。目前国内以自制评估问卷为主，可采用台湾地区的居家环境评估表，也可针对中长期照护机构或居家养老老年患者的具体情况，节段选用。

五、不同机构老年人群的老年综合评估

1. 基层医疗机构和门诊患者 常见的老年综合征是跌倒、衰弱、认知功能障碍和尿失禁。因此，除了疾病评估、日常生活活动能力评估外，应重点评估这4种老年综合征。

（1）跌倒：＞65岁社区老年人中约有1/3在1年内出现1次跌倒，＞80

岁人群会达到 50%。来自协和医院 > 65 岁住院糖尿病患者的一项调查，将跌倒高风险定义为近 1 年跌倒 ≥ 2 次，或跌倒 1 次伴有伤害，或起立行走测试、平衡和步速测试异常，跌倒高风险占 43%。跌倒会导致受伤、疼痛、活动能力减退等不良后果及医疗花费的增加，因此对就诊的老年人应常规询问有无跌倒史。对于跌倒患者还应测量卧立位血压，有研究提示，≥ 75 岁人群直立性低血压患病率可达 34%。

（2）衰弱：与老年患者的预后密切相关，如住院时间延长、30d 再入院率和死亡率升高，对衰弱的早期识别非常有意义。国际上衰弱评测工具较多，但尚无公认的衰弱评估"金标准"。衰弱指数共包含 92 个项目，涉及症状、体征、功能情况及实验室检查，随着分值的增高死亡风险增加。但由于条目较多，不宜在门诊开展。Fried 衰弱表型评分既可用于社区居民衰弱的筛查，又可用于住院老年人的衰弱评估。FRAIL 量表和 Rockwood 的 CFS 衰弱评测工具也适宜在临床应用。

（3）认知障碍：痴呆在老年人群中常见，71 ～ 79 岁人群患病率为 5%，80 ～ 89 岁人群为 24%，> 90 岁人群高达 37%。最常用的筛查工具包括简易精神状态检查量表（MMSE）、蒙特利尔认知评估量表（MoCA）和简易智力状态评估量表（Mini-cog）。认知功能评估对于患者今后的照护及制订预先医疗计划有指导性作用。

（4）尿失禁：社区老年人群尿失禁的患病率为 15% ～ 30%，由于患者对此问题感觉尴尬，真实患病率可能更高。尿失禁可分为两类：急性或可逆性尿失禁、慢性尿失禁。急性尿失禁的潜在原因有感染、老年性阴道炎、谵妄、精神障碍、活动减少、多尿、粪嵌塞和药物因素。慢性尿失禁的常见类型有压力性尿失禁、急迫性尿失禁、混合型尿失禁、充盈性尿失禁、失能导致的不能及时如厕。可应用尿失禁 3 项问题（3IQ）进行筛查。

2. 住院患者 循证医学证据提示，老年住院患者可从老年综合评估中获益。2014 年美国急诊医师学会发布的美国老年急诊指南建议，急诊入院患者应评估谵妄、痴呆、不合理用药、跌倒、留置尿管适应证、是否需要缓和医疗。入住老年病房的患者根据病情及主要问题逐步分层进行全面的老年综合评估。

3. 外科术前患者 老年患者术前应考虑预期寿命和围术期死亡率，整体治疗目标是决定是否手术的重要因素。拟行外科手术的患者应由老年科医师会诊：一是评估患者是否具有独立医疗决定能力；二是与手术科室共同评估手术的获益和风险；三是评估那些通过干预可以纠正的危险因素，从而尽可能避免不良后果的发生。术前评估内容除基础疾病及重要脏器功能外，还包括功能评估、认知评估、营养评估、多重用药、衰弱及预后评估。评估患者术前功能状态与围术期死亡相关，术前进行基本日常生活活动能力、工具性日常生活活动能力、起立行走试验有助于了解是否需要物理治疗、辅助器具及术后康复。

认知功能评估：有研究提示，认知功能障碍与术后90d及1年的死亡率相关，同时认知功能障碍是术后发生谵妄的危险因素，术前进行认知功能评估可使老年患者获益。

营养评估：营养不良与老年患者术后不良后果密切相关。简易营养问卷是简便易行的营养筛查工具。有严重营养风险的患者需术前营养支持。

多重用药：外科患者住院期间约有50%存在不恰当用药，为减少围术期药物不良反应/不良事件风险，术前应对多重用药进行核查，必要时进行处方精简与药物重整。

预后评估：包括两方面，一是根据患者的个体特点，评估某个特定时间的生存可能性，涵盖了从评估开始到另一个特定时间（如100岁）的全过程。二是预期寿命，美国有根据年龄、性别和功能状态进行预期寿命的判断表。尽管实际情况经常与预期寿命有差异，但对治疗方案的制订仍然有指导性作用。

4. **实体肿瘤患者**　来自美国和欧洲的数据显示，肿瘤患者中 > 65岁的老年人群占60%，未来的30年预期达70%。失能、营养不良、抑郁、共病与实体肿瘤老年患者的生存独立相关。研究提示，21% ～ 49%的患者进行老年综合评估后改变了治疗方案，同时对肿瘤患者进一步的医疗决策（如标准抗肿瘤治疗、根据全身状况调整治疗方案、支持治疗）可能有指导性作用，但随机对照研究较少。

六、老年综合征的管理

中国老年疾病负担沉重，高龄、失能等形势严峻，改善老年人群的生活质量、最大可能地维持功能独立、减少入院率及死亡率、减少疾病经济支出是老年医学关注的问题。而老年综合评估在其中起到非常重要的作用。老年综合评估作为老年科必备的核心技术之一，应在患者入院后、住院诊疗过程中、出院随访中常规开展；社区服务中心也应常规开展老年综合评估初筛工作；中长期照护机构和居家养老的老年人可将其作为医养护一体化管理模式中的重要组成。针对所有符合综合评估实施条件的老年人，常规开展老年综合评估工作，根据所在环境、评估人员资质、评估目的、评估时间等选用对应的评估工具，根据老年综合评估结果，采用相应的老年综合征管理措施。

1. 评估结果提示躯体活动能力良好、无焦虑和抑郁、营养状况良好、认知功能正常、非衰弱、无肌少症的老年人，建议进入传统的老年慢性病管理模式或单科会诊模式。

2. 评估结果提示合并有跌倒高风险、躯体活动能力明显下降，合并焦虑抑郁和（或）谵妄、营养不良、认知功能减退、尿便失禁、衰弱或肌少症的老年综合征高危人群，建议启动多学科团队管理模式。以老年科医师、营养师、精神卫生科医师、护师、康复师或相关专科医师等组成的多学科团队为支撑，以老年综合评估工具为手段，不定期地对老年患者疾病、功能状态进行全面评估，制定个体化的住院和出院后的老年病治疗模式。

3. 对于老年综合评估结果提示高危人群，但考虑由某种急性疾病引起的老年综合征加剧，建议行专科诊治解决急性病问题。

4. 合并老年综合征的老年人经多学科团队处理后，症状加剧、功能恶化，考虑由系统疾病状态加剧引起，建议转专科处理急性事件。

5. 老年综合评估需根据患者诊疗地点及评估目的的不同，选用相应的评估工具。如针对综合医院门诊或社区服务中心，考虑到需要快速获得老年综合评估的初筛结果，可采用简化版的评估量表或简单问卷。

第 2 章　老年人多重用药与风险干预

第一节　概　　述

药物具有预防、治疗疾病、缓解症状、延长生命的作用。老年人普遍存在多种慢性疾病、多病共存的特点，面临着多重用药问题。在长期患病的情况下，使用多种药物治疗是有挑战性的。多重用药是老年人常见的老年综合征之一，已成为目前公共卫生面临的严重问题。老年医学面临的挑战是对共病和多重用药的管理，既保证临床获益，又减少药物治疗风险，避免医源性伤害。2017 年WHO 发布关键行动领域用药安全管理三个方面的技术报告，多重用药的用药安全行为即是其中之一，并提出为保护患者免受伤害，应及早采取行动对多重用药进行有效的管理。

一、多重用药定义

国际上对多重用药尚无统一的定义，通常将患者用药数目，即同时使用 5种及以上药物视为多重用药。有研究认为，多重用药应包含使用了有明显治疗指征、有指征但剂量不适当或目前尚无证据证明为有效的超过临床实际需求的药物等情况，强调存在不需要和（或）不必要的用药情况。欧洲一些国家根据服用药物的种类定义，将用药品种数等于或大于 5 种定义为多重用药；美国则根据药物应用是否属于临床需要来定义。一般认为，多重用药是指同时使用多种药物，通常指 5 种及以上药物的常规使用，包括处方药、非处方药、中草药及保健品。

按照药物种类来区分多重用药的定义是有局限性的，即使用5 种及以上药物，第一种定义暗示患者不需要使用 5 种及以上的药物，但是临床实际中，患者可能需要更多种类药物来治疗慢性病；第二种定义是指使用的药物超过了患者的临床指征范围，即非必要的、缺乏治疗有效性和药效重叠的药物是不必要的。

二、老年人多重用药现状

随着人口老龄化和共病高发，老年人多重用药问题普遍存在，多重用药率呈逐年上升趋势。既往研究显示，老年人群多重用药的发生率在10% ～ 90%，老年人健康状况不佳是多重用药的主要原因。所有慢性病如心血管疾病、慢性阻塞性肺疾病、抑郁、哮喘、疼痛等均与多重用药密切相关，多重用药可引起不良的健康结局，如衰弱、跌倒、住院和死亡。

据文献报道，美国老年人平均用药 10 种，65 岁以上女性患者中有 28% 用药超过 5 种，12% 超过 10 种；欧洲 80 岁老年人有 50% 用药超过 6 种；韩国服用 6 种及以上药物的老年人占 86.4%；中国香港 65% 的老年人服用 5 种以上药物，10.8% 服用 10 种以上药物。以社区人群为例，美国一项调查 13 869 名社区老年人（≥ 65 岁）处方药使用趋势的研究发现，服用 ≥ 5 种药物的社区老年人比例从 1988 年的 12.8% 增至 2010 年的 39.0%。欧洲数据显示，65 岁以上老年人长期使用 5 种以上药物的占 26.3% ～ 39.9%。新西兰老年人的多重用药比率也在逐年上升。在加拿大，有报告显示，有 3 种或更多慢性病的老年人平均服用 6 种处方药，65 岁以上人群超过 30% 被认为至少服用一种可能不适当的药物。我国 60 岁以上社区老年慢性病患者服用 5 种以上药物的比例为 24.38% ～ 69.6%，住院患者服用 5 种以上药物的比例为 48.0% ～ 95.7%，患者口服药种类为 5.3 ～ 12.1（10.2 ± 5.6）种，其中中药制剂常被认为不良反应少、安全性大等优点，使用率达 40.2% ～ 60.7%。研究发现，多重用药老年患者中，73.24% 的患者存在药物相关问题，接近 60% 的药物相关药物问题与治疗有效性相关，且 64.81% 的药物相关问题对老年人健康存在潜在不良影响。

长期养护医疗机构老年人的多重用药比例较高，末期老年患者中平均用药数更多，考虑可能与同时兼顾症状处理及慢性病治疗有关。多重用药常见疾病包括心脑血管疾病、代谢性疾病、消化系统疾病、呼吸系统疾病及肿瘤等。闫雪莲等对北京协和医院末期老年住院患者多重用药及药物重整进行调查，分析末期老年住院患者慢性病、老年综合征特点和用药情况，患者慢性病占比前 3 位的依次为恶性肿瘤（76.8%）、高血压（56.6%）及冠心病（39.4%），前 3 位老年综合征依次为多重用药（出院带药 ≥ 5 种，72.7%）、营养不良或营养风险（72.7%）及便秘（45.4%）。另有报道，长期护理机构老年患者多重用药率为 38.1% ～ 91.2%，且多重用药可导致入院风险、药物不良反应、跌倒及其他不良健康结局，严重影响老年人生活质量，对卫生保健资源支出产生重大影响，已成为全球性的重大公共卫生问题。

三、老年人多重用药的影响因素

1. 老年人生理病理特点　老年人机体各组织、器官功能随年龄增长逐步退化，内环境稳定能力减退，免疫功能减退；老年人基础代谢率下降，合成代谢降低，分解代谢增高，蛋白质合成减少，组织损伤修复能力减弱，容易发生延迟愈合或溃疡。老年人由于特殊的生理原因，常见多系统多器官疾病，通常是心脑血管疾病、代谢性疾病及其他多种慢性病共存的高发人群，不可避免地存在联合用药，多重用药率较高。相关研究显示，老年人每增加 1 种慢性病，多重用药的风险增加 1.3 倍。由于老年人的药效学、药动学及药物基因多态性的特殊性，与多重用药相关的不适当用药风险增大。

2. **老年病和共病**　老年病又称年龄相关性疾病，是指随增龄发病率增加的慢性病。共病是指同时存在 2 种或 2 种以上慢性病，既包括躯体疾病和老年综合征，也包括精神方面的问题。增龄引起的器官老化与功能衰退决定了老年慢性病的高患病率，共病和多重用药已成为老年人疾病诊治的重要特征。老年人多病共存的特点决定了需要同时使用多种药物，普遍存在多重用药问题，同时伴随着医疗费用及治疗风险的增加。相比于单一慢性病患者，老年共病患者死亡风险更大、住院时间更长、生活质量及身体功能更差。由于共病的存在，治疗用药种类相应增加。增加药物对于单一疾病而言可能是较好的方案，但是对于老年人整体而言，却未必是最优的选择。

随着老年人口激增，各种原因所致接近生命终点的不可治愈的末期患者数量增长。根据美国及英国判断标准，末期患者主要包括有恶化的长期状况、新诊断的进展性、生存期有限的疾病（若患者在 6 ~ 12 个月死亡，医师不会感到惊讶）及较差的功能状态。末期老年人慢性病治疗中常存在矛盾，如抗血栓与出血的矛盾，因此并不能完全照搬疾病诊疗指南；加之末期老年人在对因治疗基础上，常加用对症治疗药物，用药数量逐渐增加，多重用药普遍，药物不良反应/不良事件、药物间相互作用、潜在不适当用药风险增加。老年人是心脑血管疾病高发人群，有效的二级预防措施极其重要，但对于末期老年患者的治疗风险会被共病放大，存在治疗矛盾，如抗血小板药物的使用与出血风险。一项国外研究发现，老年患者临终前 5 个月内，对症治疗药物明显增加，对因治疗药物及慢性病用药减少。国内研究也显示，末期患者对症治疗药物如通便药、镇痛药、抑酸药等的使用率显著增加，而对因治疗药物如降压药的使用率明显降低。这也是针对多重用药开展药物重整的基础，即综合考虑末期老年患者预期生存期、功能状态和患者及家属的期望值，及时发现药物不良反应，适时调整治疗方案或精简处方，重视对患者不适症状和治疗风险的干预，改善生活质量。

3. **诊疗模式**

（1）专科诊疗模式：该模式与共病治疗存在矛盾。老年共病的处理原则是以患者为中心，关注患者整体，而不仅仅是疾病本身，采取个体化的综合管理措施，帮助老年人尽可能地恢复原有的功能状态，提高生活质量。目前，我国多数医疗机构仍然是专科化单病种诊疗模式，医师依照单病种专科治疗指南诊治患者。但对于有多种疾病的老年共病患者，单病种专科治疗指南的指导意义受限，常出现过度诊断和过度医疗问题，多重用药及相关治疗风险增大。现行的专科诊疗模式，使得共病和多重用药的临床实践资料不足，干预的有效证据不多，医疗评估及决策也变得更为复杂及困难，多种药物联合治疗增加了药物治疗风险。由于临床诊治的重点仍然是以疾病为导向，没有综合考虑老年人疾病的复杂性和重叠性，共病老年人需要辗转多个专科就诊，在现有专科甚至亚专科的诊治模式下，常会造成多重用药、治疗不连续、过度医疗等医源性问题。

(2) 单病种治疗指南：对老年共病患者多重用药的指导作用存在局限性。

1) 单病种治疗指南忽视了老年综合征对疾病的影响。临床用药决策通常是针对具体疾病而设计的，其依据主要来源于单一系统或单个疾病，甚至单个临床问题的指南建议。这类用药决策的建议对于成年人较为合适，但对于老年患者存在诸多局限性，因其忽视了与年龄相关的药动学和药效学改变、认知状态改变和失能等老年综合征因素导致的老年人群与成年人在药物剂量与疗效、不良反应等方面存在的差异。

2) 单病种治疗指南所采用的依据存在局限性。当前临床指南所采用的依据通常来源于临床试验研究或 Meta 分析。成年人是许多临床试验研究中的主要人群，几乎也是唯一的药物试验入选人群，这些研究常有意将老年人（尤其是患有多种疾病和存在多重用药的老年人）排除在外，导致老年人的研究样本不足。一项癌症药物临床试验研究中，纳入人群中年龄大于 70 岁和 75 岁的受试者分别占 20% 和 9%，而在美国，这些年龄段的癌症患者分别占患者总数的 46% 和 31%。另一项研究发现，尽管老年人是心力衰竭的高发人群，但 40% 以上的相关临床试验研究限制老年人的纳入。因此，这些研究的纳入和排除标准有失偏颇。在大多数临床试验研究中，老年问题如失能、认知受损等很少被考虑。将这些临床试验研究结果推导至老年人群存在局限性。

4. 医患沟通　　由于多种慢性病共存，老年人常辗转于不同的专科，不同的专科诊室开具各自的专科用药，不能保证治疗的个性化和连续性，可致处方用药不合理或重复给药，造成老年人"大把吃药"的现象。医师不能全面了解老年人不同疾病的特点，老年综合评估缺失，对不良事件的认识和知晓滞后，不能全面掌握药物治疗相关知识；护士由于工作繁忙，不能较好地发挥用药指导、监督和教育工作；药师较少参与治疗药物管理；医师、护士、药师、患者对于用药问题缺乏有效沟通和交流，多重用药及相关风险意识较差。

5. 用药依从性和用药素养　　用药依从性指患者按医嘱规定用药的顺从程度。药物治疗有效的前提是用药依从性，直接影响患者的治疗效果。良好的依从性可保证药物在血液中维持特定的浓度而达到治疗效果，而不依从用药则可能导致药效降低、病情复发、用药风险增加、疾病加重甚至死亡。通常情况下，老年人治疗不依从的比例为 25% ～ 75%，用药依从性与多病共存、用药种类和剂量的增加呈负相关性，可增加不良预后概率。年龄增长、视力或听力受损、功能和认知衰减、抑郁、疾病负担及社交孤立等因素，使得老年人治疗依从性差的问题更加突出。患者对治疗的不依从或依从性差会造成疾病的恶化、住院机会增多和医疗费用增加。多重用药与用药依从性的影响互为因果。多重用药影响治疗的依从性，老年患者用药依从性差的比例随用药种类和剂量的增加而上升，增加不良预后概率。

目前，国内外对于老年多重用药患者用药依从性的研究因研究对象、地点、研究工具等因素不同而存在差异，但总体结果依从性较差，进一步导致潜在不适当用药比例较高。赖小星等对北京市某三级甲等医院 178 例老年多重用药患者进行用药依从性调查，结果显示，用药依从率为 25.8%，年龄和药物种类是影响用药依从性的危险因素，用药知识水平是保护因素。Vicente-Sánchez 等对某医院出院后 3 ～ 30d 再入院的 65 岁以上老年患者进行为期 3 个月的观察性研究，结果发现 57% 的患者缺乏用药依从性，多重用药、伴有糖尿病和药物治疗困难是缺乏依从性的影响因素。Kuijpers 等研究发现，超过 40% 的老年患者因严重的临床不适导致治疗不充分。相关研究表明，65 岁及以上的住院患者中，11% 是因为对治疗的不依从而导致住院，在 75 岁及以上的住院患者中该比例达到 26%。

用药依从性的关联因素还包括治疗方案复杂，患者常多次往返不同的专科诊治和药店购药，处方药物调整较多，服药时间点和方法有差异，常见遗忘和漏服药物或重复服用，发生药物不良反应时不能及时察觉及表达；老年人受文化程度及感官功能的制约，有时不能准确理解药袋上的用药指示而错服药物；某些媒体的宣教和广告缺乏科学依据，患者及家属出于对慢性病治愈和功能恢复的渴望，常听信于偏方验方的宣传误导，加之对药物不良反应的担忧，擅自停用对改善生存预期和生活质量有效的药物，或随意增加或减少治疗用药及剂量，从而造成病情进展。

用药素养是个人获取、理解、评价药物信息并运用这些信息做出正确用药决策和行为的能力。良好的用药素养能够减少或避免药物不良事件的发生。用药素养与患者年龄、服药种类相关，高龄、服药种类较多，用药素养得分越低。老年人对消除疾病症状的愿望比较强烈，同时也缺乏药物不良反应、药物滥用、服药剂量等相关知识，倾向于盲目加用对症治疗药物或其他营养品，使得多重用药风险增加，医务人员需要实施全方位的药学监护，利用专业的基础知识和传递信息的能力，对老年人实施健康教育，使医患双方共同参与到多重用药的用药安全行为中。

第二节　老年人多重用药的潜在风险

近年来，大量国内外研究报道老年人多重用药的潜在风险。国外学者收集了过去 20 年针对 65 岁以上老年人的多重用药情况，发现多种与多重用药相关的负面结果，如大量的临床不良事件和潜在药物相互作用。多重用药可增加药物不良反应和药源性疾病风险，增加老年人不适当用药处方和"处方瀑布"概率，用药错误发生率增加；增加老年人药物相关住院率、治疗费用和不良预后概率；可导致老年人依从性不良和生活质量下降，增加老年综合征的发生风险等。养老机构中的老年人，多重用药率和不适当用药率更高，相关并发症的发生率也较高。患者服用药物除处方药，还存在自行购买的非处方药、中草药和保健品等，药物相互作用发生率明显升高，可增加潜在不适当用药风险。

一、药物不良反应、药物不良事件和药源性疾病

1. 相关概念

（1）药物不良反应：药物具有两重性，既有防病治病的药理作用，也有与治疗目的无关的不良反应。按照 WHO 定义，药物不良反应系指正常剂量的药物用于预防、诊断、治疗疾病或调节生理功能时出现的有害的和与用药目的无关的反应。该定义排除有意的或意外的过量用药及用药不当引起的反应。我国《药品不良反应报告和监测管理办法》（卫生部 2011 年颁布）规定，药品不良反应是指合格药品在正常用法用量下出现的与用药目的无关的有害反应。药物不良反应包括副作用、过度作用、首剂效应、毒性反应、撤药反应、继发反应、后遗效应、耐药性、药物依赖性、变态反应、特异质反应、致癌致畸致突变反应等。

药物不良反应与药物的药理作用特点、药物相互作用或特异质反应等因素相关，也与用药种类、剂量等因素相关。几乎所有药物都可能引起不良反应，只是反应程度和频度不同而已。随着医药工业的发展和人口老龄化的进程，药物不良反应的发生率也呈增加趋势。

（2）药物不良事件：与药物不良反应的含义不同。美国食品药品监督管理局（FDA）的定义为"药物不良事件是患者在应用任何剂量的药物、医疗器械、特殊营养品时出现的可疑不良后果"。WHO 国际药物监测合作中心的定义为"药物不良事件是指在用药时所出现的不利临床事件"。国际人用药品注册技术功调会（ICH）的定义为"患者在用药时出现的不利临床事件，不一定与该药有因果关系"。

药物不良事件的发生与药品质量标准缺陷、药品使用标准缺陷、药品质量问题、用药错误和差错（包括超适应证、超剂量、超疗程、禁忌证用药和人为

差错等)、不合理用药等因素相关。药物不良反应和不良事件的主要区别在于两者的发生与药物的因果关系、发生原因、样本量及性质不同。药物不良反应与用药的因果关系肯定,发生原因仅限于使用药物,常为迁延、散发的个体事件,是潜在的也是患者接受药物治疗时正常的反应,总体影响较小,不承担法律责任。而药物不良事件与药物使用的因果关系不确定,可能与药物相关,也可能与人为过错相关,可表现为近期突发的群体事件,包括假药劣药、药品标准缺陷、不合理用药、超常用药或滥用药物等,影响面大,应承担相应的法律责任。

(3) 药源性疾病:是由药物诱发的医源性疾病,是人们在应用药物预防、治疗和诊断疾病或调节生理功能过程中,因药物原因而导致机体组织器官功能性或器质性损害,引起生理功能、生化代谢紊乱和组织结构变化等不良反应,由此发生各种临床症状和体征的疾病。药源性疾病是由药物引起的人体功能或组织结构损害,并有相应的临床过程。事实上,药源性疾病是药物不良反应在一定条件下产生的较为严重的后果。药物不良反应一般持续时间较短,多为一过性,反应程度轻重不一,是药物正常剂量和正常用法条件下所发生的反应。而药源性疾病持续时间较长,程度较重,既包括发生药物不良反应的条件,也包括超量、误服、不合理用药、用药错误和药物本身质量问题等导致的疾病。

2. 老年人用药风险增加的影响因素　增龄是导致用药风险增加的重要因素:①老年人储备功能减退,机体形态结构退行性变,器官功能减退,机体耐受性降低,发病率升高。这种生理功能的退行性变化,导致老年人群对药物的反应发生变化,药动学与药效学性质发生改变,药物不良反应和药源性疾病发生率增高,用药相关风险增大。②老年人基础疾病较多,共病和多重用药普遍,用药品种多,用药时间较长,药物间相互作用的潜在风险增高,多重用药的风险也明显增加。③老年人体内稳态机制变差,对血压和心率的调节能力降低,对水、电解质及酸碱平衡等内环境调节能力下降。④老年人对药物的敏感性发生变化,各系统尤其是中枢神经系统对多种药物的敏感性增加,如对抗凝血药敏感性增加,对 β 受体激动剂与阻滞剂敏感性下降。对药物的耐受性也发生变化,对胰岛素和葡萄糖耐受性降低,对有肝肾损伤的药物耐受性差,对排泄慢易引起电解质紊乱药物的耐受性下降。⑤人体免疫功能随年龄增长而发生改变,药物变态反应发生率增加。⑥老年人出现药物不良反应和药源性疾病的临床表现复杂或更为严重,发生不良反应经常是不明确的,存在非特异性,不良反应和药源性疾病的识别、判断、归因及治疗较困难。

药源性疾病在造成医疗风险和损害患者健康的同时,也造成了巨大的经济负担。对于老年人的用药风险防控已成为目前药物使用及潜在用药风险评估与防范的重点和难点。老年患者的不良反应发生率明显高于其他年龄组。统计数据表明,50 ~ 60 岁组药物不良反应发生率为 14.4%,61 ~ 70 岁组为 15.7%,

71 ~ 81 岁组为 18.3%，80 岁以上组为 24.0%。由于老年人常同时患有多种疾病，需要多种药物联合治疗，药物相互作用导致的不良反应和药源性疾病的潜在风险也会增加。据统计，合用 5 种药物的不良反应发生率为 4.2%，合用 6 ~ 10 种者为 7.4%，合用 11 ~ 15 种者为 24.2%，合用 16 ~ 20 种者为 40.0%，合用 20 种以上者为 45.0%。

二、多重用药相关性药源性疾病

药源性疾病诱因和发病机制复杂，归因困难。单一药物可累及多种组织器官，形成多器官损害；不同药物也可表现为同一类型的组织器官损害。患者用药后，疗效和不良反应等方面存在个体差异，影响因素主要包括机体因素和药物因素，如所患疾病及严重程度、年龄、肝肾功能、营养状况、伴发疾病及遗传因素、药效学和药动学特点、联合用药与药物相互作用、多重用药等。

1. 多重用药相关性药源性疾病的影响因素

（1）年龄：增龄是药源性疾病高发的危险因素。生理性衰老是疾病的基础，老年人多种疾病共存，多重用药多见，疗程长，对药物反应的敏感性有较大改变。疾病状态也可改变药物的药动学和药效学性质。老年人肝肾功能退化，对于药物的代谢和排泄降低，同时叠加慢性肝肾功能不全及其他病理状态，容易引起血药浓度增高，罹患药源性疾病风险增大。例如，肝硬化患者使用利尿剂易致肝性脑病，肾衰竭患者使用氨基糖苷类抗生素会导致肾功能进一步受损。

（2）药效学和药动学特点：药物引发药物不良反应和药源性疾病，与药物本身的成分及药理效应有关，也与患者的生理病理特点及特异质具有相关性。大部分药物的治疗作用与不良反应都是相伴发生的，药物的毒性作用通常是药理作用的延伸，能影响多个组织器官。主要经过肝肾代谢排泄的药物可能影响肝肾功能而导致肝肾功能损害。氨基糖苷类药物引起的药源性耳聋，通常是患者个体的遗传因素、病理状态及药物治疗的综合不良结果。细胞毒性抗肿瘤药物能干扰肿瘤细胞和正常组织细胞，可引起严重的胃肠道反应、皮肤黏膜反应和肝肾功能损害等严重并发症。非甾体抗炎药及糖皮质激素可诱发消化道出血。长期服用糖皮质激素突然停药，肾上腺功能需经一段时间才能恢复，即药物的后遗作用。

（3）药物相关相互作用

1）联合用药的临床意义：药物联合治疗的目的在于增强疗效和（或）减少不良反应，联合用药的品种也与用药风险呈正相关，是药源性疾病的风险因素之一。药物相互作用一般是指 2 种或 2 种以上的药物同时或者一定时间内先后使用时所发生的药物作用和效应的改变。2 种或 2 种以上药物可以是相同或不同的给药途径，其结果是治疗作用与不良反应增强或减弱。药物相互作用是药物在体内的相互作用，有机体因素参与，与药理特性、药物代谢酶、药物结合蛋白、基因多态性等因素相关。不良的药物相互作用可导致疗效降低或毒性增加，还可能发生一些异常反应，干扰治疗甚至加重病情，造成潜在的治疗风险。

增龄引起的器官老化与功能衰退决定了老年人多种慢性疾病的高患病率，相比于单一慢性病患者，老年共病患者死亡风险更大、住院时间更长、生活质量及身体功能更差，需要服用数种药物来控制症状和延缓疾病进程，联合治疗和多重用药普遍。

2）药物相关相互作用的潜在风险：联合用药品种与药物不良反应及药物相互作用具有相关性，联合用药必须考虑如何有效地规避用药风险。由于联合用药所致药物不良相互作用引起的安全性问题和风险判断与归因困难，难以解释，医生处方时应评估多药联合治疗的获益/风险及可行性、依从性等因素，从而降低用药风险。

药物相互作用的发生与多种因素相关，包括年龄、种族、遗传背景、联合用药品种等。服用药物越多，不良药物相互作用和不良反应发生率越高。老年人群的药物相互作用发生率明显高于正常人群。增龄相关的肝肾功能下降，使得药物在体内的消除减慢，药物容易在体内蓄积；同时应用 2 种或多种具有肝肾毒性的药物，不良反应可叠加，进一步增加药源性损伤的发生风险。如 2 种氨基糖苷类抗生素联用或 1 种氨基糖苷类抗生素与头孢菌素类联用，或肾毒性药物联用利尿剂等，可增加肾损伤风险。老年人的病理状态可影响药物在体内的消除，如高血压病、糖尿病等老年慢性疾病可对肾功能产生影响，引起高血压肾病、糖尿病肾病，高龄、多重用药对肾损伤的影响互为不良因果关系，限制肾毒性药物的暴露对于降低老年患者急性肾损伤的发生率至关重要。

3）药物相关相互作用的临床意义：多数药物的相互作用在临床上仅有轻微表现，有的仅限于理论推测。尚无研究给出药物相互作用的准确发生率。但通过对有临床意义的不良相互作用的评估和预警，能够有效减少和避免药物相互作用带来的用药风险。

准确统计所有潜在的和实际出现的有临床意义的相互作用是很困难的。理论上药物相互作用发生率很高，但有临床意义的相互作用发生率相对较低，可能有以下原因：①药物的代谢途径有多种，当一种途径被抑制或诱导后，其他代谢途径可提供补偿。②多数药物治疗窗较宽，安全指数较大，药物相互作用不至于引起明显的不良事件或药源性损害。③多数药物的不良相互作用以药物不良反应的形式表现出来，两者容易混淆。④药物相互作用引起的药源性损伤的临床表现可被所患疾病的临床症状所掩盖，或被患者服用药物对症治疗或抑制，因此很难得出药物相互作用发生率的准确统计数据。

20 世纪 70 年代以前，由于药物数量相对较少，对药物代谢酶的了解有限，有临床意义的相互作用实例较少。发生在 20 世纪 90 年代的非镇静抗组胺类药物与某些药物合用造成的致死性室性心律失常事件，使人们开始关注药物相互作用的潜在危害。特非那定、阿司咪唑由于合用细胞色素 P4503A4 酶（CYP3A4）抑制药（大环内酯类抗生素和三唑类抗真菌药）可引发尖端扭转型室性心律失常而致死，先后分别撤市或停产。米贝地尔也因上市后出现严重的药物相互作用而撤市。米贝地尔是 T 型钙通道阻滞剂，是强效 CYP3A4 抑制剂，主要抑制 CYP3A4 和 CYP2D6，导致许多心血管药物经此酶代谢受阻而产生毒性作用，如与 β 受体阻滞剂普萘洛尔、美托洛尔合用导致心源性休克，还可抑制他汀类代谢，显著增加合用的他汀类的肌肉毒性。"拜斯亭"事件也是因药物相互作用而致严重药源性疾病而撤市。拜斯亭（Baycol）是西立伐他汀的商品名，由德国拜耳公司开发，1997 年在美国上市。2001 年，美国 FDA 药物不良反应监测中心发现多起不良事件报告，共计发现有 400 多例横纹肌溶解症，其中 31 人不治身亡，之后撤市。横纹肌溶解并非因单纯使用 Baycol 所引发，而是处方医生为达到快速降脂效果，将另一种降脂药物吉非贝齐与 Baycol 合用，从而加剧了后者的横纹肌溶解作用。此后发现，CYP3A4 抑制剂都能显著升高西立伐他汀（CYP3A4 底物）的血药浓度，加剧其肌肉毒性。

有研究数据显示，药物不良事件的发生率与用药种类呈非线性上升，同时服用 6 ~ 10 种药物时不良事件的发生率为 7%，同时服用 16 ~ 20 种药物时不良事件的发生率上升为 40%。荷兰鹿特丹队列研究评估了 1992 年 1 月到 2005 年 7 月期间 7842 例 55 岁以上人群的药物相互作用发生率，发现首次处方即存在药物相互作用的为 10.5/100 个人年，存在潜在危及生命的相互作用的发生率为 2.7/100 个人年，70 岁以上人群的药物相互作用发生率从 1992 年的 10.5% 上升到 2005 年的 19.2%，危及生命的药物相互作用发生率也升高为 2.9%。但考虑到药物相互作用有些只是理论推测，有些在临床上仅有轻微表现，这些较早时期的研究只是简单统计了某种药物与其他可发生相互作用的药物出现在同一处方中的发生率，而缺乏有临床意义的评估和监测，因而得出的药物相互作用的发生率可能比真实情况要高。

（4）老年共病和多重用药

1）增龄引起的器官老化与功能衰退决定了老年人多种疾病的高患病率，共病和多重用药已成为老年人罹患疾病的重要特征。相比于单一慢性病患者，老年共病患者多重用药普遍，死亡风险更大，住院时间更长，生活质量及身体功能更差。

2）现有的专科诊治模式及依照单病种制定指南的医疗模式，造成共病有效的临床实践资料不足，干预的有效证据不多，使得医疗评估及决策变得更为复杂及困难。增加药物对于单一疾病而言可能是较好的方案，但是对于老年人整体而言却不尽然。共病老年人往往需要辗转多个专科就诊，在现有专科甚至亚专科的诊治模式下，常会造成多重用药、治疗不连续、过度医疗等医源性问题，增加了药源性疾病发生风险。

3）对老年共病人群缺乏良好设计的临床随机试验研究，对其临床相关预后如功能和认知衰退、生活质量、不良事件、死亡率等影响程度还知之甚少，相关的证据资料有限。大多数临床研究项目的重点仍然是以疾病为导向，并不考虑老年患者健康与社会关系的复杂性和重叠性。

4）药源性疾病的诱因和发病机制复杂，对其辨识、诊断和归因困难，单一药物可累及多种组织器官，形成多器官损害；不同药物也可表现为同一类型的组织器官损害。与多重用药相关的不良反应和药源性疾病的判断及归因困难，很多情况难以解释，常与多种临床症状交叉重叠，评估、预警和干预的难度较大。

5）对老年共病患者应进行药物治疗评估，包括治疗方案的复杂性和可行性、多药联用的药物相互作用和多重用药潜在风险、药物不良反应风险信号、风险预测和预警等内容，从而选择那些获益最大、损害最小且能改善生活质量的治疗方案。

（5）处方瀑布

1）处方瀑布的概念：1995 年 Rochon P A 等在《柳叶刀》（*The Lancet*）首先提出 "prescribing cascade" 一词，并在 1997 年的《英国医学杂志》（*BMJ*）中扩展了这一概念，中文译为 "处方瀑布"，也有译为 "处方级联"。

处方瀑布是指药物不良反应 / 不良事件被医师误认为是一个新的医学症状而开出另外一种新的药物进行治疗，导致患者由于这一潜在的不必要治疗而置于额外的不良反应 / 不良事件风险中。不良反应 / 不良事件被误认为治疗过程中的新发状况，不仅没有及时停用肇事药物，并开具新处方对抗药物不良反应和不良事件，导致用药种类越来越多，造成恶性循环，如同瀑布一样。处方瀑布随着级联的放大，危险程度也不断加大，同时还大大增加了患者治疗费用。多重用药是发生处方瀑布的危险因素，增加了药物不良反应和药源性疾病的发生风险。

2）处方瀑布的危害：处方瀑布可增加老年人用药风险，引起老年患者的不良预后。多重用药和潜在不适当用药与老年人躯体和认知功能受损、跌倒、衰弱、住院及死亡相关，可导致药物不良反应 / 药源性疾病 / 药物不良事件，以及用药依从性差等不良后果。对于老年慢性病患者多重用药，需警惕处方瀑布的发生及对疾病的影响，并采取医疗干预措施进行管理。药源性疾病是由药物诱发的医源性疾病，其发生率高于其他医源性因素导致的疾病，在造成治疗风险和损害患者健康的同时，也造成了巨大的经济负担。处方瀑布是导致药源性疾病的重要因素。如果给患者处方一种药物导致的不良反应／不良事件的临床表现不被识别为药物不良反应或药源性疾病，为处理这些不良事件导致产生新的药物处方，这个新的药物处方又可引起新的不良事件，从而产生下一个处方，像瀑布一样产生级联效应，对患者健康造成严重影响，甚至危及生命。处方瀑布不仅导致患者新患疾病的发生，延长住院时间，增加不良预后，也增加了治疗费用。

例如，患者服用非甾体抗炎药后出现胃肠道不适，这时医师会开具质子泵抑制剂，而质子泵抑制剂又会引起患者抗胆碱能负荷（消化不良），降低食管括约肌压力，患者出现新的药源性疾病的可能性增加。国外有研究对医院数据库的药物进行处方瀑布调研评分，分数越高，处方瀑布的可能性就越大。研究显示，甲氧氯普胺的使用在处方瀑布案例中分数较高。甲氧氯普胺是治疗恶心、呕吐的一线药物，当甲氧氯普胺用于治疗由药物引起的呕吐时，患者跌倒风险增加。由于甲氧氯普胺会引起疲怠无力及昏睡，不建议用于老年患者。

3）处方瀑布的风险评估：在过去的 20 年，处方瀑布的研究主要针对老年人群用药。主要原因是医师开具新处方时，没有及时识别新出现的症状和体征是药物不良反应的临床表现，而被当作是新出现的病症，没有充分考虑和评估这种新的药物治疗的必要性。老年人多重用药可引起不良的健康结局，而处方瀑布增加了这种风险。当使用新的药物治疗时，需考虑：①新的病症是否由旧的治疗方案引起；②对旧的治疗方案进行处方精简后新的病症是否会消失；③评估患者服用的药物是否是当前的适应证，权衡继续用药的获益与危害；④评估新、旧治疗方案的利弊。

美国 Beers 标准可用于规范老年人处方用药，若出现标准中列出的用药不规范或不适当情况，Beers 标准可用以指导处理相关不合理用药问题。我国近年发布的老年人潜在不适当用药目录也可作为老年人安全用药的参考。一些医疗机构还对可能发生处方瀑布的药物进行了调研评分，研究以调查问卷的形式对药物进行评分，当处方用药出现分数靠前的药物时，就应关注该药物的使用是否正确，以预防处方瀑布的发生。

许多药物可能成为处方瀑布的关联药物，如抗高血压药、镇静药、阿片类药物、解热镇痛药、抗菌药物等。对处方瀑布关联药物的评分需要考虑以下情况：①出现的药物不良反应：未知（得分 0）；已知（得分 1）；虽然已知但不确定是否由药物引起（得分 3）。②对药物不良反应采取的措施：停药（得分 0）；减少用药剂量继续用药（得分 1）；药物剂量不变并增加另外一种药物联用（得分 2）。③增加的第 2 种药物：未出现不良反应（得分 0）；出现不良反应（得分 1）。④新的治疗方案的总体效果：健康状况得到改善（得分 0）；病情转差或无变化（得分 1）；有新的药物不良反应出现（得分 2）；新的药物不良反应需要使用第 3 种药物治疗（得分 3）。通过得分相加的总数来定义处方瀑布关联药物的评分，最低得分为 4。

4）处方瀑布的干预

A. 合理选择治疗药物。合理选用治疗药物是预防处方瀑布的关键因素，首先要求医生正确地诊断患者，了解病史和用药史，注意个体化用药，并对新出现的临床症状和体征加以评估判断。例如，在使用地高辛治疗中，患者出现了心律失常的症状，如何判断该症状是病情加重还是地高辛的药物中毒？若不加鉴别就盲目地用药可能贻误治疗，甚至危及患者生命。

B. 正确辨识用药相关的不良事件。处方瀑布现象是因为药物引起的不良反应 / 不良事件和药源性疾病被当作了新的病症，因此及早识别和诊断至关重要。由于药物不良反应 / 不良事件和药源性疾病的判断和归因较困难，加之高龄、多重用药等因素的影响，药物引起的不良事件常与患者的疾病症状相混淆，给临床决策带来很大困难。在治疗老年人疾病中，需要权衡临床治疗获益和用药风险，辨识老年人潜在不适当用药和药物不良反应，并做出正确诊断，根据老年人生理病理特点调整治疗药物和给药剂量，从而降低潜在的药物治疗风险。药师通过为患者提供更多的用药信息并做好用药交代工作，使患者认识到新出现的症状可能是由药物不良反应引起而不是新的病症，让患者了解药物的治疗作用和风险，对预防处方瀑布也有帮助。

C. 正确处置新出现的临床症状。用药中如果出现新的临床症状或不良事件，可依据以下流程进行判定：①评估是否与药物相关。②如果判定是药物不良反应，是否与用药剂量相关；可考虑减少用药剂量或更换另一种药效相同但不良反应较小的药物，减少开具新的对症治疗药物。如患者服用甲氧氯普胺治疗恶心、呕吐，之后出现锥体外系反应，修改医嘱以多潘立酮代替甲氧氯普胺，可避免不良反应的发生。③开具新的治疗药物时，应考虑新出现的临床症状是否与之前采用的治疗方案相关，降低用药剂量或停药后新的症状是否会消失。④权衡药物治疗利弊，如发现药物治疗的不良反应超出临床获益，需考虑停药。

D. 实施处方精简管理。处方精简是对有潜在多重用药风险和处方瀑布现象的有效干预措施，即对可能导致患者损害或患者不再获益或治疗风险超过获益的用药，减少用药剂量或停止用药。处方精简是优化处方行为的一个管理过程，可减少过高的用药剂量或停用不再需要的药物。临床长期使用质子泵抑制剂的情况常见，但调查显示 40% ～ 65% 使用质子泵抑制剂的患者并无明确适应证，对于有上消化道症状的成人（> 18 岁），如果已经完成了至少 4 周的质子泵抑制剂治疗，且消化症状缓解，推荐减少剂量或停药，或转换为按需用药。

处方精简的主要方式包括停药、换药和减少用药剂量。停止药物治疗，一是识别停药需要；二是确定是否减少用药剂量或停药；三是确定是否直接停药或逐渐停药；四是观察药物停用后对患者的影响是否有益。

2. 多重用药相关性药源性疾病的干预

（1）综合评估：共病和多重用药相关的安全性问题的判断及归因困难，很多情况下难以解释。医生处方时必须评估治疗的获益性、可行性、依从性，并与患者意愿一致。应根据紧急和重要程度列举医疗愿望，确定适合个体的临床需求，如改善症状、延长寿命、减少用药数量及改善生活质量；全面审查和评估治疗方案，明确当前的多重用药及相关性医学问题。

（2）监测预警：重点监测药源性疾病的高风险致病药物和多重用药。①通过不良反应/不良事件/药源性疾病报告和监测，早期发现不良事件信息、不良反应信号，确定一种不良事件与某一药物间存在因果关系的信息；综合评价治疗药物的风险与效益，最大限度地降低严重的药物不良反应和药源性疾病风险。②针对药源性疾病发生频率较高的药物实施重点监控，关注相关药物的联合治疗和多重用药，如解热镇痛抗炎药、阿片类镇痛药、华法林、胰岛素及口服降糖药、口服抗血小板聚集药物、抗肿瘤药物等，以及相关药物的相互作用。③收集、整理与发掘风险信号，实现早期预警和发现过程指标预警，建立适合老年人群多重用药与药源性疾病的风险因素评估体系和老年人群的特征性临床损害标志（包括非特异性和特异性临床指标预警），建立针对高风险药物和多重用药的风险评估及预警模型，提高对多重用药的风险识别能力。

（3）个体化治疗：了解循证医学证据及药物治疗的局限性，确立和评估老年人的治疗目标。对血压、血糖、血脂等指标的控制应个体化，并考虑多重用药对老年患者依从性和耐受性的影响。降压目标是否越低越好？老年人血糖控制是否越严越好？如何处置降脂治疗的不良反应（如肝损害和肌病等）？多重用药对治疗结局的影响如何？通过对多重用药与衰弱、骨质疏松、跌倒风险等老年综合征的相关性评估，实施处方精简和药物重整，从而实现对老年人多重用药与药源性疾病的风险识别、评估和预警。

三、多重用药与用药相关性问题

在我国，用药相关性问题也很突出，包括药物相关问题、不恰当处方、用药偏差和用药不足等。而多重用药是用药相关性问题的重要影响因素，增加了用药潜在风险。

1. 药物相关问题

（1）药物相关问题的含义：药物相关问题是指用药过程中出现的任何可能会干扰实现预期结果的事件，会导致发病率、死亡率和医疗成本的增加。多重用药使药物相关问题的风险明显增加。

首都医科大学宣武医院白向荣等开展药物相关问题的研究发现，老年人多重用药的主要药物相关问题是药物安全性问题，表现为药物不良事件增加。主要原因是药物相互作用，占 39.7%（119/300），主要影响药物是多潘立酮和左氧氟沙星、氟康唑的药物相互作用。国外研究提示，老年患者在住院过程中使用多潘立酮容易出现心脏毒性，特别是 QT 间期延长，严重者发生尖端扭转型室性心律失常，尤其是合并 CYP3A4 肝药酶抑制剂时。宣武医院的研究表明，老年患者住院期间常用多潘立酮，常见的合并用药为喹诺酮类（占 30%），建议对老年患者的 QT 间期延长进行评分，并根据危险评分的分层及致 QT 间期延长的危险因素进行干预。针对药物相互作用潜在风险的干预主要针对有明确临床意义且风险较高的药物进行调整，一般情况下进行密切监测。国内也有其他研究呼吸系统疾病患者的药物相关问题，主要涉及治疗安全性和治疗有效性，主要问题是药物选择错误。

（2）药物相关问题的分类：由于各国对与药物相关问题的理解不同，目前尚无统一的分类标准。经过验证的实用性较强的分类标准有西班牙的 Granada-Ⅱ分类系统、瑞典的 Westerlund 分类系统、美国的 Strand 分类系统、澳大利亚的 DOCUMENT 分类系统和欧洲的 PCNE 分类系统。比较有代表性的 PCNE 分类系统是 1994 年欧洲医药保健网（PCNE）构建的药物相关问题分类方案，之后在我国沿用，多在老年患者中开展研究。该系统经过 20 多年 18 次调整，已发展成相对成熟的分类工具，目前采用的是 2020 年（V9.1）版本。

PCNE 分类系统包括五项基本分类：问题、原因、干预方案、干预方案的接受及药物相关问题状态。

1）问题

A. 治疗效果：关于有（无）药物治疗效果存在的潜在问题；包括治疗失败、治疗效果不佳、无治疗指征。

B. 治疗安全性：患者遭受或可能遭受的药物不良事件。

C. 其他：包括治疗成本 - 效益问题、不必要的药物治疗、不确定的问题或投诉，需要进一步说明。

2）原因

A. 药物选择：药物相关问题的原因可能与药物选择有关；包括选药不适宜（指南不推荐或指南推荐，但存在其他禁忌）、无指征用药、药物相互作用、药物重复使用（药理作用相同或活性成分相同）、尽管存在适应证但未给予药物治疗、过度治疗。

B. 药物剂型：药物相关问题的原因可能与药物剂型有关；剂型不适宜（对该患者而言）。

C. 剂量选择：药物相关问题的原因可能与剂量有关；包括药物剂量过低、过高、给药频次不足、给药频次过多。

D. 治疗疗程：药物相关问题的原因可能与治疗疗程有关；包括疗程过短或疗程过长。

E. 调剂：药物相关问题的原因可能与处方和调配过程有关；包括药物不可获得，未提供必要的信息，建议了错误的药物、规格、剂量（非处方药），调剂了错误的药物、规格、剂量。

F. 药物使用过程：药物相关问题的原因可能与患者从专业人员或护理人员获得药物的方式有关，尽管在药物标签上有适当的说明；包括不恰当的服药时间和（或）服药剂量、需要监管的药物、不需要监管的药物、需要监管但从未被监管的药物、被错误监管的药物。

G. 患者相关：药物相关问题的原因可能与患者及其行为有关（有意或无意）；包括服药剂量不足或未服药、服用了超出处方剂量的药物、滥用药物（未受监管过度使用）、服用了不必要的药物、摄取的食物与服用药物间有相互作用、药物储存不当、给药时间和给药间隔不适宜、服药方法错误、未按要求正确服用药物（剂型）。

H. 其他：没有进行或没有合理的疗效监测（如治疗药物监测）、其他原因（详细说明）。

3）干预方案：分三个层面干预。①医师层面：没有明显问题、未干预、仅告知医师、医师咨询、药师干预建议、医师药师讨论干预方案。②患者层面：患者咨询、（仅）提供书面资料、建议患者咨询医师、告知家人或看护。③药物层面：药物调整、剂量调整、剂型调整、使用方法调整、药物停用、新药物启用。④其他干预或行为：其他干预（举例）、不良反应上报。

4）干预方案的接受

A. 干预被接受（医师或患者）：接受干预并完全执行；接受干预，部分执行；接受干预，但并未执行；接受干预，但不清楚是否执行。

B. 干预未被接受（医师或患者）：未接受干预：不可行；不赞同；其他原因（详细说明）；不清楚原因。

C. 其他（没有接受情况的信息）：提出干预，但不清楚是否接受；未提出干预。

5）药物相关问题状态：药物相关问题概括为：①确定药物相关问题发生率与分类，评价患者用药现状。②评价药学服务实施效果。③药物相关问题影响因素分析，包括年龄、肾功能、用药数量、疾病种类、病程、文化素养、患者依从性等，多重用药、依从性差、肾功能降低均为可预防的危险因素。

药物相关问题状态包括 7 个方面：问题不明；问题全部解决；问题部分解决；问题没有解决，患者不合作；问题没有解决，医师不合作；问题没有解决，干预无效；没有必要或没有可能解决问题。

　　基于 PCNE 分类系统对药物相关问题进行分类和管理，有益于后续的药学干预，减少临床药物不良事件的发生，降低老年人多重用药风险和医疗成本。

　　PCNE 分类系统能分类所有的药物相关问题，便于操作使用。然而，PCNE 分类系统需要先判定药物相关问题的原因，但在很多社区药房，这些原因往往很难界定。另外，PCNE 分类类别中药物选择不当和药物使用不当也很难区别，与 Granada-Ⅱ分类系统相同，患者治疗的目标和需求是由医务工作者基于其自身的科学理论知识而确定，患者的意见并不起决定性的作用。

　　（3）其他药物相关问题的分类系统

　　1）西班牙的 Granada-Ⅱ分类系统。1998 年西班牙提出 Granada 分类系统，明确了药物相关问题的定义，即健康问题，理解为药物治疗引起的消极的临床疗效，由没有完成治疗目标或产生不良影响等原因引起。Granada-Ⅱ分类系统分为 3 类：必要性、有效性、安全性。主要包括以下情况：患者没有使用给予的药物；使用了没有必要使用的药物；使用了错误的药物；给药剂量及间隔少于或超过规定；药物不良反应。

　　2）瑞典的 Westerlund 分类系统。1996 年首次提出，2004 年瑞典基于此分类系统建立了国家级的药物相关问题数据库及对其的干预措施。药物相关问题被定义为与患者使用药物相关的状况，这种状况已经或将会阻碍患者获得预期的用药疗效。药物相关问题明确为：用药目的不确定、药物重复使用、药物相互作用、禁忌证、治疗失败、药物不良反应、不足量的药物使用、药物过量服用、服药时间不当／不正确的剂量间隔、药物管理问题、药物容器开启困难、药物储存不当及其他药物相关问题。该分类系统更多关注药物相关问题的原因和分类，而不是相关问题的干预和临床意义。

　　3）其他分类系统：挪威的 Norwegian 分类系统把药物相关问题分为 6 类：药物选择、药物剂量、药物不良反应、药物相互作用、药物使用和其他。此分类系统在医师和药师间建立了跨学科的共识，适用于不同环境，如医院、全科诊所、私人疗养院和药店等。该分类系统是处理药物治疗相关质疑的一种工具，有助于干预和改善各种相关问题。澳大利亚的 DOCUMENT 分类系统把药物相关问题分为 8 类：药物选择、药物过量或剂量不足、用药依从性、治疗不足、监护问题、教育或信息问题、未分类的问题、药物毒性和不良反应。该系统为药物相关问题的临床干预频率和种类提供了一个非常实用的工具，可预防和阻止药物相关问题的发生。

　　在我国药物相关问题也很突出，主要表现在药物不合理使用方面，如抗菌药物、中药注射液等的临床应用。理解药物相关问题的外延与内涵，结合我国国情建立有效的分类系统，才能有效监控和干预药物相关问题风险。

2. **不恰当处方**　医师开具处方时，需综合考虑老年人的生理病理特点、药物的药动学和药效学参数、药物与药物相互作用药物与疾病的相互影响、治疗不耐受风险、与药物治疗相关的不良后果等因素。不适当处方是指使用的药物超过了可以接受的医学标准范围，或风险超过潜在获益而应该避免使用的药物。欧洲的一项研究表明，20% 的家庭护理的老年患者使用了至少 1 种不适当处方。

目前，不适当处方的评价方法主要分为两类：①基于主观判断的模糊方法，通常根据患者信息和已发表文献来判断处方是否适宜，主要以患者为中心，而非药物或疾病为中心，评价结果依赖于评价者的专业知识和态度，常采用药物适应指数进行评价。②基于客观标准的方法，常用评价工具包括 Beers 标准、老年人处方遗漏筛查工具（START）/ 老年人不适当处方筛查工具（STOPP）标准等。通常是结合文献综述、专家意见或指南共识得出的方法，往往是疾病导向或药物导向，评价过程不需要太多的临床判断，以 Beers 标准应用较为广泛。Beers 标准作为判断老年人潜在不适当用药和处方药物安全性的参考依据，用以判断开具的处方药物是否属于不恰当或存在不恰当应用的可能性。通常认为老年人使用了该标准上的药物是不恰当的，因为使用这些药物的风险可能大于获益，在药物治疗方案回顾中应对 Beers 标准中的药物重点核查。

多重用药是医师开具不恰当处方的重要影响因素。一项涉及欧洲 6 个国家（包含 900 例连续住大学教学医院的高龄患者）的研究发现，在医师开具的处方中，不恰当处方的比例为 22% ～ 77%。各地区的不恰当处方比例存在差异，与不恰当处方的判断标准不一致有关。多重用药增加了处方瀑布的可能性，处方医生并未意识到治疗程中的新发状况是因药物不良反应造成的，不仅没有及时停用"肇事"的药物，而且加用另外的药物去对抗新发情况，导致新的临床问题产生，最终使用药物的种类越来越多。

3. **用药偏差**　是指在患者入院、转科、出院等医疗过渡环节中，因患者病情变化、变更用药方案、改变服药环境、用药信息沟通不畅等原因导致的过渡前后所用药物的差异。研究表明，用药偏差是导致用药错误、药物不良反应和再入院等不良临床结局的重要原因之一。老年患者因共病和多重用药，用药偏差的风险增大，导致不良临床结局，影响患者生活质量，加大了医疗资源的浪费。

国内外老年慢性病患者发生用药偏差均较为普遍。国外相关研究发现，老年患者在出院时用药偏差的发生率普遍较高，其发生率与国内学者的研究接近。发生用药偏差的类型以治疗不充分和用法用量不适宜为主，包括药物遗漏和用药剂量不一致。相关研究发现，国内二级医院用药偏差的发生率高于三级医院，可能与不同等级医院医师和药师的学历及专业性差异、对药物认知的差异、医院药学工作开展的差异有关。

（1）用药偏差的影响因素

1）药物类别：研究发现，用药偏差的药物主要为消化系统用药、代谢性疾病用药及心血管用药。李英华等发现，冠心病患者出院后发生用药偏差的药物主要集中在抑酸药或胃黏膜保护剂（22.4%）、他汀类（18.7%）、钙通道阻滞剂（12.1%）和血管紧张素转换酶抑制剂（8.4%）。Quélennec 等发现，发生用药偏差次数排名前 3 类的药品分别为精神系统药物（22.0%）、消化系统药物（20.0%）和心血管系统药物（18.0%）。对于较常见的特定发生用药偏差的药物，应当加强药物的安全性监测。

2）多重用药：老年共病及出院带药品种多的患者更易发生用药偏差，患者患慢性病种类越多、出院带药品种越多，发生用药偏差的风险越大。已有研究发现，患者同时患慢性病种类、药物治疗方案复杂度、服药数量与用药偏差相关。Damlien 等发现，同时患 3 种及以上疾病的患者发生用药偏差的次数更多。患者同时患病种类数是用药偏差发生的影响因素之一。李英华等发现患者每多服一种药物，用药偏差的发生风险约增加 2 倍。

3）给药方案：服用多种药物及复杂的药物治疗方案会影响患者的认知和依从性，进而降低其自我管理疾病的能力，增加患者出院后服药时发生用药偏差的风险。国内外学者的几项研究均发现，年龄、性别、婚姻状况、教育水平、就业状况和医保类型不同的患者之间的用药偏差发生率差异不显著。但由于既往研究观察点和人群不同，结果可能有一定的差异。Orrico 等指出，用药偏差与患者年龄可能相关，需要根据研究人群而定。也有研究发现处于结婚状态的老年患者服药依从性更好，缺少家庭支持的老年患者可能导致用药偏差的发生。

（2）用药偏差的干预：老年慢性病患者用药偏差发生率较高，不同级别医院、不同慢性病患者与使用药物发生用药偏差存在不均衡性。鉴于老年患者出院发生用药偏差较为普遍，应加强对用药偏差的干预。

A. 医师：应重视患者的出院医嘱，老年慢性病共病需要长期药物治疗，应重点关注是否存在治疗不充分、用法用量不适宜和无适应证用药的情况。

B. 药师：通过专业的处方和医嘱审核，及时发现用药中存在的问题，对于共病数量多、用药方案复杂的患者进行合理的药物精简和重整，对老年患者加强用药教育，提高患者对用药方案的了解和对用药偏差的认识，以期减少用药偏差的发生。

C. 卫生行政部门：鼓励医疗机构开展药物重整工作，促进标准化、规范化药物重整服务的建立；根据我国国情和医疗环境，出台药物重整服务的相关规章制度，以保障患者用药的安全性、合理性。

4. 用药不足　是指药物治疗方案中没有使用预防或治疗疾病的合理药物。一项对社区居住的老年人的研究表明，50% 的患者存在用药不足现象。常见问题如对长期使用非甾体抗炎药的高危患者没有使用胃黏膜保护剂，对糖尿病患者和蛋白尿患者没有使用血管紧张素转换酶抑制剂，对骨质疏松患者没有给予钙和维生素 D 的治疗等。用药不足可导致老年人机能受损或死亡等，建议定期评估老年人疾病和处方用药的情况，保障老年人用药的安全有效。

第三节　多重用药对老年人健康结局的影响

多重用药可增加不良预后概率。对于老年人来说，多重用药与不良的临床后果如药物不良反应和不良事件、不良药物相互作用、失能和认知受损、衰弱、跌倒和骨折、营养不良、住院、死亡和医疗费用增加等有关。Johanna 等研究了老年人群多重用药与营养状况、身体机能及认知能力的联系，发现过量服用多种药物，营养不良的比例从 31% 提高到 50%，行为能力受损从 48% 提高到 74%，认知能力受损从 36% 提高到 54%。

一、多重用药对老年人衰弱的影响

多重用药可伴随处方用药不当、患者依从性差和药物不良反应，可能加速衰弱进展；而老年人生理功能减退，患有多种慢性病（如高血压、糖尿病、心血管疾病），共病和多重用药又加重了衰弱的程度。老年人群的药物吸收、分布、代谢及排泄过程具有特殊性，需借助衰弱及药物评估工具及时发现药物不良反应和不良事件，降低相关风险。

1. 老年人衰弱　早在 20 世纪 50～60 年代，衰弱的概念已经出现在老年医学相关文献中。衰弱是生理储备功能减弱、多系统失调，机体保持内环境稳定的能力下降、对应激事件易感性增加的老年综合征。老年人面对应激时脆弱性增加，维持自身稳态能力下降，涉及神经系统、内分泌系统等多个系统，容易产生跌倒、谵妄等不良事件，甚至增加死亡风险。一项涉及社区 754 名 70 岁及以上老年人的前瞻性研究表明，最常见的死亡原因是衰弱（27.9%），其次是器官衰竭（21.4%）、癌症（19.3%）和猝死（2.6%）。另有研究认为，衰弱也包括营养状态、肌肉力量、认知功能、社会关系及社会支持等。Fried 等指出，衰弱是一种独特的临床综合征，表现为不明原因体重下降、疲惫、虚弱（握力下降）、步态缓慢、体力活动减少，满足以上 5 项标准中 3 项及以上即可定义为衰弱，满足 1 项或 2 项称为衰弱前期。

越来越多的衰弱评估工具被用于量化衰弱程度，包括 Fried 标准、衰弱指数、埃德蒙顿衰弱量表、衰弱筛查量表、Tilburg 衰弱评估量表、格罗宁根衰弱指标

（GFI）等。最常用的是基于 Fried 表型的 5 项标准，这些评估工具能筛查出衰弱人群并及时干预，减少不良事件发生。

由于衰弱定义、纳入标准及评估量表不同，衰弱患病率差异较大。巴西一项采用埃德蒙顿衰弱量表进行的横断面研究显示，衰弱患病率为 47.2%，女性高于男性，与年龄呈正相关，与老年独居、骨关节疾病史及既往 12 个月有跌倒史等因素密切相关。2002 年 Fried 等通过心血管健康研究数据发现，以衰弱表型为标准得出整体衰弱患病率为 6.9%，衰弱患病率随年龄增长而增加，多见于女性。

多项研究提示，衰弱的危险因素与基因、环境、炎症等相关。① C 反应蛋白、白细胞介素、白细胞计数升高与衰老相关，炎症通过氧化应激、细胞凋亡等途径导致衰弱发生。② 良好的营养状态不易发展为衰弱状态。③ 肌少症与衰弱密切相关，可能因为它们某些发病机制相同，如氧化应激作用、骨骼肌氧化能力降低和线粒体功能障碍与肌少症和衰弱的发病机制有关。

2. 老年人多重用药与衰弱的相关性　多项研究表明，多重用药是老年人衰弱的危险因素。老年人多重用药与衰弱导致不适当药物治疗、跌倒、住院时间延长等不良事件发生。越来越多的研究表明，多重用药与衰弱相关。Veronese等为了解多重用药与衰弱的关系，对北美 4402 例患者进行 8 年随访，发现使用 4～6 种药物的患者衰弱风险约为 55%。Gnjidic 等发现，与衰弱相关的药物种类数量阈值为 6.5 种。一项横断面研究表明，欧洲老年人衰弱相关的药物种类数量阈值为 6 种。其他研究表明，多重用药或过度多重用药（≥ 10 种药物）导致衰弱发病率或患病率较高。Hasan 等对马来西亚 65 岁以上老年人进行的研究表明，48% 的研究对象与多重用药相关，76% 的研究对象处于衰弱状态。该研究同时表明，药物数量与不适当用药、不适当处方相关，并与衰弱指数呈正相关。

（1）多重用药可导致衰弱的临床表现：Gnjidic 等随访社区 ≥ 70 岁老年人 2 年后指出，衰弱老年人较健康老年人在基线水平更容易暴露于高风险处方（如多重用药及过度多重用药），即使调整如共病数量等协变量后，这些暴露于高风险处方的老年人随访 2 年后仍容易发生衰弱。推测药物数量可能与体重减低、营养不良呈线性关系，而体重减低及营养不良是衰弱的标志。另外，胆碱酯酶抑制剂和渗透性泻药可能分别导致体重减低和肌肉无力。

（2）衰弱可能导致多重用药：Volaklis 等调整年龄、性别、体重指数、疾病数量等因素后发现，老年人体力活动下降会增加多重用药风险，而增加体力活动则降低其风险。另有学者指出，体力活动缺乏是多重用药的独立危险因素之一。Sganga 等发现，老年人步速及握力与多重用药呈反比关系，即步速更快、握力更大者发生多重用药的风险更小。定期锻炼可以抵消生理功能的年龄相关性下降，减少血小板聚集和凝血，增加纤维蛋白溶解。在训练高血压、冠状动脉疾病及糖尿病患者时，运动有助于减少治疗药物数量。

（3）老年人在药物不良反应、多重用药等方面的脆弱性：多重用药与药物不良反应、潜在不适当用药、药物不适当处方、依从性差等因素相关，可能导致老年人发展为衰弱。其中，多重用药增加谵妄、跌倒等不良反应和不良事件风险，常见抗血小板药、抗凝药、抗精神病药物、利尿剂、非甾体抗炎药等。多重用药与药物不良反应比值比为 1.21，与跌倒比值比为 1.18。

药物负担指数是一种新的风险评估工具，它结合剂量反应和累积效应参数来衡量抗胆碱能药和镇静药的暴露程度。老年人药物负担指数升高与功能受损明显相关，在衰弱老年人中药物负担指数与跌倒风险相关。最易受到药物不良反应影响的个体更有可能接受高风险处方（多重用药及过度多重用药），而高风险处方治疗与 2 年随访后衰弱的发展相关。

（4）处方瀑布现象：处方瀑布常见于长期使用多种药物治疗的患者，当出现新的临床症状时，错误地寻找原因，忽略了药物相关不良事件，从而启动一种新的但是不必要的药物治疗，最终影响老年患者的健康，增加衰弱发生风险。

二、多重用药对老年人跌倒的影响

1. 跌倒和跌倒风险评估

（1）跌倒：是指突发、不自主、非故意的体位改变，倒在地上或更低的平面上。跌倒可对老年人带来一系列不容忽视的伤害，导致老年人伤残、失能等，跌倒是老年人的重要死因之一。

造成老年人跌倒的因素较多，其中药物是引起跌倒的重要的可调节因素，药物种类、剂量、多种药物联用均可使跌倒风险增加，多重用药是老年患者跌倒的重要危险因素。不论年龄与失能水平，老年人跌倒风险都与所服用药物及药物剂量呈正相关，特别是服用苯二氮䓬类、利尿剂、抗胆碱能药物等。加强易致跌倒药物和多重用药的管理，采取积极措施预防跌倒事件发生，对降低跌倒发生率、减少伤害严重度有重要意义。

有报道跌倒可占 65 岁以上老年人因伤入院的 80%。WHO 报告显示，年龄在 64 岁以上的社区老年人每年跌倒发生率为 28% ～ 35%，年龄 70 岁或 70 岁以上者发生率为 32% ～ 42%，而居住在养老院的老年人跌倒发生率则更高。我国慢性病及其危险因素监测调查显示，年龄 ≥ 60 岁居民 6 个月内跌倒发生率为 8%，亦处在较高水平。2015 年全国疾病监测系统死因监测结果显示，我国年龄 ≥ 65 岁老年人跌倒死亡率为 58.03/10 万，占该年龄人群全部伤害致死原因的 34.83%，是老年人首位伤害死因。跌倒所致外伤是老年人外伤的重要原因。跌倒对老年人心理影响持续时间长、危害大，而害怕再次跌倒的心理可显著降低老年人的活动能力、灵活性及独立性。

（2）跌倒风险评估：住院患者的跌倒风险评估与门诊 / 社区中心患者不尽一致。住院患者常用跌倒风险评估量表，包括 Morse 跌倒风险评估量表、Hendrich Ⅱ 跌倒风险评估量表、STRATIFY 评估量表等。最常用的是 Morse 跌倒风险评估量表（表 2-1）。

表 2-1　Morse 跌倒评估量表（主要针对住院患者）

患者曾跌倒（3 个月内） / 视觉障碍	没有 =0 有 =25
超过一个医学诊断	没有 =0 有 =15
使用助行器	没有需要 =0 完全卧床 =0 护士扶持 =0 丁形拐杖 / 手杖 =15 学步车 =15 家具行走 =30
静脉输液 / 使用药物治疗	没有 =0 有 =20
步态	正常 =0 卧床 =0 轮椅代步 =0 乏力 / ≥ 65 岁 / 直立性低血压 =10 失调不平衡 =20
精神状态	了解自己能力 =0 忘记自己限制 / 意识障碍 / 躁动不安 / 沟通障碍 / 睡眠障碍 =15

0 ～ 24 分　跌倒低危人群
25 ～ 45 分　跌倒中危人群
> 45 分　跌倒高危人群

医院门诊或者社区中心老年人跌倒风险评估可参照以下流程：

1）老年人就诊时询问：① 12 个月内跌倒 > 1 次？②是否出现过急性跌倒？③是否有行走或平衡障碍？是否有步态异常或平衡问题？获得相关的病史、体格检查，认知情况和功能评价。

2）多因素跌倒风险评估：跌倒史；用药史；步态、平衡和行动能力；视觉灵敏度；神经功能缺损；肌力；心率和心律；直立性低血压；步态。

3）多因素干预措施：优化药物治疗方案；提供个体化运动方案；治疗视力

损害（包括白内障）；处理直立性低血压；处理心率和心律失常问题；补充维生素 D；处理步态问题；改善环境；提供教育与信息。

　　经过以上评估，如患者存在任一药物相关性跌倒因素，应根据使用药物的情况采取相应的预防管理措施。

　　2.药物相关性跌倒　老年人跌倒是多因素交互的结果，药物可因为其影响意识、精神、视觉、步态、平衡等方面出现异常而导致跌倒。可能引起跌倒的药物主要包括中枢神经系统药物、心血管类药物、降糖药等。多重用药也是引起跌倒的重要原因。

　　（1）强相关因素：与跌倒发生显著相关的药物包括抗精神病药、抗抑郁药、抗癫痫药、苯二氮䓬类、袢利尿剂、强心苷类（洋地黄、地高辛）及阿片类药物。多重用药与跌倒发生显著相关，是药物相关性跌倒的强相关因素。

　　（2）弱相关因素：尽管从作用机制上难以排除这些药物导致跌倒的风险，但目前研究尚未显示与跌倒发生显著相关的药物，包括钙通道阻滞剂、β 受体阻滞剂、血管紧张素转换酶抑制剂、血管紧张素 II 受体阻滞剂、α 受体阻滞剂、噻嗪类利尿药、抗心律失常药、血管扩张药、沙坦类药物、抗帕金森病药。

　　3.多重用药与老年人跌倒的相关性　多重用药是老年人跌倒的重要危险因素。一项横向研究纳入了 6928 例年龄 55 岁或以上的个体，其中 72% 的参与者至少使用 1 种药物，20.3% 的参与者服用 4 种或以上的药物。研究表明，跌倒风险随使用药物数量的增加而增加。Weiner 等发现，社区中服用 1 种精神类药物的老年人其跌倒风险是未服用组的 1.5 倍，而服用 2 种以上组的跌倒风险是未服用组的 2.4 倍。Dhalwani 等报道，使用 5 种以上药物的老年人 2 年内跌倒率增加 21%。而 Richardson 等的一项社区前瞻性研究发现，多重用药与跌倒风险增加无关，只有包括抗抑郁药或苯二氮䓬类药物在内的多重用药会导致伤害性跌倒，与易艳芝等的研究结果一致。Montero-Odasso 等认为，多重用药影响步态表现，增加跌倒风险。李梅等通过病例回顾发现，内科老年跌倒患者大多具有多重用药的特点，且降压药和降糖药更易导致跌倒。因此，应加强降压药、降糖药、抗抑郁药和镇静药的用药监护，增强老年人防跌倒的安全意识，预防跌倒发生。

　　4.跌倒的干预　防止跌倒及跌倒损伤的主要措施是预防。药物治疗是跌倒预防中的可调节因素，主要针对可致跌倒的药物及多重用药进行多因素跌倒风险评估并实施预防，可显著降低患者跌倒风险。国内外指南推荐多因素跌倒评估与预防措施，我国 2018 年发布的《老年人药物相关性跌倒预防管理专家共识》（广东省药学会）通过分析跌倒相关性药物因素，提出具体的预防措施，为临床预防老年人跌倒和降低跌倒危害程度提供了参考意见。

　　（1）跌倒风险评估：通过跌倒风险评估确认是否存在药物相关性跌倒危险

因素。住院老年人采用 Morse 评估量表或其他评估量表，门诊或社区老年人按评估流程评估。

（2）用药情况评估：是否服用与跌倒相关的药物？是否使用药物种类≥4种？

（3）预防措施

1）设置防跌倒标识。针对存在药物相关性跌倒强相关因素的患者，于住院患者床头或门诊患者药盒上粘贴防跌倒标识。目前与跌倒发生显著相关的药物包括抗精神病药、抗抑郁药（选择性 5-羟色胺再摄取抑制剂、三环类抗抑郁药）、抗癫痫药、苯二氮䓬类、祥利尿剂、强心苷类（洋地黄、地高辛）、阿片类等，以及多重用药。

2）相关药物调整。对于抗抑郁药、镇静催眠药等应优先考虑行为治疗、心理治疗等非药物治疗方法，减少精神类药物的使用，确需使用时应维持小剂量。老年人催眠药物可优先选择非苯二氮䓬类，也应注意避免长期使用。选择性 5-羟色胺再摄取抑制剂和抗癫痫药具有致骨质疏松和神经系统不良反应风险，应定期监测骨密度。第一代抗组胺药中枢抑制作用较强，老年人可优先选择第二代抗组胺药。

3）健康教育。针对老年人的健康教育可有效提高患者预防跌倒和坠床的防范意识，使其主动预防危险事件的发生，进而降低临床护理过程中风险事件发生率，如讲解、现场指导示范跌倒和坠床时的自我保护措施，提高患者的自我保护能力和保护意识。

4）环境改善和其他保护性措施，如患者衣饰、房屋光线、无障碍通道、髋关节保护器及保护性约束措施等。

（4）常见与跌倒相关的用药风险管理

1）与跌倒相关的药物不良反应的预防和处置

A. 锥体外系反应：药物的锥体外系反应包括急性肌张力障碍、类帕金森综合征、迟发性运动障碍、急性肌张力障碍、静坐不能、震颤等，常见于第一代抗精神病药物，第二代抗精神病药物较为少见。同一类药物不同品种间存在差异，如第二代抗精神病药物中利培酮和帕利哌酮影响较多，其次为阿立哌唑与齐拉西酮，奥氮平和喹硫平较少见，氯氮平几乎不引起锥体外系反应。

临床建议：选择引起锥体外系不良反应较少的药物，评估风险因素，从小剂量开始治疗，逐步、缓慢增加剂量。

B. 其他中枢神经系统的不良反应：药物作用于中枢神经系统，影响其功能进而导致跌倒。

抗精神病药：①调整药物，可依据各药物镇静作用程度适当调整药物；②小剂量开始服用，缓慢加量；③将每日剂量的大部分在睡前服用，避免或减轻白天的过度镇静。

抗抑郁药：①调整药物，可依据各药物镇静作用程度适当调整药物；②减量或睡前给药；③添加莫达非尼或哌甲酯。

镇静催眠药：老年人失眠首选心理和行为干预治疗，其次考虑药物治疗。优先选择非苯二氮䓬类，建议上床后服用。

抗组胺药：第一代抗组胺药的主要不良反应是嗜睡，需保持高度警觉的人群和老年人慎用；第二代抗组胺药不易通过血脑屏障，中枢抑制发生率低，过敏性疾病首选。

氯氮平和三环类抗抑郁药：可诱发癫痫。选择影响较小的药物及抗癫痫治疗。

氨基糖苷类：引起耳毒性。

临床建议：①可依据各药物对前庭功能失调程度以及对耳蜗神经损害程度的不同而适当调整药物。前庭功能失调程度：卡那霉素＞链霉素＞庆大霉素＞妥布霉素；耳蜗神经损害：卡那霉素＞阿米卡星＞庆大霉素＞妥布霉素。②监测血药浓度。③避免与其他耳毒性药物合用（呋塞米、万古霉素）。④耳毒性具有不可逆性，如出现先兆症状（头晕、耳鸣），应及时停药。

C. 直立性低血压：是药物相关性跌倒的重要不良反应，需调整药物。易诱发直立性低血压的药物：抗精神病药、阿片类镇痛药、心血管类药物（如钙通道阻滞药、利尿药、血管扩张药）、拟多巴胺药等。

临床建议：①老年人起卧缓慢，避免长时间站立；②考虑加穿弹力袜。

D. 低血糖：胰岛素、磺脲类和非磺脲类胰岛素促泌剂均可引起低血糖，其中格列奈类降糖药物致低血糖风险低于磺脲类。其他降糖药（如二甲双胍、噻唑烷二酮、α- 糖苷酶抑制剂）单独使用时一般不易导致低血糖。应用二肽基肽酶 4 抑制剂、胰高血糖素样肽 -1 受体激动剂和钠 - 葡萄糖协同转运蛋白抑制剂的低血糖风险较小，但是应注意多种降糖药物联用时的低血糖风险。

临床建议：常规随身携带碳水化合物类食品。服用 α- 糖苷酶抑制剂者则需使用葡萄糖或蜂蜜来纠正低血糖，食用蔗糖或淀粉类食物效果较差。

2）药物相关性跌倒的干预。老年人跌倒是多因素交互的结果，药物可因其意识、精神、视觉、步态、平衡等方面出现异常而导致跌倒。由于药物相关性跌倒的研究主要为观察性研究，其研究结果受适应证、样本量小、信度和效度较低等因素的影响，可能有一定偏倚。

经过评估如患者存在药物相关性跌倒因素，应根据使用药物采取相应的风险防范措施：①预防防药物相关性跌倒警示标识。②根据所用药物调整剂量（如减量或在睡前给药）、换用引起相应症状较少的药物，并根据症状对症处理。③使用致跌倒强相关的药物时应根据药物作用特点重点监测血糖、血压、骨密度等，调整服药时机，改善生活环境。如抗癫痫药长期使用存在骨质疏松和骨折风险，抗抑郁药 5- 羟色胺再摄取抑制剂也具有骨质疏松风险，应进行骨密度监测，并添加特殊的对症治疗以减少骨质流失（如钙和维生素 D、双膦酸盐、选择性雌激素受体调节剂等）。④重点监测开始使用药物和增加药物剂量时。如镇静催眠药发生跌倒的时间一般在更换药物、改变剂量、夜晚如厕及早晨下床时，在以上时间段需重点监护。⑤重点监测存在中枢抑制作用、直立性低血压、肌肉松弛作用等药物的致跌倒风险。⑥改善老年人生活环境，去除跌倒风险因素；加强宣教，提高自我保护意识和能力。

三、多重用药对老年人认知障碍的影响

多重用药与认知障碍密切相关，临床应关注多重用药对认知功能的影响。多重用药可造成认知功能下降，导致或加重认知障碍，药物数量和种类是主要影响因素。Niikawa 等研究证实，多重用药（≥ 6 种）与认知障碍有关，调整混杂因素后，仍然能够确认多重用药可导致认知障碍，考虑由特定药物（如精神药物）或药物之间的相互作用引起。一项关于多重用药（≥ 5 种）是否导致轻度认知障碍风险增加或认知能力下降的调查招募了 7422 名 65 岁以上的老年人，认知功能评估采用简易智力状态检查量表及临床痴呆评定量表，调整混杂因素后，多重用药导致轻度认知障碍的风险增加 1.75 倍，痴呆的风险增加 2.33 倍。

1. 老年人认知障碍　人的认知功能由多个认知域组成，包括语言理解、表达、计算、记忆、时间及空间定向、执行能力等。认知障碍又称认知功能衰退、认知功能缺损或认知残疾，指各种原因导致的各种程度的认知障碍。疾病初期表现为轻度认知功能损害，出现记忆障碍或语言、注意和视空间能力损害等症状。如患者在轻度认知功能损害阶段没有得到良好的治疗，则将发展为痴呆。痴呆是一种不可逆的神经退行性疾病，以严重认知功能缺陷或衰退为病症的临床综合征，包括记忆、进行性思维、行为和人格障碍等，伴随精神和运动功能症状，损害可达到严重影响职业及日常生活能力的程度。认知障碍是增龄依赖型疾病，年龄增长会增加认知障碍的患病风险。年龄是老年人轻度认知功能损害的独立因素，其他影响因素还包括受教育程度、体力劳动、慢性病史、家庭和社会关系、体育锻炼、血糖、血脂水平等。药物亦是影响认知障碍的重要因素，尤其是老年人更易受到影响。Beers 标准对痴呆和认知障碍患者的潜在不适当用药单独进行了说明。镇静药、抗胆碱能药可影响患者认知功能，造成或加重认知障碍。老年人用药也被证实会影响认知功能。例如，患有高血压和心绞痛的患者常用 β 受体阻滞剂治疗，尽管 β 受体阻滞剂不会损害正常人的认知，但可能影响有认知障碍的患者的记忆力，β 受体阻滞剂也被认为是痴呆的危险因素

之一。

2. 多重用药与老年人认知障碍的相关性　　研究证实，多重用药与认知障碍相关联。流行病学研究表明，认知障碍老年人常合并多种慢性疾病，如糖尿病、慢性阻塞性肺疾病、慢性心力衰竭、骨骼肌肉疾病或血管性疾病等，在认知障碍的治疗中常伴有多重用药。

Lau 等分析，痴呆患者服用的药物平均有 5 ～ 10 种，其中只有 1 ～ 2 种是治疗痴呆的药物，其余药物均用来治疗其他合并症。这类患者在服用多种药物后，出现了记忆力、智力、判断力和语言能力下降等症状，可能与药物不良反应有关。Alic 等对老年人用药的研究显示，老年人常用的是心血管疾病治疗药物、糖尿病治疗药物、苯二氮䓬类及抗菌药物。对多重用药的老年患者进行筛选量表评估，54 名患者中有 23 名出现认知能力下降。日本一项关于多重用药和认知障碍的调查，将多重用药定义为使用 6 种及以上药物，认知状态采用筛选量表进行评价，包括记忆能力、定向能力、注意力和语言测试。排除潜在的混淆因素（包括年龄、性别、受教育程度、精神药物用药史、患者服药期间存在的共病和患者的精神系统病史）后，确认多重用药可导致认知障碍。另一项在日本进行的调查结果显示，减少用药品种更有助于维持社区痴呆患者的生活质量和日常生活，停用苯二氮䓬类药物后，患者生活质量和日常活动得到明显改善。Park 等通过使用韩国国民健康保险服务样本队列数据库（2002 ～ 2013，n=1 025 340）对门诊新诊断出痴呆的病例进行了病例对照研究，评估多药性与痴呆之间的关系，对多重用药（每天平均使用多于 5 种处方药）与合并症或潜在不适当用药之间相互作用进行分析。使用单因素和多因素 logistic 回归分析，根据合并症、潜在不适当用药情况、每日处方药物的平均数量以及与多药性的显著相互作用，分析痴呆的优势比（OR），发现合并症患病率增高、潜在不适当用药使用史、更高的潜在不适当用药暴露率以及更高比例的多药治疗与痴呆的发病率密切相关。在单变量分析中，随着处方药物的数量增加，痴呆的 OR 显著增加。在多元回归分析中，大多数病例随着多药性水平的增加，痴呆的 OR 呈增加趋势。此外，在没有表现出与多药性显著相互作用的药物使用或合并症存在的情况下，OR 增加更明显。Park 的研究也分析了多重用药对不同痴呆分型的影响，非阿尔茨海默病型痴呆（以血管性痴呆为主）受多重用药的影响最大。Lai 等发现，脑血管病可能与多重用药相互作用，进一步增加罹患痴呆的风险。与患有脑血管病并且服用 0 ～ 1 种药物的患者相比，患有脑血管疾病并同时服用 10 种及以上药物的老年患者，其痴呆的 OR 上升了 38%。没有脑血管病的患者，多重用药与痴呆的关系与药物种类数量无关，仅与药物剂量有关。

综上所述，多重用药与认知障碍密切相关，可造成认知功能下降，导致或加重认知障碍，用药数量和用药种类是主要影响因素。老年人常同时患有多种疾病，常见多重用药，用药期间需关注其认知功能，并尽可能减少药物用量或药物种类，避免使用对认知功能有影响的药物。

3. 多重用药与认知障碍相关性的影响因素

（1）多重用药导致药物与药物间相互作用、药物不良反应及不同药物不良反应的叠加。老年人是多重用药的主要人群，更容易受不良反应的影响，药物对老年人认知功能的影响比对年轻人大，应关注用药时期的认知功能状态。

（2）处方瀑布和用药依从性。老年人认知功能下降，可能对药物治疗方案缺乏理解，并且不能和医师进行有效沟通；患者不能详细准确地描述自己的身体状况或服药后的改善情况及不良事件，医师在得知先前用药不能使疾病得到改善时，可能会增加用药品种或数量以治疗或缓解疾病。同时，患有认知障碍的患者可能无法合理正确地管理自己的用药，可能漏服、误服药物，增加了药物不良事件的风险，也增加了老年患者认知障碍加重的风险。

（3）单病种治疗依据的局限性。老年患者，尤其是患有痴呆的老年患者通常被排除在临床试验和药物指南之外，用来指导处方用药的依据有限。医师、护士和药师应综合评估患者所服药物，包括非处方药、中草药和营养补剂，特别关注镇静药、催眠药、抗焦虑药，尤其是长效苯二氮䓬类，必要时调整治疗方案。

四、多重用药对老年人谵妄的影响

谵妄是一种急性发作的非特异性脑器质性综合征，以觉醒水平和认知功能紊乱为主要特点，严重影响患者生理和心理状态。

多重用药与谵妄受多种因素的影响，因果关系复杂。Hein 等观察了 410 例急性老年病房患者住院 72h 内多重用药（≥ 6 种）与谵妄发生的关系，结果显示多重用药是谵妄的独立危险因素。而 Moorey 等调查谵妄入院老年人与多重用药的关系及药物种类对谵妄的预测能力时发现，谵妄组与非谵妄组用药数量的差别无统计学意义，谵妄入院与多重用药无关，只有使用乙酰胆碱酯酶抑制剂能预测谵妄发生。因此，多重用药对老年人谵妄的影响尚需进一步研究探讨，从而为减少或避免因多重用药导致的谵妄损害提供参考。

有报道盐酸羟考酮缓释片用于癌痛治疗致谵妄嗜睡的病例，推测与剂量相关，可能是药物在体内蓄积引起的不良反应。考虑到老年肿瘤患者的多重用药问题、肿瘤的姑息治疗、镇痛药的剂量滴定及患者肝肾功能受损导致药物在体内蓄积等因素，应加强对患者的疼痛评估和多重用药监护，及时更换镇痛药品种（如芬太尼透皮贴剂）或调整药物剂量，从而降低用药相关性的谵妄风险。

五、多重用药对住院老年人的相互负面影响

据报道，住院的老年人中，多重用药发生率为 20% ～ 60%，但该统计数据

存在患者选择和用药资料收集方面的差异。Nobili 等对意大利 38 个内科病区的 65 岁及以上的老年住院患者进行网络登记并展开研究，发现入院时约 52% 的患者服用 5 种或以上的药物，出院时这个比例可达到 67%。研究结果还显示，患者所患疾病种类、住院期间有无不良事件发生、住院时间长短、有无慢性病（高血压、冠心病、心房纤颤、心力衰竭、慢性阻塞性肺疾病、骨质疏松症 / 骨关节炎、慢性肾衰竭等）是多重用药的预测因子。资料显示，老年患者的入院病因中 15% ～ 30% 为药物不良反应，而成人患者的入院病因中药物不良反应仅占 3%，这主要与老年人病情较重、共病和多重用药有关。

　　住院可导致老年综合征和健康不良事件的发展，增加出院后死亡、再入院和功能丧失等负面健康结果的风险。Sganga 等进行了前瞻性研究，探讨 480 例老年人急诊住院后多重用药（≥ 8 种）导致再入院的风险，结果发现 1 年内多重用药患者再入院率（39.1%）高于非多重用药者（26.9%），调整混杂因素后多重用药患者再次住院的风险增加。Fabbietti 等采用前瞻性研究，观察 647 例急诊入院后出院的老年患者不适当用药和多重用药（≥ 8 种）对 3 个月再入院的影响，发现多重用药与 3 个月再入院显著相关，而与潜在不适当用药无关。国内缺少多重用药对老年患者再入院影响的报道，国外相关报道多见于急诊入院的老年人，但由于对多重用药的阈值定义不同，可能会对结果产生一定影响。

第四节　老年人多重用药的伦理问题

一、医学伦理原则

　　医学伦理的基本原则包括有利原则、不伤害原则和尊重（自主）原则。有利原则是指有利于患者健康并切实为患者谋利益的伦理原则。不伤害原则指在诊治过程中不使患者的身心受到损伤，临床上可能对患者造成的伤害包括躯体伤害、精神伤害和经济伤害等。多重用药可增加药物相关不良反应 / 不良事件（如认知障碍、尿失禁、跌倒风险、住院等）的发生率和死亡率，也可造成用药依从性下降，而较差的用药依从性可能引起新的临床问题，加重多重用药。我国老年患者长期服用中药也非常普遍，由于对中药及相关用药风险的认知有限、缺乏中医辨证施治、盲目认定中药安全无毒等多种因素，也存在一定的安全隐患和用药风险。与多重用药相关的医源性风险违背了医学伦理的有利原则和不伤害原则。

　　尊重（自主）原则强调医务人员在诊疗、护理实践中，尊重人格尊严及其自主的尊重。尊重（自主）原则要求医务人员平等尊重患者及其家属的人格与尊严，尊重患者知情同意和选择权，有履行帮助劝导甚至限制患者做出不当选择的责任。而客观现状是医患双方普遍存在信息不对称，老年人尤其是高龄老人，听力、视力下降，理解能力和记忆力减退，交流困难，医师工作繁忙，很难有充分的时间和精力履行告知义务、解释病情和药物治疗方案，从而不能充分实现老年患者的知情同意权。很多老年患者被动接受医务人员给予的治疗，违背了医学伦理学中的尊重（自主）原则。

药品费用问题属于社会伦理问题。多重用药一方面增高了医疗费用，另一方面可导致老年人不良预后，住院率和病死率提高，造成社会医疗资源的浪费，降低了医疗卫生资源的公正性。另外，老年人治疗药物种类繁多，治疗方案复杂，服药医嘱如空腹、早晚、单次或多次、睡前等要求各异，加之老年患者理解力和记忆力减退，服药时易出现混淆、漏服或重复服药的情况，治疗依从性较差，也加大了照护者的责任。

二、老年人多重用药的伦理对策

对多种药物联合治疗和多重用药符合医学伦理原则的要求，其目的并不是将老年患者用药种类降低到某一个数值，而是要平衡治疗获益和用药风险，保证对患者的有利和不伤害，提高老年人的整体生活质量，促进病情康复，避免医疗资源的浪费。医务人员应坚持有利、不伤害、尊重（自主）的医学伦理原则，重视老年患者的知情同意权，提高对多重用药潜在风险的认知，对老年患者进行综合评估，制订个体化的治疗方案，减少多重用药的潜在风险。

1. 转换诊疗模式　转换目前的单病种专科诊疗模式，设置老年病综合诊疗门诊和老年病科，在诊治过程中需要实行以患者为中心的疾病评估管理模式，重视对重点疾病的治疗和功能的恢复，分科不宜过细，在门诊可以尝试以症状分科，如眩晕门诊、认知障碍门诊等。

2. 提升伦理道德素养　加强医务人员的伦理道德修养，在执业过程中坚持医学伦理中的有利、不伤害和尊重（自主）原则。医务人员评估预期的治疗获益应超过可能出现的损害，对多重用药的不良后果有充分认知，评估患者目前的用药情况，了解疾病史和用药史时，同时关注和询问患者服用的其他专科处方用药及非处方药、中成药、保健品等。

3. 提供药学服务　老年人在联合用药过程中如出现新症状，应仔细评估病情，避免盲目使用新的治疗药物而导致处方瀑布的发生。应引导患者减少或避免长期服用无明显治疗意义的中成药和其他营养品，做好健康科普宣教，从而维护患者权益，减少多重用药的潜在风险。

4. 重视老年综合评估　老年综合评估不同于专科疾病诊疗模式，主要是针对患有多种慢性病、老年问题和（或）老年综合征并伴有不同程度功能残障及衰弱的老年患者，全面评估其疾病、体能、认知、心理、社会和经济等多层面健康问题,制订优化的治疗方案。临床用药评估是老年综合评估的重要内容之一。目前老年综合评估推荐使用 Beers 标准和中国老年人不恰当用药目录作为评估老年人群潜在不恰当用药的常用工具。医师应充分告知患者评估的意义,取得患者及其照护者的配合。

5. 尊重老年人的知情同意权　医师应向认知良好的老年人充分告知病情和治疗方案,尊重老年患者的知情同意权,不可因老年人群听力、视力和认知能力下降而忽视老年人的知情同意权;要进行必要的疾病和用药知识普及宣教,特别是首次用药时,充分告知患者或其照护者用药原因、可能的不良反应及服用方法,提高患者依从性。对记忆力或认知障碍的老年患者,需要对照护者进行培训,使照护者了解老年疾病的特点,强化照护者的提醒和监督责任。

第五节　老年人多重用药的风险管理

多重用药存在一系列医学问题,伴随着药物治疗风险和不良的临床结局。老年共病、衰弱、功能受损的老年人使用潜在不适当药物的风险更高。而现有单病种指南对老年人多重用药的指导作用存在局限性。针对这些问题,亟须关注并采取相应的应对策略,对多重用药的潜在风险实施干预。

一、多重用药的风险管理原则

对老年人多重用药的风险管理应遵循老年医学的宗旨,强调以患者为中心,多途径、多领域、多系统综合评估,根据老年人机体的变化、认知与功能的损害、共病和多重用药、心理因素、社会经济问题以及个人意愿等因素,制订个体化治疗方案,使医师开具的药物处方更加合理,以达到临床获益、改善老年人功能状态和生活质量的目的。评估老年人多重用药,通过对老年人用药进行核查重整、补充必需用药、停止非必需或无效用药、适当减低药物剂量、考虑结合非药物治疗方法等,有助于减少多重用药相关风险的发生,提高老年人用药的安全性。

对多重用药的干预应考虑以下因素:①治疗方案本身的复杂性和可行性;②多药联用的药物相互作用;③药物不良反应风险信号、风险预测和预警。从而选择那些获益最大、损害最小且能改善生活质量的治疗方案。

二、老年人多重用药风险评估

多重用药在学术界还没有公认的定义,欧洲强调药物数目,认为老年人每天用药数目 ≥ 5 种为多重用药;美国则强调临床使用不需要或不必要的药物,特别是老年人的药物使用数量大于临床的实际需求,或者治疗方案中有不恰当药物使用即视作多重用药。因此，对多重用药的风险评估比较复杂，应加强对具体老年人的多重用药风险识别和易感人群的风险评估。

1. **老年综合评估**　确立老年人的治疗目标：①提高生活质量；②预防不良结局；③减少药源性损害；④降低治疗负担；⑤延长寿命。对入院患者进行躯体、精神、经济状况和老年综合征评估，根据治疗目标制订预先医疗计划。

2. **治疗药物评估**　根据综合评估和医疗评估情况，依据相关诊疗指南和Beers 标准、STOPP/START 标准、《中国老年人潜在不适当用药判断标准（2017年版）》等评估标准，对患者的治疗方案、潜在不适当用药和用药依从性等进行评估，确定是否需要实施处方药物精简和药物重整，形成药物治疗清单，提出药学评估意见和干预建议。具体包括：①识别高风险人群；②评估老年人潜在不适当用药、不适当处方和多重用药风险；③识别老年人多重用药药物相关问题；④权衡处方，精简利弊；⑤综合评估治疗方案。

3. **老年共病用药评估**　对老年共病患者的评估需考虑：①老年共病患者接受单病种诊疗指南推荐的治疗方案的获益和风险评估；②患者对治疗可能获益和风险的理解；③针对老年人个体的医疗目标和优先项选择个性化治疗方案；④起始、终止、改变药物治疗和非药物治疗方案。

4. **疾病和治疗负担评估**　治疗负担与老年人的不良临床结局、健康状态和生活质量相关，对疾病和治疗负担的评估有助于选择和优化药物治疗方案。

关于治疗负担目前尚无明确的定义。2015 年 Boyd 等将治疗负担定义为"患者对用于医疗保健的行动和资源总称的感知"，包括用于医疗保健的困难、时间和自费医疗费用，如药物、饮食管理和自我监测等。应用较广泛的是 Eton 编制的关于治疗负担的衡量框架，包含以下三部分：①自我照顾；②促进自我照顾的策略；③加重治疗负担的因素。治疗负担包括 4 个组成部分：经济负担、时间或路程负担、药物负担和获得保健的负担。4 个组成部分相互关联，不仅基于疾病进展，还伴随着治疗效果的改变，是一个动态变化的过程。

5. **多学科会诊**　老年医学多学科整合和老年综合评估有助于提高老年人药物治疗的连续性和安全性。药学评估意见经老年医学科、心理科、康复科、临床营养科及护理部等多学科诊疗团队会诊讨论，调整药物治疗方案，确定干预意见和具体干预措施。

综上所述，老年人多重用药风险评估的内容包括：①评估心理健康因素。②评估疾病负担对健康和生活质量的影响。③医疗服务的预约复诊次数、种类和场所。④药物因素的影响：如服用药物的种类和频率，药物不良反应、不良事件和药源性疾病风险，共病和多重用药等因素。⑤非药物因素的影响：如饮食、运动计划、心理治疗等。⑥评估药物治疗结果和多重用药风险，适机减少或停止药物治疗，必要时实施处方精简和药物重整计划；警惕处方瀑布现象，强化多重用药的风险干预。⑦计划回顾随访并评估是否进一步调整治疗方案（包括重新开始治疗）。

三、老年人潜在不适当用药警示

1. **潜在不适当用药的概念**　潜在不适当用药（potentially inappropriate medications，PIM）最早由美国学者在 1991 年提出，其定义为：药物有效性尚未确立和（或）药物不良事件风险超过预期的临床获益，同时缺少较安全的可替代药物。在老年人群中，常用药物约有 1/5 可能不适当，而在养老院老人中则增大到 1/3。在我国，老年人不适当用药情况也普遍存在。老年人潜在不适当用药包括两类，即老年人潜在不适当用药和老年人疾病状态下潜在不适当用药。评估老年人潜在不适当用药，对防范老年人多重用药和药物相关不良事件风险具有重要意义。

需要注意的是，潜在不适当用药非绝对用药禁忌，建议充分评估患者情况，权衡用药获益和风险，对多重用药风险实施干预。

2. **老年人潜在不适当用药评估标准**　老年人用药存在多重用药和药物相互作用、重复用药及用药错误等问题。研究表明，在发达国家，约 30% 的 65 岁以上患者服用 5 种或更多的药物。老年人健康状况不佳是多重用药的主要原因，虽然许多人可能从多重用药受益，但增加了药物不良反应 / 不良事件和药源性疾病的发生风险，也带来很多不良的健康结局，如衰弱、跌倒、住院和死亡。

常用的老年人用药评估工具多为围绕潜在不适当用药进行的评估和干预，老年人用药评价工具也主要以潜在不适当用药为核心。目前常用的老年人潜在不适当用药评估标准主要由欧美各国制定，包括 Beers 标准、STOPP/START 标准、老年人不适当处方工具（IPET）、丹尼斯补充量表（Denis Criteria）、梅特量表（Mette Criteria）等，以 Beers 标准和 STOPP/START 标准应用较为广泛。我国对基于我国国情和特点的老年人潜在不适当用药标准发布较晚，2015 年颁布了《中国老年人潜在不适当用药目录》，2017 年推出了《中国老年人潜在不适当用药判断标准（2017 年版）》，在很大范围内被视为改善老年患者健康的工具，用于我国老年人潜在不适当用药的评估和干预。

目前尚无特定的老年人多重用药评估量表或评价工具。今后有必要研究和制定侧重于筛查老年综合征多重用药的评估量表，以期在社区、养老院及医疗机构进行快速、高效的筛查，实施处方精简和药物重整计划，对多重用药实施干预，从而最大限度地减少多重用药风险，促进老年人用药的安全管理。

（1）Beers 标准：是美国老年医学专家 Beers 在 1991 年组织美国老年医学会，精神药理学、公共卫生及药物流行病学和老年临床药理学专家等共同制定的老年人潜在不适当用药列表。Beers 标准列出了老年人应该避免或慎用的药物，包括常见病或特殊病，旨在改善老年人用药情况，减少不良事件，并可作为一种评估医疗花费、药物使用模式和医疗质量的工具，被广泛用于老年患者的药物应用调查，在识别老年人潜在不适当用药及降低不合理用药等相关方面具有积极作用，是保障老年患者用药安全的有效评估工具之一。该标准于 1997、2003、2012、2015 和 2019 年进行了数次修订更新。最新版本是 2019 年 1 月 29 日美国老年医学会发布的《老年人潜在不适当用药的 Beers 标准 2019 更新版》，包括 30 种老年人在一般情况下应避免使用的药物和药物类别，以及 40 种在某些疾病或综合征下应慎用或避免应用的药物或药物类别。Beers 标准对药品的分类和层次清晰明确，给药建议列出了每种潜在不适当用药的证据水平分级和推荐等级，为临床应用提供了可靠的循证医学证据。但 Beers 标准中的部分药物在欧洲国家及我国并未使用。

Beers 标准包括一般情形下和在某些疾病状态下的老年人应避免使用的药物、需要降低剂量的药物、慎用或需密切监测的药物。其内容分为 5 部分，分别为老年人潜在不适当用药、老年人疾病或老年综合征相关的潜在不适当用药、老年人慎用药物、老年人应避免的联合用药及需要根据肾功能调整剂量的药物。我国 2017 年发布的《中国老年综合评估技术应用专家共识》推荐采用 Beers 标准等评估老年人多重用药及潜在不恰当用药。

Beers 标准是基于证据的基本工具，可用于老年人多重用药指导，但并不意味着可取代临床判断或患者偏好、管理目标和需求。加州大学旧金山分校的 Michael A Steinman 博士和宾夕法尼亚州立大学的 Donna Fick 博士在随刊评论中指出，Beers 标准中的不恰当用药并非是绝对不恰当，在使用过程中应仔细阅读细节，临床医生应该将其作为开具处方的参考，给老年患者提供较安全的药物治疗方案。

(2)STOPP/START 标准：2008 年爱尔兰科克大学组织老年医学、临床药理学、临床药学、老年精神病学及社区医疗等专业的 18 名专家通过德尔菲法达成共识而制定，用于评估老年人潜在不适当用药。该标准在欧洲应用广泛，也有来自日本、我国台湾地区的相关报道。

该标准由 STOPP 和 START 两部分组成。STOPP 标准主要从药物与不良反应关系的角度评价处方的合理性，在欧洲国家广泛应用，被认为是欧洲的 Beers 标准。STOPP 标准包含 65 条不适当用药，按生理系统分为十大类，包括心血管系统、中枢神经系统和精神药物、消化系统、呼吸系统、肌肉骨骼系统、泌尿生殖系统、内分泌系统、增加跌倒风险的药物、治疗性重复用药及镇痛药，每一条都注明了在特定疾病状态下使用某类药物是不适当的，如青光眼患者使用三环类抗抑郁药、心力衰竭患者使用非甾体抗炎药等，也包括药物相互作用。START 部分列出了 22 条可能被忽略的需考虑应用的药物治疗。

　　STOPP/START 标准涵盖了多系统用药，其优势在于更侧重药物与不良反应之间的关系，由此来评价处方的合理性；不足之处在于，该标准虽然涵盖了多系统用药，但很多条目只提及药物类别，未注明具体药物名称，可能造成使用上存在理解及操作上的偏差。Beers 标准与 STOPP/START 标准一般结合使用，可以更全面地评价老年患者不适当用药情况。

　　（3）中国老年人潜在不适当用药目录：我国于 2015 年颁布了《中国老年人潜在不适当用药目录》，2017 年推出了《中国老年人潜在不适当用药判断标准（2017 年版）》，用于老年人潜在不适当用药的评估和干预。

　　《中国老年人潜在不适当用药目录》以美国、加拿大、日本、法国、挪威、德国、韩国和奥地利 8 个国家的老年人潜在不适当用药目录为依据，参考我国国家药品不良反应监测中心、全军药品不良反应监测中心和北京市药品不良反应监测中心老年人严重不良反应所涉及药物，以及北京市 22 家医院老年患者药品不良反应数据，并结合国内药物上市情况制定。制定该目录的目的是降低医师处方环节的风险，为临床开展老年人合理用药监测提供技术支持。纳入目录的药物共计 13 大类 72 种 / 类药物，每种药物附有 1 ～ 6 个风险点；根据专家评价，将 35 种 / 类归为高风险药物，37 种 / 类归为低风险药物；依据用药频度，将 72 种 / 类药物分为 A、B 两级，A 级为优先警示药物，24 种 / 类，B 级为常规警示药物，48 种 / 类。

　　《中国老年人潜在不适当用药判断标准（2017 年版）》包括两部分内容：第一部分是"中国老年人潜在不适当用药判断标准"，包含神经系统用药、精神药物、解热镇痛抗炎抗风湿药物及心血管系统用药等，共纳入 13 大类 72 种 / 类药物，其中 28 种 / 类为高风险药物、44 种 / 类为低风险药物，每种 / 类药物附 1 ～ 6 个用药风险点；第二部分"中国老年人疾病状态下潜在不适当用药判断标准"共纳入 27 种疾病状态下 44 种 / 类药物，根据用药频度分为 A、B级警示药物，其中 25 种疾病状态下 35 种 / 类药物为 A 级警示药物（用药频度≥ 3000），推荐医师与药师优先警示，9 种疾病状态下 9 种 / 类药物为 B 级警示药物（用药频度＜ 3000）。与国外研究相同，其中 A 级和 B 级警示药物中的高风险药物主要集中在苯二氮䓬类药物、精神药物、非甾体抗炎药、心血管药物、噻唑烷二酮类降糖药和具有抗胆碱作用的药物。其中，苯二氮䓬类、精神药物及抗胆碱药物的用药风险点主要在于有癫痫或癫痫发作、谵妄、认知功能受损、帕金森病、跌倒或骨折等病史的老年患者，其将降低癫痫发作阈值、诱发或加重谵妄、产生中枢神经系统不良影响、加重帕金森病症状或锥体外系症状、精神运动功能受损、共济失调及再发跌倒等；对有慢性阻塞性肺疾病者，苯二氮䓬类药物有呼吸抑制的风险。非甾体抗炎药对于有心力衰竭、肾功能不全的老年患者可有液体潴留、加重心力衰竭或导致肾衰竭的风险，而对有消化性溃疡的老年患者非甾体抗炎药有加剧溃疡、导致新溃疡和诱发消化道出血的风险。

（4）其他标准

1）台湾标准：由我国台湾地区相关学科专家综合 7 套具有代表性的其他国家或地区的老年患者潜在不适当用药标准，选取至少 3 套标准中都包含的药物或药物类别，经专家组讨论并通过德尔菲法制定。台湾标准包含两个部分：第一部分包括 24 种药物或药物类别，不管何种疾病的老年患者都应避免使用；第二部分包括 12 种慢性疾病状态下老年患者应避免使用的 6 类药物。该标准还给出了药物的世界卫生组织解剖 - 治疗 - 化学药物分类系统代码和替代治疗方案，有较强的临床参考价值。

2）卫生保健财务管理局药物应用审核标准：由美国医疗保险服务中心组织专家制定，审核目标集中于 8 类处方药，包括地高辛、钙通道阻滞剂、血管紧张素转换酶抑制剂、H_2 受体拮抗剂、非甾体抗炎药、苯二氮䓬类、抗精神病药、抗抑郁药。该标准指出了医师在处方时容易出现的问题，如药物剂量不合理、疗程不恰当、存在重复用药及潜在的药物相互作用。

3）其他：尚有澳大利亚处方指示工具 PRISCUS 标准等。

四、处方精简

1. 处方精简概述　老年患者多重用药现象普遍。多重用药虽然可能使老年人从中获益，但会增加与多重用药相关的治疗风险并伴随不良的临床结局。患者服药数量是预测用药风险的最重要的指标之一，随着对多重用药的负面影响的关注，临床关注重点开始由药物治疗逐渐转向了处方精简。

处方精简的概念最早于 2003 年首次提出，是指减少可能导致患者损伤或不再获益的药物剂量或停药的管理过程。其目标是减少由不适当用药而带来的损伤，同时改善或提高患者生活质量。不适当用药意含潜在风险大于获益的药物，包括高危药物、不再获益的药物、预防性用药及可能给患者带来严重负担的药物。处方精简旨在通过权衡利弊系统地停用不适当药物，达到多重用药管理、提高临床疗效的目的。

国际医疗卫生机构认证联合委员会在 2005 年国际患者安全目标中提出，保证患者在持续医疗过程中准确和完整的药物治疗的连续性。这是实践处方精简和药物重整的基础。2018 年 8 月澳大利亚与新西兰老年医学会发布一项关于老年人处方的声明，指出老年人不合理用药带来的不良后果，解释了相关医学伦理问题，并提出提升老年人处方质量的建议策略，可为我国解决老年人合理用药问题提供参考。中国学者方力争教授结合我国实际情况提出以患者为中心，利用工具回顾用药史以及监测用药有效性、安全性及依从性，进行合理的处方精简，是提升老年人处方质量的可行策略。

　　处方精简不是否认适应证患者有效的治疗,而是一个权衡利弊的系统性过程,是一个积极的以患者为中心的干预过程。处方精简不仅要考虑每一个药物的相关风险,还应考虑由药动学和药效学相互作用而导致多种药物累积叠加的风险,是优化处方行为的重要组成,需要医患共同决策,并密切监测效果。

　　2. 处方精简的意义　目前临床随机对照试验并未证实处方精简的可行性,但对老年患者药物不良反应的大型监测证据间接证明了处方精简的必要性。Scott 等回顾了药物戒断试验和多重用药干预试验,证实了处方精简的有效性。贾博颖等的研究结果表明,处方精简虽然没有改变死亡率,但是在亚组分析中,当患者人群特定时(如患者认知功能正常时),死亡率显著降低,由医务人员主导实施的处方精简的患者死亡率降低。此外,处方精简可以降低住院率、再入院率,以及药物不良反应和不良事件发生率,并且在部分亚组分析中能降低患者的用药风险。田方圆等有关高龄老年患者潜在不适当用药处方精简的研究表明,处方精简可有效降低患者跌倒发生率,与纳入原始研究的干预对象是高龄老年患者和使用镇静催眠药、抗精神病药等药物有关,这些药物是导致老年患者跌倒的高风险药物,精简处方有利于减少患者跌倒风险。李晨等有关老年患者多重用药处方精简干预临床效果的 Meta 分析表明,处方精简干预不能降低老年多重用药患者的全因死亡率,但特异性或长时间随访的处方精简干预在降低患者全因死亡率方面有一定优势;处方精简干预不能减少跌倒患者人数,但可以减少患者跌倒次数;处方精简干预有缩短住院时长的趋势。因此,特异性处方精简干预在减少不适当的多重用药方面是安全可行的。

　　3. 处方精简的流程　处方精简应全面考虑患者的药物使用情况、机体状况、生活质量和预后等因素,个体化实施。Scott 等提出处方精简 5 步法,关键步骤如下:

　　(1) 明确患者近期服药情况。要求患者列出所有在服药物,明确每种药的适应证;询问患者是否遵医嘱服用,如未遵医嘱则询问理由(如价格高、药物不良反应等)。

　　(2) 根据药物风险程度明确处方精简干预的强度。根据以下两点明确并评估药物诱导的风险:①药物因素:药物总数(最重要的独立预测因素)、使用高危药物、曾出现过药物毒性。②患者因素:80 岁以上、认知障碍、多种并发症、物质滥用、多重处方、用药依从性差。

　　(3) 评估每种药物被精简的可行性。包括:没有治疗指征的药物;处方瀑布相关药物;弊大于利的药物;无法控制疾病或症状已缓解的药物;无法带来更多获益的预防性用药;无法承受治疗负担的药物;诊断模糊、诊断虽明确但无明显获益证据、连续服药不再获益;用来缓解其他药物不良反应的药物;老年人慎用药物;特殊人群禁用药物;具有典型不良反应的药物;终末期患者不可能获益的药物；具有特殊治疗负担的药物。

（4）考虑精简的优先级。药物停用顺序可能取决于以下 3 点：①危害最大、获益最低的；②最容易停止的，即停药反应或疾病反跳可能性最小的；③患者停药意愿最强的。建议可以从高危害 / 低获益到低危害 / 高获益将药物进行排序，并依次停药。

（5）实施停药及监测方案。向患者解释干预计划并取得同意。一次停止 1 种药物，使损伤（停药反应或疾病复发）和益处（药物不良反应的解决）可以归因于特定的药物，必要时可以加以纠正。停用药物可引起戒断反应，指导患者（或监护人）关注并报告此类事件。同所有医务人员和其他相关人员（护工、家人）沟通计划和突发情况。详细记录处方精简的理由和转归。

处方精简流程见图 2-1。

4. 处方精简的安全性

（1）安全性相关问题：为确保处方精简的安全性，实施处方精简应考虑以下问题。①疾病复发：首先考虑停药后可能发生的疾病反复。关于病情复发率的证据是有限的，在一项关于不适当用药停药反应的研究中，仅有一小部分参与者（2% ～ 18%）因疾病或症状复发而重新开始服药。②停药反应：是许多研究者对处方精简持有怀疑态度的另一个原因。停药反应主要涉及心血管系统、中枢神经系统和消化系统用药等，这类药物应逐渐减量以避免停药反应。③不良事件：监控用药被精简后的不良事件是非常重要的，医护人员、患者及其家属需监测相关不良事件的发生，必要时需要考虑重新开始药物治疗。

药物撤去后的症状包括：①生理学改变：如撤去 β 受体阻滞剂导致心动过速、撤去质子泵抑制剂导致胃酸分泌反跳等。②原发病症状：如撤去非甾体抗炎药后关节又出现疼痛等。③出现新症状：如撤去选择性 5- 羟色胺再摄取抑制剂后出汗过多等。

以下情况会增加撤药风险：①被撤去的药物用药时间较长、剂量较大、半衰期短；②患者对撤去药物有依赖性或滥用史；③缺少患者认可，如患者可能以为被放弃治疗。

（2）停药反应：常见易发生停药反应的药物和相关停药反应症状见表 2-2。

5. 处方精简的影响因素　处方精简的启动者和实施者包括医师、药师等多学科团队，但由于缺乏老年人处方精简的研究证据和社会因素的影响，处方精简遇到很大挑战。影响处方精简的因素主要为处方因素、社会因素和诊疗模式。

（1）医方

1）处方精简的实施。处方精简的实施者（全科医师、药师等医务人员）对处方精简能否行之有效起关键作用。主要影响因素包括：①对处方适宜性的认

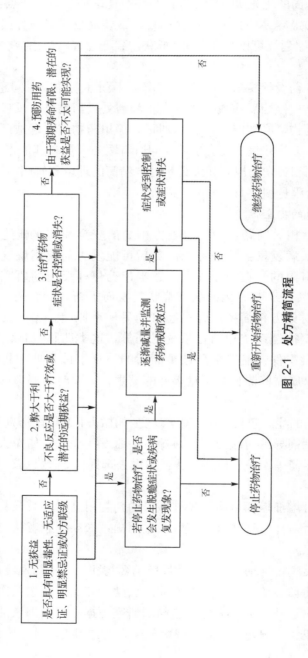

图 2-1　处方精简流程

表 2-2　常见易发生停药反应的药物和相关停药反应症状

药物	停药影响及停药策略	停药反应
抗心绞痛药	疾病复发	心绞痛
抗惊厥药	戒断症状、疾病复发	焦虑、抑郁、癫痫发作
苯二氮䓬类	反弹、疾病复发 停药策略：每 1 ～ 2 周减量 10%，直到剂量为原来剂量的 20%，然后每 2 ～ 4 周减量 5%	癫痫发作、焦虑、谵妄、失眠
β 受体阻滞剂	反弹、疾病复发	心绞痛、高血压、急性冠状动脉综合征、心动过速
糖皮质激素	长期使用后停药出现戒断反应、反弹、疾病复发	厌食、低血压、恶心、下丘脑 - 垂体 - 肾上腺轴抑制
血管紧张素转换酶抑制药	疾病复发	心力衰竭、高血压
抗精神病药	戒断症状、疾病复发停药策略：每 1 ～ 2 周减量 25%。随着疾病恶化，一些行为会下降	运动困难、失眠、恶心、不安
抗胆碱能药	戒断反应	焦虑、恶心、呕吐、头痛
地高辛	疾病复发 停药策略：可根据治疗需要重新启动药物治疗	心力衰竭、心动过速
利尿药	疾病复发	心力衰竭、高血压、水肿
麻醉性镇痛药	疾病复发、反弹	腹部绞痛、焦虑、寒战、出汗、腹泻、失眠

知；②是否具有处方精简的能力，包括技能、知识、态度和信息；③意识到问题却懒于干预的惰性；④处方精简的可行性，包括有无相关规章制度、相关患者、资源和医疗文化的影响等；⑤担心因处方精简而使医务工作者受到责备；⑥不同专科甚至亚专科分科过细、不同专科间医师缺乏沟通、处方医师缺少自主性；⑦共病治疗的复杂性，单病种治疗指南对共病和多重用药缺少指导意义。

　　2）处方精简面临的问题

　　A. 因为缺乏指南和循证医学的支持，医师担心处方精简后造成的不良后果。处方精简缺乏指南或循证医学支持，是处方医师面临的一个特殊挑战，同时也缺乏具有可操作性的定量评估风险 / 获益的工具，使得老年患者选择药物时让医师进退维谷。医师应优先考虑与患者最相关的主要问题，根据预期的不利影响权衡利弊后做出决策。

B. 处方精简后可能出现不良临床后果，当停药或减少用药后，患者健康可能发生恶化是另一个主要问题。应在开始精简前充分告知患者利弊，必要时可与患者及家属共同制定精简方案，并密切监测患者状况。

C. 由于老年患者多病共存，常辗转于不同的医疗机构和专科诊室，各机构或专科缺乏有效的沟通，导致开具的处方不适用于多发性疾病的老年人。另外，由于相关知识、诊疗时间和资金的限制，医师可能无法为老年人提供足够的老年医学信息和用药信息来解决患者的担忧，对处方精简的实施有很大影响。

D. 在临床护理中采用处方精简方案也有很大的挑战性，需要更多高质量的研究来确定在何种情况下，精简处方能在改善临床结果中带来较大的好处，并且能够得到更广泛地应用。

（2）患方：患者的接受程度对处方精简非常重要，高龄、多重用药、同时患有多种病症，对用药风险的了解和认知不足等因素影响处方精简的实施。国外多项研究表明，大部分患者愿意进行处方精简，但通常会担心减少用药后的不确定性，也容易受全科医生、家属、朋友、媒体及过去经验的影响。如果患者认识到某些用药可能是不适当的，在必要时还可以恢复用药，而且处方精简是需要过程的，那么对处方精简是乐于接受的。

实施处方精简应考虑患者和家属对药物治疗的看法。有时尽管医生提出建议，患者可能也并不愿意停止或者改变他们长期服用的药物或治疗方案。医务人员应明确处方精简的实施目的是为患者提供个体化的、以患者为中心的治疗方案。

（3）干预：处方精简干预要求每次只精简一种药物，且精简的目标药物不影响治疗用药临床结局，这也是处方精简干预临床获益不明确的重要原因。尽管现有证据表明处方精简是可行且安全的，但是处方精简的实施与推广依然存在困难。例如，对高龄患者使用的预防用药进行精简，患者的健康结局尤其是全因死亡率几乎不受影响，这与之前对特定类别药物进行处方精简的系统分析结果一致，所以仅从临床结局分析，可能会削弱处方精简干预的优势。老年人的个体化用药非常重要，应根据患者年龄、认知状态、跌倒风险等个体化因素，选择适宜的实施场所（如社区、医院）、干预工具（Beers 标准或 STOPP/START 标准等）及干预措施来实现个体化的处方精简。处方精简可以作为未来老年人药物管理的常规组成部分，不仅可以最大限度发挥药物作用，还可以减少患者的医疗负担。

五、药物重整

1. 药物重整概述　药物重整的概念来自于卫生保健组织认证联合委员会（JCAHO，简称联合会），是将患者药物清单与患者既往服用的所有药物进行比较，以避免漏服、重复用药、剂量错误、产生药物相互作用等用药问题的用药方案优化方法。药物重整获得每个患者当前完整准确的院外用药清单，比较目前正在应用的所有药物与入院前及转科前药疗医嘱是否一致或合理的规范化过程，包括药物名称、剂量、给药途径及频次等；涵盖的药物不仅包括处方药，还包括非处方药、草药、疫苗、诊断和对比剂、替代治疗药物（如天然药物）、放射性药物、血液制品、保健品等。

药物重整旨在最大限度地实现"保证患者医疗安全"这个关键目标，实现药物治疗的准确性和连续性，减少临床用药差错和药物治疗风险。

2. 药物重整的现状　药学界普遍认为，40% 以上的用药差错是由患者在治疗单元转换时未能进行药物重整所导致。药物重整服务可以通过准确、完整地收集患者用药信息进行药学专业的审查复核，以避免药物治疗差错。如果没有药物重整服务，用药错误患者中将有 22% 受到不同程度的损害，如该错误用药在出院时仍得不到纠正，则患者受损概率将上升至 59%。药物重整可以有效减少患者用药数量、改善患者预后，降低由用药错误导致的医疗资源浪费。

Pronovost 等于 2003 年首次提出药物重整概念，并证实其对减少用药错误的重要性。2004 年，麦迪逊患者安全协作组织成立了第一个药物重整小组；2005 年 JCAHO 将药物重整列为"全民患者安全目标"之一；2006 年 JCAHO 对其认证医院强制实施药物重整；2007 年 WHO、美国联合委员会、美国国际联合委员会联合发布的《患者安全解决方案》中建议，医疗机构进行药物重整服务；药物重整成为美国医院认证的条件。在此期间，很多机构和组织探索实施药物重整的有效方法。

目前，药物重整是多个国家和多家医疗机构认证组织所推荐或强制执行的药学服务工作。在欧美国家，药物重整已成为药师的重要职责之一，是美国、加拿大、荷兰、新加坡等国家推荐甚至强制实行的规范化工作。西班牙也将药物重整服务纳入医院的日常工作之中。药物重整作为医院药学服务的重要组成部分，已逐步受到重视并日渐成为医院药师的日常工作之一，成为未来医院药学工作的重心之一。根据美国卫生系统药师协会（ASHP）的调查结果，2008年美国有 67.7% 的医疗机构实施了药物重整制度，到 2015 年 90% 以上的医疗机构实施药物重整制度。我国香港和台湾地区，药物重整服务模式也已经纳入医院信息管理系统，并设立重整专用程序，将患者是否实施药物重整以及实施的质量记录在数据库中，作为开具医嘱的依据和评估医师的指标。我国大陆地区的药物重整工作起步较晚，受重视程度不高，国内相关文献较少，2012 年之前未出现开展药物重整工作的相关报道，缺乏相应的实施经验及服务模式。很多药师只是学习和借鉴美国等发达国家经验在少数患者中试点实施，在临床实践中摸索药物重整模式。至今尚未形成一个分工明确的常态化、强制性工作。

3. 药物重整的实施　药物重整是比较患者目前正在应用的所有治疗药物与

药疗医嘱是否一致的过程，包括患者药物治疗的每一个不同阶段（入院、转科或出院时）。药师通过与患者沟通或复核，了解在医疗交接前后的整体用药情况是否一致，与医疗团队协作对不适当用药进行评估和调整，做出全面的药物重整记录，从而预防医疗过程中的药物不良事件，保证患者用药安全。

（1）药物重整流程

1）获取患者用药信息。药物重整人员获取准确和完整的住院或门诊患者用药信息，并规范记录在医疗机构药物重整记录表中，至少包括以下项目：患者基本信息，如姓名、性别、年龄、教育程度、入院/转科日期、诊断、药物食物过敏史等；药品相关信息，如名称、实际使用剂量与频次、使用起止时间及药品来源等。

2）比较患者在用药品与医嘱开具药品。将患者正在使用的药品与医嘱开具的药品进行比较，以便及时确定和记录之前未明确的药疗医嘱偏差，包括药物遗漏、药物重复、用法用量错误、用药禁忌、药物 - 药物（食物）相互作用等；若存在以上问题，与医师沟通，商讨确定是否存在用药偏差问题并确定其类型。

3）建立药物重整记录。根据既往用药史建立药物重整记录，记录药物重整结果，如继续用药、停药、加药、恢复用药、换药等，并注明时间及原因。住院患者药物重整记录应置于病历中。应加强对药物重整档案信息的保密工作，避免被人为修改、破坏、删除等。

4）保护患者权益。将重整后的用药清单交付医师，帮助患者理解药物变更原因，由患者或其家属再次确认药物重整结果；向患者或家属提供门诊患者用药交代或住院患者出院用药教育材料；注重保护患者隐私权。

药师是药物重整的重要组成部分，参与患者从入院、转院到出院的所有环节，可有效减少潜在的用药错误并提高患者的满意度。一项纳入了 19 项研究、共涉及 15 525 名成年患者的 Meta 分析认为，药房主导的药物重整是减少药物差错的有效措施。药师在药物重整中具有优势：很多患者在诊疗过程中会面对多个不同的专科医生，容易出现重复用药、药物相互作用等问题；药师对不同专科用药了解较全面，可对患者使用的所有药物进行梳理和重整；药师在与患者接触过程中，更关注药品使用、用药指导和用药风险提示，相较于医护人员，获得的用药史也更加准确。

（2）药物重整的相关问题

重点核查内容：①核查药物：核查用药适应证及是否存在重复用药问题；用法用量是否正确；关注特殊剂型/装置药物；给药途径是否恰当。②关注需要根据肝肾功能调整剂量的药物，必要时调整用药剂量。③关注存在潜在药物相互作用、可能发生不良反应的药物，必要时调整治疗方案。④关注症状缓解药物，这些药物是药物重整的重点，明确此类药物是否需要长期使用。⑤关注特殊人群用药，如高龄老年人、儿童、妊娠期与哺乳期妇女、肝肾功能不全者、精神疾病患者等，综合考虑患者药物治疗的安全性、有效性、适宜性及依从性。⑥核查拟行特殊检查或医疗操作前是否需要临时停用某些药物，检查或操作结束后，需评估是否续用药物。⑦关注静脉药物及有明确疗程的药物是否继续使用。

药物重整关注的问题：①药物重整应贯穿整个医疗过程，尤其是在医疗团队发生改变时（入院、转科或出院）必须进行药物重整。②所有用药的调整均需与医师充分沟通并由医生主导实施。③既往用药史内容应包括目前正在使用的药物及既往使用过的与疾病密切相关的药物（包括处方药、非处方药、中成药／中草药及疫苗等）和保健品的名称、剂型和规格、用法用量、用药起止时间、停药原因、依从性等，还应采集药物及食物过敏史等相关信息。④根据既往用药史，对比患者正在应用的药物与住院药疗医嘱的差异。若正在应用的药物与住院药疗医嘱出现不一致的情况，需与医师沟通分析原因，必要时与患者沟通。

六、老年人多重用药的风险干预

1. 多重用药的干预策略　对老年人多重用药的风险干预应考虑：①治疗方案本身的复杂性和可行性；②多药联用的药物相互作用；③药物不良反应风险信号识别、风险预测和预警。选择获益最大、损害较小且能改善生活质量的治疗方案。

（1）老年人用药原则

1）制订个体化的治疗方案。在制订药物治疗方案时，应了解老年人生理病理特点和药物药效学、药动学性质，遵循安全、有效、经济的用药原则，了解老年疾病诊断和治疗的特殊性，认识现有临床证据和单病种诊疗指南的局限性，全面评估老年人年龄、病情、经济、受教育程度等及老年综合征，制订个性化的用药方案。

2）选择适宜的治疗药物。选择适应证明确的药物，合适的剂量、剂型、给药途径和恰当的联合用药方案。

3）关注共病治疗。美国老年医学会于 2012 年首次发布了《共病老年患者的诊疗指导原则》，指出以患者为中心，采用针对有多种慢性病的共病患者的诊治策略，同时提出了老年共病的处理策略。主要包括以下 4 个方面内容：①治疗过程中应询问共病患者的意见，在医疗决策中也应该考虑患者的意愿。②充分了解老年疾病诊断和治疗的特殊性，认识现有临床证据的局限性，个体化治疗老年共病患者。③全面评估老年共病患者的综合情况，制订临床决策时充分考虑风险因素、负担、获益及预后，包括生活质量、功能状态及预期寿命等。④制订临床干预策略时应评估治疗过程的复杂性和可行性，应选择那些能增强生活质量、获益最大同时损害较少的治疗措施。

（2）多学科参与的治疗药物管理

1）开展多学科的诊疗模式：老年医学多学科整合团队是应对老年人多种疾病的重要工作模式，是对老年共病患者的全人管理。多学科合作可提高诊治效率，避免漏诊、误诊，优化用药方案，从而改善老年共病患者的整体预后。北京协和医院老年医学组在一年时间内对老年病房 65 岁以上共病患者进行团队查房，团队集合了老年科医师、康复医师、心理医师、营养医师、临床药师及护师，对患者进行全面评估综合治疗，可同时解决疾病控制、心理、康复、营养、用药等问题，提高了治疗效率和患者满意度。由多个专科相互协同、取长补短制订的综合治疗方案，可减少与多重用药相关的不良事件。开展以患者为中心的多学科合作，进行老年综合评估和多重用药风险评估，实施处方精简模式，有助于减少用药种类，降低多重用药风险。

2）开展全方位的用药监护：由临床医师、护士、药师和营养师等多学科相关专业共同参与的临床治疗团队模式，有助于强化用药安全共同负责的理念，识别潜在的用药风险或用药错误。鼓励药师开展用药监护，参与临床查房、会诊和药物治疗管理工作。药师在充分知晓患者病情的前提下，参与药物治疗方案的制订，监测疗效与安全性，对多重用药实施处方精简和药物重整服务，开展患者教育，从而实现全方位的用药监护。医务人员应向患者告知药物不良反应及药物相互作用风险，提高对用药风险的识别和认知能力，提高用药安全意识，最大限度地减少多药联合和多重用药的潜在治疗风险。

（3）开展连续性的医疗服务

1）注重治疗的连续性：临床医学日益专业化的趋势可能意味着越来越少地考虑到患者的整体需求。老年共病患者常需辗转多个专科治疗，每个专科对诊治疾病、开具处方均有各自的专业侧重点，多重用药常见，常见药物选择不当、重复用药和处方瀑布现象，应注重老年人治疗的连续性和综合评估。关于老年人连续性医疗服务与老年人生存之间的关系，荷兰研究者进行了长达 17 年的前瞻性队列研究，研究表明中低度连续性服务与较高的死亡风险相关，应鼓励连续性服务。建议开展以患者为中心的整合式医疗服务模式，由医疗机构提供连续性的医疗服务。

2）提倡医患共同参与模式：慢性病的治疗不是一蹴而就的，需要长期的治疗随访，适时调整治疗方案。有研究显示，共病患者参与治疗慢性病的积极度与健康结局呈正相关。在老年共病管理中，老年共病的处理原则是以患者为中心，关注患者整体而不仅仅是疾病本身，进行个体化治疗，采取综合管理措施帮助老年人尽可能地恢复其原有的功能状态和提高生活质量。

多重用药、大处方和用药方案的复杂性增加了患者的不良依从性和经济负担，共同参与模式在自主能力和认知功能较好的老年患者的治疗过程中起关键性作用，能够了解患者意愿，使患者尽可能知晓治疗的目的和意义，知晓自身在治疗过程中的角色和需要注意的用药问题，如药物不良反应表现、治疗的获益和用药风险等。对于老年患者，评估药物是否真正有益非常重要。还应加强对患者及其家属的宣教，保证良好的用药依从性和治疗的连续性，做好共病和多重用药的评估和监管，避免重复用药和滥用药物。

3) 关注治疗的依从性：关注治疗方案的复杂性和药物治疗相关的不良事件，避免因药物治疗方案复杂而造成漏服、误服药物现象，或者因药物不良反应而中断药物治疗。鼓励老年患者定期门诊随访，知晓自身健康状况，提高对药物不良反应和多重用药风险的认知，一旦出现药物治疗相关的不良事件，及时就诊。家属要协助患者提高用药的依从性。教育老年患者及其家属避免随意自我药疗，或轻信民间"偏方""秘方"联合使用处方药、非处方药、中草药、食品添加剂和各类保健品，以避免不良药物相互作用。

2. 用药安全管理　WHO 认为，用药错误通常是由卫生系统的缺陷和漏洞引起的，并非不可避免。用药安全挑战是通过解决卫生系统的一些固有漏洞，减少用药错误的发生及其不良影响。2017 年 3 月，WHO 发起了第 3 个全球患者的安全挑战——"药无伤害"，其目标是在未来 5 年内将全球可避免的严重药物相关伤害减少 50%。WHO 发布了 3 份技术报告，鼓励全社会采取行动实施用药安全管理，促进全球尽早采取有效行动和规划，解决用药安全问题，保护患者免受医源性伤害，使药物获益最大化。

WHO 关键行动领域的用药安全管理包括 3 个方面的内容：①高危情况下的用药安全；②多重用药的用药安全；③医疗照护过渡期的用药安全。为确保上述环节的用药安全，实施的关键步骤概括为：恰当的处方和风险评估；药物审查和调剂、发药；沟通与患者参与；医疗照护过渡期的药物重整。在这个过程中，需要医务人员、患者及其家属、监管机构和卫生系统领导人共同参与，共同在卫生保健领域建立牢固的用药安全文化。

(1) 高危情况下的用药安全：是指有高风险造成药物相关伤害的情况。高危情况下需要特殊的机制来防止用药错误，当错误发生时，应该在造成伤害之前识别和拦截。有研究表明，在高危情况下，药物因素、照护者及患者因素、系统因素是影响用药安全的相关因素。

1) 药物因素：高警示药物是指无论发生率高或低，一旦发生用药错误，就会对患者造成重大伤害的、风险较高的药物。

高警示药物清单：不同国家的高警示药物清单的药物有所不同，主要原因是各国对特定药物的选择和使用有差异，医疗环境和疾病流行病学也存在差异。高警示药物清单的制定应适用于当地情况并适时更新。新南威尔士州临床卓越委员会提出的"APINCH"列表中归纳了一些经常被认为是高风险的药物，该列表已被多个国家验证并认可。

减少高警示药物危害的策略：①标准化管理：流程和文件的标准化和系统化有助于减少高警示药物造成的危害。多个国家制订了适用于本国的药物管理计划，对药物的命名、包装、标签、处方及用药方案等进行标准化流程管理，可消除部分药物差错。②药物安全风险评估：可使用风险评分方法对药物进行评估，如潜在用药错误评估；药物条形码和国际物品编码协会（GS1）编码也有助于减少用药和管理错误；英国国家患者安全机构建议，所有卫生组织都应制定关于药物安全的供应保障政策。③建立药物监测和警戒中心：采用已验证并可持续的多种策略处理高警示药物的相关风险；区域或国家级药物不良反应监测和警戒中心可在监测可疑药物不良反应的同时检测出药物差错，并做析因分析；实施患者安全报告和反馈体系；通过对用药错误的观察或风险预测，对已发生的或潜在的错误，实施主动评估和管理用药风险。

2）医方和患方因素：医方因素：用药风险可发生在患者用药的任意环节，包括医生处方、护士配药和给药、药师调剂等一系列过程，即使是专业的医务人员也可能犯错。其原因包括：①缺乏专业能力。处方、调剂和给药过程没有任何犯错误的空间，专业的培训和实践有助于减少处方错误。②缺乏沟通。用药过程需要多学科的专业人员共同参与，医务人员之间以及和患者之间沟通不畅是导致用药错误的因素之一。不同学科之间保持有效沟通是必要的，多学科会诊、跨专业教育计划等有助于多学科团队的合作。③缺乏支持系统。缺乏医疗信息系统、处方和医嘱用药监测支持系统及其他电子支持系统的情况下，会增加药物错误风险。

患者因素：药物不良反应和不良事件常发生在生命的极端时期。老年人常见多病共存和多重用药，增加患者安全事件和用药错误风险。增龄可引起肝肾功能退化，对药物的消除能力减慢，不良反应风险增加。老年人群中高警示药物治疗的潜在风险可能更严重。为老年患者提供药物治疗计划和易于理解的药物信息，包括治疗方案、临床获益和相关风险等；为患者提供有效的辅助备忘工具；了解特殊人士的特殊需求，如认知障碍、文化水平受限及语言功能受限者，有助于降低药物治疗的潜在风险。

3）系统因素：是用药错误风险的重要影响因素。住院患者的处方错误率高于社区患者，可能由于住院患者病情复杂、医务人员工作繁忙、重要信息审查核对时有疏漏、监管不足等原因。目前多数处方都来源于初级医疗保健机构，WHO突出了这一问题的严重程度，提出"药物治疗错误：关于更安全的初级保健的技术系列"，并提出了解决措施。

为减少与系统因素相关的医疗错误，应采取的措施如下：①适宜的工作环境：

如特设的配药室、发药区域、条码、醒目的工作衣着及警示标识。②注重审核：如护理"三查七对"、调剂药品"四查十对"的标准操作规程。③信息支持系统：电子处方系统可消除难以辨认的处方，减少处方错误发生率；用药审查和指导支持系统可为医务人员提供专业的在线诊疗指南和用药警示；条码、芯片等技术支持手段可使患者、药物、治疗等信息的核对、审核更高效更准确。④评估工具和软件：采用 Beers 或 STOPP 等处方评估工具；开发有关药物相互作用、与传统药物和保健药物相互作用信息的表格或软件，有助于降低不良药物相互作用和多重用药的潜在风险。

（2）多重用药的用药安全：多重用药可导致用药错误发生率增加、药物间相互作用、患者依从性不佳和生活质量下降，尤其是养老机构中的老年人，因多重用药率和不适当用药率更高，并发症的发生率也更高。患者服用的多种药物中除了处方药，还存在大量自行购买的非处方药、中草药和保健品，可能会与处方药互相作用并造成伤害。

1）药物审查。药物审查已在全球范围内广泛用于解决多重用药问题。药物审查是一种结构化评估，通过与患者及其家属合作，优化患者药物使用情况，以达到预防伤害、优化治疗及改善结果的目的。药物审查要求开处方者借助实用性工具和信息的帮助，评估药物的风险及获益。药物审查包括确定治疗目标，确定必要及不必要药物，评估是否达到治疗目标，评估药物风险、成本效益及确定患者能否按照预期配合治疗等过程。

2）多重用药管理。多重用药管理涉及多方面的决策，应重新评估现有的医疗服务模式。多学科团队合作在多重用药管理中至关重要，需要医师、护士、药师和其他医疗保健专业人员的共同合作，同时包括患者及家属的参与。多重用药管理策略如下：

A. 多重用药管理需要进行可持续的规划，建立和实施国家或区域性多重用药指南和实践，需要应用变更管理原则和基于理论的实施策略。

B. 多重用药管理需要建立可用于整个卫生系统的建议及管理工具。最近的一项研究应用 Kotter 的领导变革与规范化过程理论，评估欧洲成功的多重用药管理活动，并提供了可应用于整个卫生系统的建议及管理工具，以解决多重用药管理问题。

C. 多重用药管理需要药物审查和干预的创新实践。利用工具及框架识别评估并修正社会安全环境，了解管理方案的优势和潜在障碍。已有一些管理方案在他国实施，并取得了一定效果，如通过软件干预进行药物审查的 OPERAM 方案、通过电子决策支持工具提供药物治疗最佳证据的 PRIMA-eDS 方案及促进多重用药管理创新的 SIMPATHY 方案。

D. 多重用药管理还需要卫生行政部门的组织领导，确定牵头和组织实施，促进所在国家或地区层面实施多重用药管理计划。实施的第 1 步是评估多重用药现状，识别需要解决的问题和困难；第 2 步是制定有效政策，如支持性激励结构、教育管理、明确的临床指南及专业培训；第 3 步是获得支持性环境，借鉴 WHO 全球患者安全第 3 个挑战——"药无伤害"来制定实施规划。

3）需要解决的问题

A. 患者：应将患者及其家属视为药物使用的共同决策者，提高对多重用药的认识及用药依从性。在考虑健康素养及文化因素基础上设计适用的用药教育材料，鼓励采用数字保健工具提醒按时按量服药，如智能药盒和移动医疗解决方案。针对患者设计的工具如患者药物清单也可以促进患者参与药物审查。

B. 医务人员：对医师、药师和护师等医务人员开展药物安全管理培训，以提高对多重用药相关的潜在风险的识别能力和应对能力；建立网络系统，使医务人员实时了解和分享科学实用的药物审查、用药警示信息和诊疗指南；医师开具处方时需要了解药物相互作用、潜在不适当用药和其他潜在的用药风险，借助信息技术系统协助决策。需要注意的是，用药信息支持系统数据不一定全面及符合临床实际，可能出现大量报警而加重工作负荷，因此信息支持系统不能取代医务人员的临床判断。

C. 监测与评价：设立多重用药管理系统，由不同级别的卫生组织、决策者、监管者及患者共同组成。一些国家制定了潜在不适当用药指标，这些指标与所用药物的数量、老年人所用药物或特定的药物组合有关，各国可以根据实际采用或调整指标。

（3）医疗照护过渡期的用药安全：医疗照护过渡期包括患者在家庭、医院、养老机构之间的转移，也可指医疗照护专业人员之间的过渡，如家庭护理人员、姑息治疗护理人员、社会护理人员或外展服务人员。在医疗照护过渡期的每个阶段都需要确定患者过渡之前所接受的治疗，并将更新的药物清单和最佳用药史传达给患者和下一个过渡阶段的医疗服务提供者。

1）医疗照护过渡期的用药风险：药物差异指医务人员所采集的用药史与患者实际的用药史之间的差异，可能会导致用药相关伤害。研究表明，近 50% 的患者在医疗照护过渡期会出现一种或多种药物差异。这是一个全球性问题，出现在入院、院内转移、出院及入住养老机构等过渡期。常见原因有医务人员遗漏药物、患者用药依从性差及沟通不到位等。

在不同医疗环境转换时，药物相关的潜在风险会随着多病共存、多重用药、高警示药物使用数量的增加而增加，但很难估计在医疗照护过渡期用药差异带来的潜在伤害及受害患者的数量。除了对患者产生影响外，医疗照护过渡期的用药差异还会对医疗机构产生影响，如工作人员解决用药差异所花费的时间、治疗因用药差异再入院患者所使用的卫生资源，以及由于卫生保健的负面结果而花费在法律诉讼或索赔上的资源。

2）医疗照护过渡期用药安全的干预：对医疗照护过渡期用药安全的干预比较复杂，涉及人员、技术、系统和流程，需要卫生保健行政部门的支持及卫生保健专业人员的共同努力。各国需要通过确定目标来提高医疗照护过渡期的药物安全性，制定短期和长期目标，设计确保实现目标的方案，并衡量实现这些目标的进展情况，以减少潜在的用药伤害，改善医疗照护过渡期用药安全。

3）用药安全的关键策略：用药安全的关键策略包括以下方面。

A. 医患合作：患者是所有医疗照护过渡中的一个常数，应该视其为医疗保健中的关键利益相关者。需要在患者、家属、照护者和卫生保健专业人员之间建立伙伴关系，就治疗计划达成一致，鼓励患者进行用药知识学习、上报用药安全事件及适当使用工具等促进自我药物管理，并确保患者持有最新的药物清单。

B. 药物重整：在医疗照护过渡点实施药物重整流程。药物重整是比较患者目前正在应用的所有药物方案与药物医嘱是否一致的过程，分为 3 个部分：①通过面谈并核实可靠的信息源，建立患者可靠用药史，在所有过渡点实施药物重整结构优化流程。②核对和修订药物清单。③与患者及未来的医疗保健提供者沟通，确定各自担负的责任，沟通药物治疗方案的更改，并进行培训及提供工具和技术支持等。

C. 专业能力：提升卫生保健人员的专业能力，实施医疗、护理和药学人员互相协作的药物管理，规划人员配置和投资，提高工作人员的数量、能力和效率。医务人员应了解并接受医疗照护过渡期用药安全问题的培训，并将此培训融入所有相关专业的教育课程，作为正式资格认证和专业评估的一部分。

D. 信息支持系统：电子信息支持系统可有效促进信息的无干扰传输，减少转录，减少医疗照护过渡中的差异，提高转诊时信息的质量和可用性。一是要确定信息来源可靠，以核实转诊时患者的用药史，包括患者持有的药物记录（药物清单）和促进顺利过渡的电子健康记录。二是要促进药物重整的信息技术系统，最大限度地减少过渡期间的意外差异，提高用药的安全性和效率。

第3章 老年人联合用药与药物相互作用

第一节 老年人联合用药

一、联合用药

联合用药是指为了达到治疗目的而采用的2种或2种以上药物同时或先后应用，主要是为增加药物的疗效或减轻药物不良反应，但是有时也可能产生相反的结果。合理的联合用药，应以提高疗效和（或）降低不良反应为基本原则。联合用药可导致药物相互作用，包括影响药动学的相互作用和影响药效学的相互作用。联合用药品种越多，药物相互作用的发生概率增加，影响药物疗效，用药风险增加。

联合用药的目的：①发挥药物的协同治疗作用以提高疗效；②减少用药剂量，从而减少或避免药物不良反应的发生；③某些抗菌药物联用可以扩大抗菌谱，延缓耐药性的产生。

二、联合用药与药物相互作用

联合用药时，用于治疗的药物数量越多，相互作用的频率越高。但目前尚无潜在的和实际发生的药物相互作用发生率的准确数据。多药相互作用的临床表现可能是轻微的，也可能是严重的，并且与剂量和暴露时间有关。

药物相互作用对于临床药物治疗效果的影响主要表现在两个方面：有益的药物相互作用和不良药物相互作用。联合用药后，可提高合用药物的治疗效果或减少不良反应，这是有益的药物相互作用。例如，抗心绞痛药硝酸酯类和β受体阻滞剂联用，可以协同降低心脏耗氧量，提高疗效。同时，β受体阻滞剂可抵消硝酸酯类引起的反射性心率加快作用，消除因心率方面的不利影响给患者带来的不适，成为合理的联合用药。不良药物相互作用对于临床药物的合理使用更为重要，不仅会引起药物疗效的降低或丧失，导致不良反应的增加，甚至会引发药物严重不良反应、药物毒性增加和药源性疾病。

药物相互作用可分为药效学方面和药动学方面的相互作用。药效学相互作用较易预测，与多种药物间药理作用的相加、协同或拮抗作用有关；药动学相互作用可发生在药物吸收、分布、代谢或排泄过程中。虽然临床中认为通常只有一种机制占主导地位，但是许多药物更多的是多种机制的药物相互作用。

早在 1999 年，美国医学研究所的一份报告《犯错的是人——建立一个更为安全的保健系统》指出，美国每年估计有 98 000 人死于可以预防的医疗差错。这个数字远远超过了美国每年死于工伤、交通事故和死于艾滋病的人数。而药物相互作用就包含在可以预防的医疗差错之内。经研究者统计，1998 ～ 2004 年，数十种药物因为药物相互作用产生的严重不良反应或治疗失败而撤市。典型案例如特非那定与 CYP3A4 抑制剂合用时，导致尖端扭转型室性心动过速的风险增加。1986 ～ 2008 年国内报道的特非那定不良事件中，多数是与 CYP3A4 抑制剂合用，包括酮康唑、伊曲康唑、红霉素等。美国 FDA 于 1998 年 2 月将其停用并撤出市场。其他尚有盐酸米贝地尔、溴芬酸钠、曲格列酮、西立伐他汀、依曲替酯等，均因药物相互作用产生的严重不良反应而撤出市场。

三、联合用药与多重用药

联合用药与多重用药的含义不同。联合用药一般是指为了达到治疗目的而采用的治疗方案，通过 2 种或 2 种以上药物同时或先后应用，其目的是增加药物治疗效果和（或）减轻药物不良反应。联合用药方案一般有药效学、药动学的理论基础和循证医学的证据支持，但有时可能受制于对药物联合应用后的相互作用认识不足，也可能产生相反或不良的结果。

多重用药是指同时使用多种药物，通常指 5 种及以上药物的常规使用，包括处方药、非处方药、中草药及保健品。国际上对多重用药有不同的定义，欧洲一些国家根据服用药物的种类定义，用药品种数等于或大于 5 种定义为多重用药；美国根据药物应用是否属于临床需要来定义，强调存在不需要和（或）不必要的用药情况。多重用药包含以下 3 种情况：①使用了有治疗指征的药物；②有治疗指征，但用药剂量不适当；③目前尚无证据证明为有效的治疗药物，或超过临床实际需求的药物。后者强调多重用药是非必要的、缺乏治疗有效性和药效重叠的药物，是不必要的治疗，所使用的药物超过了患者的临床指征范围。

多重用药在老年人群中普遍存在，而且伴随着药物不良反应、入院风险、跌倒及其他不良健康结局，严重影响老年人生活质量，已成为全球性的重大公共卫生问题。WHO 于 2017 年发布关键行动领域的药物安全问题报告，重点之一就是关注多重用药的安全问题，并提出为保护患者免受伤害应及早采取行动并进行有效的管理。

第二节　药物相互作用

一、相关概念

1. 药物相互作用　是指药物由合并用药、饮食因素、疾病因素等引起的药动学和（或）药效学改变。药物相互作用有广义和狭义之分。①广义的药物相互作用是指合并用药发生药动学和药效学改变的所有因素，如药物、食物和疾病与药物之间的相互作用，以及药物导致其他因素如检验、化验结果等发生变化的交互作用，包括药物 - 药物相互作用、药物 - 食物（包括食品添加剂、膳食补充剂等）相互作用、西药 - 中药相互作用、药物 - 疾病相互作用、药物 - 遗传因素相互作用、药物 - 检验相互作用等。②狭义的药物相互作用是指 2 种或 2 种以上药物同时或在一定时间内先后使用时，药物因彼此间的相互作用而发生的药动学和（或）药效学变化，临床可表现为药效增强和（或）不良反应加重，也可表现为药效减弱和（或）不良反应减轻。狭义的药物相互作用是由机体因素参与下发生的，如药物代谢酶、药物转运蛋白、药物结合蛋白、药物的基因多态性等，按照发生机制分为代谢酶、转运体、疾病或靶点等介导的相互作用。

药物相互作用的发生是某种药物的作用时间或强度因同时服用或前后服用其他药物的影响而发生改变。①药物可以通过相同或不同的途径，如药物经口服、静脉或皮下给药，可以与不同给药途径的另一种药物发生相互作用。②发生相互作用的药物也可以同时或先后给药。发生相互作用的 2 种或 2 种以上药物可以不同时共存于机体内，如果一种药物对代谢酶或转运蛋白的抑制是不可逆的，即使停用此种药物后，也需要经过一定的时间机体才能恢复该酶的活性；如果在恢复期内给予此种酶的底物药物，尽管 2 种药物不同时存在于体内，也可以产生药物相互作用。例如，红霉素是 CYP3A4 的不可逆抑制剂，当停用红霉素后一段时间内，如果还在酶的恢复期，给予咪达唑仑（经 CYP3A4 代谢）也可产生两药间的相互作用。

在药物相互作用研究中，将具有药物相互作用特性的药物称为指示药物。指示药物可分为①指示性肇事药物：往往对药物代谢酶或药物转运蛋白有抑制或诱导作用，用于考察试验药物是否为某个代谢酶（CYP450 酶、Ⅱ 相代谢酶等）或转运蛋白（P糖蛋白、有机阴离子转运多肽等）的敏感底物。②指示性底物药物：往往是某个代谢酶或药物转运蛋白的敏感底物，试验药物对此酶或转运蛋白的抑制或诱导作用，都会导致指示性底物的血药浓度 - 时间曲线下面积（AUC）或峰浓度（C_{max}）发生明显变化。

也有学者将促使其他药物作用改变的药物称为促变药或作用药，而药物作用被改变的药物称为受变药或指示药。①促变药：能够诱导或抑制代谢酶或转运体的药物。②受变药：由于抑制或诱导代谢酶或转运体而使其暴露发生变化的药物。③可逆性抑制：抑制剂以非共价键与代谢酶分子可逆性结合造成代谢酶活性的降低或丧失，抑制消失后代谢酶活性即可恢复。④时间依赖性抑制：在不可逆性抑制中，抑制剂对代谢酶或转运体的抑制效应在除去抑制剂后不会即刻消失，而是呈现出时间依赖的特性的现象。

2. 配伍相容性　是指 2 种或多种药物在体外同一容器或同一管路中混合配伍时发生的物理相容性改变，如颜色变化、沉淀、相分离、pH 改变、渗透压改变等现象；或者化学稳定性的变化，如药物浓度、新化合物产生等变化。如果存在物理不相容和（或）化学不稳定，称为配伍禁忌，如果存在物理相容和（或）化学稳定，称为配伍相容。

配伍相容性与药物相互作用的含义不同。药物相互作用是发生在体内的、有机体因素参与的，涉及代谢酶、转运体和基因多态性的过程，可引起疗效和毒副作用改变；而配伍禁忌是发生在体外的过程，涉及光、热等因素，没有机体因素参与，可导致药物的理化性质发生变化。美国 FDA 最早于 2007 年发布以后又经数次更新的《药品生产企业临床药物相互作用研究——试验设计、数据分析、临床应用指南（草稿）》指出，药物体外与其他药物混合或稀释相关的药物配伍禁忌不属于药物相互作用范畴，此类信息须在"用法与用量"项下阐述，而不在"药物相互作用"项下。

3. 药物不良反应与不良药物相互作用　药物不良反应与不良药物相互作用的不同之处在于以下方面：

（1）含义不同。药物不良反应是药物的固有属性，是合格药品在正常用法用量下出现的与用药目的无关的有害反应。任何药物都可能引起不良反应。不良药物相互作用是因为药物合用导致药物疗效和不良反应发生变化。有些不良药物相互作用的表现形式是药物不良反应，如药物因为代谢被抑制而出现药物相对过量导致的不良药物相互作用；但有些不良药物相互作用的表现形式与药物不良反应不相关。多数不良药物相互作用的最终表现形式是药物不良反应的发生率增加或严重程度增强，或者出现新的罕见的不良反应。

（2）表现形式和后果不同。不良药物相互作用的表现形式与药物不良反应不同，前者通常是可以避免或可以控制的，确定有临床意义的不良药物相互作用的发生属于医疗差错，而药物不良反应是药品的固有属性引起的。

联合用药可增加药物相互作用的概率，部分会导致严重后果。不良药物相互作用的本质是药物的药效学、药动学特点因为联合用药的存在而发生改变，药物合用导致药物疗效和（或）不良反应发生变化，使药物相对过量，导致不良反应或疗效增加；或使剂量相对不足，导致疗效降低造成的结果。老年患者由于肝、肾功能减退以及多种疾病共存，发生药物相互作用的风险增加，可造成严重的临床后果甚至死亡。药物相互作用通常是可避免或者可控制的，因不良药物相互作用所导致的药源性损害属于医疗差错。

二、药物相互作用的影响

1. **药物相互作用的发生率**　影响药物相互作用发生的因素较多，与种族、年龄、遗传背景、用药种类等因素相关。但是，目前尚无任何研究能给出药物相互作用发生率的准确数据，我国也无相关的流行病学调查。因研究群体、试验设计、方法和定义的不同，药物相互作用的发生率差异很大。早期国外有一些研究只是简单统计某种药物与其他可发生相互作用的药物在同一处方中的发生率，但没有临床情况评价。以后有研究纳入了有临床意义的药物相互作用，但也不能准确统计药物相互作用的发生率。有研究发现，医疗机构中的药物不良事件的发生与用药种类呈非线性比例上升，药物相互作用可能解释这一现象。

研究表明，药物相互作用的发生率与增龄和药物使用种类呈正相关，> 50 岁的患者较易发生药物相互作用事件，发生药物相互作用事件的患者可伴有肝、肾功能损伤。日常医疗事件中，患者并发疾病越多，服用药物数量越多，药物相互作用发生的概率越大。患者住院时间与药物相互作用的发生有相关性。住院时间增加导致处方药物数量的增加，药物相互作用事件发生的概率增大。危重病房及急诊病房患者比其他病房患者发生药物相互作用的概率大；当涉及不同专科病种时，不同专科的多种药物容易发生药物相互作用事件。

老年人群是发生药物相互作用的高风险人群。老年人机体器官功能退行性变，对药物的消除减慢；同时老年人常罹患多种疾病，共病和多重用药常见，用药情况复杂，药物相互作用发生率高于正常成人。葛剑力等（2011 年）评估智能化药物监测系统对高龄老年患者药物相互作用的监控研究发现，老年人群的不良事件的发生比例占 40% 以上，远高出其他年龄层次。主要原因在于：①药物剂量过大。②生命器官的功能储备减少。③多病共存和多种药物联合治疗。④诊断错误。⑤用药依从性差。⑥潜在疾病的影响。⑦老年人肝肾功能减退、药物消除功能降低等。

2. **药物相互作用的临床意义**　评价药物相互作用损害最主要的问题是药物相互作用严重程度的临床意义，包括严重程度的级别、后续效应、如何调整治疗方案、避免潜在的不良反应风险等。从理论上推测，药物相互作用发生率很高，但有临床症状或临床意义的药物相互作用发生率相对较低，有些即使发生了药物相互作用，也没有观察到有临床意义的表现。主要原因在于：①一些药物安全指数较大，治疗窗较宽，药物相互作用不会引起明显的药源性损害。②

药物常有多种代谢途径,当一种途径被抑制或诱导后,其他代谢途径可提供补偿。③药物相互作用可以不良反应的形式表现出来, 容易与不良反应混淆, 或者被所患疾病的临床症状所掩盖。④其他一些未知原因。

王阳等的研究表明, 年龄 > 50 岁、住院时间 > 7d 的患者,且同时服用 10 种药物以上, 较易发生药物相互作用事件,但只有很小部分具有临床意义,50% 以上的药物相互作用事件引发的后续问题比较温和, 可通过有效的治疗药物监测加以预防, 在临床医疗中也没有对患者造成伤害。因此, 基于潜在的药物相互作用事件发生的可能性,有必要在医疗实践中采取适当的处理措施, 如治疗药物监测、药物剂量调整、更换药物等, 以避免对患者造成医源性伤害。

三、药物相互作用的研究现状

20 世纪 70 年代以前, 人们对药物代谢和药物相互作用关注较少,有临床意义的相互作用也比较少见。发生在 20 世纪 90 年代的非镇静抗组胺药物与某些药物合用后, 因严重的药物相互作用而导致致死性的室性心律失常事件, 引起临床对药物相互作用的潜在危害的关注。西立伐他汀(拜斯亭)和米贝地尔在上市后因出现严重的药物相互作用而撤市, 之后各国开始加强在新药研发阶段和临床前阶段有关药物相互作用的研究, 以降低药物研发风险。有报道显示, 在临床实践或临床试验中, 患者同时服用多种药物,10% ～ 20% 的不良反应由药物相互作用引起;严重情况下药物血药浓度可增加 10 倍以上。在新药临床开发阶段常规进行药物相互作用研究之前, 药物相互作用引起的用药安全问题曾是导致药物撤市的重要原因, 包括特非那定、盐酸米贝拉地尔、溴芬酸钠、曲格列酮、西利伐他汀、依曲替酯等。

药物相互作用改变了剂量效应关系,可能会降低疗效或增加毒性,是临床应用中合并用药治疗时重要的考虑因素。预测具有临床意义的药物相互作用是药物研发过程中获益风险评估的重要环节。随着药物相互作用相关安全事件的累积, 以及对药物相互作用机制和用药风险的认识, 欧、美、日等多国先后发布了药物相互作用研究指导原则,为药物相互作用的设计和实施提出指导和建议。国际上最早关于药物相互作用的研究指南是美国 FDA 2007 年 10 月发布发的针对药品生产厂家的《药品生产企业临床药物相互作用研究——试验设计、数据分析、临床应用指南(草稿)》, 以后进行了更新。2018 年国际人用药品注册技术协调会(ICH)成立相应专题讨论组, 开始了药物相互作用研究议题的统一协调工作。我国作为成员国, 参与了该议题的技术要求协调工作。2021 年 1 月国家药品监督管理局(NMPA)药品审评中心发布了《药物相互作用研究技术指导原则(试行)》,旨在为我国药物研发过程中药物相互作用研究及其监管审评提供参考。

四、药物相互作用的典型案例和启示

1. 典型案例

（1）"拜斯亭"撤市事件：西立伐他汀钠（商品名：拜斯亭）是德国拜耳公司 1997 年上市的他汀类调脂药，1998 年由 FDA 批准上市，1999 年进入中国市场。上市后有 80 多个国家 600 多万患者使用了此药，仅美国就有约 70 万的服用者。随着药物的广泛使用，全球收到 52 例因服用拜斯亭产生横纹肌溶解所致的死亡报告，美国 FDA 收到 31 例，其中 12 例报告中患者联合使用了吉非贝齐，50% 以上死亡者使用了拜斯亭的最大剂量每日 0.8mg。我国亦有使用拜斯亭引起横纹肌溶解的病例，但无死亡病例报道。据 FDA 资料，拜斯亭引起致死性横纹肌溶解症显著多于已上市的其他同类产品，拜耳公司于 2001 年 8 月将西立伐他汀（拜斯亭）撤离全球市场。

西立伐他汀是甲基戊二酰辅酶 A 还原酶抑制药，脂溶性较强，近 60% 由 CYP2C8 代谢，约 40% 由 CYP3A4 代谢，还有极少部分经过尿苷二磷酸葡萄糖醛酸基转移酶（UGT）代谢，同时也是有机阴离子转运多肽 1B1（OATP1B1）的转运底物。药动学研究表明，吉非贝齐为 CYP2C8、UGT1A1、UGT1A3 和 OATP1B1 的抑制药，与西立伐他汀同时服用，增加肝细胞对西立伐他汀的摄取，使其血药浓度增加，可导致严重的横纹肌溶解症，这可能是拜斯亭事件中联合用药致死的重要原因。

西立伐他汀的推荐剂量为 0.4mg/d。拜斯亭事件中，60% 的死亡病例使用了最大剂量（0.8mg/d），而我国使用西立伐他汀的剂量是每日 0.4mg 或更低，未见致死病例，提示其肌肉毒性可能具有剂量相关性。西立伐他汀与同类药物洛伐他汀、普伐他汀、辛伐他汀、氟伐他汀和阿托伐他汀相比，只需每日 0.1 ～ 0.3mg 就可达到相同的调脂效果，疗效显著。2008 年进行的一项对 WHO 药物不良反应数据库 VigiBase 的分析表明，在收到的 12 308 例横纹肌溶解症报告中，大部分是由西立伐他汀引起的，所引起的致命性横纹肌溶解症比其他他汀类高 16 ～ 80 倍。

他汀类严重不良反应包括肌病、横纹肌溶解症等。一般说，肌病的发生率约为 0.1%，且与剂量相关，常发生于用药后 3 个月。他汀类致肌肉毒性的危险因素：①剂量过大或血药浓度增加。服药剂量较大、老年人或肝肾功能障碍 / 减退者对药物代谢和排泄减慢，血药浓度增加，均可导致肌肉毒性增加。②药物相互作用。他汀类主要经过肝脏 CYP3A4、CYP2C8 代谢，许多药物如贝特类调脂药、钙通道阻滞药、β 受体阻滞剂、奎尼丁、华法林等也通过 CYP3A4 代谢，如果他汀类与上述药物合用，则可能由于竞争 CYP3A4 而导致他汀类代谢减慢，易发生不良反应。如西立伐他汀与贝特类合用时，横纹肌溶解症的发生率由单用他汀类的 < 1% 增加到合用时的 10% ～ 30%。他汀类与抑制 CYP450 活性的药物合用时（如地尔硫䓬、维拉帕米、胺碘酮、大环内酯类、西咪替丁、环孢素、伊曲康唑等），也可因其代谢减慢致不良反应增加。2008 年来自 VigiBase 数据库的 53 例报道提示，阿奇霉素与除氟伐他汀外的其他他汀类合用时，均可导致横纹肌溶解症，而氟伐他汀无合并用药的不良反应报道，可能因其主要经 CYP2C8、CYP2C9 代谢，不受 CYP3A4 抑制剂的影响。③ CYP450 的遗传多态性，如参与他汀类代谢的 CYP3A4、CYP2C8 发生遗传变异而活性降低，则可能引起他汀类的毒性反应增加。研究表明，因 *CYP2C8* 基因变异导致其功能缺失的患者在使用西立伐他汀时更易发生横纹肌溶解症。

（2）阿司咪唑和特非那定引起心脏病事件：特非那定于 1985 年上市，和同期的阿司咪唑成为常用的抗过敏药物。与第一代抗组胺药物相比，第二代 H_1 受体阻滞剂不易透过血脑屏障，选择性更强，镇静作用较低，服用剂量较小。1992 年初英国报道了阿司咪唑和特非那定引起心脏病事件。同年，英国药物安全委员会收到 94 份有关阿司咪唑的心血管不良反应报告，其中 3 份与严重的室性心律不齐有关，因此警告使用阿司咪唑不要超过推荐剂量，并且不要与红霉素和酮康唑合用。1986 ～ 1996 年，WHO 国际药物不良反应监测合作中心共收到 17 国 976 例抗组胺药物的不良事件报告，几乎全部是第二代非镇静抗组胺药物所致，心脏毒性最多的为特非那定和阿司咪唑。

一些酶抑制剂如葡萄柚汁和吡咯类抗真菌药能抑制特非那定的代谢，升高血药浓度，导致严重的心律失常。伊曲康唑是较强的 CYP3A4 酶抑制剂，可导致血浆中特非那定浓度增加，从而阻断钾通道以及具有与奎尼丁相似的对心脏组织钾通道的延缓作用，使 QTc 间期延长，并产生尖端扭转型室性心动过速。

1992 年 1 月至 1996 年 9 月底，英国学者针对"无镇静作用的抗组胺药是否会导致室性心律不齐"进行大规模研究，结果表明无镇静作用的抗组胺药能关闭心肌钾离子通道并延长其动作电位，使 QTc 间期延长，导致室性心律不齐。在阿伐斯汀、阿司咪唑、氯雷他定、特非那定和西替利嗪 5 种无镇静作用的抗组胺药中，阿司咪唑诱发心律失常的相对危险率最高，而且其代谢物对心脏仍有影响。1998 年后相继发现阿司咪唑与 CYP3A4 酶抑制剂相互作用导致心脏毒性的事件，英国药品和健康产品管理局（MHRA）限制阿司咪唑仅供处方使用，1999 年杨森公司在全球撤销阿司咪唑。

特非那定作为前药，进入体内后在肝脏中经 CYP3A4 迅速代谢并产生活性代谢物。使用过量的原药（或前药）或者其首关代谢受另一种经由相同代谢酶（在本例中为 CYP3A4）代谢药物的影响，都会产生心脏毒性，导致 QTc 的延长。而非索非那定作为特非那定的活性代谢物，没有心脏毒性，也不在肝脏中代谢，以原型在尿中消除，所以，特非那定已由它的活性代谢物非索非那定所取代。阿司咪唑（已在市场撤销）和依巴斯汀在高剂量时都会导致心律失常。当这些药物与强效 CYP3A4 酶抑制剂如萘法唑酮、环孢素、西咪替丁、一些大环内酯类抗生素、吡咯类抗真菌药物、抗反转录病毒类药物、选择性 5- 羟色胺再摄取抑制剂和葡萄柚汁等联合用药时，不良反应明显增加。

第一代抗组胺药是 CYP2D6 酶抑制剂，能影响依靠 CYP2D6 酶代谢的药物，如三环类抗抑郁药、一些抗精神分裂症药物、β 受体阻滞剂、抗心律失常药物及镇痛药等的体内代谢。第二代抗组胺药包括特非那定、阿司咪唑和依巴斯汀都有潜在心脏毒性，如过量使用或与 CYP3A4 酶抑制剂联用时可导致心悸、晕厥甚至心律失常。目前第二代抗组胺药只有依巴斯汀仍在临床使用。第三代抗组胺药包括非索非那定、去甲氯雷他定和去甲阿司咪唑等，对 QTc 没有直接影响。第二、三代抗组胺药通常镇静作用较小，但如果 P 糖蛋白被其他的药物抑制或诱导，那么第二、三代抗组胺药的疗效可能下降或不良反应会增加。第三代抗组胺药多不是 CYP450 的底物，安全范围较宽，与 CYP3A4 和 CYP2D6 酶抑制剂联合使用时可能不会导致严重的不良反应。

（3）5- 氟尿嘧啶和索立夫定的药物相互作用事件：1993 年日本发生了 5- 氟尿嘧啶（5-FU）和索立夫定药物相互作用事件，导致 16 例并发带状疱疹的癌症患者死于 5-FU 中毒。索立夫定在上市前进行初期临床试验时已经出现明显的药物相互作用，由于疏忽将 5-FU 的前体药物替加氟与索立夫定合用导致 3 例患者死亡。1993 年在日本上市后，有 23 例接受索立夫定和 5-FU 或其前体药物治疗患者出现骨髓抑制，出现严重的骨髓损害、肠黏膜萎缩、白细胞和血小板减少、带血腹泻和严重厌食的报告，其中 16 例死于 5-FU 的并发症。

抗病毒药索立夫定是一种人工合成的嘧啶核苷类抗代谢药，对带状疱疹病毒、Ⅰ 型单纯疱疹病毒和 EB 病毒均有抑制作用，对带状疱疹病毒感染的药效比阿昔洛韦强 3000 倍。5-FU 是第一个合成的抗代谢药，对消化道肿瘤及其他实体癌有良好疗效。索立夫定抑制 5-FU 的分解代谢导致体内较高的 5-FU 浓度，其机制是索立夫定被转换为一种已知的双氢嘧啶脱氢酶抑制剂乙烯基尿嘧啶，双氢嘧啶脱氢酶是尿嘧啶、胸腺嘧啶和 5-FU 代谢的限速酶，因此导致 5-FU 中毒。

在美国和欧洲的临床评价中并没有索立夫定和 5-FU 或其前药的相互作用报道。一些研究者认为，在日本发生的这种相互作用是由于个别因素，包括氟尿嘧啶类药物的滥用和缺乏监护。虽然在美国没有这方面相互作用的发生，但索立夫定还是未被美国和欧洲当局批准。目前中国市场有同类药物溴夫定，同样可代谢为溴乙烯尿嘧啶而抑制双氢嘧啶脱氢酶。说明书提示，最后一剂溴夫定给药后的 18 天双氢嘧啶脱氢酶的活性才能恢复正常，才可以使用氟尿嘧啶类抗肿瘤药。

（4）米贝拉地尔撤市事件：盐酸米贝拉地尔是长效的非二氢吡啶类钙通道阻滞剂，能同时阻滞 T 型钙通道及 L 型钙通道，适应证为高血压、冠心病、心绞痛和心力衰竭。本品由瑞士罗氏公司生产，1997 年批准上市，1998 年 6 月撤市。米贝拉地尔上市后临床观察报道可有致命性心律失常作用，尤其和相关药物合用时，发生了心源性休克、横纹肌溶解、肾衰竭、恶性心律失常等严重不良事件。

临床前研究表明，米贝拉地尔可以抑制 CYP3A4，延长心电图 QTc，减慢心率。1997 年在美欧上市后，说明书警告慎与阿司咪唑、西沙必利、特非那定等合用，并在同年 12 月增加了说明书的警告内容，慎与任何他汀类、他克莫司和环孢素合用。米贝拉地尔上市后监测提示与 β 受体阻断剂、地高辛、维拉帕米和地尔硫䓬等有严重的潜在药物相互作用，特别是老年患者。虽在 III 期临床试验中未发现与他汀类相关的不良事件，但上市后不断有报道本品与相关药物合用产生的严重不良反应，而且与其他降压药比较无特殊益处，罗氏公司于 1998 年 6 月自动提出撤市。

2. 药物撤市的启示　米贝拉地尔是一个典型的因广泛而严重的药物相互作用而撤市的药物。本品上市前药物研究结果均显示疗效肯定和安全性可靠，药品说明书中也明确警示了药物相互作用风险，提示慎与阿司咪唑、西沙必利、特非那定、他汀类、他克莫司和环孢素合用。但上市后仅仅 10 个月，通过与多种药物合用以及临床多系统疾病合并状态，临床发现并报道了多起不良药物相互作用，危害程度较严重，且有死亡病例。由此导致了药品的主动撤市。导致致命不良反应的机制尚待深入研究。

米贝拉地尔撤市事件提示，尽管新药临床研究评价的过程严格，但上市前的研究结果仅仅是初步的、有限的试验数据和结论，评价指标多根据申报材料要求和法规规定的病例例数而设计，研究方法和对象标准有很大的局限性，观察病种单一，人群局限和年龄范围窄，多没有合并疾病，暴露人群少，疗程短，因而不能全面、有效地评价药物对不同人群的效益和风险。上市前的临床研究多缺少特殊人群、肝肾功能下降等伴随疾病状态，并用多种药物的情况也少见，所以新药临床研究评价具有一定的局限性。本品的撤市也印证了这些问题。本品在临床评价研究中，已发现药物有体内淤积、心电图度房室阻滞、QTc 延长、窦性心动过缓等现象，提示药物代谢有个体或遗传差异；上市后在合并用药时或药物替换重叠期，发生不良反应增多和严重性增加，并发生患者死亡事件。

第三节　药物相互作用分类和机制

药物相互作用按照发生机制可分为代谢酶、转运体、靶点或疾病介导的相互作用，按照作用影响指标可分为药效学相互作用和药动学相互作用。

一、药效学方面的药物相互作用

药效学方面的药物相互作用是联合用药时发生的对生物学活性位点的影响，是在正常血药浓度下的药理作用改变引起的。药效学相互作用可以对疗效产生协同或拮抗，引起不良事件的机制即是如此。药效学相互作用包括两方面：①疗效相加、协同或拮抗作用；②药物毒副作用相加、协同或拮抗作用。许多药效学方面的相互作用都是直观明确的，发生的可能性也较低，比较容易辨识和掌握。了解药效学方面的药物相互作用特点，可以充分利用有益的相互作用，规避有害的不良反应，实现合理用药的目的。

联用 2 种或 2 种以上药物，可影响药物的药效学发生变化，对同一临床终点具有协同和拮抗作用。①药物协同作用：合并用药作用增加总称为协同作用，可分为相加作用、增强作用和增敏作用。相加作用指两药合用的效应是两药分别作用的代数和。增强作用指两药合用的效应大于两药个别效应的代数和。增敏作用指一种药物可使组织或受体对另一种药物的敏感性增强。②药物拮抗作用：合并用药效应减弱称为拮抗作用，可分为相减作用、抵消作用和脱敏作用。相减作用指两药合用时的作用小于单用时的作用。抵消作用指两药合用时的作用完全消失。脱敏作用指某药可使组织或受体对另一药物的敏感性减弱。拮抗作用包括竞争性拮抗和非竞争性拮抗。不同类型的药效学相互作用还可涉及靶位受体介导的药效作用，如氟马西尼通过竞争性取代典型的苯二氮䓬类受体激动剂配体，起到了功能性苯二氮䓬类拮抗剂的作用。

药效学相互作用一般可根据药物药效学特点推测和预知。有时为提高疗效、降低不良反应或延缓耐药性产生而有意进行药物联合应用。如磺胺类药物磺胺甲噁唑和甲氧苄啶合用，可以从多个途径阻断细菌叶酸的合成，增强抗菌效果。环磷酰胺代谢产物对膀胱产生严重的刺激，美司钠具有巯基，可与环磷酰胺毒性代谢物丙烯酸结合，形成无毒的化合物经尿道排出，可避免膀胱炎的发生。苯二氮䓬类受体激动剂和乙醇都有镇静作用，联合使用镇静作用可叠加。血管紧张素 II 受体拮抗剂类降压药氯沙坦抑制肾素 - 血管紧张素 - 醛固酮系统，可导致轻度的水钠潴留，利尿药氢氯噻嗪可通过利尿作用降低血压，还可抵消氯沙坦对血钾升高的影响。

联合用药也会引起不良反应的相加作用。如肾绞痛或胆绞痛时应用吗啡或哌替啶镇痛，常合用阿托品增加疗效，但同时也增强了阿片类药物的便秘和排尿困难，导致副作用的相加。喹诺酮类与非甾体抗炎药或其他可降低癫痫发作阈值的药物联合用药时，癫痫发作的可能性增大。利奈唑胺与其他具有 5- 羟色胺活性的药物如抗抑郁药或阿片类联用时，发生 5- 羟色胺综合征的风险增大。

二、药动学方面的药物相互作用

药动学方面的药物相互作用指一种药物改变了另一种药物的吸收、分布、代谢及排泄特点，从而使血药浓度升高或降低，影响了药物疗效，严重者可导致不良反应甚至危及患者的生命。药动学相互作用包括药物代谢酶、转运蛋白等活性单元因为基因多态性而导致的活性变化，其中代谢性药物相互作用发生率最高，所以药动学相互作用也称代谢性药物相互作用。

参与代谢性药物相互作用的因素主要包括：①药物代谢酶：Ⅰ相代谢酶如细胞色素 P450（CYP450）酶系、环氧化酶、羧酸酯酶等；Ⅱ相代谢酶如葡萄糖醛酸转移酶（UDP）、尿苷二磷酸葡萄糖醛酸基转移酶（UGT）、谷胱甘肽 -S- 转移酶（GST）和甲基转移酶（MT）等。其中，CYP450 是人体内最重要的代谢酶。②药物转运蛋白：药物转运蛋白也称为转运体，是位于生物膜上的功能蛋白。包括：P 糖蛋白（P-gp）、乳腺癌耐药蛋白（BCRP）、有机阴离子转运多肽 1B1 和 1B3（OATP1B1 和 OATP1B3）、有机阳离子转运体 2（OCT2）、有机阴离子转运体 1 和 3（OAT1 和 OAT3）、多药及毒物外排转运体（MATEs）等。③药物代谢活性单元的基因多态性。

联合用药可能会对参与药物转化的 CYP 酶和转运体产生抑制或诱导作用，改变药物在体内的吸收、分布、代谢和排泄过程，从而影响底物药物的代谢速率和作用部位药物浓度，导致药物间产生相互作用。CYP 酶和转运体对药物在体内转化过程的影响是临床上出现药物相互作用所导致不良反应的主要原因。

1. 药物在体内的生物转化

（1）生物转化过程：药物在体内转化是一个复杂的过程，通过Ⅰ相酶和Ⅱ相酶的代谢，通过肝转运体介导的主动摄取和被动扩散进入肝细胞，以及通过外排转运体向胆汁排泄或返回体循环。药物代谢主要发生在肝脏和肠道。其中，肝脏代谢主要由位于肝细胞滑面内质网的 CYP450 酶系催化，也可通过非 CYP 酶催化（如Ⅱ相代谢酶）。主要代谢酶为 CYP 同工酶：CYP1A2、CYP2B6、CYP2C8、CYP2C9、CYP2C19、CYP2D6 和 CYP3A。其他酶主要包括但不限于以下代谢酶：① CYP 同工酶：CYP2A6、CYP2J2、CYP4F2 和 CYP2E1。②Ⅰ相代谢酶：单胺氧化酶（MAO）、黄素单加氧酶（FMO）、黄嘌呤氧化酶（XO）、醇 / 醛脱氢酶（ADH/ALDH）和醛氧化酶（AO）；羧酸酯酶（CES）。③Ⅱ相代谢酶：UGT、硫酸转移酶（SULT）等。

药物在体内的生物转化包括两相反应：Ⅰ相反应是氧化、还原、水解反应，Ⅱ相反应是结合反应。一般情况下，药物首先通过Ⅰ相反应进行转化，其中的氧化过程主要通过 CYP450 进行氧化或羟基化反应，使底物转化为羟化物而增加极性；如果活性的改变未能达到目的，或极性依然较弱，则启动Ⅱ相反应。

在Ⅱ相反应中，凡是含有羟基、羧基、氨基的物质（激素、药物、毒物等）均可与极性强的葡萄糖醛酸、硫酸、谷胱甘肽、乙酰基、氨基酸等发生结合反应，或进行酰基化或甲基化反应，以葡萄糖醛酸、硫酸和酰基的结合反应最为重要和普遍。例如，咪达唑仑需要进行Ⅰ相、Ⅱ相反应代谢，吗啡主要通过Ⅱ相反应代谢。

　　药物经过吸收或静脉通路进入循环系统，在机体内分布，通过肝脏和其他组织进行生物转化后，最后的代谢物或原型药物经肾脏等器官排出体外。在这个药动学过程中，涉及了Ⅰ相混合功能氧化酶CYP、Ⅱ相结合酶如UGT等。这些酶由于被其他药物或抑制或诱导或个体的基因多态性影响而导致其底物药物代谢的改变，都可以产生药物相互作用。研究较多也最有临床意义的代谢性相互作用主要包括CYP450酶系和Ⅱ相代谢相关酶如UGT。

　　（2）CYP450同工酶：药物在体内代谢，不论是哪一种方式，都有酶的参与。药物在体内的生物转化涉及专一性酶和非专一性酶，前者如胆碱酯酶、单胺氧化酶等选择性高活性强的酶，后者主要指混合功能氧化酶系统，以CYP450为主。与药物代谢关系最大的是CYP450，也称药物代谢酶。CYP450主要存在于人体肝脏的微粒体中，故也称肝微粒体酶。CYP450是一种以铁卟啉为辅基的蛋白质，属于b族细胞色素，因还原型CYP450与一氧化碳的复合物CYP450-CO在450nm处有一强吸收峰，故得名细胞色素P450。

　　目前已发现超过500种的CYP450同工异构酶，仅少数几种同工酶参与绝大多数药物的代谢。CYP450可催化多种类型的反应，主要通过Ⅰ相氧化反应来清除内、外源物质，参与许多内源性和外源性物质的代谢，被认为是参与绝大多数药物代谢清除的最重要的酶家族之一。CYP450根据氨基酸序列的同源程度再细分为家族、亚家族和酶个体三级。已经确定的CYP450有18个基因家族、42个亚家族、55个基因、29个假基因。通常情况下，一种药物要经过多种CYP酶亚型的代谢，仅少数药物经单一的药酶代谢。人类肝脏中与药物代谢密切相关的CYP酶主要是CYP1A2、CYP2A6、CYP2C9、CYP2C19、CYP2D6、CYP2E1、CYP3A4等，占肝脏中总CYP酶含量的70%以上。不同CYP酶亚型在药物代谢中的重要性是不同的。约有55%的药物经CYP3A4代谢，20%的药物经CYP2D6代谢，15%的药物经CYP2C9和CYP2C19代谢，CYP2A、CYP2B和CYP2E在药物代谢中的作用已被证明是微不足道的。

　　2. 药物代谢酶介导的药物相互作用　药物除了作为底物通过特定的药酶代谢外，还可诱导或抑制药酶的表达。代谢性药物相互作用是指2种或2种以上药物在同时或前后序贯用药时，在代谢环节产生作用的干扰，结果使疗效增强甚至产生毒副作用，或疗效减弱甚至治疗失败。诱导剂是指药物可使得药酶数量或活性增加，进而提高药物的生物转化；抑制剂则可降低药酶的表达水平或减弱活性，使其本身或其他药物代谢减慢，大多数情况下可导致靶药物药理活性增强，甚至发生毒副作用。多数药物在肠道和（或）肝脏中经过 CYP450 酶系代谢，CYP 酶系被抑制或被诱导是导致代谢性药物相互作用的主要原因。

酶的诱导或抑制存在个体差异，受种族、年龄、疾病、基因多态性、诱导剂的半衰期和剂量以及肝功能等多种因素的影响。

（1）酶的诱导：可增加生物转化率，从而降低药物浓度，通常表现为药物作用降低；若代谢形成活性药物，则可增加药物的作用或毒性。当一种药物通过同一种或不同种酶的途径刺激合用药物的生物转化时即发生诱导，如利福平诱导 CYP3A4、CYP2C9、CYP1A2。诱导剂通常对特定的 CYP 酶有专属性，有时一种药物除可对其他药物产生诱导作用外，也可诱导自身的生物转化。如乙醇既是 CYP2E1 的诱导剂，又是该酶的目标物。诱导作用可在治疗的前 2d 内出现，但通常合成新的酶需要 1 周多时间，此时可产生最大疗效。诱导作用的起始时间由药物的半衰期决定。

（2）酶的抑制：可增加药物的浓度，延长药理作用时间，引起药物毒性反应增加。酶抑制作用所致药物相互作用的临床意义大于酶诱导作用，约占代谢性相互作用的 70%。药物对 CYP450 酶的抑制可分为以下几类：

1）竞争性抑制：通常发生在两种药物都是同一个酶的底物时，会产生底物之间的竞争，抑制彼此的代谢。两种以上药物竞争同一种酶时，其临床意义主要由药物的相对浓度和其他特异性因素决定。如环孢素和地尔硫䓬存在底物水平的竞争性抑制。西咪替丁和环丙沙星都是 CYP1A2 对茶碱代谢的抑制剂，但西咪替丁对茶碱代谢的抑制作用比环丙沙星大得多。有些药物可与不同的 CYP450 酶相结合或作为其竞争性抑制剂，如奎尼丁可暂时将异喹胍的快乙酰化转为慢乙酰化，但奎尼丁本身却不被 CYP2D6 代谢，而是被 CYP3A4 代谢。

2）作用机制相关的抑制：也称自杀性抑制，如红霉素等大环内酯类在肝脏经 CYP3A4 代谢，脱去氨基糖分子中叔胺基的 N- 甲基，代谢物与酶分子中血红蛋白的亚铁形成亚硝基复合物，从而使酶失活。14 元环的红霉素和克拉霉素抑制作用最强，罗红霉素和 16 元环的交沙霉素、乙酰螺旋霉素次之，15 元环的阿奇霉素最弱，基本没有抑制作用。葡萄柚汁中的呋喃香豆素类对 CYP3A4 有抑制作用，导致钙通道阻滞剂、他汀类、环孢素、特非那定、西沙必利等的血药浓度明显增加而造成毒性反应。

3）非选择性抑制：药物对多个 CYP450 同工酶都有抑制作用，缺乏选择性。如西咪替丁咪唑环上的 N 与 CYP 亚铁血红素的配体非选择性结合，引起酶活性障碍。由于每个 CYP 都有亚铁血红素配体，因此西咪替丁对大部分的 CYP450 都有抑制作用，但主要是抑制 CYP3A4，其次是 CYP2D6。酮康唑、咪康唑、伊曲康唑、克霉唑中杂环氮原子非特异性地与 CYP 血红蛋白中的铁原子结合，从而抑制 CYP 活性。特比萘芬不含杂环氮原子，无酶抑制作用。

常见 CYP450 酶底物、抑制剂及诱导剂见表 3-1 ～表 3-7。

表 3-1　常见 CYP2C19 代谢底物、抑制剂及诱导剂

底物	抑制剂	诱导剂
埃索美拉唑	埃索美拉唑	卡马西平
兰索拉唑	兰索拉唑	依法韦伦
奥美拉唑	奥美拉唑	炔诺酮
泮托拉唑	泮托拉唑	泼尼松
地西泮	氯霉素	利福平
苯巴比妥	西咪替丁	利托那韦
阿米替林	氟西汀	圣约翰草
西酞普兰	氟伏沙明	
氯霉素	吲哚美辛	
氯吡格雷	异烟肼	
环磷酰胺	酮康唑	
吲哚美辛	丙磺舒	
拉贝洛尔	噻氯匹定	
普罗米那	伏立康唑	
奈非那韦		
黄体酮		
普萘洛尔		
华法林		
伏立康唑		

译自 http://drug-interactions.medicne.iv.edu/

表 3-2　常见 CYP3A4/5/7 代谢底物、抑制剂及诱导剂

底物	抑制剂	诱导剂
克拉霉素	茚地那韦	卡马西平
红霉素	奈非那韦	苯巴比妥
奎尼丁	利托那韦	苯妥英钠
阿普唑仑	克拉霉素	吡格列酮
三唑仑	伊曲康唑	利福布汀
咪达唑仑	酮康唑	利福平

续表

底物	抑制剂	诱导剂
地西泮	红霉素	圣约翰草
环孢素	维拉帕米	曲格列酮
他克莫司	地尔硫䓬	
奈韦拉平	西咪替丁	
茚地那韦	胺碘酮	
利托那韦	氟伏沙明	
沙奎那韦	伏立康唑	
西沙必利		
氨氯地平		
地尔硫䓬		
非洛地平		
硝苯地平		
奎宁		
尼群地平		
阿托伐他汀		
洛伐他汀		
西地那非		
他达拉非		
伐地那非		
卡马西平		
氟哌啶醇		
长春新碱		

译自 http://drug-interactions.medicne.iv.edu/

表 3-3　常见 CYP2B6 代谢底物、抑制剂及诱导剂

底物	抑制剂	诱导剂
青蒿素	氯吡格雷	青蒿素
环磷酰胺	噻氯匹定	卡马西平
依法韦伦	伏立康唑	依法韦伦
哌替啶		奈韦拉平
美沙酮		苯巴比妥
奈韦拉平		苯妥英钠
异丙酚		利福平

译自 http://drug-interactions.medicne.iv.edu/

表 3-4 常见 CYP1A2 代谢底物、抑制剂及诱导剂

底物	抑制剂	诱导剂
氯氮平	胺碘酮	卡马西平
环苯扎林	西咪替丁	利福平
度洛西汀	依法韦伦	
氨苯蝶啶	氟伏沙明	
氟哌啶醇	噻氯匹定	
美西律		
奥氮平		
茶碱		

译自 http://drug-interactions.medicne.iv.edu/

表 3-5 常见 CYP2E1 代谢底物、抑制剂及诱导剂

底物	抑制剂	诱导剂
氟烷	双硫仑	异烟肼
异氟烷		
甲氧氟烷		
七氟醚		
对乙酰氨基酚		
茶碱		

译自 http://drug-interactions.medicne.iv.edu/

表 3-6 常见 CYP2C9 代谢底物、抑制剂及诱导剂

底物	抑制剂	诱导剂
双氯芬酸	胺碘酮	卡马西平
布洛芬	依法韦伦	奈韦拉平
甲氧萘丙酸	氟康唑	苯巴比妥
吡罗昔康	异烟肼	利福平
甲苯磺丁脲	帕罗西汀	圣约翰草
格列吡嗪	磺胺甲噁唑	
格列本脲	伏立康唑	
氯沙坦		
厄贝沙坦		

续表

底物	抑制剂	诱导剂
塞来昔布		
氟伐他汀		
苯妥英钠		
罗格列酮		
托拉塞米		
丙戊酸		
华法林		

译自 http://drug-interactions.medicne.iv.edu/

表 3-7　常见 CYP2D6 代谢底物、抑制剂及诱导剂

底物	抑制剂	诱导剂
阿米替林	胺碘酮	地塞米松
阿立哌唑	西咪替丁	利福平
卡维地洛	度洛西汀	
氯苯那敏	氟西汀	
氯丙嗪	帕罗西汀	
可乐定	奎尼丁	
西酞普兰	舍曲林	
右芬氟拉明	特比萘芬	
右美沙芬	塞来昔布	
多奈哌齐	氯苯那敏	
度洛西汀	氯丙嗪	
依他普仑	西酞普兰	
氟西汀	多柔比星	
氟伏沙明	氟哌啶醇	
氟哌啶醇	美沙酮	
利多卡因	甲氧氯普胺	
甲氧基苯丙胺	米多君	
甲氧氯普胺	奋乃静	
美西律	异丙嗪	
昂丹司琼	雷尼替丁	

续表

底物	抑制剂	诱导剂
羟考酮	利托那韦	
帕罗西汀	噻氯匹定	
哌克昔林		
奋乃静		
非那西丁		
异丙嗪		
普罗帕酮		
普萘洛尔		
利培酮		
美托洛尔		
他莫昔芬		
曲马多		
文拉法辛		

译自 http://drug-interactions.medicne.iv.edu/

（3）基因多态性：人群中至少有 1% 因非随机因素基因突变而产生多态性，导致人群中出现对外源性物质代谢能力明显不同的亚群。具有临床意义的基因多态性的有 CYP2D6、CYP2C9、CYP2C19。广泛或快速代谢者（通常在人群中所占比例最大）具有杂合子或纯合子显性等位基因，慢代谢者具有变异的纯合子常染色体隐性等位基因，而超快代谢者展现的是常染色体等位基因的扩增。

慢代谢者表型使用需要经 CYP 代谢灭活的药物时有高毒性风险，对需要经 CYP 代谢活化的前药，也面临无效的治疗风险。对涉及酶抑制或酶诱导所致的药物相互作用，这些人群的风险较低，因为其代谢酶活性先天不足并且不能被诱导。快代谢者的酶活性变异比较大，据文献报道可达 40 倍或更大，具有这一表型的人群，药物相互作用可能不会表现出来，对药物代谢酶的抑制作用可以对起始活性很高的酶产生更显著的效应，而对药物代谢酶的诱导作用也可以对起始活性很低的酶产生更显著的效应。

（4）临床意义：药物与其他药物或外来物质联用时，通过影响药物的代谢清除率和代谢物的改变，引起药物相互作用，可能造成严重后果，导致严重不良反应或改变治疗效果。因此，有必要对药物相互作用发生的可能性和严重性及其影响程度进行评估，依据评估结果调整给药方案，并在说明书中给出用药建议。

几种药物联合用药时，作为抑制剂的药物抑制 CYP 酶活性，使作为底物的药物代谢速率降低，增加血药浓度；作为诱导剂的药物可增加产生毒性物质的底物药物的代谢。代谢酶介导的药物相互作用可以导致药效降低乃至丧失，也可因酶活性的增高而使得药物原型与代谢产物之间的平衡被打破而产生毒性，引起严重的临床后果。对于通过 CYP 酶代谢并以原型发挥药效的药物而言，酶诱导会降低药物的血浆浓度和暴露，加快药物清除，导致疗效减弱甚至治疗失败。

大多数药物通过 CYP 酶直接或通过促进体内排泄而进行失活，如可待因、曲马多。许多物质也可以被 CYP450 活化以形成其活性化合物在体内发挥作用，如氯吡格雷主要经过 CYP3A4 催化使其生成有活性的物质从而发挥抗血小板聚集的作用。CYP450 具有可抑制和可诱导性，容易被药物或食物等因素影响其功能，造成底物的代谢速率的变化，引起底物在体内药动学的改变，从而与酶抑制剂或诱导剂产生药物相互作用。

抗结核病药利福平对 CYP3A4 有诱导作用，可影响结核病合并其他疾病患者的治疗，须在治疗过程中调整用药方案。利福平能使茚地那韦的血药浓度 - 时间曲线下面积（AUC）降低 92%，影响感染结核菌的艾滋病患者的治疗。历史上著名的避孕药失效事件就是因服用避孕药的同时服用了利福平所致。唑吡坦是一种短效的咪唑并吡啶催眠药，主要由 CYP3A4 代谢，利福平通过诱导 CYP3A4 使得唑吡坦代谢增加，唑吡坦峰值血浆浓度（C_{max}）降低 58%，显著降低了唑吡坦的作用。当唑吡坦与其他 CYP3A4 诱导剂（如苯妥英钠和卡马西平）合用时，可能也会出现类似的情况。另外，利福平对 CYP1A2 和 CYP2C 也有一定的诱导作用，对 CYP2C9 底物华法林的体内代谢及疗效产生较大影响，引起药物相互作用的发生。

抗惊厥药卡马西平既是 CYP3A4 的底物又是诱导剂，因对 CYP3A4 的自身诱导作用代谢清除率加快，稳态血药浓度不断下降，几周后在一个较低水平上达到稳定，随后必须通过提高药物用量来达到有效浓度。乙醇是 CYP2E1 的诱导剂，对乙酰氨基酚与乙醇合用时可因药物相互作用而引起药物性肝损害，严重者可致肝昏迷甚至死亡。奎尼丁是 CYP2D6 的强效抑制剂，与硫利达嗪一起使用，会抑制硫利达嗪的代谢转化速率，造成血药浓度升高，可出现猝死症状；红霉素对 CYP3A4 竞争性抑制，使得 CYP3A4 介导的底物华法林及咪达唑仑的代谢改变，减少药物代谢清除率，使其药效增强，出现中毒现象。酮康唑与特非那定合用，酮康唑是 CYP3A4 抑制剂，导致特非那定的血药浓度增高，造成致命性心律失常的严重后果。

代谢性药物相互作用在不良反应中占较大比例，相关不良反应的发生与患者遗传基因、多态性、酶促作用、酶抑制作用等多因素有关。酶抑制作用易导致代谢性药物相互作用，许多药疗事件都与酶抑制作用有关，如 20 世纪 80 年代的特非那定事件。

　　酶抑制作用的产生依赖于抑制剂的半衰期、抑制剂血药浓度达稳态时间和被抑制药物血药浓度达到稳定所需时间。如氯霉素和西咪替丁分别是 CYP2C9 和 CYP1A2 的抑制剂，单剂量即可在 24h 内抑制目标药物的代谢；胺碘酮也是 CYP2C9 的抑制剂，由于其半衰期较长，酶抑制作用需要数月才发生。若患者停用具有长半衰期的酶抑制药物后，再接受目标药物的治疗，此时需要考虑仍有可能发生相互作用，如停用米贝拉地尔后服用硝苯地平导致死亡 1 例的病例报道。加强对患者服用酶抑制剂一段时间后再加服目标药物后产生的更严重不良反应的认知，明确酶促作用、酶抑制作用的关系，从而可避免目前已知的代谢性不良反应的发生。

　　肝药酶与药物分子的结合和催化能力与药物的结构特征密切相关，即使是同一类药物，其酶学基础也可能存在差异。认识同类药物的代谢基础，做到合理选用，从而可避免药物相互作用可能引起的毒副作用或疗效下降。如喹诺酮类环丙沙星、依诺沙星与某些药物合用时发生相互作用较多见，氧氟沙星、洛美沙星则相互作用较少发生或者不发生。目前，代谢性药物相互作用已作为申报新药的必备项目，这种前瞻性的早期预防不良药物相互作用有非常重要的临床意义。

　　CYP 酶诱导也能影响药物的代谢稳定性，增加活性或毒性代谢产物的生成，导致代谢减毒和代谢活化的失衡，增加代谢产物所致毒性的风险。例如，多柔比星用于治疗恶性肿瘤，但心脏毒性使其应用受到限制。研究发现，多柔比星对心脏的毒性作用与其对 CYP 酶和环氧化物水解酶的诱导作用密切相关。

　　一些患者在接受常规药物的同时还服用中草药制剂或其他天然补剂，中草药及其有效成分的酶诱导作用以及由此产生的药物相互作用也引起广泛关注。黑点叶金丝桃、银杏、人参和大蒜等都能与药物成分产生相互作用。黑点叶金丝桃可用于抑郁的治疗，是 CYP3A 的强诱导剂，在临床上能与免疫抑制剂、避孕药、心血管药物、抗反转录病毒药物和抗癌药等多种药物发生相互作用。许多癌症患者在接受化疗的同时使用黑点叶金丝桃，在与伊立替康合用的癌症患者中，伊立替康活性代谢产物的血浆浓度可降低约 42%，骨髓抑制作用也明显降低。银杏黄酮对 CYP1A2 有诱导作用，动物实验显示可使茶碱（CYP1A2底物）的清除率增加 70%，$AUC_{0 \sim 24}$ 降低。

　　3. 药物转运体介导的药物相互作用　　除了 CYP 酶对药物相互作用的影响外，转运体在调节药物吸收、分布、代谢和排泄中也发挥重要作用，对药物相互作用的发生产生影响。研究证实，不同的转运体所负责转运的药物化学结构不同，提示转运体的分布可能在一定程度上决定了药物的分布、安全性和有效性。与单独用药相比，同时使用多种药物时，这些药物被同一转运体在体内转运分布，可能因为竞争同一转运体而导致合用药物的血浆和组织浓度发生改变（增加或减少），进而导致药物效应或不良反应的改变，如中毒、药效增强或减弱，这个过程被称为药物转运体介导的药物相互作用。

2020 年，美国 FDA《细胞色素 P450 酶和转运体介导的体外药物相互作用研究指南》和《细胞色素 P450 酶和转运体介导的临床药物相互作用研究指南》，详细阐述了体内外药物相互作用研究的一般方法。2021 年 1 月，我国国家药品监督管理局发布《药物相互作用研究技术指导准则（试行）》，其中明确指出在药物研发过程中，有必要科学评估转运体介导的药物相互作用发生的可能性及影响程度，并依据评估结果进行给药方案的调整。

（1）药物转运体：转运体也称转运蛋白，是位于生物膜上的功能蛋白，几乎存在于所有的器官和组织中，控制基本营养素、离子进出细胞，外排细胞中的代谢物、环境毒素、药物和其他外源性物质，保持细胞内环境的相对稳态。药物转运体是药物载体的一种，是跨膜转运蛋白，机体内几乎所有器官，特别是胃肠道、肝脏、肾脏、脑等重要器官均存在药物转运体。很多药物联合用药时药物相互作用的靶点就是药物转运体。药物转运体对药物体内过程的影响与药物疗效、药物相互作用、药物不良反应及药物解毒等密切相关。转运体与代谢酶协同作用可以影响药物的处置和药理作用。药物也可以影响转运体的表达或活性，从而导致内源性物质（如肌酐、葡萄糖）或外源性物质的处置发生改变。

目前已经确定了约 400 个转运体，通常分为两类超级家族：腺苷三磷酸结合盒（ATP 结合盒，ABC）和溶质载体（SLC）。① ABC 超家族转运体：是主动转运体，依赖 ATP 水解功能驱动底物跨膜运转。有 49 种已知基因，分为 ABCA ～ ABCG 7 个家族，最著名的 ABC 转运体是 P 糖蛋白（P-gp），也称 ABCB1 或 MDR1，由 *ABCB1* 基因编码。② SLC 超家族转运体：包括各种细胞膜上分布的异化扩散转运体、离子通道匹配的二级主动转运体。某些转运体为药物作用的靶点，如 5- 羟色胺转运体（SERT，由 *SLC6A4* 编码）和多巴胺转运体（DAT，由 *SLC6A3* 编码）成为抗抑郁药如氟西汀、帕罗西汀的作用靶点。

2007 年由制药界、学术界和美国 FDA 专家组成国际转运体联盟，并在 2008 年和 2012 年举行了专题研讨会，建立了转运体介导的药物相互作用体外研究标准，首次确立了 7 个最具临床意义的转运体：P 糖蛋白（P-gp）、乳腺癌耐药蛋白（BCRP）、有机阴离子转运多肽 1B1 和 1B3（OATP1B1 和 OATP1B3），有机阳离子转运体 2（OCT2）、有机阴离子转运体 1 和 3（OAT1 和 OAT3）。后来，又补充了多药及毒物外排转运体（MATEs）、多药耐药蛋白（MRPs）和胆盐外排泵（BSEP）。

（2）药物转运体的分类：药物转运体按转运机制和功能的不同，分为外排性转运体和摄入性转运体。

1）外排性转运体：主要功能是将药物从细胞内排出，限制药物的摄取和吸收，其功能类似外排泵。外排性转运体主要包括 ABC 超家族转运体，是直接利用 ATP 分解释放的能量来转运底物，包括糖、多肽及其代谢物等，进行原发性主动转运。如在肝细胞胆管侧膜的 P 糖蛋白、多药耐药相关蛋白、乳腺癌耐药蛋白等。

A.P 糖蛋白。P 糖蛋白（P-gp，又称 MDR1）在肠道上皮细胞、肾近曲小管、肝细胞、胎盘及血脑屏障均有分布，其外排作用限制了药物进入脑及胎盘等组织的量，同时促进了药物从肝细胞、肾小管及肠上皮细胞的排出。P-gp 是被广泛研究的转运体。P-gp 参与了地高辛、利鲁唑等药物的转运。临床上极易发生由 P-gp 介导的药物相互作用。如多沙菌素是 P-gp 的抑制剂，和伊维菌素联合使用后，多沙菌素会阻碍脑内皮质的 P-gp 介导伊维菌素的转运外排减少，脑内伊维菌素的药物浓度增加，产生神经毒性；利福平是 P-gp 的诱导剂，和地高辛联合使用后，会增加 P-gp 介导地高辛的外排，从而降低地高辛的血药浓度。

B. 多药耐药相关蛋白。多药耐药相关蛋白（MRP）族转运蛋白中与药物体内转运最相关的是 MRP2。MRP2 在体内分布广泛，主要分布于肝细胞和肾近端小管，少部分位于肠道、胚胎，以及血脑屏障的内皮细胞等组织。MRP2 在药物体内过程中发挥重要作用，也有可能发生药物相互作用。例如，同时服用吲哚美辛和柳氮磺吡啶后，药物在小肠中被吸收，由于吲哚美辛是 MRP2 的抑制剂，与柳氮磺吡啶联用竞争抑制小肠的 MRP2，使得柳氮磺吡啶的小肠外排减少，吸收增加，可能导致其在结肠的药物浓度减小，被肠道微生物分解成水杨酸量减少，疗效降低。

C. 乳腺癌耐药蛋白。乳腺癌耐药蛋白（BCRP）主要表达于胎盘、小肠及结肠的上皮、肝脏、乳房小叶等，以及静脉毛细血管内皮，但在动脉内皮细胞没有表达，一般在胎盘、卵巢中有高表达，对胎儿有保护作用。BCRP 在药物的体内过程中发挥着重要作用，也有可能发生药物相互作用。研究表明，BCRP 参与匹伐他汀的胆汁排泄。由于匹伐他汀是 BCRP 的底物，匹伐他汀与其他可能抑制 BCRP 功能的药物共同给药时可能发生 BCRP 介导的药物相互作用。环孢素和匹伐他汀之间的药物相互作用可能通过抑制由 BCRP 介导的外排运输。多种药物合用有时会导致血浆他汀类药物浓度增加，可能会导致严重不良反应，如肌病和横纹肌溶解。

2）摄入性转运体：也称摄取性转运体，不涉及 ATP 的水解释放能量，主要包括有机阴离子转运体（OATP1B1、OATP1B3、OAT1、OAT3 等）和有机阳离子转运体（OCT1、OCT2 等），在人体内对药物吸收、分布、代谢、排泄起重要作用，主要功能是促进药物向细胞内转运，促进吸收。如小肠黏膜上皮细胞的寡肽转运体 1（PEPT1）可促进寡肽的吸收；肝细胞血管侧膜的有机阴离子转运多肽（OATP）可转运普伐他汀，使之进入肝细胞。

药物与其他药物或外来物质联用时，通过影响药物在转运体中的吸收和排泄而改变药物浓度，从而引起药物间相互作用，产生不良反应。在药物开发过程中，候选药物对转运体抑制或诱导的研究对于评估新药的安全性是必不可少的。如利福平对 OATP1B1 有竞争性抑制影响，利福平与他汀类如辛伐他汀引起药物相互作用，可能发生不良反应如肌肉骨骼系统损害等。吉非贝齐也是 OATP1B1 的抑制剂，与联用的西立伐他汀发生药物相互作用，而药物相互作用的靶点之一是药物转运体。

（3）药物转运体介导的药物相互作用：临床用药过程中，当合用药物同为转运体的底物、抑制剂或诱导剂时，可能发生药物相互作用，从而导致药物疗效的变化或毒副作用的发生。转运体介导的药物相互作用主要分为：①当联用药物都是转运体的底物时，可能发生竞争性摄取或外排，导致合用药物的摄取或外排减少；②当一种药物为转运体的底物，而另一种为转运体的抑制剂时，可能导致底物药物的摄取或外排降低；③当一种药物为转运体底物，而另一种药物为转运体的诱导剂时，可能导致底物药物的摄取或外排升高。

1）药物转运体影响药物吸收的相互作用：影响药物吸收可致药物吸收速率或吸收程度发生改变，或对二者均产生影响。一般认为，当药物吸收程度改变在 20% 以上时才有临床意义。联合用药时，药物在吸收过程中的任一环节都可能发生相互作用而影响其吸收。小肠是口服药物吸收的主要部位，药物在小肠发生的相互作用最常见。

2）药物转运体影响药物分布的相互作用：机体的许多器官中都存在药物转运体 P-gp，除小肠上皮细胞外，胆管上皮细胞、肾小管近端内皮细胞、血脑屏障、血睾屏障、胎盘屏障等也有分布。P-gp 为药物外排泵，可将肝脏的 P-gp 底物转运到胆汁中，也可将 P-gp 底物从血脑屏障或胎盘屏障排出，并可限制其进入血脑屏障或胎盘屏障。如果同时给予 P-gp 底物的药物，则在 P-gp 结合位点上可发生相互作用，影响药物的外排而使药物在组织的分布发生变化。如止泻药洛哌丁胺作用于胃肠道的阿片受体起到止泻作用，虽是 P-gp 的底物，但单用时由于血脑屏障 P-gp 的外排作用，脑内药物浓度很低，不会产生呼吸抑制作用。但当洛哌丁胺与 P-gp 抑制剂奎尼丁合用时，由于奎尼丁抑制了中枢 P-gp 外排洛哌丁胺的作用，一般情况下几乎不能进入中枢的洛哌丁胺避开了 P-gp 对其的外排而导致洛哌丁胺的脑内浓度明显增加。洛哌丁胺作用于中枢的阿片受体后可产生严重的呼吸抑制等神经毒性。

3）药物转运体影响药物代谢的相互作用：通过影响药物代谢而产生的相互作用约占药动学相互作用的 40%，是最具临床意义的一类相互作用。临床上，这类相互作用最常见的主要涉及药物代谢酶 I 相反应 CYP450 系统。药物转运体影响药物代谢而产生的相互作用主要发生在具有二重性质的药物上，即该药物既是某转运体的底物（或抑制剂）同时又是某 CYP 亚型的底物（或抑制剂），如西立伐他汀。

西立伐他汀是肝细胞血管侧膜上有机阴离子转运多肽（OATP）的底物，经 OATP 摄取入肝细胞，而吉非贝齐也为 OATP 底物。西立伐他汀与吉非贝齐合用后，由于吉非贝齐竞争了 OATP 对西立伐他汀的肝摄取，西立伐他汀的肝清除率下降而过多地进入血循环，使其血药浓度升高。此外，吉非贝齐又是肝细胞内代谢西立伐他汀的 CYP2C8 的抑制剂。当西立伐他汀与吉非贝齐合用后，吉非贝齐抑制了西立伐他汀的肝代谢，进一步使西立伐他汀的血药浓度升高。这种在转运体和代谢酶水平上发生相互作用所产生后果的叠加，可能是西立伐他汀与吉非贝齐合用后产生严重不良相互作用的机制。西立伐他汀与环孢素联合口服后，也可使西立伐他汀血药浓度显著上升，其程度和机制与西立伐他汀和吉非贝齐合用时相似。

药物转运体影响药物代谢的相互作用也常发生在某些食物与药物合用时。如食用葡萄柚汁后服用洛伐他汀，可导致后者的血药浓度上升，AUC 明显增加，可能产生严重的洛伐他汀中毒反应。葡萄柚汁中含有黄酮类柚苷、呋喃香豆素、香柠檬素和 6，7- 双氢香柠檬素，这几种化学物质是 P-gp 的底物，而洛伐他汀也是 P-gp 的底物。当葡萄柚汁与洛伐他汀同服时，由于葡萄柚汁中 P-gp 的底物与洛伐他汀竞争小肠上的 P-gp，P-gp 不能外排洛伐他汀而导致洛伐他汀经小肠吸收增多，血中浓度升高。除此之外，葡萄柚汁中的黄酮类柚苷物质和洛伐他汀均为 CYP3A4 的底物。二者合用后，可相互抑制对方被 CYP3A4 代谢而使其血药浓度升高。因此，与西立伐他汀和吉非贝齐合用时发生相互作用的机制相似，葡萄柚汁也可同时通过抑制转运体和 CYP 的功能而导致洛伐他汀的血药浓度升高。

4）药物转运体影响药物排泄的相互作用：很多药物（包括代谢物）通过肾小管主动转运系统分泌后由尿排出体外。联合用药时，如果 2 种或多种药物同时经肾小管的相同主动转运系统分泌，则会由于竞争性抑制作用减少某些药物的排泄。例如，肾小管有许多转运体介导某些药物的转运，在这些转运体中，有机阴离子转运体(OAT)和有机阳离子转运体(OCT)对肾排泄药物起重要作用。OAT 的主要功能是在肾脏主动分泌弱酸性药物，如甲氨蝶呤、西多福韦、阿德福韦、阿昔洛韦、更昔洛韦、丙磺舒、氨苯砜、β- 内酰胺类和非甾体抗炎药等。OCT 主动分泌弱碱性药物如齐多夫定、拉米夫定、沙奎那韦、茚地那韦、利托那韦、奈非那韦、普鲁卡因、普鲁卡因胺、氯苯那敏等。如果经同一转运体的药物联合应用，则可能发生相互作用而影响这些药物的肾脏排泄。

例如，法莫替丁的肾小管主动分泌主要经 OAT3 介导，小部分经 OCT2 介导。

法莫替丁与丙磺舒合用时，丙磺舒能竞争性抑制 OAT3 活性，导致法莫替丁的肾清除明显降低。法莫替丁给药量的 80% 以原型从尿中排泄，肾清除率下降会导致药物在血中蓄积，严重时可导致药物中毒。此外，丙磺舒还能竞争性地抑制青霉素、阿司匹林、头孢噻吩、吲哚美辛、对氨基水杨酸等药物经肾小管的 OAT 分泌，减少了这些药物的尿中排泄，因此可使这些药物血药浓度升高。利尿药呋塞米可抑制尿酸经肾小管的 OAT 分泌，使其在体内蓄积，诱发痛风。非甾体抗炎药与甲氨蝶呤合用时可增加甲氨蝶呤的毒性，与非甾体抗炎药抑制甲氨蝶呤经肾小管的 OAT 分泌有关。如果临床需要合用非甾体抗炎药和甲氨蝶呤，则应减少甲氨蝶呤的给药剂量，还应密切观察骨髓毒性反应。奎尼丁与地高辛同时给药时，地高辛的血药浓度明显升高，这是由于奎尼丁抑制了肾近端小管上皮细胞的转运体 P-gp，使地高辛经 P-gp 的外排性分泌受到抑制，重吸收增加，导致地高辛的血药浓度明显升高。

（4）临床意义：药物转运体是产生药物相互作用的重要因素。2001 年 8 月 8 日，拜耳公司宣布在全球停止销售调脂药物西立伐他汀，因为西立伐他汀与贝特类调脂药物吉非贝齐联合应用后可发生严重的转运体介导的药物相互作用，导致肌病 / 横纹肌溶解风险增加，甚至可致死亡。抗心律失常药奎尼丁与止泻药洛哌丁胺合用时，也可导致转运体介导的药物相互作用发生，使患者发生严重的呼吸衰竭。每年国际上因药物毒性以及严重不良反应而撤市的药物屡见不鲜，其中由于转运体介导的药物相互作用而撤出市场的药物有增多趋势。

肝脏通过药物转运体对某些药物具有主动摄取和浓集的作用，药物对这些转运体的抑制是产生药物相互作用的重要原因之一。研究发现，CYP3A4 抑制剂环孢素能升高西立伐他汀（主要通过 CYP2C8 和 CYP3A4 酶代谢）的血药浓度，而同样是 CYP3A4 抑制剂的红霉素对西立伐他汀没有明显影响，同时发现环孢素也能显著升高普伐他汀（非 CYP3A4 酶底物）的血药浓度。Yoshihisa 等研究发现，环孢素主要通过抑制药物转运体 OATP2 减少了肝脏对西立伐他汀和普伐他汀的主动摄取和浓集作用，导致血药浓度升高，出现药物相互作用。

评估转运体在所有组织中的药物摄取及在排泄中的贡献对预测它们在药物相互作用中的作用非常必要。虽然目前对转运体的功能特性已有了解，但定量评估转运体介导的药物相互作用仍然难以实现。对于药物代谢酶介导的药物相互作用研究已有数十年了，但 SLC 和 ABC 转运体是近些年才逐渐被认为是影响药物体内处置和药物相互作用的重要因素。相对于药物代谢酶介导的药物相互作用，转运体介导的药物相互作用程度一般比较小。迄今为止，临床也几乎没有见到因为单个转运体受到抑制后造成显著药物相互作用的案例。通常，当受影响的药物的消除或在目标组织中的药物分布被认为是由专门的转运体介导或涉及的药物治疗窗很窄时，转运体介导的药物相互作用才有可能是关键因素。

由于临床使用的多数药物的暴露量都是由酶和转运体之间的互相影响来确定，在评估药物相互作用的潜在风险时，两种药理学途径都需考虑。

通常药物转运体和药物代谢酶在组织表达和底物特异性方面有重叠。例如，许多 P-gp 底物和抑制剂同时也是 CYP3A4 的底物和抑制剂 [如红霉素、伊曲康唑、人类免疫缺陷病毒（HIV）蛋白酶抑制剂]。推测 P-gp（以及其他转运体）和 CYP3A4 之间的这种重叠是药物代谢酶和药物转运体受相似机制调节所致。而药物相互作用还涉及化合物同时抑制药物代谢和转运体途径时，可引起复杂的药物相互作用。

第四节　药物相互作用分级

一、药物相互作用程度分级

目前，对于药物相互作用的严重程度分级尚无统一标准，主要原因在于：①药物相互作用的判定标准不统一；②药物相互作用程度的主观判断不同；③药物相互作用的信息来源不同；④对药物相互作用临床意义的辨识没有统一的判定标准。

比较权威的英国国家处方集（British National Formulary）、法国的 Vidal＇s Interactions Medicamenteuses、美国的 Drug Interaction Facts 和 MicroMedex Drug-Reax System 对药物相互作用的分级标准不尽一致。临床对药物相互作用的认知、辨识和避免还存在很多问题。很多药物相互作用信息来源于理论推测、个案报道或规模有限的试验研究，很难为临床提供真实可靠、有临床价值的药物相互作用信息，也很难预测药物相互作用的不良后果，这给临床的联合用药带来很多困惑。

对临床有指导意义的药物相互作用信息应该包括药物相互作用程度分级、推荐意见等信息，而且信息来源必须可靠。参照不同国家和系统的判定标准，可将药物相互作用粗略分为避免合用、谨慎合用、可以合用。根据信息来源的可靠性分为随机研究资料、理论推测、动物实验或体外研究、个案报道 5 个层级。

在欧美国家，药物相互作用的研究模式较为成熟，专业编辑人员通过对临床研究和期刊文献中药物相互作用原始信息进行收集、分析、评价并不断更新，建立了内容全面的药物相互作用信息数据库，以不同形式（如印刷版、网络版和嵌入医院信息系统）为医师、药师等专业人员提供准确、全面、实用的信息。对药物相互作用进行分级，通常综合目前国外应用比较广泛且有较大影响力的几个药物相互作用信息数据库。需要注意的是，根据某一个系统的标准，很多严重药物相互作用的药物组合并没有被另一个系统所收载，列入"避免使用"

或有潜在风险的药物相互作用在不同数据库中的重合度非常低，甚至完全没有收载。不同信息系统对药物相互作用的识别不同，主要原因是判断标准的不一致和信息来源不同，对相互作用的临床意义缺乏一致的判定标准。

二、药物相互作用分级标准

1. DTMS 药物相互作用信息数据库　美国 Medi-Span 公司的 DTMS 药物相互作用信息数据库涉及 1839 种药物成分。DTMS 数据可根据用户需求，按每周、每月或每季度更新。可单独提供给专业人员使用，也可嵌入医院信息系统审查医生处方。

(1) DTMS 数据库分级：根据起效时间即预期发生相互作用的时间段，将药物相互作用分为速发型和迟发型。①速发型：患者服药后 24 h 以内可能发生的相互作用。该类型的相互作用需医护人员密切监测。②迟发型：患者服药 24 h 以后可能发生的相互作用。迟发型相互作用也有可能是快速发作的严重不良反应，但医生有充裕时间制定可靠的监测等处理措施。

药物相互作用严重程度分级：是指有关药物相互作用的临床治疗风险，即危害性分为轻微、中等、严重三个等级。①轻微：有轻微影响，但不会造成其他损害，如药物合用致镇静的相互作用严重级别为轻微。②中等：可导致患者病情恶化，需要密切监护或延长住院时间，如华法林与卡马西平合用可能导致出血，需调整药物剂量。③严重：可危及生命或能造成永久性伤害的相互作用，如单胺氧化酶抑制剂和交感胺类药物合用可能导致死亡或高血压危象导致器质性损害。

(2) 文献级别：根据参考文献来源的质量和数量，分为 5 个级别。①尚不清楚；②疑似；③有可能；④极有可能；⑤确定。

(3) 处理措施分级：相互作用可能导致药物毒性症状或对治疗效果的影响，处理措施通常根据危急程度分为 3 个级别。①信息不足；②专业监测；③专业干预：禁止两药合用。药品说明书明确禁止合用或公开发表的文献表明可能导致严重后果，不应合用。说明书中提到的两药禁止合用，该数据信息可能与警示信息一致，也可能不一致。

注意事项：①由于患者疾病状态差异等因素，处理措施通常不包括太过具体的措施，医生使用可能会导致相互作用的药物或调整药物剂量时，需要根据患者的个体情况权衡利弊。②药物相互作用持续时间是指停止使用药物后，该药物仍可能导致相互作用的天数。例如，单胺氧化酶抑制剂停药时间 14 天以内仍有可能与拟交感胺类药物发生相互作用。③识别医嘱类型判断药物是否会发生药物相互作用，如一次、即刻或长期医嘱，如巴比妥类与其他药物的相互作用是建立在持续给药基础上的，临时给药一次，不会与酶诱导剂发生相互作用。

2. Facts & Comparisons 药物相互作用数据库　　是威科医疗（Wolters Kluwer Health）旗下 Facts & Comparisons 公司开发的数据库，包括近 2000 篇专论，含药物与药物、药物与食物、草药相互作用信息。网络版的专论即时更新，印刷版活页每季度更新。

分级标准是根据药物相互作用起效时间、严重程度和文献等级共分为 5 级，其中"1 级"是指严重且有文献证实的相互作用，"5 级"是指不太可能发生的相互作用。

起效时间、严重程度与 DTMS 专论中的分级相同。起效时间分为速发型和迟发型两种；严重程度分轻微、中等、严重 3 个等级。

其他信息包括相互作用结果、机制简述、处理措施，提供临床建议（如可能需要减少抗凝血药物使用剂量、给予四环素类 1 h 后再给予抗酸药），帮助医生预防联合用药中的潜在不良影响。

3. Lexi 药物相互作用信息数据库　　Lexi-Interact 是全球具有影响力的综合性药物信息提供商美国 Lexi-Comp 公司开发的数据库。目前该数据库包括 1370 余篇药物相互作用专论，1800 多种通用名药物，涉及 5400 多个商品名。提供网络版和手机版，支持两种药物相互查询和多种药物或复方药物交叉审查。

风险级别：按照严重程度分为 A、B、C、D、X　5 个级别。①A 级：无资料证明药物之间的药效学或药动学相互作用。②B 级：资料证实药物之间可能存在相互作用，但几乎没有因联用产生的临床关注问题的证据，不需要采取措施。③C 级：资料证实药物之间可能存在有临床意义的相互作用，但联用时利大于弊。应采用适当的监测措施以确定潜在的不良影响。少数患者可能需要对 1 种或 2 种药物进行剂量调整。④D 级：资料证实药物之间可能存在有临床意义的相互作用。应对患者进行评估以确定是否联用时利大于弊。必须采取有效措施以获得利益或将联用产生的毒性降至最低，包括强制性监测、改变用药剂量、选择其他药物等。⑤X 级：资料证实药物之间可能存在有临床意义的相互作用，联用通常弊大于利，应避免合用。

相互作用结果分级：药物相互作用严重程度分为轻度（大多数患者可耐受，不需医疗介入）、中度（需要医疗介入，但未达到严重级别）和严重（可能导致患者死亡、住院、永久性损伤或治疗失败）。

起效时间：分为即时型（0～12 h）、快速型（12～72 h）和迟发型（72 h 以上）。

患者管理：根据预期的药物相互作用结果推荐采取的措施，以预防不良临床结果。

综上所述，国外药物相互作用信息数据库具有以下特点：①信息全面，包括药物相互作用结果、作用机制、严重程度、处理措施等内容，还包括药物与食物、草药等其他物质的相互作用信息，能够满足医师、药师在制订给药方案时的需要。②专论内容简洁、实用，起效时间、严重程度、文献级别均通过分级制度使查询者对相互作用程度一目了然。③由具有丰富经验的权威专家对专论内容进行审核、修订，确保信息的权威性和实用性。④先进的信息收集、分析、评价和更新机制，不间断追踪最新信息，对专论内容进行及时更新，确保信息的全面性和时效性。⑤数据来源通常以说明书、公开发表的一次文献为主，通常只保留有据可查且有临床价值的资料，有充分的文献资料支持且参考文献判断条件严格，确保信息的准确性。⑥提供网络版、印刷版、手机版等不同形式，查询、检索方式灵活。

鉴于国外药物相互作用信息数据库内容丰富准确、贴近临床、使用便捷等特点，如果能将这些数据库引进到我国，通过吸收、借鉴其数据特点，建立符合我国国情和临床需求的中文药物相互作用信息数据库，将对指导临床合理用药起到非常重要的作用。

第五节　药物相互作用研究预测

一、药物相互作用研究的意义

药物的体内代谢是一个复杂的过程，涉及全身多个器官的共同作用，包括胃肠道的吸收、肝脏的代谢和排泄、肾脏的代谢和排泄，甚至涉及血脑屏障、胎盘屏障。药物代谢也是药物代谢酶、药物转运体，甚至是肠道细菌的共同作用。上述过程是每个人体内都会发生的共性过程，除此之外，每个人的药物体内代谢也不尽相同，如 CYP450 酶的基因多态性，N-乙酰基转移酶的快代谢型和慢代谢型，都会影响个体的药物体内代谢，进而对个体体内的药物相互作用产生影响。因此，如何在体外全面评估药物相互作用，进一步地在体外个体化研究药物相互作用，对于临床上指导患者，特别是多病共存、多重用药的老年患者的个体化用药，具有现实意义。

在临床实践中，患者可能因同时服用多种药物产生药物相互作用。在新药临床开发阶段常规进行药物相互作用研究之前，药物相互作用引起的不良反应曾经成为药物撤市的一个重要原因。药物相互作用研究和预测在创新药临床开发过程中具有十分重要的作用，直接关系到适应证人群的用药选择、治疗方案优化及风险获益比的评估。国际上一些制药公司基于美国 FDA 药物相互作用研究指导原则草案（药物相互作用研究实验设计、数据分析、及其在剂量调整和处方标签中的应用指南）（以下简称 FDA 指导原则草案），把候选药物对 CYP 酶的抑制或诱导能力列为药物开发中风险评估的重要考察指标，确定药物是否对 CYP 酶有抑制或诱导作用，阐明代谢酶介导的药物相互作用和临床意义。我国 2021 年发布的《药物相互作用研究技术指导原则（试行）》主要为基于药动学的药物相互作用研究提供一般研究方法、常见评价指标和研究结果解读的通用指导供研发企业参考，旨在保障临床开发和用药安全。但指导原则仅代表国家食品药品监督管理局药品审评中心（CDE）当前的观点，并不具有强制性的法律约束力。

在药物开发过程或者药物临床使用过程中，实际需要的药物相互作用信息远远超过目前可以提供这类数据的实际能力。药物相互作用临床研究耗时长且昂贵，对于参加试验的志愿者也有一定风险。而且仅仅通过一项药物相互作用的临床研究来评估所有的药物相互作用也不切实际。通过体外模型可以识别需优先考虑进行临床研究的药物组合，可以较合理地分配研究资源。体外模型可以识别产生药物相互作用可能性较小的药物组合，排除进一步体内研究的必要性。

正确评估药物相互作用的发生率和临床意义是困难的。了解药物相互作用机制对于开始联合治疗前预测和避免药物毒性非常重要。尽管目前已有多种体外和临床研究方法评估药物相互作用，但并非全部能预测具有临床意义的事件。

在药物研发过程中，对药物相互作用的评价需要逐步积累基础研究数据，并根据情况进行综合评价。药物相互作用研究一般包括体外试验和临床试验两部分。体外试验可用于评估药物药动学相互作用的可能机制及影响程度，也有助于构建模型对潜在的药物相互作用进行预测，以支持临床研究设计。药物相互作用临床试验是为了确认体内是否会发生药物相互作用及其严重程度。如果在研药物的开发旨在与其他药物合用（如复方制剂、联合用药等），原则上应开展拟合用药物的药物相互作用研究。

对潜在的药物相互作用进行评价，并依据评价结果科学制订临床试验的合并用药策略、入排标准或相应的剂量调整策略，以充分预防患者因合并用药而导致的不必要的安全性风险，或预防潜在的疗效下降。药物相互作用研究不充分，可能会妨碍对在研药物获益及风险的评估，并可能会导致上市药品说明书中应用范围受限制和（或）将上市许可推迟到获得充足的药物相互作用信息之后。

二、药物相互作用体外研究

1. 研究内容　药物相互作用研究基于体外试验结果和临床药动学研究数据，采用模型法预测潜在的临床药物相互作用。药物相互作用的预测模型包括基础模型、静态机制模型和动态机制模型（如 PBPK 模型，physiologically-based pharmacokinetic model）。可根据代谢酶和转运体介导的药物相互作用研究选用相应模型，决定何时以及如何进行临床药物相互作用研究。临床前研究可以预测药物相互作用，体外模型可以获得有关信息，也不需要承担人体试验的花费和风险。但根据体外试验数据推测至临床实际并不总是准确的，结果也可能具有不确定性。

药物相互作用评估通常从体外试验开始，确定可能影响药物处置的因素以阐明潜在的药物相互作用机制，并获得用于进一步研究的药动学参数。其主要内容包括确定药物的主要消除途径，评估相关代谢酶和转运体对药物处置的贡献，考察药物对代谢酶和转运体的影响。

2. 代谢酶介导的药物相互作用　由于多数药物的相互作用都受代谢酶的影响，开展明确的酶活性变异原因和不同患者酶活性特点的研究，有助于提高预测药物相互作用的能力和药物治疗水平。评估 CYP450 药物相互作用的体外试验方法较多，各有优劣，用于预测药物相互作用及其临床意义。CYP450 是Ⅰ相催化多种药物、毒物、前致癌物等外源性物质的氧化和还原代谢的主要酶类。代谢性药物相互作用最常见的原因是 CYP450 的抑制和诱导，以肝脏为基础的体外研究模型有其特有的优势。

药物代谢主要发生在肝脏和肠道。其中，肝脏代谢主要由位于肝细胞滑面内质网的 CYP450 酶系催化，也可通过非 CYP 酶催化（如Ⅱ相代谢酶）。应在首次人体试验之前，开展体外代谢试验以评估代谢酶与在研药物之间相互作用的可能性，为临床药动学研究设计提供参考。

（1）评估在研药物是否为代谢酶的底物

研究内容：通常采用体外代谢表型试验考察主要的 CYP 同工酶 CYP1A2、CYP2B6、CYP2C8、CYP2C9、CYP2C19、CYP2D6 和 CYP3A 是否可以代谢在研药物。若在研药物在体内或体外非上述主要 CYP 酶代谢，则应确定其他酶对其代谢的贡献。其他酶主要包括但不限于以下代谢酶：① CYP 同工酶：CYP2A6、CYP2J2、CYP4F2 和 CYP2E1。②Ⅰ相代谢酶：MAO、FMO、XO、ADH/ALDH、AO、CES。③Ⅱ相代谢酶：UGT 和 SULT。

数据分析：若基于体外代谢表型研究和人体药动学研究数据，特定代谢酶对药物的总消除贡献≥25%，则可认为该酶对在研药物的清除有显著贡献。此时，应使用该代谢酶的强指针抑制剂和（或）诱导剂进行药物相互作用临床研究。

（2）评估在研药物是否为代谢酶的抑制剂

研究内容：应评估在研药物是否会对主要的 CYP 同工酶 CYP1A2、CYP2B6、CYP2C8、CYP2C9、CYP2C19、CYP2D6 和 CYP3A 产生可逆性抑制和时间依赖性抑制。

数据分析：对于可逆性抑制的基础模型，应计算存在和不存在在研药物时指针底物的固有清除率的比值 R_1。对于时间依赖性抑制的基础模型，应计算固有清除率的比值 R_2。

（3）评估在研药物是否为代谢酶的诱导剂

研究内容：应评估在研药物是否会诱导主要的 CYP 同工酶 CYP1A2、

CYP2B6、CYP2C8、CYP2C9、CYP2C19 或 CYP3A4。研究初期，可只评估 CYP1A2、CYP2B6 和 CYP3A4。若体外试验未见对 CYP3A4 酶的诱导，则可不必再评价对 CYP2C 酶的诱导作用。若在研药物体外研究结果显示可以诱导 CYP3A4，且结果提示应进一步开展临床试验，则需评估其诱导 CYP2C 的可能性。但如果使用 CYP3A 敏感底物的临床试验结果为阴性，且在研药物及其代谢产物对 CYP3A4 未见抑制作用，则可排除在研药物及其代谢产物对 CYP3A4 未见抑制作用，可排除在研药物对 CYP2C 诱导的可能性。

可以考虑采用静态或动态机制模型同时预测诱导和抑制作用，以预测在研药物作为促变药的净效应。但两种机制同时预测存在一定缺陷，若抑制作用被过度预测，则可能掩盖诱导效应而导致总体效应预测的假阴性；若潜在诱导作用被过度预测，则将掩盖抑制作用，需审慎对待该结果。

体外诱导试验也可能检测到代谢酶的下调。但对这方面的研究有限，相应的机制尚不清楚。如果体外试验观察到浓度依赖性下调，且与细胞毒性无关，则可能需要进行额外的体外或体内试验来了解潜在的临床后果。

代谢酶介导的药物相互作用研究策略参见图 3-1。

3. 转运体介导的药物相互作用　转运体分子上有多个药物结合位点，其底物范围非常广泛，合用药物可能发生竞争性或非竞争性的药物相互作用，通过影响药物的吸收、分布和消除而影响药物的药动学和药效学特征。转运体与代谢酶协同作用可以影响药物的处置和药理作用。药物也可以影响转运体的表达或活性，从而导致内源性物质（如肌酐、葡萄糖）或外源性物质的处置发生改变。

转运体介导的药物相互作用研究实验方法分为体外试验和临床试验，体外试验用于揭示转运体介导的药物相互作用发生机制及影响效果，临床试验主要是用于评估是否发生体内药物相互作用及其严重程度。我国发布的《药物相互作用研究技术指导原则（试行）》明确指出，转运体介导的药物相互作用通过影响联用药物的体内处置过程，进而影响联用药物的血药浓度和药理作用。此外，药物相互作用也可以影响转运体的表达或功能，从而引起内源性物质（葡萄糖、氨基酸等）或外源性物质的药动学发生改变。在进行药物相互作用研究时，应按照指导原则中的规定，选择适当的研究方法，对潜在的药物相互作用进行评价，并依据评价结果科学制订患者临床试验的合并用药策略、入排标准或相应的剂量调整策略，以充分预防患者因合并用药而导致不必要的安全性风险，或预防潜在的疗效下降。

与药物相互作用有关的转运体包括 P 糖蛋白（P-gp）、多药耐药蛋白（MDR1）、乳腺癌耐药蛋白（BCRP）、有机阴离子转运多肽（OATP）1B1/1B3、有机阴离子转运体（OAT）、多药及毒物外排转运体（MATEs）、有机阳离子转运体（OCT），应评估在研药物与上述转运体之间的相互作用。每个转运体体外评估的时机可

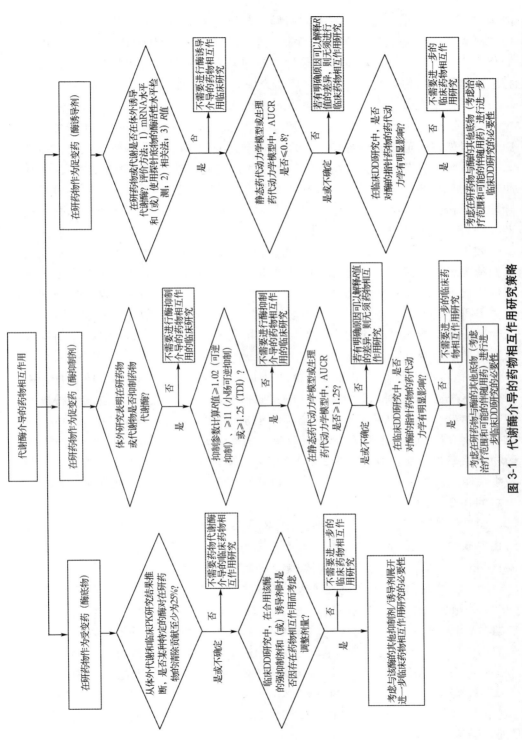

图 3-1　代谢酶介导的药物相互作用研究策略

摘自 2021 年《药物相互作用研究技术指导原则（试行）》DDI：药物 - 药物相互作用；TDI：时间依赖性抑制；AUCR：药时曲线下面积比值

能因在研药物的适应证 / 目标人群而异：若目标人群可能使用他汀类药物，则应在开始对患者进行临床研究前评估在研药物与 OATP1B1/1B3 是否存在潜在的相互作用；若体外试验提示转运体与在研药物相互作用的可能性较低，则可将服用他汀类药物的受试者纳入临床研究中，以更好地代表目标患者群体。

（1）评估在研药物是否为转运体的底物

1）评估在研药物是否为 P-gp 和 BCRP 的底物：P-gp 和 BCRP 在多种组织中表达（如胃肠道、肝、肾和脑等），有可能影响药物的口服生物利用度、组织分布及肝脏和肾脏对底物的清除。应通过体外研究评估在研药物是否为 P-gp 和 BCRP 的底物。P-gp 和 BCRP 不影响高渗透性和高溶解度药物的口服生物利用度，除非其分布到某些组织中会存在安全性风险（如肾和大脑），否则无须考察此类药物是否为 P-gp 和 BCRP 的底物。

如果体外研究表明药物是 P-gp 的底物，则应该根据药物的安全窗、治疗指数及特定患者人群可能合用的药物（已知的 P-gp 抑制剂）等因素来考虑是否开展体内研究。也可以根据上述方法，使用已知的 BCRP 抑制剂，确定该药物是否为 BCRP 的底物。如果体外研究表明药物是 BCRP 的底物，则应根据药物的安全窗、治疗指数及特定患者人群可能合用的药物（已知的 BCRP 抑制剂）等因素来考虑是否进行体内研究。

2）评估在研药物是否为 OATP1B1 和 OATP1B3 的底物：OATP1B1 和 OATP1B3 是肝细胞窦状隙膜上表达的主要摄取转运体，在多种药物的肝脏摄取中发挥重要作用。如果体外研究或人 / 动物的吸收、分布、代谢和（或）排泄数据表明在研药物存在明显的肝摄取或者消除（如通过肝脏代谢或胆汁分泌的药物清除率≥药物总清除率的 25%），或者药物的肝摄取具有重要临床意义（如发生代谢或产生药理作用），应进行体外研究以确定该药物是否为肝脏摄取转运体 OATP1B1 和 OATP1B3 的底物。

如果体外研究表明在研药物是 OATP1B1 或 OATP1B3 的底物，则应该根据药物的安全窗、治疗指数及特定患者人群可能合用的药物（已知的 OATP1B1 或 OATP1B3 抑制剂）等因素来考虑是否进行体内研究。

3）评估在研药物是否为 OAT、OCT、MATE 的底物：OAT1、OAT3 和 OCT2 在肾脏近曲小管基底膜上表达，MATE1 和 MATE2-K 在刷状缘膜上表达，这些肾脏转运体都可能对在研药物肾脏主动分泌发挥作用。如果体内代谢的相关数据表明在研药物存在明显的肾主动分泌清除（如原型药的肾主动分泌清除率≥药物总清除率的 25%），则应进行体外评估，以确定该药物是否为转运体 OAT1/3、OCT2、MATE1 和 MATE2-K 的底物。

如果体外研究提示在研药物是一个或者多个肾脏转运体的底物，则应根据在研药物的安全窗、治疗指数及特定患者人群可能合用的药物（已知的上述肾转运体抑制剂）等因素考虑是否需要开展体内研究。

（2）评估在研药物是否为转运体的抑制剂：考察在研药物是否为 P-gp、BCRP、OATP1B1、OATP1B3、OCT2、MATEs（MATE1 和 MATE2-K）、OAT1 和 OAT3 的抑制剂。

如果体外研究表明在研药物是 P-gp 或者 BCRP 的抑制剂，则应根据特定患者人群可能合用的药物（已知的 P-gp 或者 BCRP 的底物），考虑是否进行体内研究。如果体外研究结果提示在研药物是 OATP1B1 或 OATP1B3 抑制剂，则应根据在研药物目标患者人群可能合用的药物（已知的 OATP1B1 或 OATP1B3 底物），考虑是否进行临床研究。如果体外试验提示在研药物是上述肾转运体的抑制剂，则应根据特定患者人群可能合用的药物（已知的肾转运体底物），考虑是否进行体内试验。

（3）评估在研药物是否为转运体的诱导剂：某些转运体（如 P-gp）通过类似于 CYP 酶诱导的机制来发挥诱导作用（如激活特定的核受体）。鉴于这些相似性，CYP3A 诱导作用的研究结果可为 P-gp 诱导作用的研究提供一定的参考。但目前尚无完善的体外方法用于评估 P-gp 和其他转运体的诱导作用，因此我国 2021 年的指导原则对其体外评估方法未提供相关建议。

转运体介导的药物相互作用研究策略参见图 3-2。

4. 代谢产物的相互作用　可采用风险评估法，综合安全窗、可能合用的药物及适应证等因素，评价代谢产物可能产生的相互作用对药物安全性和疗效的影响。

体内暴露量高或药理活性显著的代谢产物可能需要评估其发生代谢酶或转运体介导的药物相互作用风险。体外试验通常使用合成或纯化的代谢产物对照品。若能证明其他方法可充分评价代谢产物的药物相互作用风险，则也可接受。如果基础模型提示代谢产物可能参与体内药物相互作用，且采用静态或动态机制模型如 PBPK 对在研药物的药物相互作用进行评估，则这些模型也应包括代谢产物。

某些 Ⅱ 相代谢产物可能是多种转运体更敏感的底物（比原型药极性更大）或抑制剂，发生药物相互作用的概率高于原型药。因此，评估代谢产物作为主要转运体底物或促变药的药物相互作用风险，应具体问题具体分析。

（1）代谢产物是否为代谢酶或转运体的底物：如果代谢产物暴露水平的变化可能导致临床疗效或安全性的改变，则应研究通过改变代谢产物形成或消除而产生的与临床相关的药物相互作用的风险。

当代谢产物作为底物时，应评估总药理活性贡献 ≥ 50% 的代谢产物的药物相互作用风险。在评估代谢产物对药理活性的贡献时，需同时考虑其体外受体效价和体内相对于原型药游离部分的全身暴露（以摩尔单位表示）。如果原型药和代谢产物的血浆蛋白结合率高，最好在同一系统测定其蛋白结合率，以减少研究间的变异性。如有原型药和代谢产物的靶组织分布数据，在评估代谢产物

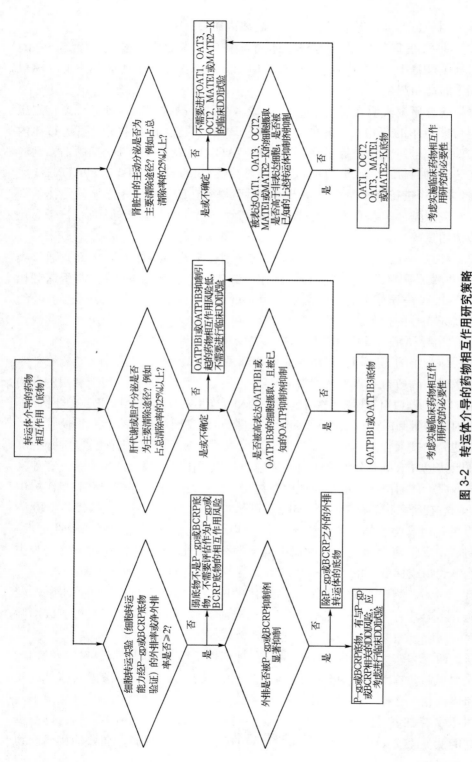

图 3-2　转运体介导的药物相互作用研究策略

摘自 2021 年《药物相互作用研究技术指导原则（试行）》 P-gp: P- 糖蛋白; BCRP: 乳腺癌耐药蛋白; OATPIBI/IB3: 有机阴离子转运多太
IB1/IB3; OAT1/3: 有机阴离子转运体 1/3; OCT2: 有机阳离子转运体 2; MATE1/2K: 多药及毒性化合物外排转运体。

对受体效价的贡献时也需要综合考虑。

（2）代谢产物是否为代谢酶或转运体的抑制剂：通常情况下，代谢产物的体内抑制风险与原型药在体内已同时进行评估，除非体内药物相互作用研究中代谢产物的临床暴露不足（如在研究持续时间内代谢产物量积累不足）。因此，如果体外研究显示原型药对主要的 CYP 酶和转运体有抑制作用，且有必要进行体内药物相互作用研究，则可能无须进行代谢产物是否为酶或转运体的抑制剂的体外评估。但若体外评估表明单独的原型药对主要 CYP 酶或转运体未见抑制作用，代谢产物仍有可能引发体内药物相互作用，此时，应结合代谢产物相对于原型药的系统暴露量（以摩尔单位表示）和极性，采用体外试验评估代谢产物对 CYP 酶或转运体的潜在抑制作用。

若存在下述情况，则需要评估代谢产物是否为代谢酶或者转运体的抑制剂：①代谢产物极性比原型药小，且 AUC 代谢产物≥ AUC 原型药的 25%；②代谢产物极性比原型药大，且 AUC 代谢产物≥ AUC 原型药。如果代谢产物具有可能引起时间依赖性抑制（TDI）的预警结构，应采用比以上判断标准更低的 AUC 比例。

5. 个体化的药物相互作用的体外研究

（1）单细胞模型：由于肝脏是药物体内代谢的主要器官，个体化药物性肝损伤（DILI）的研究获得大家的广泛关注。药物相互作用的复杂性意味着目前没有任何一种单细胞模型能够充分模拟药物体内代谢的全过程，不论这种细胞是原代的人的细胞、细胞系还是来源于干细胞。

原代人类肝细胞被认为是研究 DILI 的最好的单细胞模型。但该细胞来源不易，制备成本高，在体外培养中将迅速失去关键功能，使其应用受限。利用能表达药物代谢酶、转运蛋白和氧化 / 抗氧化酶的永生化细胞系模拟肝脏细胞，进行药物的肝脏代谢研究，具有成本低、可调控和重复性好的优点。其中，最常用的是 THLE 细胞，它是利用 SV40 大 T 抗原转化使上皮细胞永生化形成的细胞系。该细胞系药物代谢酶的表达量很低，研究者可以利用转基因方法使其表达特定组合的药物代谢酶，观察药物的代谢情况，并制成剂量 - 效应曲线。Thompson 等使用 CYP450 转基因的 THLE 细胞成功评估了几种药物的 DILI 风险。

Benesic A 等开发了 MetaHeps 系统，利用来源于受试者外周血的单核细胞衍生的肝细胞样细胞（MH 细胞）对药物进行肝毒性检测。由于该 MH 细胞具有受试者的个体特征，故 MetaHeps 系统适用于特异质性药物性肝损伤的检测，并可用于研究药物之间的相互作用。研究发现：MetaHeps 系统诊断多药共用状态下特异质性 DILI 的敏感性和特异性高于临床常用的 RUCAM 诊断量表。一个特异质性 DILI 患者同期服用 84 种药物，利用该患者的 MH 细胞对 84 种可疑药物进行检测，仅 4 种药物检测阳性，表明 MetaHeps 系统可以帮助明确多药共用特异质性 DILI 患者的致病药物。对于多重用药造成的 DILI 患者，MH 细胞不仅能够检测出造成肝损伤的药物组合，还能用于判断不同药物之间作用形式（相加、协同还是无作用），对于成分更为复杂的中草药 / 膳食补充剂导致 DILI，MH 细胞的灵敏度和特异度达到了 90.6 % 和 86.7%，有助于 DILI 的病因诊断和筛查出致病的中药组分。MetaHeps 系统为预测老年多重用药导致的 DILI 提供了一项实用的方法。

（2）多细胞共培养体系：肝脏中除了肝细胞，还有胆管细胞、间质细胞和各种免疫活性细胞。Kostadinova 等应用多孔层状尼龙支架培养肝细胞、肝星状细胞、库普弗细胞和内皮细胞制成共培养体系，该体系内的细胞能够沿着尼龙支架生长成三维结构，具有正常肝组织的功能，并能维持 11 周之久，通过向支架中加入脂多糖能诱导炎性细胞因子的产生。作者利用该体系成功检测了 CYP450 活性和肝细胞对药物的摄取。有研究者利用成纤维细胞或基质细胞和肝细胞共培养来模拟肝脏的微环境，但由于该体系内细胞是单层培养，而且仅有两种细胞，缺乏多样性，不能反映真实的肝组织环境，在检测药物肝毒性过程中出现的假阴性较多。Rose 等将肝细胞和库普弗细胞置于 24 孔胶原涂层板内共培养，利用该共培养体系可以对 CYP450 的活性和免疫反应进行检测。Chen M 等报道利用原代人肝细胞构建的多细胞共培养体系对 19 种已经被美国 FDA 证实的肝毒性药物进行检测，发现其预测药物肝毒性的敏感性能达到100%。有研究者利用组织工程技术制备半乳糖基纤维海绵，将人的多能干细胞分化的肝细胞样细胞用于对乙酰氨基酚、曲格列酮和甲氨蝶呤的肝毒性检测，发现敏感性明显优于传统方法培养的肝细胞样细胞。

非阿尿苷是治疗乙肝的抗病毒药物，在动物实验中并未发现严重的肝毒性作用，但是 II 期临床试验中，15 例服用该药的患者中有 7 例出现肝衰竭，其中 5 例死亡，该药于 1994 年停止临床试验。2011 年，Krzyzewski S 等利用原代人肝细胞和基质细胞构建微模态共培养体系，成功检测到非阿尿苷的肝毒性，显示出利用多细胞共培养体系研究药物相互作用的光明前景。这种共培养体系的主要缺点是构建复杂导致成本较高。

（3）组织水平的药物相互作用研究平台：利用体外培养的精密肝组织切片进行药物代谢研究，更接近真实的肝脏微环境，能反映肝组织内不同细胞间相互作用和肝组织对药物的整体代谢过程，相对于多种细胞的共培养体系，其优点显而易见。Hadi 等将鼠和人的肝组织切片进行体外培养，成功应用于 DILI 的研究。该系统的缺点在于获得肝组织切片的过程是有创的，而且据报道组织切片中肝细胞的代谢能力显著下降，研究者认为肝细胞代谢能力的下降与切片处于静态的培养体系有关，于是将肝组织切片置于微流体培养装置进行培养，发现肝细胞功能得到了良好的维持。有研究者将原代的人肝细胞原位种植或者异位种植在啮齿类动物体内，可以更好地模拟肝细胞在体内生长环境，用于 DILI 的检测。

6. 药物相互作用的预测　了解药物相互作用机制对于开始联合治疗前预测和避免不良事件非常重要。体外模型是预测体内药物相互作用的快速有效的筛选工具，是降低不良药物相互作用的必不可少的手段。体外研究模型是依据药物相互作用理论和一系列实验室方法建立的，但利用体外模型预测体内的药物相互作用的过程尚不成熟，还需要对不同模型和方法进行广泛的验证。但现有模型存在许多缺陷和假设，预测性差，将体外数据外推至复杂的人体体内过程，其结果并不总是准确和一致的，也不能预测所有的具有临床意义的事件。

在药动学的药物相互作用研究中，AUC_0 是底物"受害药物"在对照条件下（未与抑制剂联用）的血药浓度 - 时间曲线（简称药 - 时曲线）下面积，AUC_1 是在与抑制剂联用时"受害药物"相应的药 - 时曲线下面积。面积比率值 R_{AUC} = AUC_1/AUC_0，即为药物相互作用的定量级别。已经证实药物相互作用的临床研究结果与体外研究结果在理论上存在相关性：R_{AUC} = $1+[I]/Ki$（$[I]$ 表示暴露于代谢酶的体内抑制剂浓度）。人肝微粒体制备物常用于在体外进行针对代谢抑制的药物相互作用研究，对于任何给定底物的药物 - 抑制剂组合，可以较少的费用尽快获得体外抑制常数 K_i。但 K_i 在预测人体实际的联合用药的相互作用时有时难以解释。

在典型的药物相互作用临床研究中，对于每一位受试者，都会获得一个 R_{AUC} 值（AUC_1/AUC_0）。根据现行药物相互作用研究指导原则，R_{AUC} 是几何均值和几何均值的 90% 置信区间的汇总，但即使有统计学意义，也不能确定药物相互作用是否具有临床意义。FDA 指导原则草案建议采用以下原则进行解释，将抑制剂分为以下几类：①弱抑制剂：R_{AUC} 介于 1.25 ～ 2.0 者为弱抑制剂。②中等抑制剂：R_{AUC} 介于 2.0 ～ 5.0 者为中等抑制剂。③强抑制剂：R_{AUC} 大于 5.0 为强效抑制剂。数值大的药物相互作用（抑制所致 R_{AUC} 值极高，或诱导所致 R_{AUC} 值极低）有临床意义的可能性非常大。

三、药物相互作用临床研究

1. 研究内容　我国 2021 年《药物相互作用研究技术指导原则（试行）》对药物相互作用临床研究建议，根据临床研究设计，分为前瞻性和回顾性药物相互作用临床试验。依据研究方法可分为基于指针药物的药物相互作用研究、基于临床常见合并用药品种的药物相互作用研究和药物相互作用临床试验模拟研究。

美国 FDA 指导原则草案对于药物相互作用的试验设计等内容进行了相关规定。药物相互作用研究试验设计中，主要考虑以下几个因素：①底物和（或）相互作用药物的短期 / 长期应用；②安全性考虑，包括药物是否为治疗窗窄的药物；③底物和相互作用药物的药动学和药效学特征；④除抑制性外，是否需要评估诱导性；⑤药物相互作用机制；⑥评估撤回底物后相互作用药物是否持续被抑制或诱导。

体内代谢性药物相互作用试验设计通常是比较在相互作用药物存在和不存在的情况下，底物的浓度水平变化，通常为开放设计（非盲法）。主要设计要素：①试验人群：通常选择健康受试者；某些情况下选择药物相适应的患者，如抗肿瘤药物。②给药途径：如口服给药、静脉给药、肌内注射、皮下注射、吸入给药，根据上市的剂型来确定。③药物和剂量选择：对于底物及相互作用药物，试验设计应尽可能多地了解药物相互作用。常使用探针底物或诱导剂 / 抑制剂，并使用其最大批准剂量及最短的给药间隔。

2. 临床研究类型

（1）前瞻性和回顾性药物相互作用临床试验：前瞻性药物相互作用临床试验是特地为评价药物相互作用而设计的，可以是独立的研究，也可以是大规模临床试验中的一部分嵌套临床试验，或者是扩大队列临床试验中的一个扩展试验。回顾性药物相互作用临床试验的研究目的并不单纯是药物相互作用，所以通常不能为药物相互作用提供足够的评价证据。通常需要基于为药物相互作用专门设计的前瞻性研究结果进行监管决策。

（2）指针药物药物相互作用研究：针对特定代谢酶或转运体介导的相互作用，以特定酶 / 转运体的特异性抑制剂和诱导剂或敏感性底物为指针药物，评价在研药物与指针药物合并使用时的药动学特征改变情况，以获得代谢酶或转运体与在研药物的相互作用特征，进而指导临床合并用药时的剂量方案调整。

（3）临床合并用药的药物相互作用研究：对于非常见代谢酶或转运体介导，但在临床治疗时常需要联合使用的药物（如与治疗糖尿病的二甲双胍），也需要评价该药物与在研药物的药动学及可能的药效学甚至安全性的相互影响，从而指导临床合并用药时给药方案的调整。该研究将会支持后期临床试验中合并用药的给药方案设计和临床治疗实践中合并用药给药方案的制订。

（4）药物相互作用临床试验模拟研究：是通过使用建模与模拟技术和软件，如 PBPK 模型，整合系统特异参数和药物特异参数来前瞻性地预测可能的药物相互作用。例如，预测中等或弱抑制剂 / 诱导剂对在研药物的影响（一般在获知强抑制剂或诱导剂可显著影响在研药物后进行），需要先用强抑制剂 / 诱导剂的临床药物相互作用药代动力学数据充分验证 PBPK 模型，然后再用验证后的 PBPK 模型预测中等或弱抑制剂 / 诱导剂的影响。建议与监管部门讨论使用 PBPK 模型进行预测的可行性，以及其应用范围和程度。

3. 临床研究试验设计

（1）前瞻性临床药物相互作用研究：前瞻性药物相互作用研究通常是独立

研究，可用于指针药物或临床常见合并用药品种的相互作用研究，其临床试验应基于相互作用的可能机制（如时间依赖的药物相互作用）或临床合用药物情况选择正确的指针药物或特定药物，同时应基于相互作用特征（包括相互作用程度、达到最大相互作用的连续给药时长、相互作用的持续时间）、底物和促变药的药代动力学/药效动力学/安全性特征进行设计，选择最灵敏的研究方式进行临床药物相互作用评价，以在安全的前提下尽可能观察到最大程度的药物相互作用，为临床安全用药提供科学依据。同时，药物相互作用临床研究还应该考虑是否有与暴露相关的底物安全性问题以及评价抑制或诱导作用的可行性。药物相互作用临床研究一般以底物在与促变药合用及单用时体内暴露量（如AUC）的比值为评价指标。

（2）前瞻性嵌套临床相互作用研究：除了开展独立临床相互作用试验以外，还可在其他临床试验中评价药物相互作用（常通过收集稀疏采集的药动学样本）。此时，需要谨慎设计临床试验，有针对性地收集影响评价药物相互作用的信息（如给药剂量、给药时间、终止给药时间、合并用药，以及可显著影响药物暴露等临床因素），有时需要提前进行模拟（如群体药代动力学模型或 PBPK 模型）来支持采样点选择，以达到能充分观察到潜在药物相互作用的目的。在设计良好的研究中，可通过群体药代动力学模型方法评价在研药物为底物时的药物相互作用。当在研药物为促变药物时，应提前设计并收集足以支持相互作用研究的必要信息时，也可应用群体药代动力学方法进行药物相互作用评价，否则（如未测定底物药物浓度）不适用。

（3）临床试验模拟研究：新药临床研发中，需要对药物相互作用研究做出预测以辅助临床试验设计，有时也可以根据预测结果评价临床药物相互作用。该研究的主要目的是评估系统特异参数改变后或药物特异参数受到影响后的药动学特征。其研究方法通常如下：使用体外实测/预测数据建立模型，并使用人体单/多次给药的药动学研究数据和（或）物质平衡研究数据验证该模型；使用能体现药物相互作用的数据建立药物相互作用模型，以优化药物相互作用临床试验的设计，如支持剂量调整。当使用 PBPK 模型模拟来支持临床药物相互作用评价时，研究者应使用临床药物相互作用数据对 PBPK 模型进行充分验证。值得注意的是，该方法经常使用预测暴露量的均值和临床实测值做比较，但某些情况下对变异性的预测结果的评估也很重要（比如进行敏感性分析时）。某些情况下，选用健康的虚拟人群进行模拟，不能反映患者特性，因此有必要在分析时把这些特性考虑在模型结构中。

4. 临床研究结果解释　对在研药物与所有临床可能合用药物都进行临床药物相互作用评价并不可行，在可能的情况下应当将药物相互作用研究外推到其他未知药物相互作用情景中。指针药物药物相互作用研究结果通常与具备相同药物相互作用机制的其他药物相关，并且可能代表了同类合并用药药物相互作用最强的一种情况。例如，如果在与强效 CYP3A4 指针抑制剂合并使用情况下在研药物的暴露量无明显改变，则通常可以推断其他强效、中效或者弱效 CYP3A4 指针抑制剂与在研药物合并使用不会产生效应。如果强效 CYP2D6 指针抑制剂可显著提高试验用药物的暴露量，则可将此类结果直接外推到其他强效 CYP2D6 抑制剂。但阳性强效抑制剂的研究结果有时不可用于推测中等或弱抑制剂的影响，此时有必要开展药物相互作用临床试验或利用 PBPK 模型评价药物相互作用。研究结果不能外推且有潜在药物相互作用时，应进行临床药物相互作用研究。尽管其研究结果外推至其他药物的能力有限，但对于临床医生和患者意义重大。

由于缺乏特异性的转运体底物和抑制剂以及转运体可能影响代谢过程，转运体介导的药物相互作用研究结果通常无法外推至其他药物。

5. 药物相互作用临床研究的风险干预　药物相互作用临床研究的风险干预及防控策略主要包括以下几方面：

（1）应在发现临床显著性药物相互作用时制定管理及防控策略。如果合并用药所产生的安全性、疗效或者耐受性方面的问题超过了药物单独给药所产生的相关问题，则认为此相互作用达到了临床显著性水平。

（2）应将受变药的药物浓度控制在无效应边界范围之内。

（3）应考虑多种因素。包括但不限于以下因素：安全性及疗效相关的暴露-效应关系；药物相互作用的变异程度；合并用药的预期疗程（如急性期、短期或者长期使用一种或者两种药物）；联合用药时间（即在基础用药上增加在研药物或服用在研药物的基础上增加联合用药）；发生药物相互作用的机制（即竞争性、非竞争性或时间依赖性抑制作用、诱导作用、合并抑制诱导作用）；监测指标的可行性（即治疗药物监测、实验室检验）；适应证患者对于新药的临床需求、终止对合并相互作用药物的可能性，以及患者在可能发生临床显著相互作用时是否可选择其他治疗方案。

（4）可包括合并用药禁忌、避免合并用药、暂时停用其中一种相互作用药物、调整药物剂量、错时用药（如在与抑酸药不同的时间给药），以及专门的监测策略（如治疗药物监测、实验室检验）。

第六节　药物相互作用评价和建议

一、药物相互作用的临床意义

1. 药物相互作用的临床结果　医学研究和药物创新的成就意味着多种药物

的应用日趋普遍，即患者使用多种药物联合治疗。从理论上推论，两种药物同时使用，就有发生药物相互作用的可能，同时使用药物品种越多，潜在的药物相互作用发生率越高。但在临床实践中，具有临床意义的药物相互作用的发生率实际比较低。药物相互作用导致药动学或药效学的变化可大可小，对其临床意义的判定很重要。许多关于药物相互作用的评价主要来自于体外研究，但体外-体内结果的绝对一致非常罕见。即使是临床研究，也不是所有的具有统计学意义的药物相互作用都有临床意义。对于治疗指数宽的药物，当与另一种药物联用时，如药动学参数变化低于 20%，即使有药物相互作用，也不太可能有临床意义。

药物相互作用根据产生的临床后果不同可分为期望的（desirable）、无关的（inconsequential）和不良的（adverse）相互作用。无关的药物相互作用占多数，需要关注的是不良药物相互作用。根据药物相互作用的临床后果和不同情况确定临床建议：①避免合用；②谨慎合用；③可以合用。

使用多种药物发生药物相互作用的可能结果包括：①没有任何意义的药物相互作用。②发生了有统计学意义但无临床意义的药物相互作用；或是发生的药物相互作用程度很小，或是底物药物的治疗指数很大。③发生了临床重要的药物相互作用，但可通过监测底物药物浓度（或作用），必要时调整药物剂量来处置。④发生了临床重要的药物相互作用，但可通过换用药物来处置，换用可替代底物（也称受害药物或被干扰药物）或者换用引起药物相互作用的药物（也称加害药物），既可保证疾病治疗又可消除药物相互作用的潜在危害。如真菌感染患者需要使用酮康唑治疗，同时具有睡眠障碍，需要使用三唑仑，建议用唑吡坦替换三唑仑，以避免潜在的药物相互作用风险。⑤发生了有危险的药物相互作用，可能引起严重的或者危及生命的不良药物相互作用。

药效学方面的药物相互作用有优劣之分。如抗菌药物的联合用药可以有以下结果：①低浓度的两种具有协同作用的抗菌药物，联合用药的优效性可能不明显，但可以在保证药理效应相同时，降低各自的毒性反应。②药物联合应用具有良好疗效，如治疗铜绿假单胞菌和肠球菌方面，抗菌药物的联合用药具有良好的治疗效果。③具有拮抗作用的联合用药，一般情况下应避免联合。但抑菌药物和杀菌药物的组合，临床数据并不完全一致，有些情况需要考虑临床多种病原体感染或者作用机制的不同。

2. **相关影响因素**　判定药物相互作用的临床意义需要考虑以下因素。

（1）药物的安全性：包括药物的安全范围或治疗指数。安全范围较大的药物相互作用的临床意义有限。治疗窗较窄的药物，一般需常规进行血药浓度监测调整用药剂量，如地高辛、环孢素、他克莫司和一些抗癫痫药物；华法林可以通过检测国际标准化比值调整用药剂量。对于这类治疗窗较窄的药物，当与其他药物合用时可能存在有临床意义的相互作用，但可以通过调整给药剂量和给药间隔谨慎合用药物。

（2）药物相互作用的严重程度：根据指示性肇事药物对敏感底物的诱导或抑制程度不同，可以分为强、中、弱3种类型，以指示药物相互作用的严重程度。FDA药物相互作用指导原则草案推荐，在特定的代谢通路中，能使敏感底物的AUC增加≥5倍为强抑制剂，2倍≤AUC增加＜5倍为中等抑制剂，1.25倍≤AUC增加＜2倍为弱抑制剂；能使敏感底物的AUC减少≥80%为强诱导剂，50%≤AUC减少＜80%为中等诱导剂，20%≤AUC减少＜50%为弱诱导剂。底物的敏感程度：敏感底物是指与公认的指示性抑制剂合用后其AUC增加≥5倍，或者某一代谢酶其慢代谢型的AUC与正常代谢型的AUC相比增加≥5倍；中等敏感底物是指合用某种强指示性肇事药物时，其AUC增加2～5倍，或者慢代谢型与快代谢型的AUC增加2～5倍。如果一个敏感底物与强抑制剂或强诱导剂合用，可能存在有临床意义的药物相互作用。

3. 临床意义评估　判断一个药物相互作用是否具有临床意义，可通过以下指标进行评估。

（1）以合用药物前后AUC变化为指标：美国FDA指导原则草案的酶抑制剂（或诱导剂）活性的分级标准，以体内试验中CYP450酶抑制剂（或诱导剂）对合用的敏感底物药物的AUC升高倍数，对CYP450酶抑制剂（或诱导剂）进行分级。分为：①强抑制剂（受试药使敏感底物的AUC增加≥5倍。②中等抑制剂（敏感底物AUC增加2～5倍）。③弱抑制剂（敏感底物AUC增加1.25～2倍）。

但是，以合并用药前、后药物的AUC变化为指标并不适应于安全范围窄需要进行治疗药物监测的药物，如地高辛、抗癫痫药等。单纯以AUC为判断指标也有一定缺陷，会受代谢酶基因多态性的影响而干扰对临床意义的评估结果。如*CYP2C19*具有明显的基因多态性，奥美拉唑体内代谢受*CYP2C19*基因多态性的影响明显，单剂量奥美拉唑40mg在正常人群中因为CYP2C19基因型导致的AUC个体差异最大约8倍，当与氟伏沙明合用时，由于氟伏沙明是CYP2C19抑制剂，可使快代谢型的个体AUC升高2.4～6倍，其中对纯合子快代谢型影响更大。考虑到*CYP2C19*基因多态性对奥美拉唑AUC的影响与氟伏沙明对奥美拉唑AUC的影响相当，氟伏沙明和奥美拉唑的相互作用不具有临床意义。

（2）以最终的临床转归为指标：药物相互作用的临床意义，最终应归结为临床治疗的宏观指标，即临床结局或最后转归，这是最具说服力的评价指标。

如对于氯吡格雷和阿托伐他汀相互作用的临床意义评估，氯吡格雷是前药，其活化需要CYP3A4和CYP2C19，而阿托伐他汀是CYP3A4的底物，理论上存在底物水平的竞争作用，可能减少氯吡格雷活性产物，影响其抗血小板聚集的作用。Lau、Neubauer 等多位学者研究阿托伐他汀对氯吡格雷抗血小板活性的影响，结果发现，服用氯吡格雷和红霉素或醋竹桃霉素（CYP3A4 抑制剂）或利福平（CYP3A4 诱导剂），阿托伐他汀可剂量依赖性地降低氯吡格雷抗血小板活性，而普伐他汀没有影响。上述两项研究都以血小板聚集度和二磷酸腺苷诱导的 P- 选择素的表达为参照，但是随后的几个随机对照试验的研究证实，以一级终点事件发生率为指标，如死亡、心肌梗死、因不稳定型心绞痛需要重新入院治疗、需要经皮冠状动脉介入治疗或冠状动脉旁路移植行血管重建或脑卒中，阿托伐他汀和氯吡格雷之间不存在临床意义的相互作用。通过评价他汀类对氯吡格雷疗效的影响，合用需 CYP3A4 代谢的他汀类和合用非经 CYP3A4 代谢的他汀类，这两类他汀类对氯吡格雷的抗血小板活性没有影响，两组氯吡格雷的受益也无差异。多项研究均提示，阿托伐他汀不影响氯吡格雷负荷剂量的抗血小板活性，彼此之间不存在临床意义的药物相互作用。他汀类药和氯吡格雷之间无显著的药物相互作用，而且他汀类的种类对氯吡格雷的疗效也没有显著差异。目前，临床专家已经普遍接受合用阿托伐他汀不影响氯吡格雷抗血小板聚集活性的观念。

二、药品说明书的"药物相互作用"信息

美国 FDA 指导原则草案建议，药物相互作用信息一般在药品说明书的"药物相互作用"和"临床药理学"并给出合理使用的必要资料。如果药物相互作用与药物安全性和有效性密切相关，在说明书其他部分（如"用法用量""禁忌"或"警告和注意事项"）也应有描述。说明书应包括下列与临床相关的相互作用资料：代谢和转运途径、代谢物、药动学或药效学相互作用，以及临床建议、药物代谢酶和转体的遗传多态性等。临床建议还应包括调整剂量或监测。如果注册申请人想在说明书中增加无临床意义的药物相互作用的描述，应建议药物相互作用的特定非有效范围或临床等效区间，并提供理由。非有效范围或无效范围是指认为全身暴露量没有临床意义的区间。这些结论以暴露 - 反应或剂量 - 反应数据为依据。

我国 2021 年发布的《药物相互作用研究技术指导原则》建议，说明书应当总结安全有效用药所需的关键药物相互作用信息，包括来源于前瞻性药物相互作用临床研究（如独立的药物相互作用研究、嵌套型药物相互作用研究）的数据及结果、群体药代动力学分析、PBPK 分析、上市后报告或者根据其他信息推断的数据。对药物相互作用的描述也应包括对作用机制（在已知的情况下）进行简要讨论。禁忌证或警告与注意事项部分所描述的药物相互作用必须在药物相互作用项下进行更详细的讨论。如果需要并且有足够的信息支持对给药剂

量或方案进行调整，应包括因药物相互作用而采取的剂量调整方案等（如调整给药剂量、改变给药时间）具有特定意义的相关信息。列出因风险明确超出任何可能的治疗效果而不应当与该药合并使用的其他药物。已知的药物相互作用风险必须予以列出。

　　某些情况下，药物相互作用资料可从一组药物的一项药物相互作用研究外推到另一组药物。如为警告 CYP3A 敏感底物和治疗范围窄的 CYP3A 底物，CYP3A 强抑制剂或强诱导剂的受试药不需要用所有 CYP3A 底物试验。为警示 CYP3A 抑制剂或诱导剂相互作用，CYP3A 敏感底物和（或）治疗范围窄的 CYP3A 底物的受试药，不需要用所有强的或中等强度的 CYP3A 抑制剂或诱导剂试验。如果其代谢主要经 CYP3A 途径，在没有药物相互作用研究的情况下，该说明书可包括这种警告。

　　说明书中"药物相互作用"包括同其他药物（包括处方药和非处方药）、药物类别、食品添加剂和食物有临床意义的相互作用的临床建议、预防和处理说明，以及有关合用药物剂量调整的建议。也可包括药物相互作用机制的简单概述，如"某药是 CYP3A 强抑制剂并可提高 CYP3A 底物的浓度"或"某药不是 CYP1A2、CYP2C9 或 CYP2C19 的抑制剂或诱导剂"等内容。

　　与临床密切相关的药物相互作用（如导致严重后果或其他临床重要后果）应首先列出。因这部分药物相互作用的数量和资料繁杂，建议以表格形式列出合用药物、可能或已知的相互作用（有关增加或降低药物、合用药物或相关代谢物浓度的资料）和临床建议，如临床应注意的问题、剂量调整或监测建议。对于有广泛药物相互作用资料的药物，表格是传达信息最有效的形式。这部分资料可包括已知和可预知的相互作用，这可能有助于描述资料的数据来源。相关资料来源可以特定药物相互作用研究为依据或以已知作用机制为依据，包括没有进行研究而模拟的结果。

　　如果药物是代谢酶或转运蛋白底物，这种资料应包括在药动学的"代谢"项下，应描述代谢途径、有关代谢物、特殊的药物代谢酶和是否有药物代谢酶的遗传变异。

　　如果药物相互作用对药物的安全有效使用有重要的临床意义，这种资料可分布在说明书多个部分，如"用法用量""禁忌""警告和注意事项"或"患者须知"，并与更详细资料的"药物相互作用"或"临床药理学"部分相呼应。"用法用量"可包括对给药方案有重要意义的药物相互作用资料，如剂量调整、与其他药物给药相关的给药时间；"禁忌"可描述因风险超过任何可能益处，使其他药物不应同该药合用的情况；"警告和注意事项"可包括任何已知或预期的严重或其他有临床意义和后果的药物相互作用的简短讨论；"患者须知"可包括对患者安全有效使用药物必要的资料，如服用降压药应避免饮用葡萄柚汁等。

三、联合用药与不良事件的关联性评价

联合用药的药物相互作用可导致药动学和药效学的改变，上市前药物相互作用研究仅限于临床试验，并且受到合并用药数量的限制；上市后药物不良反应自发呈报系统监测的药物相互作用报告数量也较少。但在临床实践中，药物相互作用引起的不良反应/不良事件并不鲜见。

评价联合用药与不良事件关联性的方法较多，需要根据研究类型采用相应的分析方法，如 logistic 回归模型、倾向性评分等以校正混杂因素；当多种分析方法适用或数据缺失值存在多种填补方法时，建议采用敏感性分析，以探究结论的稳定性。对药品不良反应信号的挖掘的报告比值比法、帕累托图及鱼骨图分析方法、贝叶斯及网络 Meta 分析方法为药品不良反应监测和安全性评价提供了参考。一些研究机构根据实际需要研究不同的联合用药不良反应信号检测方法。数据挖掘是识别可疑相互作用信号的方法，当某种药物发生不良反应的风险随着并用药物变化时，则提示产生可疑相互作用信号；与其他药物相比，当某药物的特定不良反应被过度报道，且报告数量达到统计学差异时，可提示产生统计学关联信号。

准确识别和早期识别不良药物相互作用不论从公共卫生角度还是个体而言都具有重要的意义。在药物安全性信号检测过程中，应根据不同目的选择合适的数据整理和有效的信号检测方法，可及时增加药品说明书相互作用注意事项，有助于联合用药的风险防范。

1. 明确发生的联合用药不良反应信号检测方法

（1）χ^2 检验：是一种计数资料的假设检验方法，用于样本率间及两个分类变量间的关联性分析。χ^2 检验简便易行，Alsheikh-Ali 等曾利用美国 FDA 不良事件报告系统数据库证明胰岛素增敏剂与阿托伐他汀联用会使不良反应发生率增加。

（2）报告比值比法：由荷兰药物警戒中心 Lareb 实验室首次提出并用于联合用药不良反应信号的检测。Egberts 等利用此方法分析了不良反应数据库中利尿剂和非甾体抗炎药的相互作用，结果提示非甾体抗炎药与利尿剂合用会使心脏不适等不良反应程度加重。

（3）贝叶斯法：是运用贝叶斯统计原理，基于总体信息、样本信息、先验信息进行统计推断的方法。本方法重视先验信息的收集、挖掘和加工，使之数量化，形成先验分布并使其参与到统计推断中来，包括贝叶斯置信传播神经网络（BCPNN）法、Ω 收缩测量法和交互信号分法。Norén 等认为挖掘单药不良反应的 BCPNN 法可扩展到三维或更高维度，用于探索联合用药不良反应。Ω 收缩测量法是 WHO 国际药物监测合作中心用于联合用药不良反应信号检测的

方法。交互信号分法是由 Almeno 等提出的单药不良反应信号挖掘中的经验贝叶斯法在联合用药领域的拓展应用。

（4）回归模型：荷兰药物警戒中心将 logisti 回归模型引入到联合用药不良反应数据挖掘中。Van Puijenbroek 等通过构建 logistic 回归模型，表明伊曲康唑与口服避孕药联用会增加月经失调与迟发性出血的发生率。

（5）基线模型：是由 Aakrar 等对报告比值比法进行适当扩展而形成的方法，已被 WHO 采纳用于挖掘联合用药不良反应信号。

2. 潜在的联合用药不良事件信号检测方法

（1）预测潜在药物相互作用的非网络模型：传统的信号检测方法只限于识别已经明确报道的不良事件。如果联合用药相关的不良反应很少报告，则可能错过这些信号。Tatonetti 等提出了一种基于非网络模型的信号检测算法，即通过确定几类具有临床意义的严重不良事件，分别建立相关药物列表的预测模型，查找与这些药物列表相匹配的药物组合，以预测潜在的药物相互作用，最后在 2 个独立的数据集中评价这些相互作用，并通过电子医疗记录进行回顾性分析。

（2）预测药理相互作用的网络模型：为识别潜在的药物相互作用，Cami 等建立了一种预测药理相互作用网络模型，即通过选取药物安全数据库 2009 年已知的药物相互作用及药物的分类和内在属性构建了一个网络，用这些数据组成一个协变量集并形成预测逻辑回归和广义线性混合模型，以此预测潜在的药物相互作用。

四、药物相互作用评价和建议

1. 提供可靠的文献依据　　目前，关于药物相互作用的资料和书籍很多，可参考权威工具书，强调确凿的证据和信息的可信性，避免被一些书籍相互摘引或一些不准确的药物相互作用信息所误导。应用权威性强的药物相互作用数据库即时监测系统对临床需要进行联合用药的处方审查，可以减少潜在不良药物相互作用的发生风险。

2. 辩证看待研究结果　　虽然理论上推测和体外研究表明药物相互作用的发生率很高，但是有临床症状或意义的药物相互作用发生率相对较低。理论基础上的药物相互作用模型，利用体外试验数据可预测体内潜在的药物相互作用。考虑到潜在的代谢产物的影响，体外试验仅可用于证实无某种药物相互作用，如果体外试验显示有可能存在某种相互作用，则需进行充分的体内试验。了解药物相互作用具体的试验设计包括体外研究，辩证地评估研究结果，从而可避免单纯依赖研究结果的推断，给出药物相互作用的合理建议。

如关于硝苯地平和利福平相互作用的研究提示，利福平可诱导硝苯地平的代谢，建议临床谨慎合用。但是，利福平对 CYP3A4 的诱导作用一般需要经过 5 ～ 6 天的多剂量过程，CYP3A4 的诱导效应需要一定的时间来合成新的酶蛋白并与辅酶组合活化才可以展现，因此本试验的单剂量设计存在明显缺陷，结果不足以显示利福平对 CYP3A4 底物硝苯地平代谢的诱导效应。

　　3. 重视药物相互作用的临床意义评价　　对药物相互作用的关注是促进临床合理用药的一个重要内容，也是临床药物治疗过程的一个重要环节。但对于有临床意义的药物相互作用，如果一律建议避免合用，可能导致临床治疗处于两难境地，因为可能在之前的临床实践中并没有发现药物合用有明显的不良后果。因此，需要根据药物相互作用和临床实践综合评估。

　　例如，西咪替丁是非选择性的酶抑制剂。因为西咪替丁咪唑环上的 N 与 CYP 亚铁血红素部分配体非选择性结合，引起酶活性障碍。由于每个 CYP 都有亚铁血红素配体，西咪替丁对大部分的 CYP 同工酶都有一定的抑制作用。FDA 药物相互作用研究指导原则草案中提供了酶抑制剂活性的分级标准，西咪替丁是 CYP3A4、CYP1A2、CYP2D6 和 CYP2C19 的弱抑制剂。检索西咪替丁相关的药物相互作用文献非常之多，但多数药物相互作用程度不具有临床意义，可以合用；少数药物相互作用应谨慎合用；西咪替丁和美法仑应避免合用。与单独用药相比，合用西咪替丁可使美法仑的生物利用度降低 30%，血浆清除率增加，推测西咪替丁能显著降低美法仑的生物利用度，所以临床建议避免合用。但如果考虑西咪替丁与其他多种药物的相互作用而一概建议避免合用，则会干扰正常的临床治疗。因此，要加强对药物相互作用的临床意义评估，重视真正有临床意义的药物相互作用，避免一概而论。

五、老年人联合用药与药物相互作用的风险干预

　　随着合并用药的日益普遍，药物相互作用已成为严峻的临床安全性问题。同时使用多种药物或复方制剂明显增加药物相互作用风险，联用药物数量越多，药物相互作用风险越大。调查显示，药物相互作用占所有药物不良事件的 30% 以上，是就诊和住院治疗的重要原因，且明显延长住院时间、增加医疗费用。目前针对联合用药和药物相互作用的评估尚无公认的分级标准。英国皇家药学会出版的《Stockley 药物相互作用》建议将药物相互作用分为如下四级：①危及生命或被制造商禁忌；②具有显著危害，需进行剂量调整和严密监测；③尚未明确，建议询问患者并进行可能监测；④无药物相互作用或药物相互作用不具有显著临床意义。临床实践中，可依据药物相互作用的严重程度采取相对应的风险干预措施。

（一）老年人联合用药与相关治疗风险

　　1. 联合用药增加药物不良反应和不良药物相互作用　　老年人生理功能减退，

对药物代谢及药物相互作用的敏感性增加,多科就诊、共病和多重用药现象普遍,使之成为发生药物不良反应的高危群体。2013 ～ 2016 年全国不良反应监测网络收到的药品不良反应 / 不良事件报告表中,老年患者的报告呈逐年增长趋势,60 岁以上人群不良反应发生率最高。国内外的研究均提示,老年人群的药物不良反应发生率明显高于年轻人群,有报道为年轻人的 7 倍;大于 65 岁的老年住院患者中与不良反应有关的入院率明显高于成人。高龄、联合用药、肝肾功能不全、用药时间较长、住院时间较长是老年住院患者易发生不良反应的独立危险因素。

目前,多数临床试验研究把重点放在以疾病为导向的治疗方法上,并未考虑到老年患者疾病状态与多种药物联合使用的复杂性和重叠性,难以兼顾多种药物治疗带来的治疗风险以及对疾病预后的影响。多种药物联合使用导致不良反应、药物相互作用、不良事件的相关性风险明显增加。加之老年人对药物治疗和不良反应的认知能力下降,治疗依从性较差,用药错误、药物相互作用等因素的影响,均导致老年人不良反应、不良事件和药源性疾病风险增加。

2. 老年人多病共存是不恰当处方的影响因素　老年人常见多种疾病共存,共病和多重用药是导致医师开具不恰当处方的重要影响因素。美国 Beers 标准、中国老年人潜在不适用药判断标准等工具可作为判断老年人处方药物安全性的参考。医师开具处方药物时,不仅需要考虑药物的药动学和药效学特点,也需要考虑药物与疾病的相互影响导致的治疗不耐受和用药风险,是否属于不适当用药或存在不适当用药、药物剂量过大、疗程过长、不良药物相互作用及其他用药相关不良后果的风险。

3. 多种药物联合治疗增加老年人不良预后　对于老年人来说,多重用药与许多不良的临床后果相关,如不良反应、不良药物相互作用、失能和认知受损、跌倒和骨折、营养不良、住院、死亡和医疗费用增加等。不论年龄与失能水平如何,老年人跌倒风险都与其服用药物种类和服药剂量呈正相关,特别是服用苯二氮䓬类、利尿剂、抗胆碱能药物等,以及多种药物联用时。多重用药与住院可互相产生负面影响;入院病因中因药物不良反应入院的患者中,老年人所占比例远高于成年患者,主要与老年人疾病状态和多种药物联合治疗有关。

4. 多种药物联合治疗影响老年人的治疗依从性　据不同的统计数据显示,老年人治疗不依从的比例为 25% ～ 75%,治疗不依从比例随用药种类的增加而呈上升趋势。高龄、治疗方案复杂、视力或听力受损、功能和认知衰减、抑郁、疾病负担及社交孤立等因素使得老年人治疗依从性差的问题更加突出。多种药物联合治疗、治疗方案复杂、处方变动大、患者往返药店的次数过多等因素是老年人治疗依从性差、擅自改变治疗方案或不恰当停药的关联因素;老年人用药还容易因知识不足、广告误导、对不良反应的担忧或严重的临床不适而擅自停用改善生活质量和生存预期的有效药物而导致治疗不充分。老年人对治疗的不依从或依从性差也可造成疾病恶化、住院机会增多和医疗费用增加。

(二) 老年人常见联合用药风险评估

1. 非甾体抗炎药联合用药的胃肠道和心血管风险　非甾体抗炎药是骨关节炎的传统治疗药物，主要治疗风险：①胃肠道相关并发症。有报道，25% 以上非甾体抗炎药长期使用者可并发消化性溃疡，2%～4% 可并发出血或穿孔。胃肠道相关并发症每年可导致美国 10 多万人住院及 0.7 万～1 万人死亡。②与非甾体抗炎药相关的心肌梗死等血栓性事件。使用非甾体抗炎药时，一是要识别胃肠道相关并发症高危患者，采取适当措施预防消化道损伤；二是应评估个体的心血管风险。

2. 质子泵抑制剂与非甾体抗炎药联用的相关小肠损伤风险　质子泵抑制剂广泛用于酸相关疾病的治疗，能有效防治非甾体抗炎药相关的上消化道损伤。但最近的研究表明，质子泵抑制剂无法防治非甾体抗炎药相关小肠损伤，甚至可能通过改变肠道菌群加重小肠损伤。应充分平衡风险和获益，遵循适应证用药，必要时选择对消化道损伤相对较小的选择性环氧化酶 -2 抑制剂，以及积极寻求非甾体抗炎药相关小肠损伤的药物防治新策略。

非甾体抗炎药和质子泵抑制剂联用时注意：①充分评估胃肠道损伤风险，有较高出血风险的患者不应停用质子泵抑制剂。②应长期监测、评估患者病情，以及时调整质子泵抑制剂剂量和持续用药时间。

3. 联合用药与心脏毒性风险

(1) 药物相互作用与心脏毒性：药物心脏毒性是由外源性药物对心血管系统造成的多种复杂的病理生理损害，在临床上可变现为心肌炎、心肌病、心律失常、心瓣膜损害、心肌缺血及与心肌梗死等一系列心脏功能和器质性的改变。一些药物如特非那定、西沙必利及加替米星等在临床使用中因出现严重心脏毒性反应而被撤市或限制使用，由此引发对药物风险管理的思考。

药物联合应用可以达到提高疗效的目的，但同时也放大了药物相互作用产生或叠加的心脏毒性反应。当 2 种或 2 种以上可能易致 QTc 间期延长的药物合用时，由于这些药物能不同程度地抑制快速延迟整流钾电流 IKr，使胞外钾离子浓度更为降低，心室复极时间延长，产生折返或引起触发活动，因而较单药更易诱发尖端扭转型室性心动过速发生。这些药物包括抗心律失常药（胺碘酮、索他洛尔、奎尼丁、伊布利特、丙吡胺）、酮内酯（泰利霉素）、大环内酯类（红霉素、克拉霉素等）、喹诺酮类（司帕沙星、加替沙星、莫西沙星、左氧氟沙星等）、抗精神病药（吩噻嗪类）、抗抑郁药、5- 羟色胺受体激动剂（阿米替林、多拉司琼）等。

同一种药物在药物相互作用中导致心脏毒性的机制并不完全相同，如红霉素与双异丙吡胺、奎尼丁、地高辛等抗心律失常药合用（可）出现 QTc 间期延长并诱发尖端扭转型室性心动过速，而双异丙吡胺、奎尼丁等本身有致心律失常作用，红霉素可干扰双异丙吡胺的肝脏代谢，使其血清浓度升高，出现心脏毒性；红霉素等与地高辛合用，由于肠道细菌被抑制，减少了地高辛的降解，其血清浓度可上升 2 倍，导致地高辛中毒。

（2）风险干预：心脏是人体最重要的生命器官，由单药或不同药物相互作用引起的心脏毒性反应导致心脏节律改变、心肌及心脏瓣膜不可逆转的损害，一旦发生，后果严重。无论是 WHO 还是各个国家地区对于药物诱发心脏毒性反应一直予以高度关注，分别采取药物警告、敦促修改说明书、限制使用及撤市等风险管理措施。一旦发生严重的心血管不良反应或事件，监管部门、药企和医务人员应及时沟通信息，采取相应的风险补救措施及管理方案，尽可能做到风险可控和最小化。

如 H_1 受体拮抗药特非那定是美国 FDA 于 1985 年批准上市的药物。该药能导致包括 QTc 间期延长及尖端扭转型室性心动过速在内的严重心脏毒性不良反应，危及生命。其制造企业于 1992 年 7 月宣布修改说明书，严禁与酮康唑、大环内酯类抗菌药物同时使用，严禁用于肝损伤患者，并在其说明书顶部加盖醒目的黑框警告。FDA 通过对特非那定获益 / 风险报告综合评估后，认为其诱发心脏不良反应不可忽视，风险大于获益，于 1997 年 1 月宣布撤市。

4. 精神疾病住院患者联合用药的药物相互作用　精神疾病具有高发病率、高致残率、高致死率和高资源消耗等特点，是 21 世纪影响人类健康最重要的疾病之一，联合用药是目前重要的治疗手段。王婧等以代谢组学理论为指导，调查精神疾病住院患者 CYP450 介导的药物相互作用并进行风险评估。参考 Medscape 和 Drugs.com 对药物相互作用进行分级：①有极高的临床意义（Major）：联合应用风险大于获益，应避免联合应用。②有中等临床意义（Moderate）：通常避免联合应用，仅在特殊情况下使用。③临床意义较小（Minor）：治疗时可加强监测，评估风险后可考虑同类药物替代治疗。

（1）富马酸喹硫平

富马酸喹硫平联合氯硝西泮：联用风险分级为 Moderate，富马酸喹硫平和氯硝西泮都通过 CYP3A4 酶代谢，联合用药可能增加两者的血药浓度，临床应关注患者中枢神经系统和呼吸抑制，及时减量或停药。富马酸喹硫平和氯硝西泮联用，可能会增大癫痫发作风险，原因：富马酸喹硫平与氯硝西泮均可诱发癫痫，富马酸喹硫平可以降低癫痫阈值，导致癫痫发作。

富马酸喹硫平联用氟哌啶醇：联用风险分级为 Major。氟哌啶醇主要经 CYP3A4、CYP2D6 代谢，两者有相同的代谢酶，竞争性抑制作用可能使血药浓度升高，增加不良反应。若患者出现尖端扭转型室性心动过速的症状，如头晕、晕厥、心悸、心律失常、呼吸短促，应立即停药并对症治疗。

富马酸喹硫平联用文拉法辛：联用联用风险分级为 Moderate，建议进行治疗药物监测。文拉法辛用于治疗抑郁症，主要在肝脏代谢，被 CYP2D6 转化为主要的活性代谢产物 O- 去甲基文拉法辛，同时被 YP3A4、CYP2C19、CYP1A2 转化为非活性代谢产物 N- 去甲基文拉法辛和 N, O- 双去甲基文拉法辛。富马酸喹硫平与文拉法辛联用时，文拉法辛及其活性代谢物的清除率降低，血药浓度升高，增加不良反应发生率。

（2）奥氮平

奥氮平联用氟哌啶醇：临床疗效良好，联用风险分级为 Moderate。奥氮平与氟哌啶醇有共同的代谢酶 CYP2D6，两者代谢过程出现竞争性抑制，导致氟哌啶醇血药浓度升高，增强了多巴胺受体拮抗作用，从而造成帕金森症状加重。

（3）阿立哌唑

阿立哌唑与舍曲林联用：两者联用有效性和安全性较高，联用风险分级为 Moderate。阿立哌唑主要经 CYP3A4 和 CYP2D6 代谢。高剂量的舍曲林可能通过抑制代谢酶 CYP2D6 而增加阿立哌唑的血药浓度，从而增加不良反应发生率。临床联用时需要控制阿立哌唑和舍曲林剂量，减少不良反应的发生。尽量避免 CYP450 酶诱导剂与底物联合应用。有研究发现，阿立哌唑与奥卡西平同时使用，阿立哌唑的血药浓度可降低 68%。

（4）度洛西汀：度洛西汀与米氮平联合：两者联用风险分级为 Major。度洛西汀和米氮平都有 5- 羟色胺活性，两者有共同的代谢酶 CYP2D6 和 CYP1A2，联用可导致药物代谢减慢，血药浓度升高，易发生不良反应。小剂量米氮平联合度洛西汀可明显改善难治性抑郁患者，但不良反应发生风险升高。临床建议应慎重联用多种有 5- 羟色胺活性的药物；如果必须使用，治疗期间应监测患者的 5- 羟色胺综合征症状，如认知功能和行为改变、自主神经障碍、神经肌肉异常等，一旦出现立即停药。

5. 万古霉素合用影响肾功能药物的肾毒性风险　万古霉素单独使用时较少发生肾毒性，在临床中常见与其他药物联合用药。合用影响肾功能药物包括氨基糖苷类、两性霉素 B、免疫抑制剂、抗肿瘤化疗药物等时，可增加万古霉素所致的肾毒性风险。董芊汝等的 Meta 分析发现，与单用万古霉素相比，合用影响肾功能药物患者的肾毒性风险显著增加（$P < 0.01$），临床时应尽量避免联合用药，必须合用时需重点监测。

6. 酒石酸唑吡坦与其他药物的相互作用　酒石酸唑吡坦（以下称唑吡坦）于 1988 年首先在法国获批上市，1992 年在美国上市，1995 年在我国上市，作为第二类精神药品管控。唑吡坦与其他中枢神经系统抑制药（如苯二氮䓬类、阿片类、三环类抗抑郁药）合用可增加中枢神经系统抑制的风险，不推荐这两类药物合用。美国 FDA 于 2016 年 8 月 31 日增加黑框警告，警示阿片类与苯二氮䓬类或其他中枢神经系统抑制药物（包括唑吡坦）联合使用会导致严重不良反应。我国卫生行政管理部门也发布了对唑吡坦的用药安全警示。

唑吡坦经 CYP3A4 酶系代谢，CYP3A4 抑制药（如酮康唑、克拉霉素）会使唑吡坦毒性风险增加，而 CYP3A4 诱导药（如利福平）可能减弱本药的药效，两种情况均需要适当调整唑吡坦的剂量。与氟西汀、舍曲林或文拉法辛合用，会增加出现幻觉的风险，合用时应密切监测患者是否出现相应症状。唑吡坦与乙醇合用对精神运动能力的影响有相加作用，可能出现昏睡、呼吸抑制、血压下降甚至休克等危险，故避免在服用唑吡坦期间饮酒或酒后服药。

食物可使唑吡坦的 AUC 与峰值血药浓度下降，达峰时间延长。建议不随餐或餐后即刻使用唑吡坦，最好空腹服用。

（三）中药与化学药联合用药的安全性

1. 中药联合用药的潜在风险　中药与化学药的联合用药在恶性肿瘤、慢性阻塞性肺疾病、脓毒性休克、慢性心力衰竭等疾病的治疗中都展示出治疗优势。同时，其用药风险不容忽视。如黄连与格列齐特联用可增加轻度低血糖的风险，何首乌可加重对乙酰氨基酚所致的肝损伤。

有研究提示联合使用中药后，某些化学药的生物利用度发生变化或者药物毒副作用增加，如人参皂苷与华法林长期合用影响华法林的抗凝活性；银杏叶和华法林联合应用可能增加出血事件；三七与阿司匹林联用有出血风险；丹参-葛根处方和阿司匹林联用体内试验中能改变阿司匹林及其代谢物水杨酸药代动力学参数；灯盏细辛可显著影响氯吡格雷在体内的生物转化过程；丹参主要活性成分影响 CYP3A4/5 酶代谢他克莫司活性。临床研究中尽量避免已知潜在风险的中药-化学药联合应用。如有研发的必要性，应进行非临床的联合用药相互作用研究和毒理试验。当待开发的药物被推荐与某一特定药物合用，而该联合用药的临床信息较少时，需要结合联合用药化合物的特点进行非临床的联合用药毒理试验，以支持人体临床试验和上市许可申请。

2. 中药联合用药的相关问题

（1）中药联合用药的依据：联合用药的目的通常是增加疗效、降低不良反应，满足不同复杂程度的病理状态的临床需求。涉及中药联合用药的临床试验首先要论证联合用药的合理性，提供充分的证据支持。原则上，中药联合化学药应有可提供支持的非临床联合用药相互作用研究和安全性数据，或者已有部分可借鉴的临床人用经验支持其联合使用。

（2）中药联合用药的安全性评价：中药联合用药临床研究的安全性评价评价并无相应的技术指导原则，可借鉴化学药对联合用药临床前安全性数据的考虑，评价中药联合用药临床研究的前期试验数据的安全性。

多数中药成分复杂或不明，而且中药与化学药的研发思路不同，应利用中药的基础理论和人用经验，建立中药联合用药临床研究安全性支持体系。中药有效部位或有效成分制剂的联合用药，在首次联合用药进入人体试验前，应获得该药物相对充分的单药临床药理学和安全性数据，结合拟联合药物的药理学和安全性数据评估联合用药之间可能存在的药物相互作用、重要器官毒性叠加等风险，必要时，进行该药物与拟联合药物联合使用的药动学及可能的药效学甚至安全性的相互影响研究。

中药联合用药临床研究安全性评估应从临床试验受试者保护、临床试验风险控制、临床受益与风险评估角度提供充分的前期试验数据，作为中药联合用药的临床研究安全性支持。中药复方制剂一般具有中医理论支撑和充足的临床使用经验，可充分利用已有的真实世界数据或证据，为中药联合用药临床研究的安全性提供数据支持。用药风险较高的中药复方制剂，如含有毒药材或既往研究提示存在较大安全性问题等，建议在人体试验之前进行联合用药的非临床安全性研究，可为后续的联合用药临床试验提供数据支持。

（3）中药联合用药的临床研究：中药联合化学药使用时，首先需要明确中药与化学药的作用机制是否相同，药效是否具有相加性或协同性，考虑到中药药理机制复杂，具有多组分、多靶点等特性，联合用药作用机制的研究和分析更加困难和复杂。需要考虑中药与化学药联合使用是否减低了药效，如定位于减轻肿瘤化疗药物毒副作用的中药，需要关注原来化学药的抗肿瘤效应是否被联合使用的中药所拮抗。

3. 中药联合用药的风险干预

（1）风险最小化措施：根据中药联合用药的风险 - 获益评估、安全性风险信号强度，采取风险最小化措施，如建立常见或重要安全性事件的应急预案，保障患者的用药安全。通常获得联合用药安全性与有效性数据的方法包括Ⅳ期临床试验、上市后再评价临床试验、前瞻性真实世界研究、回顾性真实世界研究、药物不良反应主动监测和报告等。

（2）药品上市后监测：开展上市后药品的不良反应监测和安全性研究观察，对于已发现的中药联合用药不良反应、潜在的安全性风险信号，应在药品研究者手册中重点说明，已上市药品须同时在药品说明书中突出警示。

（3）安全性评估：中药联合用药的安全性数据，需要多学科的联合参与和综合分析，需临床医学、循证医学、药理毒理学、临床药理学、药学、统计学等专业人员的综合评估，从临床经验、非临床试验、临床试验、不良反应监测、文献报道（研发品种或同类品种安全性报道、制剂所含药材的毒性）等途径收集安全性信息，汇总分析同类个例药物不良反应事件，动态评估风险 - 获益，定期更新药物安全性信息和警戒报告，全面、综合、动态评价安全性信息。

（4）全流程风险管理：中药联合用药需要从研发早期开始，贯穿新药临床试验至上市后评价的药品全生命周期，需要重视研究设计和风险 - 获益评估，探索符合中药特点的联合用药安全性评估方法，从设计、监测、评价、风险预测等实现全流程的安全性管理。建立临床医学、循证医学、药学、药理毒理、临床药理、统计学等多学科、动态及定期的综合评估体系，落实风险评估与风险管理机制，以保障临床用药安全，更好地服务于临床。

（四）联合用药的风险管理

1. 用药风险和管理

（1）用药风险的含义：用药风险是指在药物使用过程中，导致用药人群面临非预期的伤害或损失等不良事件的可能性。风险评估贯穿于整个药品生命周期，用药风险管理的目的在于不断提高药物使用环节的安全性，通过对药物安全性信号和风险控制手段的有效研究，规避不当用药行为，减少用药风险。

用药风险来源：①药物不良反应和药源性疾病：药物固有属性引起的治疗风险。②药物临床研究的局限性：药物审批上市受到很多因素限制，其有效性和安全性评价是以确定的目标人群适应证为依据而得出的结论。药物临床试验受试者存在很多局限性，受到年龄、性别、种族、生理条件、并发症、有限的药物相互作用信息等因素制约，使得药物用于大范围人群时，可能面临特异质人群及多种不确定未知因素构成的风险。③其他风险因素导致的伤害：如假药劣药、药物治疗错误、药物的急性慢性中毒、药物滥用、药物与其他药物及化学品和食物的不良相互作用、非适应证用药导致的不良事件等。

（2）用药风险的管理：用药风险管理是一个在药物的生命周期中持续不断的重复过程，需反复评估治疗药物获益 / 风险比，并做出恰当的调整，使风险最小化。药物获批上市是基于特定的适应证，在上市前研究期内对目标人群进行获益 / 风险评估的结果，但不能发现所有的实际或潜在的治疗风险。作为一个整体，亚组人群可能比目标人群有更大的风险。新药上市之初，其安全性信息相对局限。由于临床研究的样本量有限，受年龄、性别、种族，以及对合并疾病、伴随用药的限制，入组人群严格；使用条件的限制、相对较短的暴露周期和随访时间与统计学等原因都可导致用药风险。用药风险可以导致重大的药源性伤害，并会对社会产生极大的负面影响。我国的现行用药风险管理体系是以《药品不良反应报告和监测管理办法》为基础构建的，实施用药监测和药物警戒。

1）药品上市前的风险管理：主要责任在于研发者及药品监管部门。研发者应建立完善的药品工艺、质量及质量控制标准，对药品非临床有效性、安全性进行研究及评估，上市前的临床试验应合理选择受试人群、制定样本量、设计试验、统计数据及采用正确的分析方法。将药品上市前的临床有效性、安全性评估的临床药理基础（包括药物代谢途径、药物相互作用、对肝肾功能不良患者的影响等）纳入批准药品上市的效益／风险评估基础。药品监管部门则应严格把关对申报药品的临床审批及生产审批（核定效益／风险评估），同时行使风险管理，对药品说明书及使用标签进行审定。

2）药品上市后的风险管理：药品上市后，制药企业应定期向药品监管部门报告监测期内新药生产工艺、质量、稳定性、疗效及不良反应等监测情况；药品监管部门应以不良反应监测报告信息为依据，形成上市后药品风险／效益再评价的结论并反馈临床，并有完善的风险干预机制，如实施发布药品警示信息、更改说明书、限制适用范围、药品召回或撤市等管制办法。

2. 药物警戒

（1）药物警戒的含义：药物警戒是法国科学家 Begaud 于 20 世纪 90 年代针对药物安全风险防控问题提出的概念。WHO 将药物警戒定义为"关于发现、评估、理解和预防不良事件或任何药物相关问题的科学和行为"，其核心思想是通过借鉴风险管理的理念和方法，以实现患者用药最佳获益风险比，从而达到保障患者用药安全和维护公共卫生安全的目的。

药物警戒涵盖了药品全生命周期安全风险的发现、评估、警示与管控。药物警戒比之药物不良反应监测范围更广、内涵也更丰富，既包括药物上市前与安全性相关的毒理学研究和临床试验，也包括上市后的药物不良反应监测与安全性再评价。包括：①药物不良反应，即合格药品在正常用法下出现的不良反应；②不合理用药和用药错误；③药物误用、滥用，即由处方错误、配药错误和患者自用药物所造成的各种错误，以及医师的处方和患者的不良习惯或依赖性所造成的错误；④假药和劣药；⑤不良药物相互作用（包括食物和药物的相互作用）；⑥与药物相关的死亡率。

检出和确认不良事件是药物警戒的首要任务，而确认后的风险防范措施是药物警戒的重要行为。

（2）药物警戒的管理

1）国际药物警戒计划：第 20 届世界卫生大会通过一项决议，启动了旨在建立国际性药物不良反应有效监测体系的项目，即国际药物警戒计划。该决议奠定了 WHO 国际药物监测合作计划的基础，由瑞士乌普萨拉 WHO 协作中心统一协调。我国于 1998 年正式加入此项计划，体现了国家药政管理机构可以有效地针对国际药物警戒中心发出的警戒信号做出反应并采取相应行动。

为规范药物警戒管理，国际人用药品注册技术协调会（ICH）制定了"药物警戒计划指南"，主要内容是关于药物上市申请时需呈交的安全性说明和药物警戒计划，并就这些方法进行了说明。该指南适用于新化学实体、生物制品、疫苗、已上市药物的变更（如新剂型、新的给药途径、新的生物制品生产过程），以及上市药物拟增加新的适用人群、适应证或出现新的严重安全性警示。

2）欧洲医药管理局（EMA）风险管理计划：欧盟定义的风险管理体系用于证实、标记、阻止或最小化药物相关风险的药物警戒行为，并评估相关干预措施的有效性。风险管理系统的目的在于确保某个特定药物的目标人群其获益超过风险。欧盟已立法要求上市授权申请人和营销授权持有人需向管理当局提交药物警戒说明和风险管理计划。

欧盟风险管理计划包括两部分：第一部分是安全性说明和药物警戒计划；第二部分是风险最小化措施的必要性评估和风险最小化计划。

3）美国药品风险管理：美国主管药物警戒的机构为 FDA，药品安全信息报告系统有 2 种，即企业强制报告系统、医疗卫生专业人员和消费者的 MedWatch 自愿报告系统。

FDA 于 2005 年 3 月发布了 3 个药品风险管理指南，以帮助企业评估和监测正处于临床研究或已上市阶段的药品和生物制品的风险。分别是：①上市前风险评估指南（上市前指南）；②风险最小化行动计划的制定和应用（即 RiskMAP 指南）；③药物警戒管理规范和流行病学评价指南（上市后风险管理规范）。

FDA《美国食品药品监督管理 2007 修正案》于 2007 年 9 月 27 日被美国批准，赋予 FDA 一系列用于规范药品上市和产品标示管理权力，对生产企业已批准上市的药品进行上市后安全研究，建立药品安全动态监测机制，公开临床研究过程和结果，监督药品广告。2007 修正案对《食品、药品与化妆品法案》原有条款进行了修订和细化，并增加了大量新条款，注重上市后药品的安全性管理，对美国制药企业产生了重大的影响。

4）我国药物警戒管理：我国 2019 年修订的《药品管理法》提出了"风险管理、全程管控、社会共治"的理念，明确提出建立国家药物警戒制度，从国家层面加强对药品不良反应及其他与用药相关的有害反应进行监测、识别、评估和控制。从药品不良反应报告制度到药物警戒制度，是我国药品管理制度的重大进步。我国于 1998 年加入 WHO 国际药品监测合作计划，1999 年颁布《药品不良反应监测管理办法（试行）》，形成了由国家药品不良反应监测中心、省级药品不良反应监测中心、地市级监测机构及报告单位的 4 级监测体系，在药物警戒方面发挥了关键作用。我国药物警戒体系建设的目标是构建符合中国国情的药物警戒技术体系，建立药物警戒资源库，实现药物不良反应 / 不良事件数据的开放和共享，实现用药安全风险防控从被动应对向主动防控转变。

3. 不良药物相互作用风险警示实例　　英国药品和健康产品管理局警示外用咪康唑与华法林的严重相互作用风险（2016 年 4 月 13 日）：咪康唑与华法林之

间存在潜在的药物相互作用，其作用机制为，咪康唑抑制参与华法林代谢的主要 CYP450 同工酶（CYP2C9）的活性，导致华法林清除减少，从而使抗凝作用增强。如果患者在使用含咪康唑的药品（包括非处方药）前正在接受华法林治疗，应告知医师或药师，如果在治疗期间观察到抗凝作用过强的征象，如无法解释的突发性青紫、鼻出血或血尿，应立即就医。

加拿大卫生部 2018 年 11 月 28 日发布信息，警示利福平导致维生素 K 依赖性凝血障碍的风险，并已将该风险添加到利福平说明书中，在注意事项、药物相互作用、上市后不良反应、患者用药指南项下均进行了提示。建议针对有特别出血风险的患者应监测凝血障碍的发生，如出现维生素 K 缺乏、低凝血酶原血症时应适当考虑补充维生素 K。避免与能导致维生素 K 依赖性凝血障碍的抗生素联用，如头孢唑林或其他含有 N- 甲基 - 巯基四唑侧链的头孢菌素，因为这可能会导致严重的凝血功能障碍。

英国药品和健康产品管理局警示红霉素因心脏毒性风险（QTc 间期延长）需慎用以及与利伐沙班的药物相互作用。红霉素与 QTc 间期延长引发的不良事件有关，如心搏骤停和心室纤颤。有 QTc 间期延长或室性心律失常（包括尖端扭转型室性心动过速）史或电解质紊乱的患者不应使用红霉素。利伐沙班与红霉素之间潜在的药物相互作用也可能导致出血风险增加。

美国 FDA 于 2011 年 7 月 26 日发布信息警告服用某些抗精神病药物患者使用利奈唑胺或亚甲蓝导致严重中枢神经系统不良反应风险。服用通过大脑血清素系统起作用的抗精神病药（5- 羟色胺能抗精神病药）的患者使用利奈唑胺或亚甲蓝可能产生药物相互作用，进而引起严重的中枢神经系统不良反应风险。加拿大卫生部于 2011 年 2 月 16 日也发布了关于亚甲蓝与 5- 羟色胺再摄取抑制剂同时使用产生 5- 羟色胺毒性的信息。

澳大利亚药物不良反应咨询委员会警告换用抗抑郁药时发生药物相互作用的风险。换用抗抑郁药时可能因药物相互作用而影响转归，包括发生 5- 羟色胺综合征。抗抑郁药包括选择性 5- 羟色胺再摄取抑制药、三环类抗抑郁药、单胺氧化酶抑制药、去甲肾上腺素及 5- 羟色胺受体拮抗药、5- 羟色胺及去甲肾上腺素再摄取抑制药、去甲肾上腺素再摄取抑制药及中草药。该委员会声称，5- 羟色胺综合征是所有抗抑郁药在更换药物治疗或中断原用药物时均可发生的潜在药物不良事件，尤其是老年人。如果同时用 1 种以上抗抑郁药，则 5- 羟色胺综合征增加。建议：如需换用其他抗抑郁药，应有适当清洗期或逐渐减药期。

欧洲药品管理局人用药品委员会药物警戒工作组（PhVWP）对同时使用夫地西酸和 3- 羟基 -3- 甲基戊二酰辅酶 A（HMG-CoA）还原酶抑制剂引起横纹肌溶解症风险的最新自发病例报告及医学文献信息进行了评估，建议在含夫地西酸全身用药的说明书中增加关于同时使用 HMG-CoA 还原酶抑制剂的警告信息，以及关于 HMG-CoA 还原酶抑制剂停药及再给药的详细建议。PhVWP 认为，虽然夫地西酸与 HMG-CoA 还原酶抑制剂相互作用的确切机制的数据还十分有限，但确实需要在产品说明书中充分阐明此潜在的药物相互作用及其导致横纹肌溶解症风险的信息。

第 4 章　老年共病与药物干预

第一节　概　　述

一、共病的概念

1970 年美国 Feinstein 教授提出共病（comorbidity）的概念，用来描述两种同时存在的疾病，定义为"患者在患有所研究的某种目标疾病的同时还伴发其他的疾病"，主要的关注点是该目标疾病和其他疾病对该疾病所产生的影响。此后共病的定义有数次修改，2008 年 WHO 正式将共病（multimorbidity）定义为共存于同一患者体内的 2 种或 2 种以上的慢性病，明确地将研究关注点从所给定的指征疾病转为同时患有多种疾病的患者本身，而老年共病是指 2 种或 2 种以上慢性疾病、老年病、老年综合征 / 问题共存于同一位老年人。英文表述"multiple chronic conditions"或"multimorbidity"，是指共患疾病（co-existing diseases），即某个体同时患有病理不同、不互相依赖的 2 种以上疾病，如冠心病、高血压、衰弱。而英文"comorbidity"多指互相依赖的伴随疾病（co-occurring diseases），共存于一个疾病背景下的一个或几个健康问题，如糖尿病肾病、糖尿病视网膜病变及糖尿病神经病变。

共病之间可以相互关联，相互伴随，也可以互相平行而互不关联。共病的表现形式包括：躯体 - 躯体疾病共存，如冠心病与高血压；躯体 - 精神心理疾病共存，如冠心病与抑郁；躯体疾病 - 老年综合征共存，如骨关节炎与便秘。

二、老年共病现状

目前，全球共病情况非常普遍，老年人群慢性疾病的共患现象是全球公共卫生领域的普遍性问题。Marengoni 等在 2011 年对各国研究报道数据的统计显示，全球共病患病率为 20% ～ 30%，老年人的共病患病率为 55% ～ 98%。2018 年《中国老年疾病临床多中心报告》显示，我国老年住院患者快速增加，老年慢性病和共病尤为突出，人均患病 4.68 种，老年住院患者共病率达 91.36%。另有研究显示，超过 70% 的成人在 70 岁时会出现心血管疾病，其中超过 2/3 的人会出现非心血管疾病共病。

　　由于不同国家和地区对老年共病的概念理解不同以及调查方法不同，统计老年共病的患病率存在一定差异。美国和德国近 2/3 的老年人存在共病，澳大利亚 75 岁以上老年人约 3/4 存在共病。我国老年人群慢性疾病共病的发生情况或流行病学状况目前仍不清楚，尤其是社区人口慢性疾病共病的筛查资料缺乏有力的支撑。北京及上海的研究提示，社区老年人有 2 种及以上慢性疾病超过70%，老年共病现象常见，也是基层医疗机构经常面对的问题。

　　美国一项纳入 137 万 67 岁以上老年人的研究发现，近 80% 患有 2 种或 2 种以上慢性病。研究还发现，约 25.5% 的美国人患有共病，45～65 岁的成人共病率增加到 50%，65 岁以上则增加到 81%。加拿大的一项小样本研究提示，共病种类越多，病情越重，患者生活质量越差，尤其是心血管系统疾病与呼吸系统疾病组合的人群，其生活质量下降十分明显，原因可能是两类疾病对生活质量的负面影响具有显著的协同作用。以色列一项研究发现，54.3% 的受访者报告至少有 1 例慢性病，共病的患病率为 27.3%，其中最常见的 2 种共病是血脂异常＋高血压、血脂异常＋甲状腺疾病；3 种共病是血脂异常＋高血压＋糖尿病、血脂异常＋高血压＋甲状腺疾病。根据英国初级保健患者的模型预测，2015～2035 年，患有 4 种或 4 种以上疾病的患者人数将增加近一倍；且在患有 4 种或 4 种以上疾病的人群中，预计有 2/3 的人智力较差。我国曹丰等研究2008～2017 年在北京、杭州、广州、成都及南宁等 5 个老年疾病临床研究中心的住院患者共病及多重用药情况，共计纳入 370 996 例老年患者，平均年龄72.25 岁，研究显示近十年老年住院人次呈逐年递增趋势，平均年增长率高达27.48%，恶性肿瘤（37.18%）、高血压病（36.69%）、缺血性心脏病（29.18%）、糖尿病（20.75%）、脑血管疾病（13.19%）是位居前五位的主要住院患病，老年住院患者共病的比例高达 91.36%。其中，缺血性心脏病合并高血压居于首位，而恶性肿瘤合并高血压近 3 年间增长速度较快，年均增长达 42.99%。老年住院患者中 5 种以上多重用药比例占 43.88%。

第二节　共病的影响

一、共病的影响因素

　　患者随增龄会发生多个器官的结构、生理和生物学变化，出现多病共存情况。不同疾病组合模式下，共病的发生机制也不同。目前的研究表明，共病的发生与以下因素有关。

　　1. 遗传因素　许多共病的发生具有特定的基因易感性。研究表明，位于染色体 15q、4q31、4q24 和 5q 的 CHRNA3、HHIP、FAM13A 和 HTR4 位点是慢性阻塞性肺疾病和肺癌的共同易感位点。血管内皮生长因子受体 1 的 rs7326277TT 基因型能够促进炎症、上皮间充质转变和肿瘤生长，也是慢性阻塞性肺疾病和肺癌的共同易感位点。

2. **生活方式**　吸烟、缺乏体育锻炼、肥胖和酗酒等是一系列常见疾病和许多癌症的共同危险因素。心血管疾病的常见危险因素在自身免疫性疾病患者中更为常见，如胰岛素抵抗、血脂异常、高血压、高同型半胱氨酸血症、低维生素 D 水平、阻塞性睡眠呼吸暂停、盐摄入过多等。

3. **生物学机制**　炎症、氧化应激、线粒体功能、细胞凋亡、神经递质传导等生物学机制也可能与共病相关。例如，炎性指标 C 反应蛋白水平升高的程度和持续时间与类风湿关节炎患者心血管疾病共病增加有关。Assies 等发现，氧化应激通过对脂肪酸和一碳代谢的影响，可导致神经精神和心血管系统的共同损害。另有研究表明，糖尿病患者乳腺癌、结直肠癌等的患病风险增加。这与胰岛素和其他胰岛素样生长因子的高水平有关，它们促进了细胞的生长增殖，抑制了细胞凋亡，增加了患癌的风险。

4. **其他**　共病患者多器官系统损害产生的生理应激可能发挥协同作用，促进疾病的进展，增加患者死亡风险。共病常见的相互作用包括疾病 - 疾病相互作用（如心力衰竭、慢性肾脏病和高血压）、疾病 - 药物相互作用（如心力衰竭和治疗关节炎的非甾体抗炎药）、药物 - 药物相互作用（如奥美拉唑和华法林）和治疗上的竞争，即治疗某种疾病的治疗药物导致了另一种疾病发生的风险增加，如 β 受体阻滞剂治疗心力衰竭的同时加重了肺、支气管疾病。此外，老年共病患者因预期寿命缩短，治疗的真正获益也受到挑战。例如，老龄患者采取他汀类药物进行一级预防，治疗的预期获益所需时间可能会超过该患者的剩余寿命。年龄增长带来的身体结构与功能、代谢、药效学和药动学的变化，更有可能引发或恶化共存的疾病、老年综合征和药物不良反应。

二、共病对老年人的影响

目前认为，慢性病不仅涉及老年人常见病，如高血压、冠心病、脑血管疾病、糖尿病等，还包括老年人特有的老年问题或老年综合征，如阿尔茨海默病、营养不良、睡眠障碍等。共病状态在老年人群中十分常见，包括生理及心理病理状态进行性疾病，如学习障碍症候群、易疲劳或慢性疼痛、感觉障碍、视野缺损或听力障碍、酒精或药物滥用等。增龄引起的器官老化与功能衰退决定了老年多重疾病的高患病率，因此共病是老年人罹患疾病的重要特征。随着人均预期寿命的持续延长，老年共病已成为一个世界性的公共卫生问题，也是未来几十年医疗行业将要面临的最大挑战。老年共病患者因多病共存，在治疗方面可能服用多种药物。共病和多重用药与日益增加的不良健康结局相关，如降低生活质量、高死亡率、更高的药物不良事件发生率、住院，以及伴随医疗资源和支出、更多的计划外医疗服务耗费等。正确地认识和控制共病是目前老年健康管理的关键问题。

1. 机体脆弱性增加　随着年龄增长及所患慢性病种类增加，机体多个生理系统储备及其生理功能下降，机体功能处于临界平衡状态，表现为机体脆弱性增加，维持稳态能力下降。当患者合并感染、消化道出血等突发应激事件时，容易产生各种生理功能平衡失调，进而出现多种不良结局，如感染加重、合并二重或多重感染、多脏器功能衰竭，甚至死亡。相比于单一慢性病患者，老年共病患者死亡风险更大、住院时间更长、生活质量及身体功能更差。

2. 临床不良预后增加　共病导致许多不良预后，病死率和致残率增高，生活质量下降。老年共病患者功能状态下降，不良事件发生率和死亡率增加。共病患者与单一病种患者相比，生活质量相对偏低，同时每种慢性疾病均可对生活质量产生影响。共病患者住院率和病死率均较高，临床预后明显下降。国外有研究显示，随着心血管疾病患者共病数量的增加，死亡及心血管复合事件风险显著增加，共病是心血管疾病患者临床预后的独立预测因素。

3. 医疗决策难度增加　老年共病增加了老年患者医疗的复杂性，也增加了该群体重复住院、失能及死亡的风险，增大了医师进行医疗决策的难度，并影响到临床干预效果。在现有专科诊治模式及依照单病种制定指南的医疗模式下，共病有效的临床实践资料不足，干预的有效证据不多，使得医疗评估及决策变得更为复杂和困难。多数循证医学证据来自于针对单一疾病的临床试验，这些试验通常排除了合并多种疾病的患者，故临床医师在治疗共病患者时难以权衡利害关系，根据相关临床试验制定的诊疗指南，可能会导致过度治疗或医疗方案实施困难。现行的专科诊疗模式，也使得老年共病患者常辗转于不同医疗机构的多个专科，医务人员则按各自疾病的诊疗原则和指南制定临床决策，治疗方案常是多种单一疾病治疗方案的叠加，加之不同医疗机构如初级医疗保健机构和专科医院的医师之间可能缺乏有效的沟通，容易出现治疗不连续、过度治疗等医源性的问题。

4. 多重用药　由于共病的存在，治疗用药的种类相应增加，多重用药普遍。有研究显示，≥ 65 岁老年患者中服用处方药种类 ≥ 5 种的有 23%，其中 12% 的患者服药种类 ≥ 10 种。多项研究显示，年龄、慢性病数量是多重用药的危险因素。共病患者相比于非共病患者多重用药风险更高，发生多重用药的比值比（OR 值）为 6.14。

增加药物对于单一疾病而言可能是较好的方案，但是对于老年人整体而言，却未必是最优选择。多重用药具有两面性：一方面能缓解共病患者的疾病进展与临床症状，另一方面与一系列医源性伤害相关联。多重用药可增加潜在性不适当用药和其他不良事件风险，增加药物与药物之间、药物与疾病之间的不良相互作用风险，增加尿失禁、认知障碍和平衡能力下降导致的跌倒等老年综合征风险，引起不良的健康结局如衰弱、跌倒、住院和死亡。

5. 医疗负担增加　老年共病对医疗费用、卫生服务利用次数及数量、再次入院率及住院时间等有着较大影响，进而对卫生服务系统产生影响，使总体的医疗负担增加。共病的存在严重影响患者的生活质量，降低期望寿命，加重家庭或社会的经济负担，造成了一系列临床问题。共病因疾病之间相互影响，使患者健康负担增加，医疗机构临床管理困难，进而导致卫生服务资源消耗增高。老年共病使得初级保健和专科医生服务的使用增加，药物使用增加，急诊科报告和住院次数增加，导致医疗成本大幅上升。到目前为止，多数研究都表明，共病与医疗利用结果（包括就医、住院、药物使用）和医疗成本结果（包括药物、自付医疗总费用）之间存在正相关关系。老年共病患者由于所患疾病种类增加，心脑血管、骨骼、肌肉等多个系统受累，躯体疾病常还伴随精神、神经疾病，引起失眠、焦虑、抑郁甚至是精神障碍，给患者及家属造成极大的经济负担和精神负担。老年共病患者需要专人照顾，家庭医疗照护的负担也相应增加。

三、共病相关的医学问题

随着年龄的增长，老年人所患疾病尤其是慢性疾病呈现复合化、复杂化趋势，共病或多病共存为常态。共病相互间可有关联也可无关联，但多数情况下可相互影响。

1. 共病与衰弱　衰弱是一种常见且重要的老年综合征，以生理储备随年龄增长而下降及多器官功能衰退为特征。衰弱的潜在病理生理学特征是在机体老化过程中生理储备的降低和平衡机制的紊乱，已被确定为可独立预测不良健康状况、生活质量降低、失能和死亡的预测因子。随着年龄增长，老年人衰弱的发生率也越来越高，多种因素包括老年综合征、营养不良、疾病等均可导致衰弱。患者可从原有的一种慢性病逐渐发展为有并发症或者其他慢性疾病，即共病，这些疾病可能导致老年人出现功能缺失和卧床等，从而导致衰弱；反之，衰弱的老年人又容易合并共病。衰弱和共病在很大程度上是相互重叠的，两者间的相互作用导致恶性循环。目前很多研究发现，衰弱和共病密切相关，衰弱前期及衰弱也可能受到慢性疾病数量的影响。共病作为衰弱的危险因素之一，可增加衰弱发生风险，影响患者的预后和生存质量。

李灵艳等（2018）对老年住院患者共病及多重用药与衰弱的关系进行分析，结果显示老年住院患者衰弱的发生率较高，衰弱指数与患者共病数量、多重用药和年龄呈正相关，与文化程度呈负相关。衰弱患者多病共存、服用药物较多，在临床实践中，医务人员应主动了解患者的衰弱状态，通过衰弱评分对患者病情进行量化分析，提供有针对性、个体化的医疗照护。

2. 共病与失能　　随增龄和疾病影响，老年人出现行动能力、听力和视力等方面的功能障碍，失能和丧失自理能力的风险也随之增加。研究发现，共病与失能具有很强的交互作用，共病本身是失能的高危因素，并且可能对失能造成附加或协同作用。国内一项针对 2705 名 ≥ 60 岁老年人进行的横断面研究发现，共病在中国南方老年人中普遍存在，且慢性疾病的数量与躯体功能独立性降低相关。Bayliss 等的研究表明，同时患有 ≥ 4 种慢性疾病与生理功能降低显著相关。Leroy 的研究发现，45% 的慢性病患者存在不同类型的活动受限。但也有观点认为增加死亡风险是失能本身而非共病。Marengoni 等研究表明，患有慢性疾病的老年人在为期 3 年的随访中，每增加 1 种慢性疾病，其失能的风险就会增加 50%，但是并没有影响生存期。

失能与衰老的生理变化和潜在的慢性疾病有关，对于患有严重慢性疾病的老年人进行功能丧失的评估极具价值，在老年人中，失能和慢性疾病的发病率上升之间存在较强的相关性。

3. 共病与焦虑和抑郁　　精神健康状况和躯体健康互为关联相互影响，约有 1/3 的共病患者同时患有精神类疾病。焦虑通常与其他躯体疾病共存，慢性疾病通常与抑郁显著相关。在一项对意大利北部老年人群的调查中发现，在同时患有 ≥ 3 种慢性疾病的老年患者中，焦虑症状常与抑郁并存；与没有慢性疾病的抑郁症患者相比，每增加 1 种慢性疾病的共病患者罹患抑郁症的概率增加 45%。研究显示，焦虑在超高龄的老年人中患病率较低，但是，这种现象究竟是年龄增长导致的焦虑患病率降低，还是由于幸存者均身体健康所导致的，尚需进一步明确。抑郁症并不预示着身体的功能会随着时间的推移而降低，患者的身体功能易受周围环境和社会因素影响，当人们意识到抑郁症的存在而对其多加关注及治疗后，躯体功能也会有所改善。

4. 共病与认知　　老年人认知功能的下降也日益成为困扰老年人的问题之一。目前对于共病与认知功能关系的研究较为有限。已有研究显示，慢性疾病与认知功能降低有关，控制慢性疾病的进展可延缓认知功能降低。慢性疾病对认知功能的影响程度可能主要取决于所患疾病的种类及严重程度，例如，脑血管病后遗症患者的认知功能受损程度会比高血压和糖尿病等患者更严重，因此，针对个体疾病的种类进行有针对性的预防及功能训练有助于延缓认知障碍的进展。

四、共病与卫生服务

共病对医疗费用、卫生服务利用次数及数量、再次入院率及住院时间等方面也有较大影响，进而影响卫生服务系统的发展。有研究统计了非故意受伤及败血症等患者的病历资料，结果均提示，老年共病患者病情较重时的住院时间都更长。Katz 等研究有抑郁倾向的老年关节炎患者时发现，这类共病患者的住院及门诊求诊次数明显增多。严重的共病患者在卫生服务利用多、住院时间更长等方面均会增加医疗费用的负担。Huang 等已经证实，全髋骨置换患者对整个医疗系统，在花费、资源等方面均与共病关系密切。

由于共病和衰弱具有重叠效应，美国国立卫生研究院建议将衰弱作为一种指标来识别那些患有共病的患者，对他们进行量身定制的医疗照护，从而使其从中获益。一项纵向队列研究显示，在初级医疗保健机构中对存在功能障碍的共病患者进行干预可以显著改善其长期预后。共病、失能、抑郁等因素均可增加老年人的死亡风险和降低老年人的功能自主性，应将这些因素纳入到对老年人的综合评估中，尤其是日常的基本活动和辅助活动以及体弱的老年人的功能评估，对确定失能具有至关重要的作用，以便于对这些老年人进行有针对性的护理。

第三节　老年共病的评估

一、共病模式

从临床角度来看，确定老年共病模式有助于设计治疗模式和预后评估。从公共卫生领域角度看，区分老年共病的模式分类可能有助于调整卫生系统一级预防的资源分配。

墨西哥一项对 11 种慢性疾病的共病模式的研究发现，高血压＋肾脏病是发病率最高的模式；其内在的病理生理学原因为肾衰竭是与糖尿病和高血压相关的并发症。西班牙学者通过系统评价鉴定出 97 种由 2 种或 2 种以上疾病组成的模式：第一组模式由高脂血症、高血压、心脏病、糖尿病和肥胖症组成，与代谢综合征相似；另外两组模式为精神健康＋肌肉骨骼疾病以及心理健康＋甲状腺疾病之间的联系。欧美学者研究了 63 种疾病的两种疾病的 165 种组合，在这些组合中，抑郁症最常见，其次是高血压、糖尿病和冠状动脉疾病。一项基于澳大利亚老年人群的系统评价发现，超过 50% 的老年关节炎患者患有高血压，其次是心血管疾病、血脂异常、糖尿病和心理健康等问题；而 60% 的老年哮喘患者合并有关节炎，其次是冠心病和糖尿病。某些疾病组合可能对某些类型的健康结果具有更大的风险，如慢性呼吸系统疾病、充血性心力衰竭和糖尿病可能比其他组合更易导致体质衰弱。

二、共病评估

与单一疾病不同，共病患者的评估有其复杂性。例如，心肌梗死风险分层模型中的溶栓可以预测 14 天内全因死亡风险和心血管事件的风险，但忽视了共病的风险，这就限制了其在老年心血管疾病共病患者中的应用。对于这类患者，心血管疾病未必是最重要的健康问题。仅仅靠生存时间并不能可靠地预测其健康状况。由于共病是重要的预后不良的预测因子，因此，评估老年共病患者时，需要将共病对身体、认知和心理社会功能的影响综合考虑。

1. 共病评估工具　　目前，共病评估方法和定量分析指标较多，评估工具的不断发展，有助于提高医护人员对治疗方案风险和获益的理解，并促进医患共同决策，实现以患者为中心的目标。由于共病的疾病数量和种类有差别，信息数据的来源也不同，因此，在实际应用中应根据需求选择合适的评估工具。

共病指数是指用于评估共病患者病情、预测患者健康结局、辅助制定共病诊疗方案的一种评估工具。目前国内外共病研究方法中被广泛认可的评估工具主要有 Charlson 共病指数、Elixhauser 共病指数、Kaplan-Feinstein 共病指数和老年共病指数（geriatric index of comorbidity，GIC）。

（1）疾病累计评分法（CIRS）：于 1968 年由 Linn 等开发，开始为通过评估躯体各系统损伤状况来反映患者整体医疗负担及预测生存率。CIRS 主要对13 方面（包括心脏、血液系统、呼吸系统、五官、上消化道、下消化道、肝脏、肾脏、生殖泌尿系统、骨骼肌肉系统、神经系统、精神系统及内分泌系统）的患病情况分别进行评估，并按照疾病的严重程度采用 0 ～ 4 分评分。为适合老年人群的评估，Miller 等于 1991 年对 CIRS 进行改良，更名为 CIRS-G，主要将原量表条目中的造血系统从血管系统中移出成为一个独立的系统进行评估，并且对各系统制定了详细的评分方法。为进一步增加 CIRS-G 量表的适用性，Parmelee 等于 1995 年对 CIRS-G 评分目录进行调整，即将 CIRS-G 中的造血系统归于血液系统中，而将高血压作为一个独立的系统进行评估，同时将评分等级改为 1 ～ 5 分，形成改良老年疾病累计评分法（modified cumulative illness rating scale for geriatrics，MCIRS-G）。考虑到某些疾病诊断标准及治疗方法的改变，Salvi 等于 2008 年对 MCIRS-G 评分指南进行了更新及修订，以增加其有效性。目前 CIRS-G 已经成为应用最为广泛的共病评估工具之一。

（2）Charlson 共病指数（CCI）：Charlson 等对大量共病患者 1 年死亡率的相对危险度进行总结后开发了 Charlson 共病指数，升级后又加入了年龄因素，是广泛应用的老年共病评估工具。这是一种简便、易于操作的评估共病死亡风险的方法和指标，常用于医疗管理数据库。CCI 主要由以下三部分组成：评分系统、严重程度评估及疾病评估。其中，疾病评估有 19 个病种，疾病的严重程度评估是分别赋权重 1、2、3、6 来划分其严重程度。CCI 根据年龄阶段不同来积分，每增加 10 岁可增加计分 1 分，50 ～ 59 岁开始计 1 分。Charlson 共病指数应用广泛，适用于手术的共病患者、高龄老年患者及危重型的共病患者等。

CCI 评估疾病与患者死亡、失能、再入院等的相关性，但纳入的 19 种疾病不包含帕金森病等，具有一定局限性。CCI 基于患者所患疾病数目及严重程度，对合并症进行量化：患有以下疾病计 1 分，包括冠心病、充血性心力衰竭、慢性肺疾病、消化性溃疡、周围血管疾病、轻微肝脏疾病、脑血管疾病、结缔组织病及糖尿病；患有以下疾病计 2 分，包括痴呆、偏瘫、中至重度肾脏疾病、糖尿病伴器官损伤、5 年内患有任何肿瘤、白血病、淋巴瘤；患有重度及严重的肝脏疾病计 3 分；患有转移性实体肿瘤或艾滋病计 6 分；同时，需要根据年龄进行校正，50～59 岁计 1 分，以后每增加 10 岁增加 1 分。另外，按总分计算，CCI 将共病程度分为 0～3 级：0～1 分为 0 级，2 分为 1 级，3～4 分为 2 级，＞5 分为 3 级。Frenkel 等对 ≥ 65 岁老年急症住院患者进行的 CCI 评估发现，CCI 评分越高的患者在 3 个月、1 年及 5 年的死亡风险越高，因此 CCI 可以独立预测急性住院老年患者的短期和长期死亡率。Khaw 等证实，CCI 可用于预测卒中患者的功能结局。

（3）Elixhauser 共病指数（ECI）：可评估 30 种疾病的严重程度，整合为一项数字得分预测共病患者的远期健康结局。其覆盖的疾病谱较 Charlson 共病指数广，不仅可以评估患者的死亡风险，还可评估住院时间、住院费用等指标。Elixhauser 共病指数是由 Elixhauser 等于 1998 年基于住院患者资料登记系统而开发。Elixhauser 指数通过分析与住院时间、收费系统、同质及异质疾病的死亡率的关系，最终确定 30 种疾病，并对其严重程度进行评估得到最终的评估结果。相比于 Charlson 共病指数，Elixhauser 指数考察的疾病更多，因而具有更高的判别效度。最初的 Elixhauser 指数并没有明确的综合性计分系统，仅是一组结果，这也为该指标的应用及整体评价带来了挑战。有研究者尝试将 Elixhauser 指数整合成单一的数字得分，从而可以将其结果作为一个指标分析。Elixhauser 共病指数的优势主要体现在对远期健康结局的预测能力。

2009 年 van Walraven 等对在 ECI 基础上给予 30 个共病权重评分，称为修正版 Elixhauser 共病指数（EVCI）。由于 ECI、EVCI 评分系统过于复杂，国内的关注较少。Bottle 等对慢性阻塞性肺疾病和急性心肌梗死比较了 EVCI 与 CCI 的预测病死率价值，结果也显示 EVCI 优于 CCI，进而提出 EVCI 和 CCI 两个评分系统内的重要共病整合的想法。2011 年 Gagne 等运用净重新分类指数（NRI）和整体鉴别指数（IDI）方法，将 EVCI 和 CCI 整合，组成新的共病评分系统（CCS），包含 20 项合并症。CCS 评分的特点：①对共病使用新的数据库重新配置权重；②整合后的评分没有增加调查者额外的工作量，也避免了 ECI 的过于复杂；③适用于老年患者；④预测病死率价值优于 ECI 指数、CCI 指数。整合后的CCS 评分可能有临床应用前景。

（4）Kaplan-Feinstein 共病指数（KFI）：是专为糖尿病患者研发的评估工具，其后又验证了对老年口腔恶性肿瘤患者的应用价值。KFI 是通过对糖尿病患者 5 年随访分析基础上开发的共病指数，通过评估患者疾病及其并发症，并根据对身体器官的损害影响水平，分为轻微、中等和严重等不同程度。Piccirillo 在 KFI 基础上改良提出共病疾病资料采集表（Comorbidity Data Collection Form，CDCF），包括不同的系统疾病（心血管系统、呼吸系统、消化系统、泌尿系统、内分泌系统、神经系统、免疫系统等）、继发病，以及体重、烟酒刺激等因素。其中，不同系统疾病分为不同亚类，每个亚类根据严重程度不同分为三级：G1-轻度失代偿，G2- 中度失代偿，G3- 严重失代偿。总并存疾病分级是根据最高等级的单独疾病来定义的，但如果有 2 种或 2 种以上 G2 级疾病发生在不同器官，此时，总并存疾病评分应指定为 G3。此工具已被证实在老年口腔恶性肿瘤患者等人群中具有应用价值。

（5）老年共病指数（GIC）：其定义为临床适用于老年共病患者疾病情况评估的指标，包括现有 GIC 等可评估老年共病患者疾病的所有共病指数。

GIC 是 Rozzini 等在参考 Green-field 个体疾病严重度指数（index of disease severity，IDS）的基础上，于 2002 年开发的专门针对老年人的共病评估工具，是用于评估老年共病患者疾病严重程度的主要工具之一。GIC 包括老年群体常见的 15 种疾病并对其疾病严重程度进行评估，最终将结果分为 4 个等级，对老年共病患者的失能、病死率、在院死亡率、再次入院情况、院外 1 年内死亡率及和院外 5 年生存率等具体情况做出预测。GIC 的特点是与老年患者的失能、病死率等密切相关，具有较好的同时效度及预测效度。相比于其他共病指数，GIC 对于老年住院患者在住院期间的死亡率、出院 1 年内死亡率、再次住院情况，以及出院 5 年的预后情况均具有较好的预测力，提示 GIC 对于老年住院患者出院计划等健康决策均具有重要参考意义。

（6）共存疾病指数（ICED）：是目前唯一将功能状态纳入的评估工具。

2. 共病评估的意义和局限性 老年慢性病共病患者多重用药、不良预后等问题，极大地影响慢性病防控系统的整体质量。目前评估共病状态的研究和证据有限，临床上做出治疗决策复杂且困难。共病指数对共病住院患者的病情诊断、治疗方案、出院计划等决策的制定有着重要的参考价值。推广老年共病指数的临床应用，能指导选择适当的疾病干预及治疗方案，提高我国老年共病管理水平。共病指数的普遍应用也有助于我国共病模式的总结、后续共病组合治疗指南的制定，以及以患者为中心的个性化诊疗的发展。

共病评估工具也有一定的局限性。目前，共病评估评分系统的可信度还有待进一步提高。疾病累计评分法（CIRS-G）评分指南对各系统的评分方法进行了详细的规定，多数系统的评分依靠客观的临床指标，评分也更为准确和可靠。

但也有部分系统或疾病的评估需要依靠评分者的主观判断（如需要评价某个疾病对功能状态的影响程度）或所评估系统在评分者熟悉的专业领域范围之外，这都会降低评分的可信度。CIRS-G 不仅考虑现存症状，也加入了既往疾病的评估，评估内容相比更加完整，有更强的预后价值。然而 CIRS-G 评分不仅需要医疗记录，还需要经过培训的评估人员的主观判断，所以并不能从大量资料中自动获取评分进行评估。故在不同环境或研究中，仍需结合具体情况对共病评估工具进行选择。目前研究多通过将总分或共病指数进行三或四等分，以划分低、中、高指数水平，进而评价个体疾病严重度，但尚未有广泛应用的截断值。未来的研究尚需要通过大规模的横断面研究确定 CIRS-G 截断值。尽管 CIRS-G 还存在不足之处，但作为目前广泛使用的评估老年共病状况的有效工具，CIRS-G 的应用在反映老年人疾病负担、预测生存时间及再住院率中发挥着重要的作用。

三、我国老年共病评估现状

1. 存在问题

（1）缺乏适合我国老年共病疾病谱的共病指数：老年共病指数（GIC）是基于英国老年共病数据开发的，并不一定适用于我国患者。虽然目前小样本研究证明了 GIC 对于我国老年共病患者同样适用，但仍缺少大范围研究证明。而且该共病指数仅适用于 15 种慢性病，我国老年共病情况并不完全适合。在中国健康与养老追踪调查（CHARLS）、全球老龄化与成人健康研究（SAGE）中国项目中，分别调查研究了我国老年人群体中最常见的慢性病，将这些慢性病与 GIC 所适用的 15 种慢性病进行对比，GIC 与我国常见老年人慢性病疾病谱并不完全适合。例如，GIC 不适用于关节炎或风湿病和情感及精神方面问题，但这两类疾病在我国老年人群中很常见。另外，GIC 的应用要求评估人员拥有专业知识背景，能够看懂患者的临床数据，且经过培训掌握患者疾病严重程度评估方法。这一要求限制了理论研究学者对其的应用，若用于大样本学术研究会极大地提高研究成本及研究开展的难度，因此不便于在临床大范围推广。

（2）共病诊疗指南空缺：诊疗指南作为疾病诊断、治疗、用药、护理等的指导，能有效推广相关诊疗技术，指导医师诊疗患者，提高疾病的治疗水平。美国、荷兰、澳大利亚等国家早在十多年前即开展了各项共病患病率及患病模式的大样本研究。美国老年医学会在 2012 年首次发布了《共病老年患者的诊疗指导原则》，提出了"以患者为中心"的原则，还针对患有多种慢性病的老年共病群体制定了专门的诊治策略。该原则对老年科医师提出了要求：清楚认识现有临床证据的局限性，充分了解老年疾病及相应治疗的特殊之处，关注涵盖老年共病患者的研究，全面考虑危险因素、负担、获益及预后（如剩余的预期寿命、功能状态、生活质量），为老年共病患者制定临床决策。英国国家健康与临床优化研究所（NICE）在 2016 年 12 月发布了《共病：临床评估与管理》，该指南对管理共病的医疗人员提出相应要求：注意医护服务间的协调性，以患者为中心，重点评估患者的身体状况、疾病治疗方案之间的相互影响和治疗方案对患者生活质量的影响。

目前我国的治疗指导原则（如单病种治疗指南或临床路径）均为针对某一疾病建立的，虽然各种慢性病均有各自的诊疗指南，但是制定单病种诊疗指南所依据的临床研究往往没有考虑到共病、高龄等因素，对共病指导存在缺陷；不同疾病同时存在，常导致药物治疗原则相悖，治疗难度加大（如抗栓治疗和出血）；依据单病种指南处理老年共病时，其参考作用有限。医疗机构也往往侧重于单一疾病，导致临床医师将重点放在单一疾病的指标上，而不是共病患者本身。目前尚无适合我国国情的共病诊疗指南。

（3）共病诊疗多学科团队有待建立和完善：由于老年共病患者同时患有多种疾病且需要长期护理，全科医师是共病诊疗管理中不可或缺的一部分，也是临床使用共病指数的主体人群。在我国医疗系统中，全科医师一直不受重视，全科医学教育资源短缺，未开展全科医师继续教育，影响了全科医师的专业水平。英国、美国、加拿大、荷兰及北欧等多个共病诊疗较发达的国家或地区都有较健全的全科医师团队。我国共病诊疗中全科医师没有发挥共病管理的作用，医护药等多学科团队仍有待建设。我国的分级诊疗制度未完全落实，现行的诊疗模式使得民众更倾向于越过基层社区医疗直接涌入三级医院就诊。老年共病患者常在多个专科就诊，不同的专科医师按照单病种指南对老年共病患者某一疾病进行诊疗，缺乏共病诊疗的综合评估和诊治，亟待建立和完善老年共病的多学科诊疗团队。

（4）患者临床数据获取困难：现有共病指数的运用需要全面访问患者的临床数据，多数共病的评估都依据患者的自我报告、医师诊断报告、医疗管理记录和医疗保险管理的数据。患者临床数据在我国尚未有公开获取渠道，仅能从医院内部小范围获取，我国现有共病指数的研究均为小样本研究且样本所在地区集中。随着信息化的发展，全球进入大数据管理时代，许多国家已经开始建立患者数据库。例如，美国早在 2006 年便由医疗保险和医疗补助服务中心启动了慢性病数据库，储存了包含所有医疗保险服务索赔案例数据、疗养院和家庭健康评估数据、从 1999 年起的医疗保险注册入库信息中抽取的 5%医疗保险受益人样本数据和从 2000 年起的全部医疗保险人口样本数据。我国虽意识到患者健康数据对于国民健康管理的重要性，但尚未建立完善的患者临床数据库。目前可公开获取的老年健康数据库主要有 SAGE 中国项目、CHARLS 数据库，这两个数据库均为综合性问卷调查数据及基础体检数据，数据范围广，但是与应用老年共病指数所需要的数据相比深度不足，不足以支撑评估患者疾病严重程度。

我国卫生行政部门是患者疾病数据的最大持有者，处于垄断地位，但出于患者数据保护，这些数据并不允许公开获得，国内大范围获取患者临床数据困难。

2. 未来发展

（1）建立适合我国老年人群的共病评估工具：虽然近年来国内已经开始研究共病之间相互作用对于病情的影响，但缺少共病评估工具，临床对于老年共病评估未取得较大进展。老年人慢性病共病指数在临床上具有应用价值，对于我国开展老年共病患病情况研究、老年共病诊疗指南的开发等也有意义。亟待建立适用于我国国情的老年共病评估工具，实现患者各项健康指标的定量化和（或）定性化。

（2）积极推进共病诊疗指南的制定：为加强我国政府对老年共病的管理和控制，有必要构建规范化、标准化的共病临床诊疗指导文件，推动我国共病评估管理体系。可以借鉴英、美两国的共病诊疗指南，结合我国老年共病特点以及以医护为主体的多学科团队建设情况，出台适合我国老年人疾病特点的共病诊疗指南，为共病诊疗团队建设、老年共病指数应用和共病管理体系发展提供指导和建议。

（3）加强全科医师和多学科团队建设：重视老年医学、全科医学的教育和培训，提高其专业性，提升老年患者对于全科医师的信任度；医疗机构开展多学科团队参与的老年共病综合评估和诊治模式，落实分级诊疗制度，形成多学科多层级的专业性分工协作的共病管理模式。

（4）推动患者数据共享平台建设：中国卫生信息与健康医疗大数据学会支持发起的我国健康医疗大数据应用共享平台于 2018 年 2 月 2 日发布，该平台将医院、零售药店、药品流通企业和医保结算模块化处理为子系统，实现处方共享。从全球来看，处方共享也是促进医药产业升级的国际经验。建议可在此基础上开发患者数据共享平台，实现 3 个层级的患者数据共享：①医院内部各科室之间的共享，便于专科医师全面了解患者情况，避免重复检查、多重用药等情况；②各医疗机构之间的共享，如社区全科医师与医院专科医师之间的共享，便于全科医师和专科医师全面访问患者数据，利用共病指数对患者共病情况做出准确评估；③学术界共享，剔除患者身份信息，将所有患者的健康数据结构化存储向学术界公开，便于各项基于共病指数、共病管理的研究的开展。

第四节　老年共病和药物干预

一、共病治疗存在的问题

1. 临床诊疗指南存在缺陷　目前，各种慢性病均有相应的诊疗指南，单病种诊疗指南多基于临床随机对照试验而制定，纳入研究的人群选择很严格，共病患者通常被排除在随机对照试验之外，对老年共病患者的适用性有限；而且研究通常关注的不是老年患者治疗的总体获益，没有考虑共病、高龄等因素，对共病指导存在缺陷。

临床用药决策通常是针对具体疾病而设计，其依据主要来源于单一系统或单个疾病甚至单个临床问题的指南建议。这类用药决策的建议对于年轻患者而言较为合适，但对于老年患者存在诸多局限性，因其忽视了与年龄相关的药动学和药效学改变、共病和多重用药、认知状态改变和失能等老年综合征等多种因素导致的老年人群与年轻人群在药物剂量与疗效、不良反应方面的差异，忽视了老年综合征对疾病的相互影响。

在大多数的临床试验研究中，常有意将老年人（尤其是患有多种疾病和存在多重用药的老年人）排除在外，导致老年人的研究样本不足。老年问题如失能、认知受损等也很少被考虑。例如，一项癌症药物临床试验研究，纳入人群中年龄大于 70 岁和 75 岁的受试者分别占 20% 和 9%，而在美国，这些年龄段的癌症患者分别占患者总数的 46% 和 31%。另一项研究发现，尽管老年人是心力衰竭的高发人群，但 40% 以上的相关临床试验研究均限制老年人的纳入。这些研究的纳入排除标准存在不合理性。

2. *存在治疗矛盾或过度治疗*　以疾病为导向的治疗策略通常侧重于疾病本身，对于老年共病的诊治有不适宜性。依照单病种指南制定的治疗方案，对于单一疾病而言可能是较好的方案，但对于老年人整体而言，却未必是好的选择。不同疾病同时存在，常导致药物治疗原则相悖，治疗难度加大（如抗栓治疗和出血）。不同疾病的临床指南缺乏整合，常是多个专科的单病种治疗指南和治疗方案的叠加，在某些情况下可能产生治疗矛盾、重复或过度治疗等。

大多数随机对照试验的研究终点侧重于疾病，如心肌梗死复发、再入院或死亡，对老年共病患者而言，很难与治疗的其他影响相权衡，如药物不良反应、不良预后、成本等，且往往脱离患者关注的问题，如对日常生活的担心、自理能力等。如按照单病种指南定义的血压控制目标，实施了激进的血压控制方案的老年患者，可能会导致乏力、频繁跌倒及接受住院治疗等不良后果。

3. 用药风险增加

（1）增加药物不良反应和药源性疾病：老年人药动学药效学特点发生改变，多器官功能退化受损，对药物反应的敏感性增加，共病和多重用药导致药物不良反应/不良事件相关风险明显增加。据统计，联用 2 种药物者不良反应发生率为 6%，联用 5 种者为 50%，联用 8 种者为 100%。另外，有效药物使用不足、用药错误、治疗依从性差、药物间相互作用等因素，也可导致老年人用药风险增加。

（2）增加不恰当处方和潜在不适当用药：一项涉及欧洲 6 个国家（包括 900 例连续入住大学教学医院的高龄患者）的研究发现，在医师开具的处方中，不恰当处方的比例为 22% ～ 77%。不同地区不恰当处方的比例存在差异，可能与不恰当处方的判断标准不一致有关。我国万军等利用 Lexicomp® Drug Interactions 数据库对 1340 例中老年门诊患者药物相互作用进行分析和评价，共计检出具有临床意义的药物相互作用（C+D+X 级）频次为 857 例次，平均总检出频次为 0.8 次 / 人。其中，X 级别的药物相互作用以神经系统用药占比最高，提示在多重用药管理中，尤其要重视神经系统间及与其他专科联合用药之间潜在的药物相互作用。

美国老年医学会发布的老年人潜在不适当用药 Beers 标准和中国老年人潜在不适当用药目录，可作为判断老年人处方药物安全性的参考依据。判断开具的处方药物是否属于不恰当或存在不恰当应用的可能性，不仅需要考虑药物的药动学和药效学参数，也要考虑药物与疾病的相互影响导致更高的治疗不耐受风险，以及药物剂量过大和疗程过长而存在相关不良后果的风险。多重用药增加了"处方瀑布"（也称处方级联）发生的可能性。所谓"处方瀑布"是指当事医生并未意识到治疗过程中的新发状况是因药物不良反应造成的，故不仅没有及时停用"肇事"的药物，而且加用另外的药物去对抗新发情况，导致新的临床问题产生，最终使用药物的种类越来越多，造成恶性循环。

4. 存在多重用药及相关问题　老年共病和多重用药具有关联性。越来越多的证据表明，老年共病患者多重用药与不良临床预后相关，使用复杂的药物治疗方案有潜在的治疗风险，包括发生不良事件如跌倒、衰弱、功能障碍、住院，甚至死亡风险增加。药物治疗方案的复杂性，不仅与药物之间相互作用有关，还与药物剂型、给药方式等相关。一些长期疾病会影响老年人使用药物的能力，如口服药物吞咽困难（如帕金森病患者逐渐失去对口腔和咽喉肌肉的控制）、无法正确使用吸入器或滴眼剂等（如关节炎患者可能没有足够的握力或手指灵活性）。不论年龄与失能水平，老年人跌倒风险都与其服药种类和剂量呈正相关，特别是服用苯二氮䓬类、利尿剂、抗胆碱能药物时。

多重用药与住院互相产生负面影响。住院的老年人中，多重用药的发生率为 20% ～ 60%（存在患者的选择和用药资料收集方面的差异）。临床研究显示，患者所患疾病的数量、住院期间有无不良事件的发生、住院时间的长短、有无慢性病（高血压、冠心病、心房纤颤、心力衰竭、慢性阻塞性肺疾病、骨质疏松症 / 骨关节炎、慢性肾衰竭等）的表现是多重用药的预测因子。有资料显示，老年患者的入院病因中 15% ～ 30% 为药物不良反应，而成人患者的入院病因中药物不良反应仅占 3%，主要与老年人多病共存、病情较重和多重用药有关。

由于对存在多重用药人群的研究缺乏设计良好的临床随机试验，相关的证据资料受限，目前对于多重用药对疾病临床预后（躯体功能和认知衰退、生活质量、不良事件、死亡率等）的影响程度尚不明确。大多数临床试验研究把重点放在以疾病为导向的方法上，未考虑老年患者健康与社会关系的复杂性和重叠性。

5. *存在治疗依从性问题*　患者对治疗的不依从或依从性差会造成疾病的恶化、住院机会增多和医疗费用增加。调查显示，治疗不依从的老年人比例为25%～75%，且该比例随用药种类和剂量的增加而上升。年龄增长、视力或听力受损、功能和认知衰减、抑郁、疾病负担及社交孤立等因素使得老年人治疗依从性差的问题更加突出；多重用药、治疗方案复杂、处方变动大、患者往返药店的次数过多和不注意巩固治疗和随访等都是患者治疗依从性差和过早停药的关联因素；患者的治疗依从性还与服药的时间点和服药方法的差异有关，如患者在周末漏服一次降压药较工作日更常见，早上比晚上用药更准确；同时，不恰当处方的相关宣教不足还可能误导老年人，致使老年人因知识缺乏和担心药物不良反应等停用对改善生存预期和生活质量有效的药物。

二、老年共病的药物干预策略

对老年共病的处理应遵循老年医学理念，强调以患者为中心，根据老年人机体变化、认知与功能损害、共病和多重用药、心理因素、社会经济问题以及个人意愿等，制订个体化的药物治疗方案，以达到临床获益、改善老年人功能状态和生活质量的目标。

1. *遵循老年人用药原则*　药物治疗时应考虑老年人生理病理特点，遵循合理用药的基本原则。①选择适应证明确的药物，合适的剂量、剂型和给药途径，确定个体化的药物治疗方案；②了解联用药物的药效学／药动学特点和药物相互作用，避免不适当的药物配伍；③简化和优化治疗方案，及时有效地处置药物不良反应和多重用药及相关不良事件，提高治疗的依从性。

2. *识别和干预影响生活质量的问题*　识别和处理那些对老年人生活质量有影响的问题，可使老年共病患者获益。对于这些问题的处理可以直观改善患者的症状（也是患者主要的就医诉求）。这些问题多属于老年综合征和（或）老年问题的范畴而非某种慢性病，如营养不良、体力活动下降、睡眠障碍、记忆障碍、便秘，甚至社会支持及照顾问题等。虽然临床医师会根据患者的情况来决定哪些问题需要优先处理，但在同时有多个问题可选择，或者不同治疗方案有矛盾或不同治疗方案会导致不同的结局等情况下，尊重患者意愿是必要的。只有符合患者愿望的医疗方案才会得到患者的认可。

研究发现，近80%的老年人认为，维持良好的生活质量和生活的独立性是最重要的健康目标。临床实践中必须根据老年人的不同需求，对其健康状况实施全面的照护，预防和处理影响老年人功能的老年综合征（跌倒、尿失禁、直立性低血压、谵妄和抑郁等），管理慢性疼痛、失能和认知水平的衰退，进行以减少再住院为目标的干预。

3. **注重老年综合评估和个体化治疗**　老年综合评估包括全面的医疗评估、躯体功能评估、认知和心理功能评估、社会/环境因素评估 4 个方面。老年医学团队应以多学科为模式，精通各种照料标准并整合到老年共病管理中，提高对共病与多重用药的认识，把年龄相关的复杂合并症整合到日常的临床决策中，采取综合措施处理共病和多重用药。

老年人常合并不同种类的慢性病，疾病的相互影响可导致不同程度的器官功能受损，在诊治时应注重个体性差异和个体化治疗。比如评估高血压、糖尿病、冠心病等老年慢性疾病的程度时，也应注重老年综合征/问题的筛查，如记忆障碍、视力和听力下降、牙齿脱落、营养不良、骨质疏松与跌倒骨折、疼痛和尿便失禁等。制订用药计划时，要全面评估老年人年龄、经济、受教育程度、病情等个体特点，进行全面的老年共病评估和管理，制定个体化的、符合老年人意愿的适宜的临床决策，进行个性化的健康指导，提高患者的依从性。

4. **开展全方位的用药评估**　患者每一次住院治疗、每一个治疗措施和处方药物，都可能导致潜在的医源性损害，老年共病多重用药的风险更高。对于功能状态较差、预期寿命不长的老年人，过多的医疗干预未必能有更优的获益 - 风险比，多重用药与不良临床预后具有相关性。对多种药物进行评估和处方重整，进行适当的"减法"或调整，有助于减少或避免过度的药物治疗和不合理用药。

在老年共病管理过程中，患者的情况不断改变，药物的获益与损害是一个动态过程，应该进行全过程、长时程的持续监控、评估和再评估。哪些药物确实需要，哪些药物应该停用，优先选用和停止使用的理由要做好记录。

用药评估内容：①治疗史和体格检查等；②根据适应证、剂量、获益 - 风险比、获益预期时间、患者依从性、药物不良反应、药物 - 药物或药物 - 疾病相互作用的潜在风险、功能与认知状态以及对生活质量的影响等，审查全部药物的适宜性与合理性；③识别与停用潜在不适当用药；④终止治疗计划时应向其他医生说明与讨论（也应告知全科医师），并且同患者和（或）其照料者沟通；⑤治疗终止后要随访观察获益或有害的结果；⑥恰当的停药与行为干预相结合。

当生活方式改变及行为干预能够替代药物治疗时，停药是恰当的。许多慢性病如糖尿病、高脂血症、高血压、关节炎、失眠、抑郁和背痛等，优先选用非药物干预作为初始治疗是有证据依据的。因此，应该积极推荐戒烟、改变饮食习惯、运动锻炼、物理治疗和心理疗法等行为干预措施。

5. **确保治疗的连续性和整合性**　现代医学专科的细化，使临床各专科的诊疗技术不断得到提高，逐渐向着专业化、规范化、高精尖的方向发展。但在临床实践过程中，过于细化的专业分工也会导致一些问题。老年共病患者常会辗转就诊于不同医疗机构的门诊、急诊专科，容易发生医疗不连续性，包括治疗的重复、矛盾、不衔接等，也易发生多重用药和过度检查，造成医源性伤害。在处理老年共病患者时，需要考虑转诊医疗内容，以确保医疗的连续性。荷兰学者进行了长达17年的前瞻性队列研究，研究关于老年人连续性医疗服务与生存之间的关系，结果表明中低度连续性服务与较高的死亡风险相关，应鼓励连续性服务。近年来逐渐开展的分级诊疗政策对共病患者的连续性治疗有着积极的促进作用。分级诊疗的精髓是以患者为中心的一种整合式医疗，由医疗机构提供连续性的医疗服务，老年患者通过签约家庭医师，在基层建档，完整记录患病种类、治疗方案并做到定期随访；当病情需要时为患者提供相应的转诊服务。

医学专业的整合观不是否定专业化，专业细分和专科细化推动了医学的发展和进步，使人们对生命和疾病的认识更加具体化、细致化、实证化，这恰恰是整合医学的前提和基础。整合医学是用人的整体、全局观来整合技术还原论取得的微观成果，而不是像拼图一样对个体的问题分别进行处理。比如，住院患者只要有非本专科的问题，无论大小或复杂与否，均要通过其他专科医生会诊。患者成了器官，疾病成了症状，临床成了各项检查、检验结果的堆积，心理与躯体分离。这可导致老年共病患者服用不同专科的多种药物，引发多重用药及相关的医学问题。注重医学的整体观和整合观，对于老年共病和多重用药，从整体角度去处置存在的相关问题，以确保治疗的连续性和整合性。

6. **实施有效的沟通**　评估和调整治疗方案并最终确定干预方案后，应与老年患者和（或）其照护者进行沟通，确保方案能够被接受和实施。有效的沟通不只是简单地告知患者去做什么，而是使患者明晰治疗目的、意义及可能出现的问题，对治疗方案有较好的依从性。对于认知功能下降的老年人，要考虑其执行力、是否需要人监督和帮助等。在制订干预方案时，还要考虑实施的可行性，如对糖尿病合并骨关节炎的老年人，要考虑到骨关节炎对运动功能的限制，需要康复医师参与，给出可行的运动指导，依据老年患者的具体情况制订个体化的方案，从而保证治疗方案的有效实施。

7. **注重预后判断和早期康复介入**　慢性病从干预到获益需要一段时间，如果患者的预期寿命不长，不足以从干预措施中获益，则失去了干预的意义。因此，需要考虑老年共病患者的预期寿命、功能状态、生活质量、危险层次、疾病负荷、治疗的获益、风险与最终预后（包括生存期、功能状态和生活质量）等因素综合预测临床预后，从而判断干预措施的获益或干预的意义。

早期康复介入对老年患者，特别是急性心、脑血管事件后老年患者的病情恢复十分重要，包括物理疗法、强制性运动疗法、中医疗法、理疗及心理康复等。早期综合康复介入有助于保持患者病后的良好心理状态，使患者对自身疾病具有较科学的全面认识，减轻或消除自身的抑郁或焦虑情绪，积极配合治疗，改善生活质量。

三、老年共病的临床管理策略

一些国家为加强对老年共病的管理和控制，陆续构建了标准化的共病临床诊疗指导性文件，从国家层面建立共病评估管理体系。美国老年医学会在 2012 年首次发布了《共病老年患者的诊疗指导原则》，提出了"以患者为中心"的原则，为老年共病患者制定规范化的临床决策提供建议。英国国家健康与临床优化研究所（NICE）在 2016 年 12 月发布了《共病：临床评估与管理》，对管理共病的医疗人员提出要求，核心是以患者为中心，重点评估患者、疾病、治疗方案之间的相互影响，以及治疗方案对患者生活质量的影响。

我国尚无适合国情的共病诊疗指南或共识，目前的治疗指南或治疗指导原则均为针对某一种疾病，即单病种治疗指南或临床路径，医疗机构也往往侧重于单一疾病，临床医师将重点放在单一疾病的指标上，而不是共病患者本身。亟待建立适合我国国情的共病评估管理体系和相关诊疗原则，尽早发布我国的老年共病临床管理的指导性文件，对老年共病实施综合管理。

1.《共病老年患者的诊疗指导原则》简介　2012 年美国老年医学会组织专家组制定了《共病老年患者的诊疗指导原则》，主要内容包括：充分了解患者的意愿；谨慎应用证据；充分考虑干预措施的风险、负担、获益及预后；决策时考虑治疗方案本身的复杂性和可行性；优化方案，选择获益最大、损害最小、能够改善生活质量的治疗方案。该共病指导原则有助于推进不同患者不同服务方案的实施，但各个操作步骤的科学性与有效性仍有待临床研究进一步验证。

（1）考虑患者意愿：所有的医疗决策都需要结合患者的意愿，在面对多种医疗决定时，需要以下 3 个步骤明确患者的意愿。①识别患者需要表明意愿的时机，如存在治疗矛盾时、长期获益但短时间内可能出现不良反应的药物应用时；②充分告知患者每种医疗决定的利和弊；③患者充分理解医疗决定的利弊后，再明确患者的选择意愿。需要注意的是，要区分患者的意愿和医疗决定，意愿可以随时间或病情的发展而改变。医疗决策中需考虑患者的意愿，但并不意味着无法获益的不合理要求也被接纳。

（2）完成老年综合评估：老年综合评估主要包括全面的医疗评估、躯体功能评估、认知和心理功能评估，以及社会／环境因素评估 4 个方面。老年综合评估除了评估高血压、糖尿病、冠心病等老年慢性病的程度，更注重老年综合

征 / 问题的筛查，如记忆障碍、视力和听力下降、牙齿脱落、营养不良、骨质疏松与跌倒骨折、疼痛和尿便失禁等。

（3）合理应用循证医学证据：在多个互无关联的慢性疾病共存时，针对单病的指南对老年共病处理的指导作用常有限。需要考虑：①现有证据的适用性及局限性，是否适用于老年共病人群，合理解读或应用有关共病患者的研究文献及其结论；②充分评估治疗风险、损害和花费；③文献中是否报告绝对危险度下降，而不仅是相对危险；④充分考虑获益所需的时间。

（4）判断预后：慢性疾病从干预到获益需要一段时间，如果患者的预期寿命不长，不足以从干预措施中获益，则失去了干预的意义。因此，需要考虑老年共病患者的预期寿命、功能状态、生活质量、危险层次、疾病负荷、治疗的获益、风险与最终预后（包括生存期、功能状态和生活质量）等因素，综合预测临床预后。

（5）考虑方案的可行性：在几种干预方案中，从改善症状、延长寿命（治愈）和生活质量的角度，比较获益、风险和负担，进行合理取舍。

（6）与患者达成一致需要讨论的问题包括：①如果不治疗可能会发生什么后果？②诊疗方案将对症状、健康和寿命造成什么影响？③诊疗方案带来哪些风险和不良反应？④诊疗方案是否会影响正常生活或带来不适？⑤方案是否可行？如认知障碍老年人要考虑其执行力，给糖尿病合并骨关节炎患者开具运动处方时，要注意是否可行。

（7）定期随访：定期对干预效果进行评估，调整治疗方案。

2.《共病：临床评估与管理》简介　NICE 主要负责制定预防和治疗疾病的临床治疗指导原则。2016 年 12 月 NICE 发布了英国共病诊疗指南《共病：临床评估与管理》，作为英国共病管理政策的指导性文件。NICE 指南建议是基于系统性综述现有最佳证据并对成本效益进行特定考虑后做出的。当仅有少量证据时，根据指南制定小组对患者最佳诊疗的经验及意见做出推荐。

流行病学研究表明，随着年龄的增长，共病患者的患病数可能越来越多，服用更多药物，且患者患病数量、类型与护理的复杂程度难以定性描述，因此医生需要对患者进行个体判断与管理，不能仅仅依据单病种临床指南进行诊治。在英国，当患者患有多种慢性病且难以进行日常活动时，或老年人长期衰弱、频繁需要紧急护理且服用多种处方药时，医生需为患者制定个体化共病管理方案。

NICE 指南提出，医疗人员制定共病管理方案时，重点考虑 5 点内容：①患者的身体状况评估，以及疾病治疗方案之间是否会相互影响，如何影响生活质量；②患者的个人需求、治疗偏好、优先事项、生活方式和目标；③遵循单一疾病指南治疗的收益和风险；④通过减少治疗费用（负担）、不良反应 / 不良事件和额外护理来提高生活质量；⑤改善医护服务间的协调性。

（1）基于共病的医疗方案：提供根据患者的个人目标和优先倾向量身定制的医疗服务，注重患者多种疾病共存状态及其治疗的复杂性。需要识别以下几点：①如何使现有治疗获益最大化？②因获益有限而可以终止的治疗方法；③负担过重的治疗和随访方案；④不良事件风险高（跌倒、消化道出血、急性肾损伤等）的药物；⑤使用非药物治疗方案作为某些药物的潜在替代治疗方案；⑥为协调或优化复诊预约而设立的备选随访方案。

（2）可能的获益人群：需综合考虑何种人群可能从共病的治疗方案中获益。根据患者要求或患者符合以下条件时，为患者提供综合考虑共病的治疗方案：①多种治疗或日常活动困难的患者；②在多种服务机构中寻求治疗和支持，尤其是需要额外服务的患者；③同时患有慢性生理及心理疾病；④易疲劳或易跌倒；⑤经常有非预期或紧急医疗服务需求；⑥常规服用多种处方药物。

（3）确立重要内容：鼓励共病患者明确对自己重要的内容，包括个人目标、价值观和优先项。可能包括以下内容：保持独立性；从事有偿或志愿工作，参与社交活动，在家庭生活中发挥积极作用；预防特定的不良结局（如卒中）；减少药物损害；减少治疗负担；延长生命。

询问患者健康问题和治疗负担对其日常生活的影响，如医疗服务的预约复诊次数、种类和场所；所服用药物的种类和频率；药物不良反应；非药物性治疗如饮食、运动计划和心理治疗；治疗对其生理、心理和生活质量的影响。

（4）药物治疗和其他治疗

1）回顾药物治疗和其他治疗：询问患者缓解症状的治疗方案是有益还是有害；减少或停止治疗的合适的时机；计划回顾和随访，以观察任何治疗调整的影响，并决定是否需要进一步调整治疗方案（包括重新开始治疗）。

2）优化治疗方案：①应同时考虑可能新加用或终止的任何药物和非药物治疗；②应考虑共病患者接受针对单一疾病的指南推荐的预防性治疗方案时可能的获益和风险；③与患者讨论旨在改善预后的治疗方案的调整时，应考虑患者对各项治疗可能的获益和风险的看法，针对个人目标和优先项，患者认为重要的内容。

例如，对于服用双膦酸盐治疗骨质疏松症的患者，应告知其服药时间应至少持续 3 年，并且目前没有一致的证据表明继续服用双膦酸盐 3 年会带来的额外获益；双膦酸盐治疗 3 年后停止治疗的风险；双膦酸盐治疗 3 年后，应与患者讨论停止治疗，讨论应包括患者选择、骨折风险、预期生命。

（5）记录个体管理方案：与患者讨论和制定个体管理方案。包括：起始、终止、改变药物治疗和非药物治疗；确定医疗服务预约的优先级；预期可能的健康和获益变化；分配治疗协调的职责，保证各个医疗机构和专科医师间有良好沟通；

患者认为重要的其他方面；安排一次随访，并回顾已做出的决定。在得到患者允许的前提下，与患者及参与治疗过程的其他人员（包括医疗专业人员、伴侣、家庭成员、护理人员）共享管理计划，目的是在不增加资源需求的前提下，提供更好的医疗服务。

（6）制定共病管理方案：共病管理的目的在于提高患者生活质量（包括减少治疗负担和提高护理服务）；确立患者的疾病与治疗负担；建立患者目标、价值观和偏好；评估药物和治疗方法可能对患者产生的获益和危害；与患者达成意见一致的共病管理方案。

制定共病管理方案时遵循以下步骤：

1）由医学团队与患者讨论共病照护方案的目的。内容：①现有治疗方案获益最大化的措施；②若现有治疗方案受益有限，是否终止该治疗；③治疗与后续治疗安排负担较大的治疗方案；④容易引起不良反应／不良事件（如跌倒、胃肠道出血、急性肾损伤）的药物；⑤提供非药物治疗方法替代某些药物；⑥提供选择性方案作为后续调整或优化治疗措施等。

2）确立疾病负担与治疗负担。主要讨论患者是否有精神疾病及精神疾病对患者生活的影响，关注警惕患者的抑郁、焦虑症状，并对慢性疼痛进行评估。

确立治疗费用，内容包括：①患者诊疗次数、类型及地点；②当前服用的药物数量及用药时间；③药物不良反应；④非药物治疗方案，如饮食、运动和心理治疗等。

3）设定患者目标、价值观和偏好。帮助患者设定个人目标、价值观和偏好，努力使患者参与到共病管理中，包括：保持独立，减少依赖；鼓励患者参与家庭生活和社会活动；适量运动；警惕特定的不良疾病（如卒中）等。此外，考察患者对治疗的态度、潜在的治疗获益和风险及用药依从性。

4）药物的安全问题。评估药物和治疗方法可能对患者产生的获益和危害。在审查药物和治疗方法时，首先需使用治疗效果数据库来确认治疗的有效性、治疗的持续时间及治疗试验的人数等临床资料。考虑使用不适当用药筛选工具（如 STOPP/START 工具）确定药物的安全问题，以及患者目前未服用但可能从中受益的药物。在优化治疗方案时，医师需考虑所有可能的药物或非药物治疗方法以及任何需要中止的治疗。询问患者当前治疗是否可减轻症状还是导致更差的结果，如果不确定或治疗效果差，则考虑减轻或停止治疗；或制订审查计划以监测任何变化及是否需要进一步改进治疗；或优先考虑为患者提供更好的预后结果。

5）与患者达成意见一致的共病管理方案。医疗团队判断是否完成共病管理方案，包括：患者同意个性化管理计划；管理计划有明确的治疗和护理安排及明确协调管理人；随访时间及紧急护理措施等。

四、共病与药物干预实例

1. **心力衰竭与糖尿病共病**　心力衰竭是各种心脏疾病的终末期复杂临床综合征，院内死亡率和再住院风险高。糖尿病是常见的慢性代谢性疾病，可导致心、脑、肾、血管、神经等组织和器官的严重并发症，远期危害大。心力衰竭 - 糖尿病共病在临床上很常见，共病患者较单病患者的临床症状更重、预后更差，医师在临床决策上需要进行更多方面的权衡与考量。根据李慧颖等（2021）等综述，心力衰竭患者共病糖尿病的比例为27% ～ 48%，共病患者全因死亡风险、心血管死亡风险和心力衰竭入院风险较心力衰竭单病患者更高。研究发现，任何形式的糖代谢紊乱与心力衰竭之间有很强的相关性。相应的，心力衰竭患者较没有心力衰竭的患者更易合并糖尿病。一部分经典及新型心血管系统药物及糖尿病治疗药物被推荐用于心力衰竭 - 糖尿病共病患者，也有一些药物用于共病患者时需谨慎。

2. **心力衰竭与糖尿病共病的药物干预**

（1）心力衰竭相关药物用于共病：药物治疗是心力衰竭防治的关键措施，血管紧张素转换酶抑制剂（ACEI）、血管紧张素Ⅱ受体拮抗剂（ARB）、血管紧张素受体脑啡肽酶抑制剂（ARNI）、β受体阻滞剂、盐皮质激素受体拮抗剂（MRA）等几类常见的心力衰竭药物可用于心力衰竭 - 糖尿病共病。ACEI 可显著降低共病患者发展为重度心力衰竭的风险，在心力衰竭患者中同样获益。ARB 类坎地沙坦可使射血分数降低的心力衰竭患者糖尿病发病率减低及有效降低共病患者死亡率。目前仅有少量小规模研究认为 ARB 类药物用于心力衰竭 - 糖尿病共病患者疗效欠佳。

以沙库巴曲缬沙坦钠为代表的血管紧张素受体脑啡肽酶抑制剂（ARNI）对共病患者有益的原因：一是脑啡肽酶可刺激脂解，增加脂质氧化，故而抑制脑啡肽酶，可能有助于改善血糖参数；二是胰高血糖素样肽 -1（GLP-1）不仅被二肽基肽酶 4（DDP-4）降解，也被脑啡肽酶降解，GLP-1 受体信号的增强可能有助于解释沙库巴曲缬沙坦钠的降糖作用。这类心力衰竭药物良好的血糖控制效果在对糖尿病合并心力衰竭患者的研究中已得到充分证实。

β受体阻滞剂不仅能降压、减慢心率，还可增加心肌葡萄糖利用、减轻脂肪酸对心肌的损害，有效减少糖尿病患者心血管事件的发生。

盐皮质激素受体拮抗剂螺内酯对非心力衰竭患者的血糖水平有负面影响，临床应谨慎用于共病患者；依普利酮目前国内临床难以获得，在伴或不伴有糖尿病的射血分数降低的心力衰竭患者中可能具有一致疗效，可能比螺内酯更有利于共病患者。

（2）糖尿病治疗药物用于共病：心力衰竭不是二甲双胍的使用禁忌；磺酰

脲类药物对于心力衰竭患者，尚无大型随机对照试验证实其有益。更多的观察性研究表明，与二甲双胍或二肽基肽酶 4 抑制剂（DPP-4 抑制剂）等药物相比，磺酰脲类药物可能与心力衰竭事件的风险增加有关。因此，对于心力衰竭高危患者和已确诊心力衰竭患者，磺酰脲类药物的应用不甚适合。

阿格列汀、利格列汀、沙格列汀、维格列汀和西格列汀是 DPP-4 抑制剂的代表药物。虽然有研究证明 DPP-4 抑制剂对心力衰竭住院风险的影响为中性，然而大多数临床试验不能证明其在心力衰竭或心力衰竭高危患者中应用的合理性。DPP-4 抑制剂用于心力衰竭 - 糖尿病共病患者尚需一定时间。

坎格列净、达格列净、恩格列净是钠 - 葡萄糖协同转运蛋白 2 抑制剂（SGLT-2 抑制剂）类降糖药的代表药物，可以使糖尿病患者获得心力衰竭方面的获益，推荐 SGLT-2 抑制剂用于共病患者。

艾塞那肽、利拉鲁肽、杜拉鲁肽、利西拉肽和索马鲁肽是治疗糖尿病的胰高血糖素样肽 -1（GLP-1）受体激动剂的代表药物。这类药物大多显示对心血管结局有益，对心力衰竭住院风险的影响为中性，可考虑用于共病患者。

第五节　老年共病的管理

一、共病患者药物治疗的管理

1. 用药评估和风险监测　基于老年人慢性病共病复杂的生理病理机制和社会经济背景，老年共病和药物干预无论对于医务界还是全社会而言均是具有挑战性的问题。对共病用药所导致的安全性问题和风险的判断和归因困难，难以解释。医生处方时必须评估治疗的获益性、可行性、依从性，并与患者意愿一致。应根据紧急和重要程度列举医疗愿望，确定适合个体的临床需求，如改善症状、延长寿命、减少用药数量及改善生活质量；全面审查和评估治疗方案，明确当前的医学问题和干预措施以及患者依从性及耐受性；了解循证医学证据及其局限性，如血压、血糖、血脂的控制目标应个体化，从而评估治疗目标，如降压目标是否越低越好？老年人血糖控制是否越严越好？降脂治疗的不良反应（肝损伤和肌病等）、骨质疏松与跌倒风险等。

用药风险的监测：①通过不良反应 / 不良事件监测和报告，早期发现不良事件信息、不良反应信号，确定一种不良事件与某一药物间存在因果关系的警示信息；②对风险信号的收集、整理与发掘；③综合评价上市药物的风险与效益，采取适当方法与策略，最大限度降低和防范上市药品物的风险。

2. 用药管理

（1）制订个体化的治疗策略：对老年共病多重用药的管理，应遵循老年医学的概念和宗旨，强调以患者为中心，关注患者整体而不仅仅是疾病本身，进行个体化的诊疗。老年共病的诊疗策略不是对某个或几个疾病的诊治，也不是对各个疾病治疗的简单叠加，应该采取多种途径、多系统整合，根据老年人机体的变化、功能与认知的损害、共病和多重用药、心理因素、社会经济问题及个人意愿等，制订全面的个体化治疗策略，制订合理与适宜的药物处方，最终目标是让老年人获益，改善老年人的功能状态和生活质量。

（2）保证治疗的连续性和依从性：针对老年共病患者日益严重的多重用药问题，开展以患者为中心的多学科合作，制订由多个专科相互协同、取长补短的综合治疗方案。慢性病的治疗不是一蹴而就的，需要对患者长期追踪随访，适时调整治疗方案，保证治疗的连续性，加强患者就医的依从性。沈阳市长白社区一项调查结果显示，共病患者参与治疗慢性病的积极度与健康结局呈正相关。在老年共病管理中，除了医师、护士、药师的职责外，应鼓励患者采用自我管理模式。采取综合管理措施帮助老年人尽可能恢复其原有的功能状态，提高生活质量。

二、老年共病的管理策略

1.从疾病导向模式向患者导向模式转变　老年共病的临床管理应关注老年人的生理、心理和环境体验，如患者的身体和认知功能、症状控制、治疗负担、与健康相关的生活质量、保持独立性和总体幸福感等，建立以患者为导向的管理模式，实现由多学科的管理团队共同决策的从疾病导向模式向患者导向模式的转变。

美国老年医学会（AGS）和英国国家健康与临床优化研究所（NICE）先后制定了老年共病的临床管理策略，综合如下：①考虑患者的个人意愿并共同决策：鼓励将患者的依从性纳入医疗决策中，选择治疗方式时，应该仔细向患者说明每一种治疗的风险及获益。有些药物对一种疾病有良好的治疗效果，然而却会加重另一种疾病的进展。例如，吸入性糖皮质激素能够改善慢性阻塞性肺疾病的症状，但会加重骨质疏松。当遇到这些治疗矛盾时，应确保患者能够充分了解治疗利弊，结合患者意愿选择，尤其是针对衰弱及预期寿命有限的老年患者。②识别证据的局限性：可以应用已发表的证据，但承认证据人群的选择局限性；充分评估临床试验的可靠性及局限性，客观合理地分析参考文献；在阅读文献时应结合临床实践操作，有些研究得出的干预措施及结论可能有局限性，不适合用于临床，不能生搬硬套于患者的干预过程中。③根据风险、负担、获益和预后制定全面的健康管理决策：可以通过患者的疾病危险分级、治疗获益、生存期限、生活质量等对预后进行评估，制订老年共病患者的干预方案。④电子病历记录的运用：临床医生可以通过电子病历来监测患者的用药及定期对患者进行用药评估，患者也可以通过查看病历记录充分了解病情。研究表明，使用电子病历记录来干预共病患者初级保健可以显著降低高风险处方的发生率，还可以增强患者对自身病情及药物的了解。⑤多学科评估治疗的复杂性和可行性：老年共病患者面临的不仅是疾病本身，而且还存在功能受限、营养不良、缺乏有效护理等问题，应建立以临床医师为主，护师、康复师、营养师、药师等参与的多学科团队，充分探讨及交流患者病情，制订风险最小、获益最大且便于实施的干预措施。⑥提供新型照护模式：了解老年共病患者的临床照顾现状及照护需求，制订专业的照护方案；做好共病患者的每一次就诊记录，以便明确区分及实施不同的管理；共病患者最好能有稳定的就诊医师，适当延长就诊时间，医患之间沟通交流充分，保持治疗的连续性。

2.提升临床诊疗指南的适用性　　由于老年共病患者临床诊治的复杂性和异质性，单一疾病的临床诊疗指南对老年共病患者的适用性较差。在临床实践中，应考虑到共病的流行特点和现行指南证据对共病患者的局限性，针对共病患者提出药物和姑息治疗的选择建议。协作编写跨学科指南可能是未来诊疗指南的方向，开始是 2 种或 3 种共病，逐渐发展到最终可能超越特定的分组，通过显著获益的分析来解决共病的诊疗问题。临床治疗指南基于的依据是随机对照试验，针对老年共病患者的研究需求，在研究设计上，可以纳入更多的老年共病患者，招募特定 2 种或 3 种慢性病患者（如冠状动脉疾病合并糖尿病和抑郁症），使用聚类和分层等设计策略，提高指南对这类患者的适用性。

建立适合我国国情的共病管理指南，可从角色定位、工作职责与内容、临床治疗流程等方面入手，优先解决对患者健康、生活质量有较大影响的问题，关注药物不良反应和不良药物相互作用，对多重用药的用药风险实施有效的干预。

3.加强老年共病多重用药的风险管理　　对于老年共病患者，过多的医疗干预未必能有更优的获益风险比。针对老年共病患者，医师可考虑非药物治疗或适当的"减法"；确需开具处方时，要考虑共病对用药的影响，优化治疗方案；医师应该根据药物适应证、用法用量、预期获益、药物不良反应、药物与药物或药物与疾病相互作用的潜在风险、用药依从性、功能与认知状态，以及对生活质量的影响等，对用药的合理性及风险获益比进行审查和评估，识别与停用不恰当的用药。同时，由于患者的用药情况随病情不断改变，应该长期、全程监控和定期再评估。治疗终止后要随访观察获益或有害的结果。

制药行业应开发或设计适合老年人的药物剂型，既考虑剂量调节、给药途径、颜色识别的便捷性，又考虑社会文化、剂型的可接受性。基于临床医师、药师、护师等多学科团队合作，采取综合的、与治疗复杂性相关的、关注患者需求和潜在用药风险的评估模式，实施个体化治疗，以平衡患者的临床获益和风险。

考虑到共病对疾病治疗和预后的显著影响，需要将共病融入临床和科研实践中，合理参照临床诊疗指南，跨学科综合评估患者的风险和获益，结合共病患者的个体化情况，确立和实施精准合理的治疗方案，结合老年医学临床研究的客观依据，从而有效提升老年共病患者的整体管理水平。

大数据时代，共病研究需要数据库，可以提供各类共病组合人群的数据信息，有利于知晓特定干预对特定人群的危害和获益。

4. 全面评估老年共病　大量研究表明，共病与其他疾病间具有重叠效应和相关性。现有的研究显示，共病、衰弱和失能具有较高的重叠性，对于个体患者，所患慢性疾病数量越多，衰弱的患病风险越高，相反，衰弱也可增加患慢性疾病的风险，共病、失能和衰弱三者相互影响，形成恶性循环。此外，老年人不仅存在复杂的临床问题，也有可能面临多种药物联合用药而增加药物不良反应和药物间相互作用的风险，进而增加患病率及死亡率，增加对于医疗保健服务的依赖性，以及社会、家庭和个人的经济负担。

准确而全面地评估老年人健康状况可以为临床治疗提供依据。为加强对老年共病的治疗和管理，对老年人健康状况的全面评估也应更加规范和全面。以下步骤用于鉴别共病的组成和评估个人的整体健康状况，以便对共病老年人提供更有意义的干预措施：①确定疾病的发病年龄、共病的聚集情况及发生的顺序，针对这些患病风险高的老年人群提供预防服务；②通过对慢性疾病的控制，采取预防措施和并发症的早期识别来防止更多疾病聚集；③早期证据显示，针对有功能受限的个体，识别出功能独立的关键因素，对于采取相应的干预措施最为有效，也最具成本效益。

5. 改进老年共病的诊疗模式　继 WHO 于 1990 年提出"健康老龄化"的概念后，降低共病所导致的失能和死亡率、提高共病老年人的生活质量，以及如何尽量让老年人与疾病和平共存已日益成为临床工作者所关注的课题。由于共病在老年人中普遍存在，改进现有的临床诊疗模式具有重要意义。改进老年共病的诊疗模式，让老年共病患者在多病共存的状态下"健康变老"，是所有医务工作者努力的方向。

(1) 构建连续性的健康管理体系：建立和完善以分级诊疗为基础的健康管理体系，有助于实现对老年共病患者的长期、连续性医疗照护和健康管理。在国外，共病的管理多在初级保健医疗机构内进行。随着目前国内外对共病研究和探索的不断深入，我国医务人员和政策管理者应进一步提高对老年人慢性病管理工作的重视，建立老年门诊、全科门诊和康复门诊等服务，对老年人进行个体化诊治。

完善分级诊疗制度，各级医疗机构应各司其职，最大限度地减少医疗资源浪费，最大化地提高共病患者的生活质量。可以建立社区卫生服务机构与三级医院的医联体，并依托其实现对老年衰弱共病患者的连续性医疗照护。基层社区卫生服务机构注重各种慢性病和不良健康状态的预防、筛查和随访，三级医院注重慢性病急性发作或其并发症的全面评估及诊疗方案制订，在此基础上的双向转诊有利于实现对辖区老年共病患者全生命周期的连续性健康管理。

（2）加强与完善老年医疗保险制度：第五次国家卫生服务调查报告称，我国已进入慢性病高负担期，其负担占总疾病负担的70%。慢性病患者医药费高昂，医疗保险可以促进老年人及时就医并且对医疗费用支出有积极作用。加强和完善医疗保险制度，创新老年医疗服务模式，充分发挥医疗保险在慢性病管理中的调节和保障作用，有助于老年共病的综合干预和管理。

（3）鼓励家庭医师签约模式和延续性护理模式：老年共病患者常面临躯体功能及生活质量下降、失能和衰弱风险增加、死亡率上升等问题。慢性病共病患者占用更多的医疗服务及资源，给家庭医疗费用支出和国家卫生资源的利用带来了消极影响，也严重影响老年人的生活质量。老年慢性病共病患者卫生服务需求不同于患一种慢性病或者未患慢性病的老年人，需要多层级的全面的医疗服务模式。

家庭医师签约模式：是以全科医师为核心，辅以社区护士等成员，以团队形式承担卫生服务，对老年慢性病共病患者进行综合健康评估，以确定有针对性的干预措施，提高老年人的生活质量。家庭医师签约模式是一种新型的健康管理模式。

延续性护理模式：国家卫生健康委员会印发《全国护理事业发展规划（2016—2020年）》明确指出，当前的主要任务之一是要拓展护理服务领域，开展延续性护理服务；任务之二是大力推进老年护理。延续性护理在慢性病领域的应用，实现从医院到家庭的延续性照护，能够有效降低老年人的再入院率，减轻经济负担，改善健康结果。

6. 实现以治病为中心向以健康为中心的转变　　一是加强老年人健康素养教育，国家卫生健康委员会在《健康中国行动（2019—2030年）》中，明确提出医疗机构要组建健康科普队伍，面向居民讲解科普知识，提高老年人的健康素养。二是重视非药物干预，非药物干预是指不涉及药物治疗的疾病干预方式，包括生活行为方式调整、心理调适、患者自我管理教育等方面。从疾病危险因素的角度出发，很多慢性病包括糖尿病、高血压、肥胖、冠状动脉粥样硬化、高脂血症等均与不良的生活行为方式相关联。饮食、运动等生活方式的改善能使慢性病患者获益，心理干预亦能改善慢性病共病患者的相关健康结局。三是转变现行的医疗理念与模式，针对老年患者多病共存多重用药的特点，改变原有的传统医学理念和医学模式，由单纯的医疗诊治转变为预防、诊治、康复、长期照护、心理干预及社会支持等一体化的综合医疗模式，以满足老年患者的特殊需求。

　　老年共病管理固有的复杂性和异质性挑战了单病管理的基本原则。考虑到共病对疾病治疗和预后的显著影响，需要将共病融入临床和科研实践中，合理参照临床指南，跨学科综合评估患者的风险和获益，实施个体化的合理的治疗方案，提升老年共病患者的整体管理水平。

下篇 各 论

第 5 章 循环系统疾病用药

第一节 抗高血压药

一、老年高血压

1. 疾病概况 高血压作为一种慢性非传染性疾病，可显著增加患心脏、脑、肾脏和其他疾病的风险，具有患病率较高、致残率较高及疾病负担较重的特点。据估计，全球有 14 亿人患有高血压，但只有 14% 的人血压得到控制。《2021 WHO 成人高血压药物治疗指南》提出了协助各国改善高血压管理的建议。

全球疾病负担研究显示，中国人群因高血压造成的伤残调整寿命年高达 3794 万人年，占总伤残调整寿命年的 12.0%，占心血管疾病总伤残调整寿命年的 63.5%。高血压是心血管疾病的首位危险因素。2016 年我国一项发表于《美国医学会杂志》（*JAMA*）的队列研究结果显示，我国高血压患者治疗后的血压达标率仅为 29.6%。高血压是脑卒中、心肌梗死、心血管死亡首要的、独立的危险因素，流行态势严重，其主要并发症如脑卒中、心肌梗死、心力衰竭及慢性肾脏病等的致残致死率高，会消耗大量医疗和社会资源，给家庭和社会造成沉重负担，已成为我国一项严重的公共卫生问题。

我国老年人群的高血压患病率随年龄增长而显著增高，患病率总体呈明显上升趋势。1991 年全国高血压抽样调查资料显示，我国 ≥ 60 岁老年人的高血压患病率为 40.4%，2002 年全国营养调查显示高血压患病率是 49.1%。2012 ～ 2015 年全国高血压分层多阶段随机抽样横断面调查资料显示高血压患病率为 53.2%。按 2021 年我国人口数量和结构推算，目前我国约有 2 亿高血压患者，每 10 个成年人中有 2 人患有高血压，约占全球高血压人数的 1/5。高血压患者知晓率、治疗率及控制率是反映高血压流行病学和防治状况的重要指标。我国高血压的知晓率、治疗率和控制率随地域和人口学特征不同而有差异，但总体上处于较低水平，而且老年高血压患者血压的控制率并未随着服药数量的增加而改善。与发达国家相比，我国高血压患病人数多，虽然近年来高血压的知晓率、治疗率及控制率有所提高，但仍处于较低水平，分别低于 50%、40%、10%。高血压控制率较低且地区差异较大，也为我国慢性病的预防和控制带来极大挑战。

2. 诊疗原则

（1）老年高血压的特点：老年人大动脉弹性下降，动脉僵硬度增加；压力感受器反射敏感性和 β 肾上腺素能系统反应性降低；肾脏维持离子平衡能力下降；血压神经 - 体液调节能力下降。老年高血压表现如下：收缩压增高和脉压增大较常见；血压水平易受多因素影响；并发症多；血压波动大，常见血压昼夜节律异常；白大衣高血压、假性高血压增多。

（2）老年高血压的诊断：2019 年发布的《中国老年高血压管理指南 2019》将老年高血压的诊断标准定义如下。年龄 ≥ 65 岁，在未使用降压药物的情况下，非同日 3 次测量血压，收缩压 ≥ 140mmHg（1mmHg ≈ 0.133kPa）和（或）舒张压 ≥ 90mmHg，即诊断为老年高血压。曾明确诊断高血压且正在接受降压药物治疗的老年人，虽然血压 < 140/90mmHg，但也应诊断为老年高血压。在《老年高血压的诊断与治疗中国专家共识（2017 年版）》中，将老年高血压人群的年龄界定为 ≥ 60 岁，新版指南则遵照 WHO 对老年人的界定标准。

（3）老年高血压的降压目标：《中国老年高血压管理指南 2019》将降压目标定义如下。①年龄 ≥ 65 岁，血压 ≥ 140/90mmHg，在生活方式干预的同时启动降压药物治疗，将血压降至 < 140/90mmHg。②年龄 ≥ 80 岁，血压 ≥ 150/90mmHg，即启动降压药物治疗，首先应将血压降至 < 150/90mmHg，若耐受性良好，则进一步将血压降至 < 140/90mmHg。③经评估确定为衰弱的高龄高血压患者，血压 ≥ 160/90mmHg，应考虑启动降压药物治疗，收缩压控制目标为 < 150mmHg，但尽量不低于 130mmHg，如果患者对降压治疗耐受性良好，不应停止降压治疗。

《中国老年高血压管理指南 2019》认为将血压控制在 < 140/90mmHg，对所有患者都有益处，无论老年高血压患者是否合并心、脑、肾等靶器官损害。该指南将老年高龄衰弱患者作为单独一类人群，提出了单独的降压目标，体现了对老年衰弱患者降压考虑的全面性和个体性特点。

3. 老年高血压评估

（1）老年高血压的诊断性评估：评估老年高血压患者的心血管危险并不只是单纯评估血压水平，而需要全面整体地评估，因为血压水平并不是影响心血管事件发生和预后的唯一因素。老年本身就是心血管病和高血压的危险因素。

诊断性评估包括以下内容：①确定血压水平。②了解心血管危险因素。③明确引起血压升高的可逆和（或）可治疗的因素，如有无继发性高血压。④评估靶器官损害和相关临床情况，判断可能影响预后的合并疾病。对老年高血压患者的综合评估有助于指导降压治疗。

（2）老年高血压的衰弱和认知功能评估

1）老年高血压的衰弱评估：衰弱是衰老的表现之一，随年龄增长其发生率显著升高。有研究发现，衰弱是影响高龄老年人降压治疗获益的重要因素之一。对于高龄高血压患者，推荐制订降压治疗方案前进行衰弱评估，特别是近 1 年内非刻意节食情况下体质量下降＞ 5% 或有跌倒风险的高龄老年高血压患者。

2）老年高血压与认知障碍评估：老年人血压过高或过低均能增加认知障碍发生风险，降压治疗可延缓增龄相关的认知功能下降及降低痴呆发生风险。对于老年高血压患者推荐早期筛查认知功能，应结合老年生物学年龄和心血管危险分层确定合理的降压治疗方案和目标值。尽管有长期队列研究显示降压治疗可以降低痴呆风险，而且最新国外综述推荐收缩压 120 ～ 130mmHg 作为血压管理的目标，但是较低的血压控制目标对认知障碍的影响仍未完全明确，因此尚不能根据高血压患者认知功能状态设立特定的血压控制目标。由于心、脑、肾等靶器官损害是高血压致死、致残的主要原因，降压治疗及血压控制目标应以保护心、脑、肾等靶器官为主要目的，但在降压治疗过程中应兼顾对认知功能的影响。《老年高血压合并认知障碍诊疗中国专家共识（2021版）》建议：① 合理的降压治疗在老年高血压患者中具有保护认知功能的作用，在高血压合并认知障碍患者中可以给予降压治疗。② 年龄 ≥ 65 岁者，如血压 ≥ 140/90mmHg，在生活方式干预的同时启动降压药物治疗，将血压降至＜ 140/90mmHg。如能耐受，还可进一步降低。③ 年龄 ≥ 80 岁，如血压≥ 150/90mmHg，即在改善生活方式的同时启动降压药物治疗，将血压降至＜ 150/90mmHg。若耐受良好，则进一步将血压降至＜ 140/90mmHg。如存在衰弱，应根据患者具体情况设立个体化血压控制目标。

4. 对老年人血压控制目标的思考　由于老年高血压患者心脑血管疾病发病率和病死率高，对老年高血压管理及血压控制目标的制定尤为重要。从最新发表的高血压指南可以看出，各国高血压指南对老年高血压发病机制、病理生理学特征、临床表现、诊断、合并症处理和危险分层已趋于一致，但是对血压控制目标仍存在争议，对于老年血压控制目标应放宽还是严格控制有不同的观点。2017 年美国心脏病学会《美国高血压临床实践指南》和《2016 加拿大高血压教育计划高血压指南》对老年高血压患者的血压控制目标较严格，将老年高血压患者血压控制目标分别定义为＜ 140mmHg 和＜ 120mmHg；而 2018 年欧洲心脏病学会 / 欧洲高血压学会高血压管理指南和中国高血压防治指南 2018 年修订版则将老年高血压患者血压控制目标放宽到＜ 150mmHg。新发布的中国高血压防治指南 2021 年修订版（第三版）将 65 岁及以上的老年人的降压目标定为150mmHg 以下，如能耐受还可进一步降低。从最新发表的临床研究看，既有支持老年高血压患者血压控制目标放宽的临床证据，又有反对目标放宽的临床证据。老年高血压患者血压控制目标应根据不同地区、不同种族、不同的国家来制定合适的目标。

二、老年高血压的治疗管理

老年高血压患者的血压管理可以分为药物管理和非药物管理两部分。药物管理是指在医生的指导下，定时定量服用药物，并及时监测血压变化情况。非药物管理是降压治疗的基本措施，无论是否选择药物治疗，都要保持良好的生活方式，主要包括健康饮食、规律运动、戒烟限酒、保持理想体重、改善睡眠和注意保暖等。

1. 老年高血压的非药物治疗

（1）健康饮食：减少钠盐摄入、增加富钾食物摄入有助于降低血压。WHO建议每日摄盐量应＜ 6g。老年高血压患者应适度限盐。鼓励老年人摄入多种新鲜蔬菜、水果、鱼类、豆制品、粗粮、脱脂奶及其他富含钾、钙、膳食纤维、多不饱和脂肪酸的食物。

（2）规律运动：老年高血压及高血压前期患者进行合理的有氧锻炼可有效降低血压，建议老年人进行适当的规律运动，不推荐剧烈运动。

（3）戒烟限酒：戒烟可降低心血管疾病和肺部疾患风险。老年人应限制酒精摄入。

（4）保持理想体重：超重或肥胖的老年高血压患者可适当控制能量摄入和增加体力活动。维持理想体重、纠正腹型肥胖有利于控制血压，减少心血管病发病风险。但老年人应注意避免过快、过度减重。

（5）其他：如改善睡眠、适度保暖、避免骤冷和低温环境等，避免血压大幅波动。

2. 老年高血压的药物治疗

（1）治疗目的：降压治疗的目的是延缓高血压所致心血管疾病进程，最大限度地降低心血管疾病发病率和死亡率，改善生活质量，延长寿命。老年高血压患者无论是否合并心、脑、肾等靶器官损害，将血压控制在＜ 140/90mmHg对所有患者都有益处。老年高血压降压治疗应强调收缩压达标，在能耐受的前提下，逐步使血压达标。

追求降压达标的同时应综合干预危险因素，针对所有可逆性心血管危险因素（如吸烟、血脂异常或肥胖、血糖代谢异常或尿酸升高等）进行干预处理，并同时关注和治疗相关靶器官损害及临床疾病。降压治疗应遵循小剂量开始、平稳降压的原则，效果不佳时考虑多药联合、逐步达标、个体化降压的原则。大多数患者需长期甚至终生坚持治疗。

（2）治疗原则

1）小剂量：老年人和高龄老年人初始治疗时通常采用较小的有效治疗剂量，

并根据需要逐渐增加剂量。左心室肥厚和微量白蛋白尿患者选用肾素 - 血管紧张素 - 醛固酮系统抑制剂时宜逐渐增加至负荷剂量。

2) 长效：优先使用每日 1 次、24h 持续降压作用的长效药物，可有效控制夜间和清晨血压，有效预防心脑血管病并发症的发生。如使用中、短效制剂，则需每日 2 ～ 3 次给药，以达到平稳控制血压的目的。对需要联合治疗的患者，为了提高治疗达标率和患者依从性，优先推荐单片复方制剂。

3) 联合：若单药治疗疗效不满意，可采用两种或多种低剂量降压药物联合治疗以增加降压效果；对老年患者起始即可采用小剂量 2 种药物联合治疗，或固定复方制剂，单片固定复方制剂有助于提高患者的依从性。

4) 适度：大多数老年患者需要联合降压治疗，包括起始阶段，但不推荐衰弱老年人和 ≥ 80 岁高龄老年人初始联合治疗。

5) 个体化：根据患者具体情况、合并症、药物疗效、耐受性、个人意愿和经济承受能力，选择适合患者的降压药物。

6) 随访：适时的随访和监测可以评估治疗依从性和治疗反应，有助于血压达标，并可发现不良反应和靶器官损害。

3. 常用抗高血压药物　抗高血压药物作用于血压调节系统中的一个或多个部位而发挥作用，可根据药物主要作用部位的不同进行药理学分类。此外还包括具有协同降压机制的固定复方制剂。可根据患者的危险因素、亚临床靶器官损害及合并临床疾病情况，优先选择某类降压药物。

(1) 利尿剂：用于降压治疗已逾半个世纪。此类药物降压效果好，价格低廉，可显著降低心血管事件的发生率和总死亡率。国内外相关指南均肯定了利尿剂在降压治疗中的地位，认为噻嗪类利尿剂与血管紧张素转换酶抑制剂（ACEI）、血管紧张素 II 受体拮抗剂（ARB）及钙通道阻滞剂（CCB）组成的联合方案是合理的，并将其作为治疗难治性高血压的基础用药。临床应用最多的是噻嗪类利尿剂，以此为基础组成的固定复方制剂有助于提高降压疗效，减少不良反应，改善患者依从性。利尿剂适用于大多数无禁忌证的高血压患者的初始和维持治疗，尤其适合老年高血压、难治性高血压、心力衰竭合并高血压、盐敏感性高血压等患者。单药治疗推荐小剂量，以减少或避免不良反应。

1) 不良反应和禁忌证：①痛风患者禁用噻嗪类利尿剂，高血钾与肾衰竭患者禁用醛固酮受体拮抗剂。②长期大剂量应用利尿剂可导致电解质紊乱、糖代谢异常、高尿酸血症、直立位性低血压等不良反应。

2) 用药注意事项：①利尿剂较少单独使用，常作为联合用药的基本药物使用。②利尿剂能加强其他抗高血压药物的降压疗效，这种强化作用依赖于利尿剂减少体液容量及预防其他降压药物应用后的液体潴留作用。③利尿剂与 β 受体阻滞剂联用可能增加糖尿病易感人群的新发糖尿病风险，应尽量避免。如 2 种药物联用时血压仍未达标，则需换用另外 2 种药物或联用 3 种药物，此时推荐使用有效剂量的 ACEI 或 ARB、CCB 及利尿剂联用。④严重肾功能不全特别是终末期肾病患者，应用噻嗪类利尿剂治疗时降压效果差，可选用呋塞米等袢利尿剂。⑤利尿剂单药大剂量长期应用时不良反应发生率较高，特别是电解质紊乱与血糖、血脂、嘌呤代谢紊乱，不建议采用；单药治疗推荐使用中小剂量；小剂量利尿剂与 ACEI、ARB 或 CCB 联用可改善降压效果并降低不良反应发生风险。

（2）钙通道阻滞剂（CCB）：钙通道是细胞膜上对钙离子具有高度选择性通透能力的亲水性孔道。钙离子通过钙通道进入细胞内，参与细胞跨膜信号传导过程，介导兴奋 - 收缩偶联和兴奋 - 分泌偶联、维持细胞正常形态和功能完整性、调节血管平滑肌的舒缩活动等。一旦细胞内钙超载，将导致一系列病理生理过程，如高血压等。CCB 分为二氢吡啶类 CCB 与非二氢吡啶类 CCB，其药理特点包括松弛血管平滑肌、扩张血管及负性肌力、负性变时作用，具有卓越的降压疗效、广泛的联合降压潜能和心脑血管保护作用。

1）适应证：CCB 降压疗效强，药效呈剂量依赖性，适用于轻、中、重度高血压。①二氢吡啶类 CCB：优先用于容量性高血压（如老年高血压、单纯收缩期高血压及低肾素活性或低交感活性的高血压）、合并动脉粥样硬化的高血压；CCB 降压作用不受高盐饮食影响，尤其适用于生活中习惯高盐摄入和盐敏感性高血压患者。②非二氢吡啶类 CCB：适用于高血压合并心绞痛、高血压合并室上性心动过速及高血压合并颈动脉粥样硬化患者。

2）禁忌证：二氢吡啶类 CCB 可作为一线降压药用于各组年龄段、各种类型的高血压患者，疗效的个体差异较小，只有相对禁忌证，无绝对禁忌证。相对禁忌用于高血压合并快速性心律失常患者；维拉帕米与地尔硫䓬禁用于二度至三度房室传导阻滞患者，并相对禁用于心力衰竭患者。

3）用药注意事项：①短、中效 CCB 在扩血管的同时，由于血压下降速度快，会出现反射性交感激活、心率加快及心肌收缩力增强，使血流动力学波动并抵抗其降压作用；长效制剂降压平稳持久，不良反应较小，耐受性好。②非二氢吡啶类 CCB 维拉帕米与地尔硫䓬均有明显负性肌力作用，应避免用于左心室收缩功能不全的高血压患者。③非二氢吡啶类 CCB 有明显的负性传导作用，合并心脏房室传导功能障碍或病态窦房结综合征的高血压患者应慎用维拉帕米、地尔硫䓬。④非二氢吡啶类 CCB ＋ β 受体阻滞剂可诱发或加重缓慢性心律失常和心功能不全。

（3）肾素 - 血管紧张素 - 醛固酮系统（RAAS）抑制剂：主要包括血管紧张素转换酶抑制剂、血管紧张素 Ⅱ 受体拮抗剂和肾素抑制剂。血管紧张素受体脑啡肽酶抑制剂同时作用于 RAAS 和利尿钠肽系统，是一种实现多途径降压的新型药物，已被推荐用于高血压患者的降压治疗。

1）血管紧张素转换酶抑制剂（ACEI）：血管紧张素转换酶（ACE）是一种非特异的酶，可使血管紧张素 I（Ang I）转化为强效缩血管物质 Ang II，并促进缓激肽等肽类扩血管物质的降解，导致血压升高、交感活性增强等一系列病理生理过程。ACEI 通过竞争性抑制 ACE 而发挥降压作用。

A. 用药评价：自 20 世纪 80 年代该类药物上市以来，大量循证医学证据均显示其对高血压具有良好的靶器官保护和心血管终点事件预防作用，已成为基础降压药物之一，尤其适用于伴慢性心力衰竭及有心肌梗死病史的老年高血压患者。本类药物具有靶器官保护和心血管终点事件预防作用，对糖脂代谢无不良影响，可有效减少尿白蛋白排泄量，延缓肾脏病变进展，适用于合并糖尿病肾病、代谢综合征、慢性肾脏病、蛋白尿或微量白蛋白尿的老年高血压患者。各类 ACEI 制剂的作用机制大致相同，总体上可能具有类效应。

B. 禁忌证：ACEI 耐受性好，但仍可能出现罕见而危险的不良反应。

a. 绝对禁忌证：①妊娠；②血管神经性水肿，可引起喉头水肿、呼吸骤停等严重不良反应，一旦怀疑为血管神经性水肿，患者应终生避免使用 ACEI；③双侧肾动脉狭窄，可因急性肾缺血肾小球灌注压不足而引起急性肾损伤；④血钾浓度 > 6.0mmol/L 的高钾血症，ACEI 抑制醛固酮的分泌而导致血钾水平升高，较常见于慢性心力衰竭、肾功能不全，以及补充钾盐或联用保钾利尿剂患者。

b. 相对禁忌证：血肌酐水平显著升高、高钾血症、有症状的低血压（< 90mmHg）、妊娠可能、左心室流出道梗阻的患者。

C. 用药注意事项：①尽量选择长效制剂以平稳降压，同时避免使用影响降压效果的药物，如大部分解热镇痛抗炎药（其中阿司匹林剂量 ≥ 300mg 时）、激素等。②治疗前应检测血钾、血肌酐水平及估算肾小球滤过率（eGFR）。小剂量开始给药，逐渐上调至标准剂量。治疗 2 ～ 4 周后应评价疗效并复查血钾、肌酐水平及 eGFR。若发现血钾水平升高（> 5.5mmol/L）、eGFR 降低 > 30% 或肌酐水平升高 > 30% 以上，应减小剂量并继续监测，必要时停药。③积极处理干咳、低血压等不良反应，避免引起患者治疗依从性下降。④单药治疗不佳，应考虑加量或联合治疗；避免 ACEI 与 ARB 联合使用。

2）血管紧张素 II 受体拮抗剂（ARB）

A. 用药评价：ARB 通过阻断 ACE 和其他旁路途径参与生成的 Ang II 与 Ang I 型受体相结合而发挥降压作用，是继 ACEI 后对高血压及心血管病等具有良好疗效的作用于 RAAS 的一类降压药物，适用于轻、中、重度高血压患者。ARB 除降压作用外，还具有保护心血管和肾脏及改善糖代谢的作用，降压药效呈剂量依赖性，但不良反应并不随剂量增加而增加，无 ACEI 的干咳、血管神经性水肿等不良反应，患者依从性更高，已成为一线降压药物。

B. 禁忌证：① ARB 可致畸，禁用于妊娠高血压患者。② ARB 扩张肾小球出球小动脉，导致肾小球滤过率下降，肌酐和血钾水平升高，高血钾或双侧肾动脉狭窄患者禁用。

C. 用药注意事项：① ARB 扩张肾小球出球小动脉的作用强于扩张肾小球入球小动脉，使肾小球滤过压下降，肾功能减退，肾小球滤过率降低，血肌酐和血钾水平升高。对慢性肾脏病 4 期或 5 期患者，ARB 初始剂量减半并严密监测血钾、血肌酐水平及肾小球滤过率的变化。②单侧肾动脉狭窄患者使用 ARB 应注意患侧及健侧肾功能变化。③急性冠脉综合征或心力衰竭患者先从小剂量 ARB 起始（约为常规剂量的 1/2），避免首过低血压反应，逐渐增加至患者能够耐受的靶剂量。④对高钾血症和肾损害患者，避免使用 ARB + ACEI，尤其是 ARB + ACEI + 醛固酮受体拮抗剂（螺内酯）。⑤ ARB 致咳嗽的发生率远低于 ACEI，但仍有极少数患者出现咳嗽。

3）血管紧张素受体脑啡肽酶抑制剂：沙库巴曲缬沙坦是由脑啡肽酶抑制剂沙库巴曲和 ARB 缬沙坦按摩尔比为 1 : 1 组成的新型单一共晶体。脑啡肽酶有多种底物，包括利尿钠肽和血管紧张素Ⅱ，抑制脑啡肽酶可提高体内具有降压和器官保护作用的利尿钠肽水平，而缬沙坦则可有效抑制 Ang Ⅱ 受体，起到降压及器官保护作用。

2021 年发表的《沙库巴曲缬沙坦在高血压患者临床应用的中国专家建议》对沙库巴曲缬沙坦在高血压患者中的应用提出如下建议：①沙库巴曲缬沙坦可用于原发性高血压患者的降压治疗。更适用于老年高血压、盐敏感性高血压、高血压合并心力衰竭、高血压合并左心室肥厚、高血压合并慢性肾脏病（1 ～ 3 期）和高血压合并肥胖的患者。②降压使用的常规剂量为 200mg，1 次 / 日，难治性高血压患者可增至 300 ～ 400mg/d。高龄老年人，伴有射血分数降低的心力衰竭患者、合并慢性肾脏病 3 ～ 4 期的患者可从低剂量（50 ～ 100mg/d）开始。如患者耐受，每 2 ～ 4 周将剂量加倍，以达到适宜剂量，实现血压控制及耐受的平衡。

用药注意事项：①对于血压未达标但增加剂量受限者，可与其他种类降压药物联合使用，但不能与 RAAS 抑制剂联合使用。与 ACEI 合用可增加发生血管神经性水肿的风险，停止使用 ACEI 治疗 36 h 后方可使用本药。②重度肾功能损害 [eGFR < 15ml/（min·1.73m²）]、肾动脉狭窄及中度以上肝损伤者应慎用。使用 RAAS 抑制剂出现血管神经性水肿者及妊娠期妇女禁用。③用药前和用药期间定期监测血压、血钾、肾功能和肝功能。与保钾利尿剂（如螺内酯、氨苯蝶啶、阿米洛利）、补钾药、钾盐合用时可能升高血钾，在合用时应监测血钾。

4）肾素抑制剂：能够抑制血管紧张素原分解产生 Ang Ⅰ，降压疗效与 ACEI、ARB 比较无优势，应用受限。直接肾素抑制剂是通过抑制肾素的活性发挥降压作用，目前尚未在我国上市。

（4）β受体阻滞剂

1）治疗现状：β受体阻滞剂自20世纪60年代被用于降压治疗，20世纪80年代后被众多国家高血压指南推荐为首选降压药物。然而，近些年来，β受体阻滞剂的降压地位受到挑战，2014年美国成人高血压治疗指南（JNC8）和2014年日本高血压学会高血压管理指南不再推荐其为首选降压药物；2016年加拿大高血压教育计划高血压指南不建议老年高血压患者首选β受体阻滞剂；2016年欧洲高血压学会发表的高血压伴心率加快患者管理的共识声明指出，对于伴心率加快且有相关症状的高血压患者，没有证据表明应用减慢心率的药物治疗是不安全的，因此仍可考虑应用β受体阻滞剂。中国高血压防治指南2018年修订版指出，糖代谢异常时一般不首选β受体阻滞剂，必要时慎重选用高选择性β受体阻滞剂。不同的高血压指南对β受体阻滞剂的推荐虽不一致，但反映了β受体阻滞剂的治疗现状。

2）适应证：适用于合并快速性心律失常、冠心病、慢性心力衰竭、主动脉夹层、交感神经活性增高及高动力状态的高血压患者。

3）用药评价：β受体阻滞剂通过选择性地与β受体结合产生多种降压效应，如降低心排血量、减少肾素释放及中枢交感神经冲动等。各种β受体阻滞剂的药效学和药动学相差较大。在与其他降压药物的比较研究中，对于降低脑卒中事件发生率，β受体阻滞剂并未显示出优势。因此，不建议老年单纯收缩期高血压患者和脑卒中患者首选β受体阻滞剂，除非有β受体阻滞剂使用强适应证，如合并冠心病或心力衰竭。高选择性 $β_1$ 受体阻滞剂对血糖、血脂的影响很小或无影响，适合高血压合并糖尿病患者的治疗。非选择性β受体阻滞剂（如普萘洛尔）可能对糖脂代谢产生不良影响，阻碍 $β_2$ 受体介导的扩血管作用，加重糖尿病周围血管病变，不适于高血压合并糖尿病患者。反复低血糖发作的患者应慎用，以免掩盖低血糖症状。

4）禁忌人群：有脑卒中倾向及心率＜80次/分的老年人、肥胖者、糖代谢异常者、脑卒中患者、间歇性跛行者、严重慢性阻塞性肺疾病患者。也禁用于合并支气管哮喘、二度及以上房室传导阻滞及严重心动过缓的高血压患者。

5）用药注意事项：①β受体阻滞剂对高血压患者脑卒中事件的影响存在争议。在与其他降压药物的比较研究中并未显示出β受体阻滞剂优势的脑卒中事件减少，这主要归因于β受体阻滞剂降低中心动脉收缩压和脉压的能力较弱。②合并心力衰竭的高血压患者应从极小剂量起始，如患者能耐受，每隔2～4周剂量加倍，直至达到心力衰竭治疗所需的目标剂量或最大耐受剂量。临床试验的最大日剂量：比索洛尔10mg，美托洛尔缓释片200mg，美托洛尔片150mg，卡维地洛50mg，但需根据患者的耐受情况决定。目标剂量的确定一般以心率为准。③使用常规剂量β受体阻滞剂血压未达标，且心率仍≥80次/分的单纯高血压患者可增加β受体阻滞剂用量。④不适宜人群中，对于存在交感激活及心率加快（合并严重肥胖的代谢综合征或糖尿病）的高血压患者，需评估后使用β受体阻滞剂，并监测血糖、血脂变化。建议使用比索洛尔、琥珀酸美托洛尔、阿罗洛尔、卡维地洛或奈必洛尔。定期进行血压和心率的评估，有效进行血压和心率的管理，以保证患者的用药依从性和安全性。

（5）α受体阻滞剂：α受体为传出神经系统受体，α受体阻滞剂可以选择性地与α肾上腺素受体结合，其本身不激动或较弱激动肾上腺素受体，能阻滞相应的神经递质及药物与α受体结合，产生抗肾上腺素作用。在抗高血压药中，α受体阻滞剂已用于临床多年，目前常用的主要是作用于外周的α受体阻滞剂，包括特拉唑嗪、哌唑嗪、多沙唑嗪、乌拉地尔等。该类药物选择性阻滞血液循环或中枢神经系统释放的儿茶酚胺与突触后α_1受体相结合，通过扩张血管产生降压效应。

1）适应证：一般不作为治疗高血压的一线药物，该类药物没有明显的代谢不良反应，可用于合并糖尿病、周围血管病、哮喘及高脂血症的高血压患者，也用于难治性高血压和合并前列腺肥大的高血压患者。

2）用药评价：多沙唑嗪、曲马唑嗪较特拉唑嗪脂溶性差，与α_1受体的亲和力仅为哌唑嗪的1/2或更少，特拉唑嗪血压下降作用缓和，作用时间长，直立性低血压较少，通常可维持24h持续降压，对于利尿剂、β受体阻滞剂、CCB、ACEI、ARB等足量或联合应用后，仍不能满意控制血压的患者，可考虑联合应用选择性α_1受体阻滞剂。目前兼有α受体和β受体阻滞作用的药物正在临床逐渐应用，一方面通过α_1受体阻滞作用使外周血管扩张、血管阻力下降、降低血压，同时防止交感神经张力反射性增加，在降低血压和肾脏血管阻力的同时不减少肾血流量和肾小球滤过率；另一方面通过非选择性阻断β受体，可减慢心率、抑制心肌收缩力、减少心排血量等。此类药物的降压作用在低剂量时主要为阻滞β受体，高剂量时则主要为阻滞α_1受体。

3）禁忌证：直立性低血压患者禁用；胃炎、溃疡病、肾功能不全、冠心病及心力衰竭患者慎用。

4）用药注意事项：①常见恶心、呕吐、腹痛等胃肠道症状，高血压合并胃炎、溃疡病患者慎用。②在应用过程中可能出现直立性低血压，建议初始用药时于睡前服用。服药过程中需监测立位血压，预防直立性低血压的发生。

（6）抗高血压药物的联合应用

1）联合用药：单药治疗血压未达标的老年高血压患者可选择联合用药。初始联合治疗可采用低剂量联用，若血压控制不佳，可逐渐调整至标准剂量。联合用药时，药物的降压作用机制应具有互补性，如ACEI或ARB联合小剂量噻嗪类利尿剂。作用机制类似的降压药物应避免联用，如 ACEI 联合 ARB。但噻嗪类利尿剂或袢利尿剂和保钾利尿剂在特定情况下（如高血压合并心力衰竭）可以联用，二氢吡啶类 CCB 和非二氢吡啶类 CCB 亦如此。3 药联合时常用二氢吡啶类 +ACEI（或 ARB）+ 噻嗪类利尿剂的联合方案。也可在上述 3 药联合基础上加用第 4 种药物，如醛固酮受体拮抗剂、β 受体阻滞剂或 α 受体阻滞剂，用于难治性高血压患者。

2）固定复方制剂：固定复方制剂采用不同机制的降压药联合，具有协同降压和减少不良反应的作用；固定剂量、固定配伍的单片复方制剂可提高患者对治疗的依从性。固定配比的复方制剂主要包括 ACEI+ 噻嗪类利尿剂、ARB+ 噻嗪类利尿剂、二氢吡啶类 CCB+ARB、二氢吡啶类 CCB+β 受体阻滞剂、噻嗪类利尿剂 + 保钾利尿剂等。我国传统的单片复方制剂如长效的复方利血平氨苯蝶啶片（降压 0 号），以氢氯噻嗪、氨苯蝶啶、硫酸双肼屈嗪、利血平为主要成分，符合老年人降压药物应用的基本原则，且与 ACEI 或 ARB、CCB 等降压药物具有良好的协同作用，也可作为高血压患者降压治疗的一种选择。

A. 传统固定复方制剂：传统的固定复方制剂如复方降压片（复方利血平片）、复方利血平氨苯蝶啶片、珍菊降压片等，至今仍在特定区域或人群中使用。

用药评价：传统固定复方制剂的主要成分为氢氯噻嗪、可乐定（中枢性降压药）、利血平（外周交感神经阻滞剂）及肼屈嗪（单纯血管扩张剂）；其他包括镇静、中药、钙镁钾制剂及维生素等成分，主要适用于轻、中度高血压患者，在基层和经济欠发达地区应用较多。传统固定复方制剂中，除噻嗪类利尿剂外，其他主要降压成分均非目前高血压指南推荐的常用降压药，但基于心血管获益主要来自降压本身这一理念，传统固定复方制剂具有明确的降压疗效，且价格低廉，根据《中国高血压防治指南 2010》和《中国高血压基层管理指南（2014年修订版）》的建议，传统固定复方制剂仍作为降压治疗的一种选择。总体来看，传统固定复方制剂尚缺乏科学、规范、大规模的临床试验，对靶器官保护及改善预后的循证依据不足。

B. 新型固定复方制剂：近年来，国内外开发上市的新型固定复方制剂主要包括以抑制 RAAS 的药物（ACEI 或 ARB）与噻嗪类利尿剂和（或）二氢吡啶类 CCB 为主组成的 2 种或 3 种药物的单片复方制剂。目前我国市场上尚无 3 种降压药物组成的新型固定复方制剂。我国还有降压药物与调脂药物或叶酸组成的单片复方制剂，但这种药物属于多效片类型，不属于单纯的降压药物。

3）用药评价：目前尚缺乏新型单片复方制剂治疗高血压的长期预后的研究，临床证据主要是来自使用包含不同组分自由联合组成的治疗方案的临床试验。与自由联合治疗比较，长期采用固定复方制剂的药物治疗组患者在血压达标率和事件方面获益更多。

三、特定老年人群的降压治疗

1. 特殊类型高血压的概念　2017 年出版的《特殊类型高血压的诊断与治疗》一书提出了特殊类型高血压这一概念,本书以高血压临床诊治的实际需求为基础,以一种全新的视角去审视和探索高血压,将高血压分成一般类型和特殊类型两种,与传统的原发性和继发性高血压分类既有平行,又有交叉,进而在临床上进行个体化的诊断和特异性的治疗。2018 年欧洲心脏病学会 / 欧洲高血压学会高血压管理指南新增特殊情况下高血压的诊断治疗,将难治性高血压和继发性高血压归在特殊情况下的高血压中;《中国高血压防治指南(2018 年和 2021 年修订版)》也划分了特殊人群的高血压,但不同的是将难治性高血压和继发性高血压写在独立的章节中。特殊人群高血压通常包括老年高血压、儿童青少年高血压、女性高血压(妊娠期高血压、哺乳期高血压、更年期高血压、口服避孕药与高血压、多囊卵巢综合征与高血压等)、围术期高血压等。

2. 高龄老年高血压的治疗和管理　年龄≥ 80 岁的高龄老年高血压的降压治疗目标是维持器官功能、提高生活质量和降低总死亡率。选择降压药物应遵循以下原则:小剂量单药初始治疗;选择不良反应较少、依从性好的药物,如利尿剂、长效 CCB、ACEI 或 ARB;若单药治疗血压不达标,推荐低剂量联合;监测药物不良反应,警惕多重用药风险;密切监测血压,评估耐受性;若出现低灌注症状,应考虑降低治疗强度。

(1) 高龄高血压的特点:随着年龄的增长,动脉硬化加重,血管弹性降低,左心室肥厚,舒张功能减退;压力感受器敏感性下降,肾功能下降,水盐代谢能力减弱;胰岛素抵抗、糖代谢异常;内分泌功能减退,高龄高血压患者的临床特点与 < 80 岁患者有所不同。表现如下:①高龄高血压以收缩压升高为主,与舒张压相比,收缩压与心、脑、肾等靶器官损害的关系更为密切,是心血管事件更为重要的独立预测因素。老年患者降压治疗更应强调收缩压达标。②高龄老年人脉压增大,可达 70 ~ 100mmHg,脉压与总病死率和心脑血管事件呈正相关,脉压增大也预示着患痴呆的风险增加。③昼夜节律异常,靶器官损害的风险增加。④血压波动大,血压更易随情绪、季节、温度、体位的变化、进餐等而出现明显波动。⑤假性高血压可导致过度降压治疗,而收缩压过低在高龄患者可能引起跌倒、衰弱等不良预后的增加。⑥继发性高血压不少见,如肾血管性高血压、肾性高血压、原发性醛固酮增多症、夜间睡眠呼吸暂停综合征等,部分继发性高血压是由动脉粥样硬化病变所致。⑦并存多种危险因素和相关疾病,靶器官损害严重。

(2) 高龄高血压的治疗策略

1) 评估:高龄患者治疗前,首先由接诊医师综合考虑其健康状况、并存疾病、多重用药风险及依从性，判定是否开始药物治疗。治疗过程中，密切监测血压，并关注降压治疗对患者的影响和耐受性，以便及时调整治疗方案。对于暂不适合药物治疗的患者，可选择生活方式干预，监测血压，定期随访，再次评估。

　　2）降压目标：目前，包括中国高血压防治指南在内的多个国家和地区的指南均把高龄高血压的降压目标值设定在＜ 150/90mmHg。对于伴有心、脑、肾并存疾病的高血压患者，若血压长期控制不理想，更易发生或加重靶器官损害，显著增加心血管病死亡率和全因死亡率。国内外指南推荐对合并糖尿病或并存疾病的高血压患者给予更严格的血压控制，血压应降至＜ 140/90mmHg。考虑到高龄患者的特点，建议采取分阶段的血压控制策略，首先降至 150/90mmHg，若耐受性良好，则进一步降至＜ 140/90mmHg。

　　（3）药物选择

　　1）选择平稳、有效、安全、不良反应少、服药方法简单、依从性好的降压药物，如利尿剂、长效 CCB、ACEI 或 ARB。选择小剂量利尿剂者必要时与小剂量 ACEI 联用，效果良好，长效 CCB 和 ARB 均适合高龄老年高血压患者使用。

　　2）首先使用小剂量单药作为初始治疗，避免血压过低。若单药治疗血压不达标，推荐小剂量联合用药。

　　3）警惕药物不良反应和多重用药风险，警惕用药过多或过度治疗的不利影响。

　　4）治疗中应密切监测血压并评估耐受性，若出现低灌注症状、直立性低血压或其他不能耐受的情况，则应考虑减少降压治疗强度，尤其是联合用药时。还应识别其他可能降低血压的因素，如季节变化、服用其他可能影响血压的药物等，考虑调整治疗用药。

　　（4）用药注意事项

　　1）噻嗪类 / 噻嗪样利尿剂

　　A. 主要不良反应：低钠血症，低钾血症，血糖升高，高尿酸血症和痛风，低血压，脱水。

　　B. 绝对禁忌证：痛风。

　　C. 用药须知：吲达帕胺的疗效已被临床研究证实；小剂量利尿剂（氢氯噻嗪≤ 25mg）安全性和耐受性良好。

　　2）袢利尿剂

　　A. 主要不良反应：低钠血症，低钾血症，低钙血症，低镁血症，低血压，脱水，高尿酸血症和痛风，血糖升高。

　　B. 用药须知：在高龄高血压控制中并无明确指征，除非伴随严重肾功能不全［肌酐清除率＜ 30ml/（min · 1.73m²）］；可以单独应用于高血压合并心力衰竭的患者；应从小剂量开始，根据患者容量状态调整剂量。但是在高龄老年人，尤其是衰弱的患者，容量状态有时候难以准确判断（例如，水肿可能是容量负荷过重，也可能是因为营养不良），因此应密切监测电解质和肌酐水平；与选择性 5- 羟色胺再吸收抑制剂类抗抑郁药合用时，增加严重低钠血症的风险；可能加重衰弱者的尿失禁，造成护理和性格方面的不利影响；经常户外活动的老年人，尽量不选择袢利尿剂作为单纯降压使用。

3）醛固酮拮抗剂

A.主要不良反应：高钾血症，低钠血症，痉挛或腹泻等消化道症状，男性乳腺发育。

B.绝对禁忌证：肾衰竭，高血钾。

C.用药须知：调整剂量时应监测肌酐和电解质。

4）长效二氢吡啶类 CCB

A.主要不良反应：头晕，脸红，头痛，低血压，外周水肿，心动过速。

B.用药须知：容易发生下肢水肿被误认为是心力衰竭的表现；下肢水肿可以引起社会活动和体力活动下降（如穿鞋行走困难）。

5）非二氢吡啶类 CCB

A.主要不良反应：心动过缓，房室传导阻滞，心力衰竭加重，便秘，低血压，疲劳，呼吸困难。

B.绝对禁忌证：二度以上房室传导阻滞；心力衰竭。

C.用药须知：地尔硫䓬可引起下肢水肿；维拉帕米通常不引起下肢水肿，但是可造成便秘，从而引发恶心、厌食、谵妄；维拉帕米不要与 β 受体阻滞剂合用。

6）ACEI

A.主要不良反应：干咳，高钾血症，皮疹，血管神经性水肿，低血压，头晕，疲劳，急性肾功能不全。

B.绝对禁忌证：高血钾，双侧肾动脉狭窄。

C.用药须知：可疑脱水患者禁用。

7）ARB

A.主要不良反应：高钾血症，皮疹，血管神经性水肿，低血压，头晕，疲劳，急性肾功能不全。

B.绝对禁忌证：高血钾，双侧肾动脉狭窄。

C.用药须知：与 ACEI 作用相同；不与 ACEI 合用。

8）β 受体阻滞剂

A.主要不良反应：心动过缓，心力衰竭，外周血管收缩，支气管痉挛，疲劳，抑郁，头晕，意识混乱，血糖水平变化。

B.绝对禁忌证：二度以上房室传导阻滞，哮喘。

　　C. 用药须知：β 受体阻滞剂引起的疲劳容易被过度强调（老年人的疲劳感可能由多种原因造成）；β 受体阻滞剂能够通过血脑屏障，尤其容易发生噩梦、睡眠障碍、抑郁和意识混乱；影响心脏传导功能的问题可能在使用 β 受体阻滞剂后加重；当与乙酰胆碱酯酶抑制剂合用时（治疗阿尔茨海默病），心动过缓风险增加。

　　9）α 受体阻滞剂

　　A. 主要不良反应：头晕，疲劳，恶心，尿失禁，直立性低血压，晕厥。

　　B. 绝对禁忌证：直立性低血压。

　　C. 用药须知：有助于控制前列腺增生；对血脂无不良影响；注意低血压（直立性或餐后）和晕厥的风险。

　　3. 老年高血压合并其他疾病

　　（1）高血压合并冠心病：采取个体化、分级达标治疗策略，降压药物从小剂量开始，逐渐增加剂量或种类，使血压平稳达标。若出现降压治疗相关的心绞痛症状，应减少降压药物剂量并寻找可能诱因。高血压合并心绞痛患者不分危险级别均应及时采取药物降压以控制血压达到目标血压值。治疗药物主要以 β 受体阻滞剂、CCB 类、硝酸酯类为主，ACEI 作为能够改善患者预后的药物也广泛应用。

　　（2）高血压伴发衰弱：衰弱是由躯体老化性萎缩或各类慢性非感染性疾病引发的、以生理储备下降和应激源抵抗能力下降为主要表现的综合征，患者机体易损性显著增加，并伴有持续恶化的多组织、多器官受累，严重威胁患者生存质量。发生衰弱的老年患者，其血压水平与死亡风险呈显著正相关，一方面意味着衰弱可降低老年高血压患者降压治疗获益，另一方面也显示衰弱对患者预后的影响。老年高血压合并冠心病患者具有较高的衰弱发生率，且高龄、消瘦、心功能较差、抑郁者有着更高的衰弱发生风险，应予以重视并开展积极干预。了解患者衰弱情况及其影响因素，对于评估患者的生理储备、预测降压风险与治疗获益均有重要意义。对于存在衰弱危险因素的老年高血压合并冠心病患者而言，应强调多学科、多领域综合干预的介入，以期逆转或延缓衰弱的发生与进展。

　　（3）高血压合并心力衰竭：心力衰竭是高血压较常见的并存疾病，合理控制血压有助于缓解心力衰竭症状、延缓心功能进一步恶化。建议采用 ACEI/ARB、β 受体阻滞剂及醛固酮受体拮抗剂联用的方案。具体药物的选择可根据心力衰竭的不同分期而有所区别，A 期可行生活方式干预 + 单一药物干预，推荐 ACEI/ARB；B 期推荐 ACEI/ARB+β 受体阻滞剂；C 期、D 期阶段，推荐 ACEI/ARB+β 受体阻滞剂 + 利尿剂，并结合临床症状选择性使用螺内酯、肼屈嗪或者洋地黄类药物。若上述联合用药方案仍不能有效控制血压，可加用 CCB 类，推荐氨氯地平或者非洛地平。此类患者在接受以上药物治疗时，应从小剂量逐渐滴定至最大剂量，还需密切监测血钾。当患者外源性钾摄入减少或大量使用袢利尿剂时，应注意低血钾的发生，患者联用醛固酮受体拮抗剂和ACEI/ARB时，应注意高血钾的发生。

（4）高血压合并糖尿病：为心脑血管疾病的独立危险因素，合理的降压治疗可降低心脑血管事件风险。高血压合并糖尿病患者降压治疗需要长期平稳降压，改善血压昼夜节律，并考虑保护靶器官和对并发症的临床获益。治疗药物首选ACEI和ARB，在降压的同时还能改善患者胰岛素抵抗、减少体内脂肪堆积、减轻蛋白尿。CCB对人体糖代谢影响较小，可作为不能耐受ACEI/ARB患者的首选药物，推荐长效CCB。单药降压效果不佳时，优先推荐ACEI/ARB为基础的联合用药，长效CCB是高血压合并糖尿病患者在ACEI/ARB治疗基础上首选的联合用药。足剂量ACEI/ARB有助于提高降压效果，保护靶器官。不建议ACEI+ARB的联合方案，因为该联合用药方案中患者心脑血管受益不明显，而高血钾、晕厥和肾功能损害等不良反应发生率却明显增加。糖尿病患者慎重选择β受体阻滞剂与利尿剂联合应用。β受体阻滞剂可以减轻低血糖所致的心慌等症状，这在一定程度上掩盖了低血糖症状，选用时应谨慎。

（5）高血压合并心肌病：高血压左心室肥厚的发生率为20%～40%，随增龄左心室肥厚的发生率增高。左心室肥厚是高血压心血管事件及预后最强的独立预测指标，有左心室肥厚的患者发生心血管事件的风险可升高2～4倍。高血压所致的左心室肥厚是一种心肌对血压升高的代偿性改变。高血压合并左心室肥厚的治疗：推荐使用RAAS抑制剂联合CCB或利尿剂。

（6）高血压合并慢性肾脏病：减少老年慢性肾脏病患者发生心血管事件和死亡的重要措施之一是积极有效地控制血压。降压药物首选ACEI或ARB，尤其是合并蛋白尿患者，可从小剂量开始，高血压合并糖尿病肾病患者可耐受最大剂量。慢性肾脏病1～3期患者单用药物不能控制血压时，常采用以RAAS抑制剂为基础的联合降压方案；慢性肾脏病3～4期患者则应谨慎使用RAAS抑制剂，建议此阶段降压药物初始剂量减半，此阶段不良反应发生风险增加，应根据血钾、血肌酐、肾小球滤过率及时调整剂量；有明显肾功能异常及盐敏感性高血压患者，推荐应用CCB；慢性肾脏病4～5期患者首选以CCB为基础的联合降压方案，且需要慎重使用醛固酮受体阻滞剂。β受体阻滞剂能降低交感神经活性，适用于慢性肾脏病伴冠状动脉粥样硬化性心脏病、快速性心律失常、交感神经活性增高及慢性心功能不全的患者。利尿剂降压高效、安全且价格低廉，常与RAAS抑制剂联用，具有利尿和阻断血管紧张素1型受体的双重作用。容量负荷重的慢性肾脏病患者推荐应用袢利尿剂（如呋塞米）。对于难治性高血压，可用α受体和β受体阻滞剂联合降压治疗。

4. 脑部疾病与高血压　高血压是动脉粥样硬化最主要的危险因素。高血压导致的脑动脉硬化，临床常见的表现形式有脑梗死、脑出血。据统计，70% ～ 80% 的脑卒中患者都有高血压病史。高血压可以引起脑血管疾患，同样，脑部本身的疾患（脑血管或脑实质的病变）也可以引起血压的异常，成为继发性高血压的原因。

由高血压导致的脑部动脉硬化性疾患的处理原则：①脑卒中急性期的降压处理要谨慎，降压的同时注意脑灌注。中国急性缺血性脑卒中降压试验提示强化降压组无明显获益，但可能是安全的。脑卒中后低血压虽很少见，但要注意。原因有主动脉夹层、血容量减少及心排血量减少等。应积极查明原因，给予相应处理。②急性脑出血的血压管理：分析血压升高的原因，再根据血压情况决定是否进行降压治疗。当急性脑出血患者收缩压＞ 220mmHg 时，应使用静脉降压药物降低血压；当患者收缩压＞ 180mmHg 时，可使用静脉降压药物控制血压，根据患者临床表现调整降压速度。③病情稳定的脑卒中患者的血压管理：高血压药物治疗能使脑卒中复发风险降低 22%。遵循指南，病情稳定的脑卒中患者，降压目标＜ 140/90mmHg。

5. 阻塞性睡眠呼吸暂停低通气综合征（OSAHS）与高血压　OSAHS 与高血压常合并发生，这是继发性高血压的重要原因。50% ～ 92% 的 OSAHS 患者合并高血压，而 30% ～ 50% 的高血压患者同时伴有 OSAHS。早在 2003 年，美国预防、检测、评估与治疗高血压全国联合委员会第 7 次报告（JNC-7）中已明确将睡眠呼吸暂停列为继发性高血压的主要病因之一。

OSAHS 的治疗：①病因治疗。②生活方式改变。③慎用镇静催眠药、侧位睡眠等。④无创气道正压通气治疗，适用于中重度患者。

对于 OSAHS 合并高血压的药物治疗，应注意以下问题。①首先考虑 24h 长效降压，对夜间血压增高的患者，可在睡前服用一种 ACEI 或 ARB。②要考虑药物对睡眠各阶段的降压作用：CCB 对 OSAHS 程度无影响。OSAHS 患者存在肾素 - 血管紧张素系统过度激活的现象，ACEI 或 ARB 不仅能够明显降低血压，且有改善患者呼吸暂停及睡眠结构的作用。由于 OSAHS 患者经常合并血脂、血糖异常，除应注意控制上述危险因素外，还要考虑药物对代谢方面的影响。③避免使用的降压药物：不选择具有中枢镇静作用的降压药物，以免加重呼吸暂停，如利血平、可乐定等。避免使用非选择性 β 受体阻滞剂：OSAHS 患者呼吸暂停和低氧血症可致潜水样反射，激活心脏迷走神经反射，引起心动过缓，甚至心脏停搏，故应避免使用 β 受体阻滞剂；同时有明显气道阻塞的患者在使用 β 受体阻滞剂时也应慎重。

6. 精神疾病与高血压　据 WHO 统计，全球抑郁症发病率约为 11%，仅次于心血管疾病、癌症、糖尿病而居第 4 位。据估计，我国约有 1.73 亿以焦虑、抑郁症状为主的精神障碍患者。国外研究报道高血压患者中抑郁的发生率为20%～30%，国内的研究结果与之相似。高血压患者合并焦虑障碍的发病率更高，达40%～50%。高血压的控制程度与是否合并心理障碍密切相关。

抗高血压治疗：首选抑制交感活性的药物，ACEI、ARB、选择性 β_1 或 α_1 受体阻滞剂、β_1 受体阻滞剂。高血压患者伴有心理障碍时，应对患者进行积极的心理疏导，可考虑抗抑郁焦虑药物与降血压药物联合应用。①选择性 5- 羟色胺再摄取抑制剂：如氟西汀、帕罗西汀、舍曲林、西酞普兰等是世界精神病学协会推荐的首选药物，一般 2 周以上起效，适用于达到适应障碍或更慢性的焦虑和抑郁情况。建议心血管病患者从最低剂量的半量开始，老年体弱者从 1/4 剂量开始，每 5～7 天缓慢加量至最低有效剂量。②苯二氮䓬类：如地西泮、艾司唑仑、氯硝西泮、劳拉西泮、阿普唑仑、咪达唑仑、奥沙西泮等，用于焦虑症和失眠的治疗。特点是抗焦虑作用起效快。注意事项：易引起呼吸抑制，导致呼吸困难。长期使用会产生药物依赖，突然停药可引起戒断反应，老年人用药注意跌倒等不良事件。建议连续应用不超过 4 周，逐渐减量停药。③唑吡坦和佐匹克隆：新型助眠药物，没有肌肉松弛作用和成瘾性。对入睡困难效果好，晨起没有宿醉反应，但相应缺乏改善中段失眠的作用，也不能改善早醒，没有抗焦虑作用。部分老年患者用唑吡坦后，可能出现入睡前幻觉（视幻觉为主）。④氟哌噻吨美利曲辛复合制剂：含有神经松弛剂（氟哌噻吨）和抗抑郁剂（美利曲辛），其中美利曲辛含量为单用剂量的 1/10～1/5，降低了不良反应，并协同调整中枢神经系统功能、抗抑郁、抗焦虑。

7. 免疫系统疾病与高血压　自身免疫病可以从疾病本身和治疗药物两方面影响血压。疾病因素包括系统性或结缔组织病肾损害（如红斑狼疮、硬皮病等），因各种肾脏疾病导致的肾移植术后，大动脉炎引起的主动脉或肾动脉狭窄等；药物因素有糖皮质激素、免疫抑制剂（如环孢素）、非甾体抗炎药等。

自身免疫病的治疗需要使用糖皮质激素，长期应用糖皮质激素可导致医源性库欣综合征。无论是医源性还是内源性，库欣综合征患者中约80%存在高血压。糖皮质激素诱发的高血压常出现在老年人及有高血压家族史的人群中。环孢素导致的高血压在硬皮病患者当中也很常见。

由于高血压在免疫结缔组织病患者中具有较高的发病率，首诊及治疗中需筛查高血压，一旦确诊，除积极控制高血压外，尚需治疗相应的原发免疫结缔组织病。免疫结缔组织病人群的血压控制目标与其他人群相似。

免疫抑制剂与糖皮质激素联合应用可增加疗效，使用过程中应严密监测血尿常规及肝肾功能，警惕骨髓抑制、肝损伤等不良反应。

对于药物引起的高血压，停药一般可以使患者血压恢复正常，若无法停药，则应增加适当的降压药物以控制血压。环孢素可以替换为他克莫司，这种药物的升压作用弱于环孢素，西罗莫司和霉酚酸酯则几乎没有肾毒性和升压作用。

8. **肿瘤与高血压**　目前，越来越多的证据提示高血压与肿瘤之间具有一定的相关性，两者的流行病学及病理生理学机制相似；而且，高血压与肿瘤的危险因素相似，如年龄大、吸烟、糖尿病、高脂血症、肥胖等；高血压本身可能就是肿瘤发生的危险因素，并参与肿瘤发生的过程。国内外研究提示，与非高血压患者相比，高血压患者发生肿瘤的风险更大；而肿瘤患者高血压的患病率则与一般成年人群相似。同时，近年研究提示，抗肿瘤药物也与高血压的发生发展密切相关；而降压药物在体内的长期暴露是否会引起 DNA 损伤，甚至诱发突变、导致肿瘤发生也是临床上关注的一个问题。

9. **药物相关性高血压**　是指由药物本身药理特点、药物相互作用或用药不当等因素引起的血压升高。可引起血压升高的药物有非甾体抗炎药、激素类（雌激素、促红细胞生成素、糖皮质激素）、抗抑郁药（单胺氧化酶抑制剂、三环类抗抑郁药等）、免疫抑制药（如环孢素）、血管生成抑制剂及甘草制剂等。药物引起水钠潴留、交感神经兴奋性增加和血管收缩是升压的主要机制。应考虑以下几点：①血压升高与所用药物在时间上是否关联；②药理作用是否有致高血压的可能；③单用或合用该药物是否有高血压的相关报道；④停药后血压可恢复至用药前水平；⑤药物激发试验是否为阳性。

治疗原则：①立即停用可疑致高血压药物；②由于病情需要不能停用致高血压药物或停药后血压不能恢复者，监测并给予降压治疗；③根据具体药物引起血压升高和影响降压药作用的机制，合理选择降压方案；④积极治疗并发症。

四、老年高血压药物治疗和多重用药的潜在风险管理

老年高血压具有特殊性，随增龄药物的药动学和药效学性质发生改变，共病使药物治疗方案更为复杂，药物不良反应、药物相互作用和多重用药风险增大。高龄患者机体功能下降、衰弱发生增加、认知和心理问题突出，因此，老年高血压的管理需要多学科共同参与，在综合评估的基础上确定降压获益人群、合理的降压靶目标和综合管理方案。

1. **老年高血压患者的潜在不适当用药**　一些国家定期发布和更新老年人不适当用药目录和老年人潜在不适当用药标准，从而给医务人员以用药指导，可有效预防并减少老年人潜在不适当用药。美国 Davidoff 等发现，随着 Beers 标准不断更新及推进，老年人潜在不适当用药的发生率从 2006 ～ 2007 年的 45.5% 下降至 2009 ～ 2010 年的 40.8%。Narayan 等通过 2012 年版 Beers 标准对新西兰 65 岁以上老年人用药进行潜在不适当用药分析，发现若在医务人员选用药物时应用 Beers 标准对其处方进行筛查，40.9% 的患者可以减少 2 种以上的潜在不适当用药。

国内外研究均提示，老年住院患者潜在不适当用药情况很普遍。不同的临床研究提示我国老年住院患者中超过 50% 存在潜在不适当用药。随着联合用药种数的增加，潜在不适当用药呈正增长，不合理用药率上升。而且，随着患者住院天数增加，联合用药种数也增多，潜在不适当用药可能性随之增大。中山大学元刚、高翔团队对老年高血压住院患者潜在不适当用药进行回顾性调查，依据 2015 年版 Beers 标准判断，采用二分类 Logistic 回归分析老年患者潜在不适当用药影响因素。结果表明，老年患者潜在不适当用药情况突出，联合用药种数是老年高血压患者潜在不适当用药的危险因素（$P < 0.01$）。老年高血压住院患者中 92.65% 存在多重用药（联合用药种数 $\geqslant 5$），潜在不适当用药占56.5%（313/554 例），建议避免使用的药物包括苯二氮䓬类、抗精神病药、外周 α_1 受体阻滞剂、抗胆碱药、螺内酯（肌酐清除率 < 30ml/min）。

2. 老年高血压患者的潜在用药风险

（1）老年高血压患者潜在不适当用药

1）苯二氮䓬类：如阿普唑仑、艾司唑仑、氯硝西泮、地西泮，可致认知功能受损、谵妄、跌倒、骨折和交通事故风险，老年高血压患者应避免使用（推荐强度强）。临床建议：首选非苯二氮䓬类药物，也可选褪黑素受体激动剂，慎用苯二氮䓬类。

2）抗抑郁药 / 抗精神病药：联合 $\geqslant 2$ 种其他中枢神经系统活性药物，可增加跌倒和骨折风险。临床建议：应避免使用 $\geqslant 3$ 种中枢神经系统活性药，减少中枢神经系统活性药种数（推荐强度强）。

氟哌噻吨美利曲辛致脑血管意外风险、认知功能下降发生率、痴呆患者病死率增高。临床建议：老年高血压患者应避免使用（推荐强度强）。除非用于精神分裂、双相障碍、短期化疗止吐。

氟哌噻吨美利曲辛联合阿普唑仑＋艾司西酞普兰，可增加出血风险。临床建议：尽可能避免联用，密切监测国际标准化比值（推荐强度强）。

3）α_1 受体阻滞剂：特拉唑嗪致直立性低血压风险高，不推荐用于高血压常规治疗，避免用作降压药（推荐强度强）。特拉唑嗪用于晕厥患者会增加直立性低血压或心动过缓风险，老年高血压患者避免使用（推荐强度弱）。用于女性尿失禁患者会使尿失禁加重，避免用于女性（推荐强度强）。

4）抗胆碱药：马来酸氯苯那敏清除率随年龄增长而下降，意识混乱风险增大，可见口干、便秘等不良反应，老年高血压患者应避免使用（推荐强度强）。苯海索不推荐用于抗精神病药引起的锥体外系反应，已有其他更有效的抗帕金森病药物，应避免使用（推荐强度强）。

5）利尿剂：适用于单纯收缩期高血压及合并心力衰竭的老年患者，也可增强其他降压药效果，但对糖类、脂肪及尿酸代谢有不良影响。临床建议：利尿剂作为老年人处方时应慎用（推荐强度强）。螺内酯：当肾功能不全，肌酐清除率小于 30ml/min 时有升高血钾风险，应避免使用（推荐强度强）。

6）糖皮质激素类：泼尼松联合非甾体抗炎药塞来昔布可增加消化性溃疡或消化道出血风险。临床建议：应避免联合使用。如必须用则给予胃黏膜保护剂（推荐强度强）。

7）华法林：联合阿司匹林 / 塞来昔布可增加出血风险。临床建议：尽可能避免联用，若必须联用应密切监测有无出血（推荐强度强）。

（2）老年高血压患者高风险用药

1）氢氯噻嗪

A. 用药风险：电解质紊乱；低血钾。

B. 临床建议：高尿酸血症患者注意监测电解质；避免晚上服药影响睡眠。

2）硝苯地平

A. 异常状态或疾病：左心室收缩功能不全心肌梗死或脑卒中风险增加，高血压急症、高血压危象者含服。

B. 用药风险：血压骤降。

C. 临床建议：不推荐老年患者使用平片剂型。

3）维拉帕米

A. 用药风险：心力衰竭、心动过缓；因液体潴留而加重心力衰竭。

B. 临床建议：心力衰竭患者避免使用；其他老年患者使用起始剂量宜为小剂量。

4）哌唑嗪

A. 用药风险：起始剂量后可能发生直立性低血压。

B. 临床建议：起始剂量为小剂量（0.5mg）。

5）利血平：包括含利血平的复方制剂，如北京降压 0 号（含利血平、氢氯噻嗪、氨苯蝶啶、硫酸双肼屈嗪）、复方利血平（含利血平、氢氯噻嗪、硫酸双肼屈嗪等）。

A. 用药风险：直立性低血压；锥体外系反应；神经系统不良反应（镇静、抑郁、嗜睡、乏力）。

B. 临床建议：不推荐作为常规治疗药物；抑郁症或有抑郁倾向的患者禁用。

6）可乐定：包括含可乐定的复方制剂，如珍菊降压片（成分为盐酸可乐定、氢氯噻嗪、芦丁 3 种化药成分，以及野菊花膏粉、珍珠层粉 2 种中药成分）。

A. 用药风险：直立性低血压。

B. 临床建议：避免使用，若应用需减量；停药时应缓慢减量至停药；心脑血管疾病、肾损伤、雷诺现象等外周血管疾病患者慎用。

3. 高血压与其他慢性病共存时的潜在用药风险　患者同时患有高血压、糖尿病、精神障碍等多种慢性病时，需关注药物相互作用和多重用药风险问题。目前国内发布的常见慢性病临床指南中有关药物相互作用的内容尚不完善甚至缺如。也有指南（如中华医学会、基层医疗卫生机构合理用药指南编写组 2021年发布的《慢性心力衰竭基层合理用药指南》）关注与常见共患病间的药物相互作用，但对治疗方案的调整没有具体推荐，缺乏临床指导意义。降压治疗方案中涉及多重用药风险的真实世界研究非常有限，应当特别关注不同特征的老年高血压患者，细化血压管理和多重用药推荐意见，针对高血压患者的临床特点制定证据充分、操作性强的临床指南，从而为临床工作者提供较有价值的信息，使老年共病治疗风险降低。

北京医院的张宏等选取 9 种常见慢性病（高血压、2 型糖尿病、血脂异常、抑郁、原发性肺癌、类风湿关节炎、缺血性脑卒中、慢性心力衰竭和慢性阻塞性肺疾病）的临床指南（由中华医学会或国家卫生健康委员会牵头制订），评估指南中推荐药物的相互作用。其中以高血压、2 型糖尿病、血脂异常疾病与其他慢性病共存发病率较高。统计这 3 种慢性病的指南推荐药物与除自身外的 8 种慢性病指南推荐药物之间的药物相互作用的数量（包括轻 / 中度及严重药物相互作用），同时统计具有严重相互作用数量较多的药物。结果表明，尚无指南提及共患病推荐药物之间的相互作用。高血压、2 型糖尿病、血脂异常临床推荐药物与除自身外的 8 种疾病临床指南推荐治疗药物之间具有轻 / 中度药物相互作用的数量分别为 759 个、681 个、68 个，具有严重药物相互作用的数量分别为 262 个、17 个、37 个。存在严重相互作用较多的药物为地高辛、阿司匹林、利尿剂等。根据治疗指南推荐的药物，地高辛存在严重相互作用数量最多（24个），主要是与 CCB 类或利尿剂合用时产生严重相互作用，主要严重后果有完全性心脏传导阻滞和心律失常。严重相互作用数量次之的是阿司匹林（22 个），与利尿剂合用可能产生神经毒性，与保钾利尿剂合用可能产生高血钾，与降糖药合用可能产生低血糖。利尿剂（包括呋塞米、布美他尼、托拉塞米、氢氯噻嗪、苄氟噻嗪、氯噻酮、吲达帕胺、美托拉宗、螺内酯、氨苯蝶啶、阿米洛利和依普利酮）除与非甾体抗炎药存在严重相互作用可导致高血钾或者产生神经毒性外，部分还与地高辛、华法林、甲氨蝶呤、环孢素或顺铂合用产生严重相互作用，不同利尿剂存在严重相互作用的数量为 14 ～ 17 个。

维拉帕米或地尔硫䓬与其他 CYP3A4 底物或抑制剂合用时可能增加合用药物浓度而产生严重的相互作用，如与阿托伐他汀、辛伐他汀、洛伐他汀合用时可能增加他汀类血药浓度而增加肌病或横纹肌溶解风险。除阿司匹林外，其他非甾体抗炎药（布洛芬、酮洛芬、萘普生、双氯芬酸、吲哚美辛、舒林酸、依托度酸、萘丁美酮、吡罗昔康、美洛昔康、尼美舒利、塞来昔布、依托考昔）与利尿剂合用存在严重药物相互作用，可能产生神经毒性，与保钾利尿剂合用也存在严重相互作用，可增加高血钾发生风险。环孢素与部分 CCB 合用，可能增加环孢素的浓度，增加肾损伤及胆汁淤积的发生风险，与他汀类合用可能增加肌病或横纹肌溶解风险，可能与环孢素对 CYP3A4、P 糖蛋白的抑制作用有关。

从统计结果可以看出，高血压与其他常见慢性病共存时，潜在的不良药物相互作用较多，可能与降压药种类较多有关。统计结果发现，地高辛与 CCB 类或利尿剂、非甾体抗炎药与利尿剂、维拉帕米与 CYP3A4 的底物或者抑制剂、环孢素与他汀类等药物组合容易发生严重相互作用。如环孢素与他汀类合用时，可增加肌病或横纹肌溶解的风险，应监测患者的肌酸激酶等指标，如果出现用药原因之外解释不了的肌肉酸痛症状，应及时就医。另外，也需要关注代谢酶的强诱导剂或抑制剂对其他药物的影响。

4. 抗高血压药物相关相互作用和潜在风险

（1）二氢吡啶类 CCB：硝苯地平、非洛地平、氨氯地平等主要经肝脏 CYP3A4 代谢，CYP3A4 强抑制剂如伊曲康唑、氟康唑、克拉霉素等能减慢这类药物代谢，从而增强降压效果，可能导致严重低血压；CYP3A4 强诱导剂如利福平、卡马西平、苯巴比妥、苯妥英钠等能加快这类药物代谢，可使血压升高或剧烈波动，应避免或谨慎合用。

1）非洛地平

A. 禁忌证：对二氢吡啶类 CCB 过敏者禁用；肝功能受损、严重肾损害者慎用。

B. 消除途径：经 CYP3A4 代谢，10% 经粪便排泄，70% 经肾脏排泄。

C. 药物相互作用：与克拉霉素、酮康唑、伏立康唑等肝药酶抑制剂联用会增加氨氯地平的血药浓度；宜早晨服用，老年患者应减量。

D. 联合用药

a. 合用伊曲康唑：可致低血压。非洛地平合用伊曲康唑使前者 C_{max} 升高近 8 倍，$AUC_{0 \sim infinity}$ 增加近 6 倍，$t_{1/2}$ 延长近 2 倍。伊曲康唑抑制肠道和肝脏对非洛地平的代谢，显著增加其血浆暴露量。临床建议：避免合用。

b. 合用红霉素：可致低血压。红霉素使非洛地平的 AUC 增加 7 倍，C_{max} 升高 7 倍，$t_{1/2}$ 延长 7 倍。红霉素通过抑制 CYP3A4 而显著减慢非洛地平代谢。临床建议：避免合用。

c. 合用卡马西平、苯妥英钠、苯巴比妥、利福平：降低疗效。这类药物显著诱导 CYP450 酶，合用时加快非洛地平代谢。临床建议：避免合用。

d. 合用葡萄柚汁：可致低血压。合用葡萄柚汁使非洛地平 AUC 增加，C_{max} 升高，葡萄柚汁主要抑制肠道的 CYP3A4，减轻非洛地平首过效应，提高 AUC。临床建议：避免合用。

2）硝苯地平

A. 常释制剂、缓释制剂

a. 代谢途径：主要由肝脏代谢（CYP3A4），80% 经肾脏排泄。

b. 药物相互作用：与氯吡格雷联用会降低抗血小板强度，增加血栓形成风险；与 CYP3A4 强抑制剂联用有低血压和心动过缓的发生风险。

B. 控释制剂

a. 禁忌证：对硝苯地平过敏者、心源性休克患者、孕妇及哺乳期女性禁用；由于酶诱导作用，与利福平联用时，硝苯地平达不到有效的血药浓度，不得与利福平联用。

b. 消除途径：硝苯地平绝大多数以代谢物形式经肾脏排泄，另有 5% ～ 15% 经胆汁排泄至粪便中，尿液中仅有微量原型药物（0.1% 以下）。

C. 药物相互作用：硝苯地平通过位于肠黏膜和肝脏的 CYP3A4 代谢，已知对此酶有抑制或促进作用的药物均会影响硝苯地平的首过效应（口服后）或清除。

a. 合用利福平：降低疗效。利福平诱导 CYP3A4，加快硝苯地平代谢，合用利福平使硝苯地平 AUC 降至 35.8%，使 $t_{1/2}$ 从 2.62 h 降至 1.03 h。临床建议：避免合用。

b. 合用葡萄柚汁：低血压单次饮用葡萄柚汁可以迅速升高硝苯地平血药浓度而降低血压，但对血压的影响短暂。葡萄柚汁肠道抑制 CYP3A4 和 P 糖蛋白，增加硝苯地平 AUC。临床建议：避免合用。

3）尼群地平

A. 禁忌证：严重主动脉瓣狭窄者禁用。

B. 消除途径：主要经肝脏代谢，80% 经肾脏排泄，8% 经粪便排泄。

C. 药物相互作用：与胺碘酮联用出现心动过缓、房室传导阻滞风险增加，服药期间须定期监测心电图。

4）氨氯地平

A. 禁忌证：对二氢吡啶类 CCB 过敏者禁用。

B. 消除途径：在肝脏中 90% 转换为无活性的代谢产物。60% 的无活性代谢产物经肾脏排泄，10% 以原型药经肾脏排泄。

C. 药物相互作用：氨氯地平具有 CYP3A4 中等抑制作用，与辛伐他汀合用时，辛伐他汀日剂量应 ≤ 20mg；与克拉霉素联用增加氨氯地平的血药浓度；与辛伐他汀联用增加肌病的发生风险。

D. 注意事项：重度肝功能不全者应缓慢增量。

5）左旋氨氯地平

A. 禁忌证：对二氢吡啶类 CCB 过敏者禁用。

B. 消除途径：通过肝脏广泛代谢为无活性产物，以 10% 的原型药和 60% 的代谢物经尿液排泄；不被血液透析清除。

C. 药物相互作用：不影响阿托伐他汀、地高辛、乙醇的药动学；可与噻嗪类利尿剂、ACEI、抗生素及口服降糖药联用；与西咪替丁或葡萄柚汁联用时不改变本品的药动学。

6）拉西地平

A. 禁忌证：严重主动脉瓣狭窄者禁用。

B. 消除途径：全部经肝脏代谢，70% 经粪便排泄。

C. 药物相互作用：与胺碘酮联用出现心动过缓，房室传导阻滞风险增加。

7）盐酸乐卡地平

A. 禁忌证：对二氢吡啶类 CCB 过敏者禁用。

B. 消除途径：肝脏代谢（CYP3A4），50% 经肾脏排泄。

C. 药物相互作用：经 CYP3A4 代谢，同时服用 CYP3A4 酶抑制剂和诱导剂会影响乐卡地平的代谢和清除；可与利尿剂和 ACEI 同时应用。

8）马尼地平

A. 禁忌证：对二氢吡啶类 CCB 过敏者禁用。

B. 消除途径：大部分经肝脏代谢，31.4% 经肾脏排泄，63.3% 经粪便排泄。

C. 药物相互作用：与 CYP3A4 强抑制剂联用可引起该药血药浓度升高；与胺碘酮联用出现心动过缓，房室传导阻滞风险增加。

9）西尼地平

A. 禁忌证：充血性心力衰竭和肝肾功能不全者慎用。

B. 消除途径：经 CYP3A4 和 CYP2C19 代谢，以原型药物及其代谢产物经肾脏排泄。

C. 药物相互作用：与麻黄碱联用降压效果减弱，与地高辛联用可引起地高辛血药浓度升高。

D. 注意事项：可引起眩晕，高空作业、驾驶机动车及操作机器工作者应予以注意。

（2）非二氢吡啶类 CCB

1）地尔硫䓬

A. 禁忌证：伴有病态窦房结综合征、已存在二度或三度房室传导阻滞或明显心动过缓者禁用；伴有较轻的房室传导阻滞或心动过缓者慎用。

B. 消除途径：经 CYP3A4 代谢，经粪便和肾脏排泄，尿液中 2% ～ 4% 以原型药排泄。

C. 药物相互作用：与胺碘酮、地高辛及 β 受体阻滞剂联用时，会使心脏传导抑制作用增强、心动过缓风险增加。

D. 注意事项：地尔硫䓬与心力衰竭发生有关，伴左心室功能减退者应慎用，突然停用地尔硫䓬与心绞痛加重有关。

2）维拉帕米

A. 禁忌证：二度至三度房室传导阻滞、左心室功能不全者禁用。

B. 消除途径：65% ～ 80% 经 CYP3A4、CYP1A2、CYP2C8、CYP2C9 及 CYP2C18 代谢。70% 以代谢物经肾脏排泄，3% ～ 4% 以原型药排泄，9% ～ 16% 经肾脏排泄。

C. 药物相互作用：当维拉帕米与 β 受体阻滞剂联用时，二者均有心脏抑制作用，应在给予维拉帕米前至少 24h 停止 β 受体阻滞剂的治疗。

D. 注意事项：心房扑动和纤维性颤动患者服用维拉帕米可能导致严重的室性心动过速，故禁用于此类患者；维拉帕米突然停药会导致心绞痛恶化。

（3）血管紧张素转换酶抑制剂（ACEI）：ACEI 如卡托普利、贝那普利、福辛普利等很少经 CYP450 代谢，较少发生药动学相互作用。ACEI 与以下药物存在药效学的相互作用：与保钾利尿剂合用可导致高钾血症；与脑啡肽酶抑制药沙库巴曲合用增加血管神经性水肿风险；糖尿病患者合用阿利吉仑，双重阻断 RASS 系统，增加低血压、高血钾和肾功能恶化风险，应避免合用。与非甾体抗炎药合用，可因水钠潴留而减弱降压效果，增加肾损伤风险。

ACEI 与沙库巴曲缬沙坦合用可增加血管神经性水肿风险。说明书建议：禁止合用。ACEI 与阿利吉仑合用可致低血压和肾功能损伤。说明书建议：ACEI 和阿利吉仑联合禁用于糖尿病患者或中度肾功能不全 [eGFR < 60ml/（min · 1.73m^2）] 者。

1）卡托普利

A. 禁忌证：妊娠、高血钾、双侧肾动脉狭窄者禁用。

B. 消除途径：> 95% 的药物经肾脏排泄，其中 40% ～ 50% 以原型药排泄。

C. 药物相互作用：与阿利吉仑联用有高血压、高血钾、肾损害的发生风险；与 ARB 联用相关不良反应增加。

D. 注意事项：宜餐前 1h 服用，避免突然停药。

2）依那普利

A. 禁忌证：妊娠、高血钾、双侧肾动脉狭窄者禁用。

B. 消除途径：本品口服给药后转化为依那普利拉而具有活性。主要经肝脏水解代谢，94% 以前药和活性代谢物经尿液和粪便排泄。

C. 药物相互作用：与阿利吉仑联用有高血压、高血钾、肾损害的发生风险；与 ARB 联用相关不良反应增加。

3）贝那普利

A. 禁忌证：妊娠、高血钾、双侧肾动脉狭窄者禁用。

B. 消除途径：经肝脏水解代谢为活性产物后发挥作用，其活性代谢产物主要经肾脏和胆汁排泄，主要通过尿液排出体外，11% ～ 12% 通过粪排出体外。

C. 药物相互作用：与阿利吉仑联用有高血压、高血钾、肾损害的发生风险；与 ARB 联用相关不良反应增加。

D. 注意事项：口服给药后转化为活性产物贝那普利拉而具有活性，服药期间避免补钾。

4）咪达普利

A. 禁忌证：妊娠、高血钾、双侧肾动脉狭窄者禁用。

B. 消除途径：经肝脏代谢为活性产物后发挥药效，原型药和代谢产物经肾脏和胆汁排泄。

C. 药物相互作用：降低阿司匹林抗血小板活性，与双氯芬酸联用可导致肾功能不全，升高血压；与 ARB 联用相关不良反应增加。

5）赖诺普利

A. 禁忌证：妊娠、高血钾、双侧肾动脉狭窄者禁用。

B. 消除途径：100% 以原型药经肾脏排泄。

C. 药物相互作用：与阿利吉仑联用有高血压、高血钾、肾损害的发生风险；与 ARB 联用相关不良反应增加。

D. 注意事项：应用利尿剂的患者应在给予赖诺普利前停用利尿剂 2～3 天。

6）培哚普利

A. 禁忌证：妊娠、高血钾、双侧肾动脉狭窄者禁用。

B. 消除途径：主要经肝脏代谢，4%～12% 剂量的药物原型未改变，原型药和代谢物主要经肾脏和粪便排泄。

C. 药物相互作用：与阿利吉仑联用有高血压、高血钾、肾损害的发生风险；与 ARB 联用相关不良反应增加。

D. 注意事项：口服给药后转化为活性产物培哚普利特，食物会减少该转化，宜饭前服用。

7）雷米普利

A. 禁忌证：妊娠、高血钾、双侧肾动脉狭窄者禁用。

B. 消除途径：原型药几乎全部在肝脏代谢为活性产物，40% 经粪便排泄，60% 经肾脏排出，原型药仅占不足 2%。

C. 药物相互作用：与阿利吉仑联用有高血压、高血钾、肾损害的发生风险；与 ARB 联用相关不良反应增加。

D. 注意事项：口服给药后转变为有活性的雷米普利拉，开始治疗时可能会出现血压骤降，首次给药最好在睡前。

8）群多普利

A. 禁忌证：妊娠、高血钾、双侧肾动脉狭窄者禁用。

B. 消除途径：肝脏代谢为活性产物，66% 经粪便排泄，33% 经肾脏排泄。

C. 药物相互作用：与阿利吉仑联用有高血压、高血钾、肾损害的发生风险；与 ARB 联用相关不良反应增加。

D. 注意事项：开始治疗时可能会出现血压骤降，首次给药最好在睡前。

9）福辛普利

A. 禁忌证：妊娠、高血钾、双侧肾动脉狭窄者禁用。

B. 消除途径：在肝脏和肠黏膜中代谢为活性产物，可通过肝肾两种途径消除。

C. 药物相互作用：与阿利吉仑联用有高血压、高血钾、肾损害的发生风险；与 ARB 联用相关不良反应增加。

D. 注意事项：开始治疗时可能会出现血压骤降，首次给药最好在睡前；已接受利尿剂治疗的患者，尽可能在使用福辛普利治疗前几天停止使用。

（4）血管紧张素 II 受体拮抗剂（ARB）：ARB 包括厄贝沙坦、缬沙坦、氯沙坦、替米沙坦等，绝大多数在体内不经过 CYP450 代谢，药动学相互作用较少见。ARB 与保钾利尿剂合用可致血钾升高；糖尿病患者合用阿利吉仑，双重阻断 RASS 系统，能增加低血压、高血钾和肾功能恶化的风险，应避免合用。

1）氯沙坦钾

A. 禁忌证：严重肝损伤者禁用，肾动脉狭窄者慎用。

B. 消除途径：经肝脏 CYP2C9 及 CYP3A4 代谢。50% 经粪便排泄，45% 经肾脏排泄。

C. 药物相互作用：避免与保钾利尿剂联用，与非甾体抗炎药联用有增加肾损害的发生风险，同时降低氯沙坦钾的降压效果。

D. 注意事项：应用大剂量利尿剂患者可能出现低血压，使用前应纠正血容量，服药期间监测血钾水平。

2）缬沙坦

A. 禁忌证：重度肝损伤、肝硬化及胆道阻塞者禁用。

B. 消除途径：转化为活性代谢物后发挥作用，83% 经粪便排泄，13% 经肾脏排泄。

C. 药物相互作用：与阿利吉仑联用有高血压、高血钾、肾损害的发生风险；与 ACEI 联用相关不良反应增加。

3）厄贝沙坦

A. 禁忌证：重度肝损伤、肝硬化及胆道阻塞者禁用。

B. 消除途径：经肝脏 CYP2C9 代谢，80% 经粪便排泄，20% 经肾脏排泄。

C. 药物相互作用：阿利吉仑联用有高血压、高血钾、肾损害的发生风险；与 ACEI 联用相关不良反应增加。

4）坎地沙坦

A. 禁忌证：严重肝损伤者禁用。

B.消除途径：经肝脏代谢为活性代谢产物后发挥作用，通过胆汁和肾脏排泄。

C.药物相互作用：与阿利吉仑联用有高血压、高血钾、肾损害的发生风险；与 ACEI 联用相关不良反应增加。

5）替米沙坦

A.禁忌证：使用阿利吉仑的糖尿病患者禁用。

B.消除途径：> 97% 的药物经粪便排泄，不足 1% 的药物经肾脏排泄。

C.药物相互作用：与地高辛联用时，地高辛毒性增加；与阿利吉仑联用有高血压、高血钾、肾损害的发生风险；与 ACEI 联用相关不良反应增加。

6）奥美沙坦

A.禁忌证：使用阿利吉仑的糖尿病患者禁用。

B.消除途径：不经肝酶代谢，35% ～ 50% 经尿液排泄，其余经胆汁从粪便中排泄。

C.药物相互作用：与阿利吉仑联用有高血压、高血钾、肾损害的发生风险；与 ACEI 联用相关不良反应增加。

7）依普沙坦

A.禁忌证：使用阿利吉仑的糖尿病患者禁用。

B.消除途径：口服给药，90% 经粪便排出，7% 经肾脏排泄。静脉给药，61% 经粪便排泄，37% 经肾脏排泄。

C.药物相互作用：与阿利吉仑联用有高血压、高血钾、肾损害的发生风险；与 ACEI 联用相关不良反应增加。

8）阿利沙坦酯

A.禁忌证：对本品任何成分过敏者禁用；妊娠期及哺乳期妇女禁用。

B.消除途径：经胃肠道酯酶代谢转化为活性产物后发挥作用，主要代谢途径为 N- 氧化和羟基化，其中 56.9% 经粪便排泄，7.42% 经胆汁排泄，0.25% 经尿液排泄。

C.药物相互作用：阿利沙坦酯不经 CYP 酶体内代谢，减少了药物相互作用发生的可能性。与其他抑制血管紧张素 II 及其作用的药物相同，须慎重与锂剂、可引起血钾升高的药物等联用。

（5）β受体阻滞剂：脂溶性 β 受体阻滞剂如普萘洛尔、美托洛尔等主要经 CYP2D6 代谢。CYP2D6 抑制剂，如普罗帕酮、美托洛尔、氟西汀、帕罗西汀等可能减慢其代谢，导致严重心动过缓，特别是合用抗抑郁药时。比索洛尔在体内经 CYP3A4 代谢，与 CYP3A4 强抑制剂可能存在相互作用。水溶性 β 受体阻滞剂如阿替洛尔不需经 CYP450 代谢，一般不存在代谢性药物相互作用。合用其他负性肌力或负性频率药物（如维拉帕米）可增加 β 受体阻滞剂的房室传导阻滞风险。

1）普萘洛尔

A.禁忌证：二度至三度房室传导阻滞、哮喘者禁用，慢性阻塞性肺疾病、周围血管病、糖耐量减低者慎用。

B.消除途径：大部分经肝脏代谢，不足1%经肾脏排泄。

C.药物相互作用：与肾上腺素联用可导致低血压，过敏反应解救的敏感性降低；与利多卡因联用，增加利多卡因毒性。

D.注意事项：警惕血糖降低，服药后勿从事驾驶等工作。

2）阿替洛尔

A.禁忌证：二度至三度房室传导阻滞、心源性休克者禁用。

B.消除途径：在肝脏很少代谢或无代谢，口服约50%以原型药排泄，50%经肾脏排泄；静脉注射85%经肾脏排泄。

C.药物相互作用：与维拉帕米、地尔硫䓬联用可导致低血压、心动过缓。

D.注意事项：宜空腹服用，突然停药有引起心绞痛的风险。

3）比索洛尔常释制剂

A.禁忌证：急性心力衰竭或处于心力衰竭失代偿期需注射正性肌力药物治疗的患者，心源性休克、有症状的心动过缓、二度至三度房室传导阻滞者禁用。

B.消除途径：约50%通过肝脏代谢为无活性的代谢产物后经肾脏排泄，剩余50%仍以原型药的形式经肾脏排出体外。

C.药物相互作用：与维拉帕米、地尔硫䓬联用可导致低血压和房室传导阻滞。

D.注意事项：不可突然停药，漏服药物时间若超过8h需尽快补服。

4）酒石酸美托洛尔常释制剂

A.禁忌证：心源性休克；病态窦房结综合征；二度至三度房室传导阻滞；不稳定、失代偿性心力衰竭；有症状的心动过缓或低血压等禁用。

B.消除途径：主要在肝脏由CYP2D6代谢；血浆半衰期为3～5h。约5%以原型药经肾脏排泄，其余均被代谢。

C.药物相互作用：避免与巴比妥类、普罗帕酮、维拉帕米等联用；与胺碘酮等联用需调整剂量。

a.美托洛尔与氟西汀合用：升高血药浓度。说明书建议：抑制CYP2D6的药物如帕罗西汀、氟西汀、舍曲林可能影响美托洛尔的血浆浓度。氟西汀抑制CYP2D6减慢美托洛尔代谢。临床建议：谨慎合用，减少用量。

b.美托洛尔与普罗帕酮合用：显著增加美托洛尔的不良反应。说明书建议：合用普罗帕酮使美托洛尔血药浓度增加2～5倍。普罗帕酮抑制CYP2D6，减慢美托洛尔代谢。临床建议：避免合用。

c.美托洛尔与维拉帕米合用：可致心动过缓和低血压。说明书建议：合用可能导致心动过缓和血压下降。维拉帕米和美托洛尔合用对房室传导和窦房结功能有相加的抑制作用。临床建议：避免合用。

D. 注意事项：应空腹给药，进餐时服药可使美托洛尔的生物利用度增加 40%。

5）琥珀酸美托洛尔缓释制剂

A. 禁忌证：心源性休克；病态窦房结综合征；二度至三度房室传导阻滞；不稳定、失代偿性心力衰竭；有症状的心动过缓或低血压等。

B. 消除途径：药物在胃肠道吸收，以恒速释放约 20h；在肝脏代谢，约 5% 以原型药经肾脏排泄，其余均被代谢。

C. 药物相互作用：避免与巴比妥类、普罗帕酮、维拉帕米等联用；与胺碘酮等联用需调整剂量。

D. 注意事项：不可嚼服，可掰片；药物释放不受周围液体 pH 影响；血药浓度平稳，作用维持时间超过 24h。

6）奈必洛尔盐酸盐

A. 禁忌证：心动过缓、心力衰竭、心源性休克、二度至三度房室传导阻滞者禁用。

B. 消除途径：经 CYP2D6 代谢，快代谢者 44% 经粪便排泄，38% 经肾脏排泄；慢代谢者 13% 经粪便排泄，69% 经肾脏排泄。

C. 药物相互作用：与维拉帕米、地尔硫䓬联用可导致低血压、心动过缓。

D. 注意事项：可引起眩晕和疲劳，从事驾驶工作者需注意。

7）拉贝洛尔

A. 禁忌证：支气管哮喘、心源性休克、二度至三度房室传导阻滞者禁用。

B. 消除途径：大部分经肝脏代谢，50% 经粪便排泄，55%～60% 经肾脏排泄，其中 5% 以原型药排泄。

C. 药物相互作用：与维拉帕米、地尔硫䓬联用可导致低血压、心动过缓。

D. 注意事项：饭后服用，突然停药会引起血压反弹，应逐渐减量至 2 周后完全停药。

8）卡维地洛

A. 禁忌证：失代偿性心力衰竭、支气管哮喘、二度至三度房室传导阻滞、严重的心动过缓、严重肝损伤者禁用。

B. 消除途径：经 CYP2D6 代谢，经粪便和胆汁排泄。

C. 药物相互作用：与肾上腺素联用可导致低血压，过敏反应解救的敏感性降低；与维拉帕米、地尔硫䓬联用可导致低血压、心动过缓；与地高辛联用，地高辛浓度升高。

9）阿罗洛尔

A. 禁忌证：支气管哮喘、二度至三度房室传导阻滞、严重心动过缓者禁用。

B. 消除途径：在肝脏中浓度最高，主要经粪便排泄，尿液中原型药的排泄率为 4% ～ 6%。

C. 药物相互作用：与降糖药联用时会增强降糖效果，与可乐定联用增加停药后的反跳现象。

（6）利尿剂：包括噻嗪类利尿剂、保钾利尿剂、袢利尿剂、醛固酮受体拮抗剂。

1）氢氯噻嗪

A. 禁忌证：艾迪生病患者禁用，老年人慎用，肝损伤患者避免使用。

B. 消除途径：61% 以原型药经肾脏排泄。

C. 药物相互作用：与洋地黄苷类联用可能导致洋地黄中毒，也可能增加延长 QT 间期的药物（如阿司咪唑、特非那定、索他洛尔）引起心律失常的危险。

2）苄氟噻嗪

A. 禁忌证：无尿症或对氢氯噻嗪、磺胺类药物过敏者禁用。

B. 消除途径：绝大部分经肾脏排泄（30% 原型药），少量由胆汁排泄。

C. 药物相互作用：与氟卡尼联用时可引起电解质失衡和心脏毒性；与洋地黄苷类联用可能导致洋地黄中毒。用于高血压时，一般均与氨苯蝶啶同时使用。

3）吲达帕胺

A. 吲达帕胺常释制剂

a. 禁忌证：无尿症或对吲达帕胺或其他磺胺类药物过敏者禁用。

b. 消除途径：主要经肝脏代谢，60% ～ 70% 经肾脏代谢，5% ～ 7% 以原型药排泄，16% ～ 23% 经粪便排泄。

c. 药物相互作用：与 α 受体阻滞剂或 ACEI 联用时可发生低血压；与非甾体抗炎药联用时会加重肾毒性；与洋地黄苷类联用可能导致洋地黄中毒。

B. 吲达帕胺缓释制剂

a. 禁忌证：对磺胺类药物过敏、严重肾衰竭、肝性脑病者禁用。

b. 消除途径：主要以非活性代谢物的形式经尿液（达到给药剂量的 70%）和粪便（22%）排泄。

c. 药物相互作用：在无钠饮食时，会增加血锂浓度，与 I a 类或 II 类抗心律失常药联用会引起扭转型室速，非甾体抗炎药会降低吲达帕胺抗高血压的作用；与洋地黄苷类联用可能导致洋地黄中毒。

d. 注意事项：宜早晨服用，整片吞服且不要嚼碎，加大剂量并不能提高吲达帕胺的抗高血压疗效，只能增强利尿作用。

4）氯噻酮

A. 禁忌证：对氯噻酮或其他磺胺类药物过敏者禁用。

B. 消除途径：主要以原型药经肾脏排泄。

C. 药物相互作用：与洋地黄苷类联用可导致洋地黄中毒；与索他洛尔联用可引起心脏毒性。

5）阿米洛利

A. 禁忌证：严重肾功能减退或高钾血症者禁用，运动员慎用。

B. 消除途径：不经肝脏代谢，40% 在 72h 内随粪便排泄，50% 以原型药经尿液排泄。

C. 药物相互作用：非甾体抗炎药尤其是吲哚美辛会降低本药的利尿作用，联用时肾毒性增加，不宜与其他保钾利尿剂或钾盐联用。

D. 注意事项：如每日给药 1 次，应于早晨给药，进食时或餐后服药，不宜突然停药，服药期间避免饮酒，逐渐改变体位，降低直立性低血压的发生风险。

6）呋塞米

A. 禁忌证：肾衰竭或肝性脑病伴肾衰竭者禁用，前列腺肥大或排尿功能受损者慎用。

B. 消除途径：10% 经肝脏代谢，60% ～ 90% 以原型药经肾脏排泄，7% ～ 9% 经粪便排泄，6% ～ 9% 经胆汁排泄。

C. 药物相互作用：呋塞米能够增加头孢菌素类的肾毒性、氨基糖苷类和其他耳毒性药物的耳毒性。

D. 注意事项：可单独使用或联用其他抗高血压药治疗高血压，服药期间避免饮酒，宜与含钾制剂联用补钾。

7）托拉塞米

A. 禁忌证：肾衰竭的无尿期，肝性脑病前期或昏迷，低血压者禁用。

B. 消除途径：肝脏代谢，80% 以原型药及其代谢产物经肾脏排泄。

C. 药物相互作用：托拉塞米引起的钾缺乏会增加强心苷的不良反应，可增加抗高血压药的作用，减弱降糖药的作用。

D. 注意事项：治疗开始前必须纠正排尿障碍，长期用药期间应定期监测电解质（尤其是血钾水平）、尿酸及肌酐等指标。

8）螺内酯

A. 禁忌证：肾衰竭、高血钾者禁用。

B. 消除途径：80% 由肝脏代谢为有活性的坎利酮，无活性代谢产物经肾脏和胆道排泄，约 10% 以原型药经肾脏排泄。

C. 药物相互作用：联用保钾利尿剂、ACEI 或 ARB 会增加高钾血症的发生风险，联用非甾体抗炎药和环孢素可能增加中毒性肾损害的发生风险。

D. 注意事项：起效慢，需要 2 ～ 3 天达到最大作用，服药期间避免饮酒，勿与含钾制剂联用。

（7）α 受体阻滞剂

1）特拉唑嗪

A. 禁忌证：直立性低血压者禁用；心力衰竭者慎用。

B. 消除途径：肝脏代谢，具有首过效应。60% 经粪便排泄（原型药占 20%），40% 经肾脏排泄（原型药占 10%）。

C. 药物相互作用：与西地那非联用有低血压的发生风险；与索他洛尔联用会增强其首次剂量降压效果。

D. 注意事项：宜睡前服用，服药期间避免饮酒。

2）多沙唑嗪

A. 禁忌证：直立性低血压者禁用；心力衰竭者慎用。

B. 消除途径：大部分经肝脏代谢（CYP3A4/2D6/2C19），63% 经粪便排泄（其中原型药占 4.8%），9% 原型药经肾脏排泄。

C. 药物相互作用：与西地那非联用有低血压的发生风险；与硝苯地平联用会升高硝苯地平的血药浓度，增加低血压的发生风险。

D. 注意事项：初期宜随早餐服用，避免高危作业，可引起阴茎异常勃起。缓释剂型整片吞服，不可咀嚼或掰开，初期治疗可引起头晕和疲劳。

3）哌唑嗪

A. 禁忌证：直立性低血压者禁用；心力衰竭者慎用。

B. 消除途径：大部分经肝脏代谢，绝大部分经粪便和胆汁排泄，肾脏排泄不足 1%。

C. 药物相互作用：与西地那非联用有低血压的发生风险；与 β 受体阻滞剂联用会增强其首次剂量降压效果。

D. 注意事项：宜睡前服用；服药后不宜快速改变体位；不宜突然停药，服药期间避免饮酒。

5. 老年高血压联合用药和多重用药的风险干预　认识药物间相互作用可避免或减少不良事件，降低用药风险。但由于缺乏药物相互作用和多重用药相关的风险意识，对于用药因素影响疗效或出现不良事件的潜在风险需要较长时间的认知和调整过程，可能导致贻误治疗、浪费医疗资源甚至带来医疗风险。目前，有些医疗决策支持系统可提供不良药物相互作用的风险提示，但是缺乏高质量的指南或者数据库支持，相互作用未经筛选和评估，对用药种类较多时药物相互作用提醒特别多，但更多的是限于品种罗列，缺乏针对性的用药指导和风险提示，如哪些相互作用需要关注和警惕、是否需要调整治疗方案、如何调整等内容，很难达到预期效果。不同数据库药物相互作用检索的敏感性和预测性也有较大差异，部分潜在的严重相互作用描述为导致某种药物浓度改变，但缺乏对浓度改变后会产生哪种或者哪些严重后果的描述，如相互作用导致血药浓度升高的描述较多，但没有临床表现，临床意义有限。对老年高血压联合用药和多重用药的风险干预措施如下。

（1）联合用药应注意剂量个体化。老年人对降压药物的反应个体差异比年轻人更为突出，用药要遵循从小剂量开始，逐渐调整到适宜的个体剂量。在保证疗效的情况下，尽量减少用药数量并优先选择相互作用少的药物，精简处方。

（2）根据药物时间生物学和时辰药理学原理，对不同药物选择最佳服药剂量和时间，延长联合用药时间间隔，降低不良药物相互作用风险。告知患者处方药物的不良反应及药物相互作用的可能性。鼓励老年患者定期门诊随访，一旦出现可疑药物治疗相关不良事件，及时就诊。

（3）鼓励药师和临床医师共同参与临床治疗团队模式，参与药物治疗方案的制订，监测药物疗效、安全性及患者教育。

（4）提高老年人用药依从性，做到按时、按规定剂量服药。教育老年人及其家属避免随意调整剂量、中断治疗或自我治疗，避免自行联合用药，包括处方药、非处方药、中草药、食品添加剂和各类保健品及民间"偏方""秘方"，以降低不良药物相互作用风险。

第二节　血脂调节药

一、老年人血脂异常和血脂调节药

1. **血脂与脂蛋白**　血脂是血清中的胆固醇（TC）、甘油三酯（TG）和类脂（如磷脂）等的总称，与临床密切相关的血脂主要是胆固醇和甘油三酯。在人体内，胆固醇主要以游离胆固醇及胆固醇酯的形式存在；甘油三酯由甘油分子中的 3 个羟基被脂肪酸酯化而形成。血脂不溶于水，必须与特殊的蛋白质即载脂蛋白（Apo）结合形成脂蛋白才能溶于血液，被运输至各组织中进行代谢。

血脂异常通常指血清中胆固醇和（或）甘油三酯水平升高，俗称高脂血症。血脂异常也泛指包括低高密度脂蛋白胆固醇血症在内的各种血脂异常。血脂异常可按病因和临床分类，后者较为实用。根据病因可分为继发性高脂血症和原发性高脂血症。根据临床可分为高胆固醇血症、高甘油三酯血症、混合型高脂血症和低高密度脂、蛋白胆固醇血症。临床上血脂检测的基本项目为 TC、TG、低密度脂蛋白胆固醇（LDL-C）和高密度脂蛋白胆固醇（HDL-C）。其他血脂项目如 Apo A1、ApoB 和脂蛋白 a 的临床应用价值也日益受到关注。

以 LDL-C 或胆固醇升高为特点的血脂异常是动脉粥样硬化性心血管疾病（ASCVD）重要的危险因素；降低 LDL-C 水平可显著减少 ASCVD 发病及死亡危险。其他类型的血脂异常，如甘油三酯增高或 HDL-C 低与 ASCVD 发病危险升高也存在一定的关联。有效控制血脂异常对 ASCVD 防控具有重要意义。

2. **老年人血脂异常特点**　弗莱明翰危险评估系统或欧洲心血管手术危险因素评分系统显示，老龄是最强的心血管危险因素。随着年龄增长，人群总体血脂水平有升高趋势，心血管疾病风险增加，ASCVD 患病率和病死率亦增加，因此需要特别关注老年人的血脂异常管理。

（1）增龄引起代谢改变：血脂水平随增龄发生变化，可能因素包括基因、环境因素和生活方式等。随年龄增长，老年人从脂肪中摄取的热量百分比逐渐下降。同时，老年人无功能脂肪组织增加、LDL 受体减少、肝脏胆固醇储量增加等因素，导致体内脂肪分解加速，为肝脏合成极低密度脂蛋白（VLDL）提供更多游离脂肪酸，引发高甘油三酯血症、高密度脂蛋白降低和低密度脂蛋白增多，后者更易于转化为氧化低密度脂蛋白，具有更强的致动脉粥样硬化作用。在高龄老年人中，血脂代谢异常与能量摄入增加的相关性较小，更多的是与能量消耗减少有关。

（2）高龄老年人血脂代谢特点：超过 75 岁的高龄老年人的生理特点使其容易出现混合性血脂代谢异常。老年人脂肪组织增加，胰岛素抵抗，LDL 受体数量减少，肝脏胆固醇储量增加等因素加速体内脂解作用，为肝脏合成 VLDL 提供较多的游离脂肪酸，常表现为高胰岛素血症、糖耐量降低、高甘油三酯血症、低 HDL-C 和小而密 LDL 增多，后者易于氧化，具有较强的致动脉粥样硬化作用。

（3）共病对血脂代谢的影响：高龄患者常见共病状态，包括糖尿病、慢性肾脏病、甲状腺功能减退、肿瘤等多种疾病。共病和多重用药是影响血脂代谢的因素之一，血脂管理需考虑治疗成本、药物特性和相互作用、潜在治疗风险、患者体能、衰弱程度及余寿等因素。相对于 65 岁以下人群，65 岁以上老年人群的血脂管理应被关注。尤其是 ≥ 75 岁高龄老年人，由于个体差异大，不同危险因素对高龄老年人的影响具有独特性。而随增龄，以胆固醇预测冠状动脉事件的能力也逐渐减弱，这种冠状动脉疾病与胆固醇水平之间缺乏更直接的相关性在高龄女性中更为明显。

3. 血脂调节药分类和作用特点　人体血脂代谢途径复杂，有诸多酶、受体和转运蛋白参与。血脂调节药物可分为两大类。①主要降低胆固醇的药物：这类药物主要抑制肝细胞内的胆固醇合成，加速 LDL 分解代谢或减少肠道内胆固醇的吸收，包括他汀类、胆固醇吸收抑制剂、普罗布考、胆酸螯合剂及其他调脂药（脂必泰、多甘烷醇）等。②主要降低甘油三酯的药物：贝特类、烟酸类和高纯度鱼油制剂。其中部分调脂药物既能降低胆固醇，又能降低甘油三酯。对于严重的高脂血症，常需调脂药联合应用，才能获得良好疗效。

（1）他汀类：他汀类的问世在人类动脉粥样硬化性心血管疾病防治史上具有里程碑式的意义。他汀类为 3- 羟基 -3- 甲基戊二酰辅酶 A（HMG-CoA）还原酶抑制剂，能抑制胆固醇合成限速酶——HMG-CoA 还原酶，减少胆固醇合成，继而上调细胞表面 LDL 受体，加速血清 LDL 分解代谢。此外还可抑制 VLDL 合成，能降低血清胆固醇、LDL-C 和 Apo B 水平，也能降低血清甘油三酯水平和轻度升高 HDL-C 水平，适用于高胆固醇血症、混合性高脂血症和动脉粥样硬化性心血管疾病患者。目前国内上市品种有洛伐他汀、辛伐他汀、普伐他汀、氟伐他汀、阿托伐他汀、瑞舒伐他汀和匹伐他汀。血脂康胶囊归入调脂中药，但其调脂机制与他汀类类似，是特制红曲加入稻米生物发酵而成，主要成分为 13 种天然复合他汀，是无晶型结构的洛伐他汀及其同类物。

　　根据降胆固醇强度，他汀类可分为两类。①高强度（每日剂量可降低 LDL-C ≥ 50%）：阿托伐他汀 40 ～ 80mg；瑞舒伐他汀 20mg。阿托伐他汀 80mg 目前在我国的使用经验不足，须谨慎使用。②中等强度（每日剂量可降低 LDL-C 25% ～ 50%）：阿托伐他汀 10 ～ 20mg；瑞舒伐他汀 5 ～ 10mg；氟伐他汀 80mg；洛伐他汀 40mg；匹伐他汀 2 ～ 4mg；普伐他汀 40mg；辛伐他汀 20 ～ 40mg；血脂康 1.2g。

　　他汀类降低动脉粥样硬化性心血管疾病事件的临床获益大小与其降低 LDL-C 的幅度呈线性正相关，临床获益来自 LDL-C 降低效应。不同种类与剂量的他汀类降胆固醇幅度有较大差别，任何一种他汀剂量倍增时，LDL-C 进一步降低幅度约 6%，即所谓"他汀疗效 6% 效应"。有研究提示，停用他汀类可能增加心血管事件的发生。如果应用他汀类发生不良反应，可采用换另一种他汀、减少剂量、隔日服用或换用非他汀类调脂药等方法处理。

　　多数人对他汀类耐受性良好，不良反应常见于大剂量他汀治疗者，主要有以下几种不良反应。①肝功能异常：主要表现为氨基转移酶升高，发生率为 0.5% ～ 3.0%，呈剂量依赖性。血清丙氨酸氨基转移酶（ALT）和（或）天冬氨酸氨基转移酶（AST）升高达正常值上限 3 倍以上及合并总胆红素升高患者，应减量或停药。对于氨基转移酶升高在正常值上限 3 倍以内者，可在原剂量或减量的基础上进行观察，部分患者经此处理后氨基转移酶可恢复正常。失代偿性肝硬化及急性肝衰竭是他汀类的禁忌证。②相关肌肉不良反应：包括肌痛、肌炎和横纹肌溶解。患者有肌肉不适和（或）无力，且连续检测肌酸激酶呈进行性升高时，应减少他汀类剂量或停药。③长期服用他汀有增加新发糖尿病的危险：发生率为 10% ～ 12%，属他汀类效应。他汀类对心血管疾病的总体益处远大于新增糖尿病危险，无论是糖尿病高危人群还是糖尿病患者，有他汀类治疗适应证者都应坚持服用此类药物。④认知功能异常：他汀治疗可引起认知功能异常，但多为一过性，发生率不高。⑤其他：包括头痛、失眠、抑郁，以及消化不良、腹泻、腹痛、恶心等消化道症状。

　　（2）胆固醇吸收抑制剂

　　1）依折麦布：能有效抑制肠道内胆固醇吸收，口服后在体内生成依折麦布 - 葡萄糖苷酸，竞争性抑制小肠黏膜刷状缘上的转运蛋白——Niemann-Pickc1-Like1 蛋白（NPC1 L1）的活性，直接抑制肠黏膜吸收胆固醇，实现降低血脂的目的。依折麦布可单独或联合他汀类治疗以高胆固醇为主的血脂异常，联合效果明显优于单一应用他汀类，且降脂力度与两种药物的剂量呈正相关，而不良反应发生率无差异。《2019 年欧洲心脏病学会 / 欧洲动脉硬化学会（ESC/EAS）血脂异常管理指南》（以下简称《2019 年欧洲指南》）推荐依折麦布联合他汀类作为联合治疗血脂异常的首选方案。

　　2）普罗布考：通过掺入 LDL 颗粒核心中影响脂蛋白代谢，使 LDL 易通过非受体途径被清除。普罗布考常用剂量为每次 0.5g，每天 2 次，主要用于高胆固醇血症，尤其是纯合子家族性高胆固醇血症及黄色瘤患者。常见不良反应为胃肠道反应，也可引起头晕、头痛、失眠、皮疹等，极为少见的严重不良反应为室性心律失常、QTc 间期延长；血钾过低者禁用。

　　（3）胆酸螯合剂：为碱性阴离子交换树脂，可阻断肠道内胆汁酸中胆固醇的重吸收。考来烯胺每次 5g，一日 3 次；考来替泊每次 5g，一日 3 次；考来维仑每次 1.875g，一日 2 次。考来烯胺与他汀类联用可明显提高调脂疗效。常见不良反应：胃肠道不适、便秘和影响某些药物的吸收。此类药物的绝对禁忌证为异常 β 脂蛋白血症和血清甘油三酯＞ 4.5mmol/L （400mg/dl）。

　　（4）贝特类：又称苯氧芳酸类，通过直接激活核膜上的过氧化物酶体增殖物，间接激活受体 α 来诱导脂蛋白脂酶表达，促进脂蛋白颗粒中 TG 水解，降低 TG 水平。主要适应证：高甘油三酯血症或混合型高脂血症。常用药物有环丙贝特、非诺贝特（微粒化非诺贝特）、吉非贝齐、苯扎贝特等。常见不良反应：肝脏毒性、肌肉毒性和肾毒性等，血清肌酸激酶和 ALT 水平升高的发生率均＜ 1%。

　　（5）烟酸类：也称尼克酸、维生素 B$_3$，属人体必需维生素。小剂量作为维生素使用，大剂量有降低 TC、LDL-C 和 TG，以及升高 HDL-C 的作用。调脂作用与抑制脂肪组织中激素敏感脂酶活性、减少游离脂肪酸进入肝脏和降低VLDL 分泌有关。烟酸类不能单独应用。烟酸有普通和缓释 2 种剂型，以缓释剂型常用。常见不良反应：颜面潮红、肝脏损害、高尿酸血症、高血糖、棘皮症和消化道不适等。慢性活动性肝病、活动性消化性溃疡和严重痛风者禁用。多项临床研究提示，他汀类与烟酸联合治疗可显著改善血脂异常，优于单一他汀类效果，但对是否能够降低心脏终点事件的发生尚未达成一致意见。欧美多国已将烟酸类淡出调脂药物市场。

　　（6）其他血脂调节药：脂必泰是一种红曲与中药（山楂、泽泻、白术）的复合制剂，具有轻中度降低胆固醇作用，不良反应少见。多甘烷醇是从甘蔗蜡中提纯的一种含有 8 种高级脂肪伯醇的混合物，常用剂量为每日 10 ～ 20mg，调脂作用起效慢，不良反应少见。

　　（7）高纯度鱼油制剂：鱼油主要成分为 n-3 脂肪酸即 ω-3 脂肪酸，主要用于治疗高甘油三酯血症，不良反应发生率为 2%～ 3%，包括消化道症状，少数病例出现氨基转移酶或肌酸激酶轻度升高，偶见出血倾向。早期有研究显示高纯度鱼油制剂可降低心血管事件，但未被证实。

（8）新型血脂调节药

1）前蛋白转化酶枯草溶菌素（PCSK9）抑制剂：PCSK9 是肝脏合成的分泌型丝氨酸蛋白酶，可与 LDL 受体结合并使其降解，从而减少 LDL 受体对血清 LDL-C 的清除。PCSK9 抑制剂通过选择性结合 PCSK9，上调 LDL 受体数量，从而能大幅度降低血液中 LDL-C 水平。PCSK9 抑制剂无论单独应用还是与他汀类联合应用，均明显降低血清 LDL-C 水平，同时可改善其他血脂指标，包括 HDL-C、脂蛋白 a 等。近年来一系列的研究结果也证明了 PCSK9 抑制剂在动脉粥样硬化性心血管疾病（指有心肌梗死、非出血性脑卒中或症状性周围动脉疾病史）二级预防中的作用。美国 FDA 已批准 evolocumab 和 alirocumab 两种注射型 PCSK9 抑制剂上市。《2019 年欧洲指南》已将 PCSK9 抑制剂上升为ⅠA 级推荐用药，支持 PCSK9 抑制剂的安全性和有效性。我国的多个专家共识推荐对高危动脉粥样硬化性心血管疾病患者需要长期严格控制 LDL-C 水平 < 1.8mmol/L，对于这部分患者，当接受最优剂量他汀和（或）依折麦布治疗后，LDL-C 水平仍 ≥ 1.8mmol/L，可积极启用 PCSK9 抑制剂。

2）微粒体甘油三酯转运蛋白抑制剂：微粒体甘油三酯转运蛋白（MTP）是参与 TG 转运及 VLDL-C 组装的必需内蛋白，MTP 抑制剂可以抑制肝细胞内 VLDL-C 的合成，降低血液中 LDL-C 水平。洛美他派（lomitapide，商品名为 Juxtapid）于 2012 年由美国 FDA 批准上市，主要用于治疗纯合子家族性高胆固醇血症，可使 LDL-C 降低约 40%。该药不良反应发生率较高，主要为氨基转移酶升高或脂肪肝。

3）载脂蛋白 B100 合成抑制剂：载脂蛋白 B100（ApoB100）参与脂质转运，是构成 LDL-C、VLDL-C、脂蛋白 a 的不可缺少的结构蛋白。Mipomersen 是一种反义寡核苷酸，通过抑制 ApoB100 mRNA 的翻译，减少 ApoB10 的生成，从而间接地减少 LDL 和 VLDL 的生成。2013 年美国 FDA 批准米泊美生可单独或与其他调脂药联合用于治疗纯合子家族性高胆固醇血症。常见不良反应：注射部位反应，包括局部红疹、肿胀、瘙痒、疼痛，绝大多数属轻中度。

二、老年人血脂异常的治疗管理

1. 老年人血脂异常

（1）老年人群调脂目标：老年人动脉粥样硬化性心血管疾病发病风险高，发生不良事件的风险大，有效的血脂管理可以使老年患者获得比年轻患者多的获益，针对血脂异常的药物治疗获益也相应增加。一般认为，老年人调脂目标应与普通成年人相同。国内外相关指南认为，设定具体调脂目标值有助于提高血脂异常患者服药依从性，确保多数患者能坚持进行调脂治疗，也便于医师能更好地评价患者血脂管理方案的有效性。但对于年龄≥80岁的高龄老年患者，他汀类治疗靶目标不做特别推荐。

《2019年欧洲指南》未单独推荐老年人调脂治疗目标，但对LDL-C控制目标则较既往更为积极。建议动脉粥样硬化性心血管病患者经最大耐受量他汀类药物治疗后，如果2年内仍有血管事件复发，可考虑将LDL-C降至1.0mmol/L（40mg/dl）以下。如果老年人使用高强度他汀治疗的不良反应风险增加，应考虑使用低强度他汀。

（2）老年人的调脂治疗：《2019年欧洲指南》提供了老年人使用他汀类临床获益的证据。随机对照试验和孟德尔随机研究显示，他汀类使用随年龄增长而下降。胆固醇治疗研究者协作组于2019年2月对不同年龄组使用他汀类治疗效果的随机证据进行了荟萃分析，提供了年龄>75岁老年人获益的直接证据。该荟萃分析显示，他汀类减少主要不良心血管事件的作用取决于LDL-C降低的绝对值和基线动脉粥样硬化性心血管病患者的发病风险，独立于包括年龄在内的所有已知危险因素，他汀类对于无明确心血管疾病的老年人获益较小。

对于老年人的血脂管理，推荐年龄≤75岁的老年人使用他汀类进行一级预防；在≥75岁老年患者中，应将他汀类作为二级预防的首选药物，老年患者应从小剂量开始，根据患者的危险分层确定调脂的目标，逐渐合理调整剂量。对于>75岁心血管高危或极高危的老年人，考虑使用他汀类进行一级预防。鉴于参加他汀类药物试验的75岁以上老年人较少，他汀类对于年龄>75岁老年人，尤其是一级预防人群的影响尚不明确，需要更多的证据支持。部分老年人特别是男性，即使其他心血管危险因素较少，其10年累积心血管死亡风险也超过5%～10%。此外，风险因素的强弱因年龄而异，既往的系统性冠状动脉风险评估系统可能高估老年人（年龄>65岁）的风险。《2019年欧洲指南》强调，尽管老年人受益于戒烟、控制高血压和高脂血症，但需临床判断避免过度用药带来的不良反应。在启动降脂治疗前，应仔细评估患者是否获益。

2. 老年人血脂异常的药物治疗管理

（1）他汀类的临床评价：他汀类是调脂治疗和动脉粥样硬化性心血管疾病防治的基石药物。近20年来，多项大规模临床试验结果显示，他汀类在动脉粥样硬化性心血管疾病一级和二级预防中均能显著降低心血管事件（包括心肌梗死、冠心病死亡和缺血性脑卒中等）危险。《2019年欧洲指南》推荐老年人应积极使用他汀类药物，并扩大了高危及以上人群的范围，建议不仅要考虑个体健康状况和药物相互作用，还应根据危险分层和基线LDL-C水平考虑他汀类药物治疗方案。对老年人来说，一般根据患者血脂基线水平，起始应用中、小剂量他汀类药物治疗，多数老年人血脂即可达标，不推荐盲目使用强化他汀类治疗，以避免发生药物不良反应。除他汀类外，胆固醇吸收抑制剂（如依折麦布）、普罗布考、胆酸螯合剂和脂必泰等也可用于降低血甘油三酯；贝特类、烟酸类、高纯度鱼油制剂可用于降低血甘油三酯。

目前，如何合理有效地使用他汀类仍存有争议。国外指南推荐起始剂量即使用高强度（相当于最大允许使用剂量）他汀类药物，但在中国人群中，最大允许使用剂量他汀类药物的获益及安全性尚未确定。临床研究表明，采用相同的他汀类药物和剂量时，中国人群比欧洲人群可以达到更低的 LDL-C 水平，增大他汀类药物剂量并未使 LDL-C 达标率增加。研究结果并未显示高强度他汀在中国患者中能更多获益。

每种他汀的起始剂量均有良好调脂疗效，而当剂量增倍时，LDL-C 进一步降低幅度仅约 6%，即"他汀疗效 6% 效应"。他汀剂量增倍，药费成比例增加，而降低 LDL-C 疗效的增加相对较小。因此，建议起始应用中等强度他汀，根据个体调脂疗效和耐受情况，适当调整剂量，若胆固醇水平不达标，与其他调脂药物（如依折麦布）联合应用，可获得安全有效的调脂效果（Ⅰ类推荐，B 级证据）。

安全性是应用高强度他汀需要关注的问题。越来越多的研究表明，高强度他汀治疗伴随着更高的肌病及肝酶上升风险，这在中国人群中更为明显。HPS2-THRIVE 研究表明，使用中等强度他汀治疗时，中国患者肝脏不良反应发生率明显高于欧洲患者，肝酶升高率（＞正常值上限 3 倍）超过欧洲患者 10 倍，而肌病风险也高于欧洲人群 10 倍。目前尚无关于中国人群高强度他汀治疗的安全性数据。

（2）个体化调脂治疗

1）他汀类的调脂效应：临床使用的不同种类和剂量的他汀类降 LDL-C 强度存在较大差异，但无论何种他汀类用量增加 1 倍，LDL-C 的降幅有限（仅 6% 左右），在预防心血管事件方面，与所用何种药物无关。选择他汀类以初始治疗剂量即能大幅降低 LDL-C 水平为基础，兼顾目标值及患者服药依从性。他汀类治疗达到理想目标值后需坚持长期服用，停用有增加心血管事件发生的可能，如能耐受应尽量避免停用。

2）他汀类的耐受性：他汀类耐受性良好，不良反应常与用药剂量相关。我国人群大剂量应用耐受性较欧洲人群差，HPS2-THRIVE 研究结果显示，我国人群大剂量应用时 AST 及 ALT 升高、肌肉不良反应发生率较高，绝大多数氨基转移酶升高＜ 3 倍，多呈一过性，无须中断治疗。即使氨基转移酶升高超过 3 倍，通常在减量或停药后 1 个月左右恢复治疗前水平。因其潜在的肝损伤风险，急性肝衰竭及失代偿性肝硬化患者禁用。肌肉不良反应包括肌炎、肌痛和横纹肌溶解，若患者出现肌肉症状，且肌酸激酶持续增加，应停止或减小用量。长期服用可增加糖尿病发病风险，其总体受益大于风险。服用他汀类可能出现记忆及认知功能障碍，其发生率不高且较轻，停药后可恢复。其他不良反应包括精神抑郁、消化道症状及感觉异常等。

3）他汀类的强化治疗：强化他汀类治疗，将 LDL-C 值降至更低，虽能进一步减少心血管事件发生率，但降低幅度不大，增加剂量导致不良反应增加，且全因死亡并未下降。欧美国家的血脂指南主张无他汀类不耐受病史、无禁忌证的急性冠状动脉综合征患者应早期或继续高剂量治疗，而且无须考虑患者胆固醇的基础水平。中国的临床研究证据不支持强化他汀类治疗的心血管获益。在我国人群中，使用加倍或 4 倍剂量的他汀类没有获益证据，而不良反应增加，即使是极高危患者，也不推荐以大剂量使用他汀类作为起始治疗剂量。《中国成人血脂异常防治指南（2016 年修订版）》（简称《中国指南》推荐中等强度他汀类治疗，对他汀类不耐受或治疗不达标者可考虑调整剂量或联合其他调脂药。）

4）联合调脂治疗：大量循证医学证据已证实，他汀类作为调脂治疗的基石，可以明显降低心血管事件的发生率。但即使应用包括高强度他汀类的规范治疗，LDL-C 水平达标的患者也仅占 30% ～ 40%。单用他汀类治疗 LDL-C 达标不理想或非高密度脂蛋白胆固醇水平仍较高，而强化他汀类治疗伴随着更高的肌病、肝酶上升、新发糖尿病及肾毒性等不良反应风险。在他汀类基础上加入 1 种或多种非他汀类调脂药物，不仅可以增加疗效，而且有可能降低不良反应，成为心血管疾病患者达到理想血脂目标和降低心血管疾病风险的另一种选择。

目前美国、欧洲和中国的相关指南和专家共识逐渐提出以他汀类物为基础的联合调脂治疗，并对联合治疗方案进行具体细化，调脂药物联合应用已成为未来血脂管理与心血管疾病防治的趋势。调脂用药组合一般选择他汀类和其他调脂药联合。常见联合治疗方案如下：①他汀类联合依折麦布；②他汀类联合贝特类；③他汀类联合前蛋白转化酶枯草溶菌素 9 抑制剂；④他汀类联合其他血脂调节药。

（3）老年人调脂治疗应注意的问题

1）药物治疗：医师应鼓励老年血脂异常患者，尤其是合并多种动脉粥样硬化性心血管疾病危险因素的老年患者坚持服用他汀类，除非有特殊原因或有禁忌证。使用他汀类治疗前，应充分评估调脂治疗的风险和获益情况。随年龄增长，老年人多伴不同程度的肝肾功能减退，且常服用多种药物，发生药物相互作用的可能性大，应选择不同代谢途径的药物。不应因高龄而惧怕使用他汀类。对于高龄老年人，应综合评估患者的肝肾功能、伴随疾病、正在服用的药物和预期寿命等，权衡调脂治疗利弊，选择恰当的药物进行个体化治疗。如在服药过程中出现较严重的不良反应，可以考虑减少剂量，更换其他品种，或者停药。

老年人常有共病、多重用药，多种药物存在药动学和药效学改变，应特别关注服用药物的不良反应和药物相互作用，如他汀类相关的肌肉不良反应，包括肌酸激酶不升高的肌痛、肌酸激酶升高的肌病和横纹肌溶解症。如有明显肾功能受损和（或）潜在药物相互作用，推荐使用低剂量他汀类，并根据目标

LDL-C 水平调整剂量。建议使用调脂药物治疗前，测定基线 ALT 和肌酸激酶水平，并评估是否存在治疗禁忌。老年人为肌病高危人群，应监测肌酸激酶变化。尽管常规重复肌酸激酶检测对于横纹肌溶解症无预测价值，但对于肌肉疼痛或无力的患者，尤其是老年人，应立即行肌酸激酶检测并评估。如果肌酸激酶超过基线的 10 倍，应停药并进行相应处理。老年患者在调脂治疗达标的基础上，可首选亲水性他汀类药物（普伐他汀、瑞舒伐他汀等）以减少对肝脏和肌肉可能的影响。积极、合理地使用他汀类药物，并重视药物不良反应和相互作用，可使更多的老年人从一级和二级预防中获益。

2）非药物治疗：治疗性的生活方式改变是血脂异常管理的重要组成。相对于年轻人，老年人的非药物治疗如减重、运动对调脂治疗效果有限。虽然治疗性的生活方式改变在预防心血管不良事件的发生中可能有用，但其获益的主要机制并非来自对血脂代谢异常的干预，在高龄老年人中作用非常有限。

3. 高龄老年人血脂异常的治疗　弗莱明翰危险评估系统或欧洲心血管手术危险因素评分系统均提示，老龄是最强的心血管危险因素。老年人常合并多系统疾病、多重用药，尤其是年龄 ≥ 75 岁高龄老年患者，个体差异大，而且不同的危险因素对高龄老年人的影响具有其独特性。高龄老年人的调脂治疗需结合患者血脂水平、合并危险因素确定血脂治疗策略及调脂治疗目标。进行个体化调脂治疗时，如无特殊原因或禁忌证，推荐对心血管病极高危、高危患者予以调脂治疗。

《2019 年欧洲心血管疾病预防和血脂异常管理指南》建议，他汀类作为治疗高胆固醇血症和合并高脂血症的首选药物，在降低低密度脂蛋白胆固醇及预防首次和复发心血管事件（无论是否患有 2 型糖尿病）方面的疗效是无可争议的。临床实践证明，不论是 75 岁以下的老年人，还是 75 岁以上的高龄老年人，服用他汀类进行心血管疾病二级预防临床获益明显，应选择中等强度或高强度的他汀类进行治疗。对于 75 岁以上，尤其是年龄超过 80 岁的高龄老年人，服用他汀类进行心血管疾病一级预防是否有益目前尚无明确结论。

4. 老年共病患者血脂异常的治疗

（1）合并糖尿病：目前证据支持动脉粥样硬化性心血管疾病合并糖尿病患者需要更严格的血脂管理。美国心脏病学会心脏协会（ACC/AHA）专家共识建议，合并糖尿病的动脉粥样硬化性心血管疾病患者使用他汀若未达标，可考虑加用依折麦布等其他非他汀类药物，以达到 LDL-C < 70mg/dl 或非 HDL-C < 100mg/dl 的靶目标。我国 2020 年发布的《≥ 75 岁老年患者血脂异常管理的专家共识》推荐，≥ 75 岁老年动脉粥样硬化性心血管疾病合并 2 型糖尿病患者可首选中等强度他汀治疗，若治疗未达标，可谨慎考虑加用依折麦布或 PCSK9 抑制剂作为联合用药。

（2）合并慢性肾脏病：慢性肾脏病患者血脂异常可直接损伤肾脏，引起心血管危害。慢性肾脏病患者由于慢性炎症和氧化应激状态的存在，脂质对血管的毒性作用更早、更严重，也容易被其他因素（如水、电解质紊乱和异常严重的钙盐异位钙化）所掩盖。2007年和2012年美国肾脏病基金会肾脏病预后质量倡议（KDOQI）工作组、2012年国际肾脏病组织"肾脏病改善全球预后"（KDIGO）临床实践指南和专家共识明确提出了慢性肾脏病患者使用降脂药物的指征，2020年新版KDIGO临床实践指南和我国2020年发布的《≥75岁老年患者血脂异常管理的专家共识》进一步明确了慢性肾脏病患者使用降脂药物的指征。此类患者降脂治疗以中等强度他汀类起始，可获得最大的获益-风险比，再根据疗效和耐受情况调整剂量，不达标可联合用药。无论单用还是与其他调脂药合用，均可改善心血管预后。对于75岁以上老年人，无论使用何种剂量他汀，均应权衡治疗获益和风险。慢性肾脏病患者在使用环孢素、CYP3A4酶抑制剂等药物或食物（如葡萄柚汁）时，可使他汀血药浓度升高，明显增加横纹肌溶解等严重不良反应的发生率。

（3）合并肿瘤：肿瘤患者常合并其他疾病，心血管疾病为常见合并症之一。年龄≥75岁的老年患者中，肿瘤发生率较低年龄组更高。研究提示，≥75岁老年患者发生肿瘤的累积风险为21.4%，死于肿瘤的风险为17.7%。脂质代谢可能与肿瘤发生发展相关，脂质代谢异常和肿瘤的发生发展相互促进，但不同肿瘤的血脂代谢特点并不相同。对于肿瘤合并脂质代谢异常的患者，我国《≥75岁老年患者血脂异常管理的专家共识》推荐：①在≥75岁老年动脉粥样硬化性心血管疾病患者中，针对合并不同的肿瘤分类及不同治疗方案应进行更为详细的评估，并进行营养及衰弱评分。②在≥75岁老年动脉粥样硬化性心血管疾病患者中，若出现严重的低胆固醇血症（TC<60mg/dl），应停用所有降脂药物。③在≥75岁老年动脉粥样硬化性心血管疾病合并肿瘤患者中，存在恶病质状态的，除突发心血管事件外，不建议常规进行调脂治疗。中国乳腺癌内分泌治疗多学科管理血脂异常管理共识专家组与《中国成人血脂异常防治指南（2016年修订版）》的意见也基本类似。

（4）合并衰弱综合征：衰弱是一种与增龄有关的综合征。衰弱作为失能前状态，因其发展缓慢和不典型性，易被老年人自身和医务人员忽视。高龄患者中，低胆固醇血症和高炎症标志物均与衰弱相关，胆固醇水平下降是衰老过程中不可避免的一部分，可作为死亡事件的重要预测因素。建议：≥75岁老年人如确诊为衰弱综合征，调脂治疗的靶目标值应适当放宽；如监测发现存在明确衰弱的老年人血脂水平过低，出现严重的低胆固醇血症（TC<60mg/dl），应停用所有降脂药物。

（5）移植受者的血脂异常：血脂异常的危险因素包括生活方式、年龄、体重、其他代谢病（如糖尿病、高血压病和肥胖症等）、遗传因素及药物，而肝移植术后使用免疫抑制剂是导致移植受者血脂异常的主要因素，尤其是哺乳动物雷帕霉素靶蛋白抑制剂、钙调磷酸酶抑制剂及糖皮质激素。不同的钙调磷酸酶抑制剂对血脂影响不同，环孢素对血脂的影响较他克莫司大，哺乳动物雷帕霉素靶蛋白抑制剂对血脂的影响较糖皮质激素大。对于难治性血脂异常或确定由免疫抑制剂导致的血脂异常，应首先调整免疫抑制方案，可考虑停用哺乳动物雷帕霉素靶蛋白抑制剂或将环孢素更换为他克莫司，或采用联合减量方案。

大部分他汀类和钙调磷酸酶抑制剂类药物均经过 CYP450 酶代谢，使用中需监测免疫抑制剂的血药浓度，及时调整用量。辛伐他汀与此类药物的相互影响较大，不推荐联合使用。

三、老年人血脂异常药物治疗和多重用药的潜在风险管理

1.血脂调节药的作用特点

（1）他汀类：他汀类在降低胆固醇和诱发肌肉毒性方面具有剂量依赖性，不同他汀在代谢和肌毒性方面存在差异。辛伐他汀、洛伐他汀、阿托伐他汀脂溶性较高，经肝脏 CYP3A4 代谢，部分辛伐他汀酸经 CYP2C8 代谢，在尿苷二磷酸葡萄糖醛酸基转移酶催化下与葡萄糖醛酸结合经粪便排出。由此推论，CYP3A4 抑制药或诱导剂都可影响辛伐他汀、洛伐他汀、阿托伐他汀的血药浓度，产生不良药物相互作用。CYP3A4 强抑制药如伊曲康唑和利托那韦能显著升高辛伐他汀、洛伐他汀及其代谢物的血浆浓度（大于 20 倍），增加肌肉毒性风险；中等强度和弱 CYP3A 抑制药（如维拉帕米、地尔硫䓬）和葡萄柚汁能升高辛伐他汀和洛伐他汀的血药浓度，可以谨慎合用并监测相应指标。CYP3A 诱导剂能显著降低辛伐他汀、辛伐他汀酸和洛伐他汀及其代谢物的血浆浓度。氟伐他汀具有水溶性（兼有脂溶性），代谢总量的 2/3 通过 CYP2C9 代谢，对 CYP2C9 的半数抑制浓度（IC_{50}）为 4mmol/L。虽然氟伐他汀经 CYP2C9 代谢，但是 CYP2C9 抑制剂或诱导剂一般不会使其浓度变化超过 2 倍。普伐他汀、瑞舒伐他汀和匹伐他汀基本不被代谢，其血药浓度不受 CYP3A 抑制剂的影响，但 CYP 同工酶的诱导剂可轻度影响普伐他汀的代谢。这类他汀药物的血浆清除主要通过肝脏的某些转运体（或转运蛋白）的再摄取，如有机阴离子转运多肽 2（OATP2，即 OATP1B1）。

药物转运蛋白可以影响他汀类的分布，如 OATP1B1 能促进他汀的肝脏浓集，而编码 OATP1B1 的基因 SLCO1B1 具有多态性，当出现 c.521T＞C（p.Val174Ala）突变时，能显著升高血浆辛伐他汀酸的浓度，也升高普伐他汀的血浆浓度，但对氟伐他汀没有明显影响。环孢素能抑制 CYP3A、P-gp 和 OATP1B1（和其他肝脏主动摄取相关的药物转运体），吉非贝齐及其葡萄糖醛酸结合物能抑制 CYP2C8 和 OATP1B1。除氟伐他汀外，环孢素和吉非贝齐都能增加他汀类的肌

毒性风险。

此外，由于肝细胞是合成胆固醇的主要部位，也是他汀类作用的靶点，抑制 OATP1B1 能降低所有他汀类的肝脏浓集效应，也会降低他汀类及其活性酸的获益 - 风险比值。

（2）贝特类：如吉非贝齐、非诺贝特、苯扎贝特和环丙贝特为非卤化的氯贝丁酸衍生物类药，吸收良好，血浆蛋白结合率为 92% ～ 96%，药物主要由肝脏 CYP3A4 代谢，大多数转化为葡萄糖醛酸化产物代谢物和原型药物，主要经肾脏排泄。因此，影响血浆蛋白结合的药物，或者抑制 CYP3A4 的药物，或者竞争肾脏排泄的药物，都可能升高贝特类的血药浓度，增加不良反应发生率。

2. 老年人调脂治疗的用药风险

（1）他汀类相关性肌病：肌病根据严重程度可分为肌痛（表现为流感样症状）、肌病（肌肉无力）、肌炎（肌肉炎症）、肌肉坏死 [肌酸激酶（CK）升高] 和横纹肌溶解症。他汀类相关性肌病包括肌痛（无 CK 升高）、肌炎（肌肉症状 + CK 升高）及横纹肌溶解。

1）他汀类相关性肌病的发生率：差异较大，与药物种类、剂量及个体因素相关。1997 年 11 月至 2000 年 3 月，美国 FDA 数据库收到他汀类相关性横纹肌溶解共 601 例，其中 38 例死亡。FDA 在 1990 年 1 月至 2002 年 3 月收到的他汀类不良反应报告中，横纹肌溶解 3339 例，58% 由他汀类药物相互作用引起，其中西立伐他汀为 57%，辛伐他汀为 18%，阿托伐他汀为 12%。西立伐他汀引起的横纹肌溶解发生率比其他他汀类高 16 ～ 80 倍，西立伐他汀于 2001 年 8 月撤市。

Ramachandran 和 Wierzbicki 研究发现，接受他汀类治疗的患者中，有 5% ～ 29% 的患者发生他汀类相关性肌病。而与观察性研究相比，盲法随机对照试验报道的肌肉症状发生率较低，他汀类与安慰剂的肌痛发生率相似。这种差异性可能与以下因素有关：因为他汀类相关性肌病相关的肌肉、骨骼症状是关于肌肉相关的疼痛或衰弱的主观表述，不同患者的感受差异较大，对 CK 升高的反应也存在差异；也可能与其发病机制有关。

2）他汀类相关性肌病的诊断：目前尚无统一的诊断标准。美国国家脂质协会提出进行综合评估，根据肌痛分布区域和特点、症状发作时间特点、停药后有无改善、激发试验等，评估是否出现他汀类相关性肌病。

3）他汀类相关性肌病的危险因素：

A. 个体因素：年龄 > 80 岁；女性；亚裔；低体重指数。

B. 药物因素：已有临床证据表明，他汀类联合贝特类治疗的患者肌病风险增加，特别是横纹肌溶解症风险增加。其他有影响的药物还有：烟酸及 CYP3A4 抑制剂；大剂量他汀类；抗精神病药等。

C. 既往病史：已排除其他疾病的肌肉、关节或肌腱疼痛病史；CK 升高史，

特别是 > 10 倍正常范围的上限（ULN）；肌病家族史；肌病家族史伴随他汀类药物治疗；神经肌肉疾病等。

D. 并发症：如急性感染、甲状腺功能减退症、肾功能或肝功能受损、胆道梗阻、器官移植、严重创伤、人类免疫缺陷病毒感染、糖尿病等。对于有高代谢需求的手术，有学者建议在大手术之前临时停用他汀类药物治疗。

E. 遗传因素：如 CYP450 同工酶（包括 CYP3A4、CYP3A5、CYP2D6、CYP2C9）或药物转运蛋白的基因多态性。

F. 其他：如重体力活动、饮食因素（如过量食用葡萄柚汁或蔓越莓汁）、滥用酒精和药物（如可卡因、苯丙胺）等。

4）他汀类相关性肌病的发病机制：发病可能与线粒体功能障碍、维生素 D 缺乏、CYP 基因多态性、肉碱棕榈酰转移酶 -2 缺乏及钙信号受损等因素相关。

5）他汀类相关性肌病的风险干预：他汀类可导致相关性肌病，药物相互作用增加这种风险，可从其危险因素及发病机制两方面进行干预，增加临床获益。

A. 降低危险因素：①识别危险人群，尤其兼具多项危险因素的患者，告知并警示他汀类可能引发的肌肉症状及应对措施。②加强合理用药，小剂量开始服用，逐渐增加剂量，或采用间歇给药策略。联合药物治疗应慎重，注意药物相互作用，尤其是他汀类与贝特类药物联用时，可选用风险较小的非诺贝特。③治疗评估和监测：对老年、衰弱、服用多种药物、共病或潜在肝肾功能不全患者，应评估调脂治疗方案，密切观察和监测临床指标。④使用间歇给药策略或非他汀类治疗方案，对不耐受他汀类同时又合并高心血管风险的患者，可调整为另一种他汀类或间歇使用他汀类，或改为胆固醇吸收抑制剂依折麦布或使用新型调脂药物（如前蛋白转化酶枯草溶菌素）。

B. 针对发病机制进行干预：①对于临床性肌炎和（或）横纹肌溶解症的严重高脂血症患者，如果发现辅酶 Q_{10} 缺乏，应考虑评估其组织辅酶 Q_{10} 状态，以期给予补充。也可对既往出现他汀不耐受患者补充维生素 D，可解决与低血清维生素 D 有关的他汀类相关性肌病。② CYP2C9 参与氟伐他汀和瑞舒伐他汀的代谢，而匹伐他汀通过 CYP 的代谢可忽略不计，匹伐他汀发生药物相互作用的风险更低。葡萄柚汁是 CYP3A4 抑制剂，可提高他汀类血清浓度，同时服用洛伐他汀、辛伐他汀和阿托伐他汀时，更易发生肌肉骨骼症状。与其他如柑橘类果汁、石榴、苹果、橙同时服用时，也需引起注意。③开始治疗前的基因检测可能对治疗的个体化有意义。在进一步评估基于特定人群的治疗和成本效益分析后，对 *SLCO1B1*、*ABCB1* 和 *ABCB2* 基因的基因分型可作为改善他汀类安全性的一种有效方法。此外，监测他汀类相关性肌病患者的肉碱棕榈酰转移酶 -2 和钙水平，并及时采取相应措施，使其保持人体内平衡，可能也是预防他汀类相关性肌病的措施之一。

（2）他汀类相关性肝损伤：随着他汀类使用频率的增加，相关性肝损伤的报道也越来越多见。他汀类引起肝酶异常升高的发生率较高，在所有接受他汀类治疗的患者中，1%～2% 出现肝酶升高 > 3 倍 ULN，肝酶轻中度升高（< 3 倍 ULN）的发生率达 20%。基于相关临床研究，美国 FDA 的结论如下：他汀类药物相关性肝损伤罕见且不可预测，常规定期监测肝酶不能检测到或有效阻止严重肝损伤。但是，尽管当前观点认为他汀类的肝脏安全性是可靠的，多数仅引起轻度肝酶升高，并非确证的药物相关性肝损伤，同时对肝酶升高应对策略及肝酶监测也做出了说明，但临床对于应用他汀类后的肝酶异常如何进行决策仍有疑惑，并且直接影响患者的依从性。

他汀类相关性肝损伤的发生率、肝损伤程度、缓解时间等有较大差异，并与多因素相关，包括遗传因素和非遗传因素，尤应重视后者，如患者年龄、性别、基础疾病、合并用药、药物剂量、吸烟、饮酒及其他环境因素等。

1）他汀类相关性肝损伤的发生率：关于他汀类相关肝损伤的临床数据有限，根据 1988～2010 年瑞典药物不良反应咨询委员会收到的可疑他汀类不良反应报告，肝损伤占他汀类引起不良反应总数的 57.1%（124/217），在他汀类总服用人群中发病率为 1.2/100 000。该报告同时显示，胆汁淤积 / 混合性肝损伤在阿托伐他汀（17/30，56.7%）中较辛伐他汀（7/28，25.0%）更为多见（$P=0.018$）。HPS2-THRIVE 研究表明，使用中等强度他汀类治疗时，中国患者肝脏不良反应发生率明显高于欧洲患者，肌病风险也比欧洲人群高 10 倍。

2）他汀类相关性肝损伤的临床特点：他汀类治疗后大多数患者表现为无症状的剂量依赖性氨基转移酶水平升高，可能与胆固醇降低本身有关。肝酶可随治疗进程逐渐下降至恢复正常。少数患者以胆汁淤积性或混合性肝损伤为主。不同种类他汀相关性肝损伤的发生概率不同，可能与药物自身毒性、受代谢酶影响程度，以及用药剂量、用药时间等不同有关，阿托伐他汀、瑞舒伐他汀、辛伐他汀诱导肝损伤的发生率较高，洛伐他汀、普伐他汀及匹伐他汀相对较低。

他汀类相关性肝损伤类型：可见肝细胞型、胆汁淤积型和混合型，病理类型未见特异性，引起胆汁淤积性肝损伤者少见，引起自身免疫性肝炎者鲜见报道。

3）他汀类相关性肝损伤的致病机制：致病机制尚未完全阐明，有以下几种观点。

A. 药物本身毒性：肝脏是他汀类作用的主要靶器官，阿托伐他汀、洛伐他汀、辛伐他汀为亲脂性药物，在肝脏经 CYP3A4 酶代谢，肝损伤呈剂量依赖性，与 CYP3A4 酶抑制剂合用时肝损伤概率增加。普伐他汀和瑞舒伐他汀为亲水性药物，主要经 CYP2C9 和 CYP2C19 代谢，致肝损伤与剂量的相关性不明显。

B. 继发效应：他汀类抑制 HMG-CoA 合成甲羟戊酸，使线粒体中辅酶 Q_{10} 浓度减少，因而损害细胞脱氧核糖核酸氧化、三磷酸腺苷合成减少，最终导致细胞能量耗竭死亡。

C. 其他因素：有学者在他汀致肝损伤患者中检测到免疫相关抗体，如抗核抗体、抗平滑肌抗体、抗线粒体抗体及 M 2 抗体等，提示免疫因素激活可能参与致肝损伤过程，肝损伤由免疫机制介导。肝细胞膜通透性改变及基因多态性也可能与肝损伤相关。

药物相关性肝损伤可分为药物的直接肝毒性和特异质性肝毒性作用，前者指摄入体内的药物和（或）其代谢产物对肝脏产生的直接损伤，一般具有剂量依赖性和可预测性，后者为不可预测性肝损伤，可能与个体药物代谢酶系如 CYP450、跨膜转运蛋白等基因多态性差异及特异性免疫应答等因素相关。目前认为，可预测他汀类相关性肝损伤的因素包括：药物选择性干扰肝细胞的蛋白质合成过程，使细胞结构发生改变；药物及其活性代谢产物诱导的肝细胞线粒体受损和氧化应激，其后通过多种分子机制如 Fas 途径、Caspase 途径等引起肝细胞损伤和死亡；胆汁酸或胆盐的相关转运蛋白如胆盐输出泵的活性受到抑制等。另外，肝细胞膜结构改变而导致肝酶的渗透，肝细胞内胆固醇水平下降继发性药物效应等，被认为是除肝损伤外可以引起肝酶异常的重要原因。

4）他汀类相关性肝损伤的诊断

A. 排除可能导致肝损伤的药物和其他疾病。无职业性毒素暴露史。

B. 有明确服用他汀类药物史，多于 1 ～ 4 周出现肝损伤，也可于数月或更长的潜伏期（1 ～ 3 个月）后出现肝病表现。服用他汀类时或服药后出现发热、皮疹、消化不良、肝大、肝区胀痛不适、全身乏力等体征和症状。

C. 服用他汀类前肝功能正常，服药后出现肝功能损害的临床症状，ALT 和（或）AST 升高，或轻微氨基转移酶升高的情况加重，血清胆红素正常或升高。无症状者 ALT、AST 中有任一项≥ 40U/L，总胆红素≥ 201μmol/L。

D. 停用数天至数月后肝功能恢复正常，服药肝功能异常可再次出现。

需要注意的是，他汀类通常引起氨基转移酶轻中度升高（＜ 3 倍 ULN），多不伴肝损伤，多见单纯氨基转移酶升高，引起真正意义上肝脏损伤的发生率极低。即使是氨基转移酶显著升高（＞ 3 倍 ULN）的患者中，绝大部分也没有临床或病理方面肝损伤的确凿证据。因此，要正确区分单纯氨基转移酶升高和药物相关性肝损伤，综合评判氨基转移酶水平变化、临床症状、体征及其他实验室指标。

5）风险干预

A. 监测：口服他汀类治疗应监测血糖、肌酶、肝功能等实验室指标，监测药物不良反应如肌痛、肝损伤等。他汀类与其他药物合用可有药物相互作用，特别是与涉及 CYP3A4 酶代谢途径的药物合用，应关注药物相互作用，尽可能减少与他汀类药物相互作用有关联的潜在不良事件（如肌病、肝损伤、糖尿病等）。

《中国成人血脂异常防治指南（2016年修订版）》建议，我国血脂异常老年人使用他汀类药物，使用前、使用后1个月应复查肝脏酶学、血脂、肌酶及肾功能，3～6个月未达标应调整他汀种类或减少原他汀剂量，肝功能正常后6～12个月检测。

B.用药管理：严格掌握用药剂量，避免较高剂量；用药期间禁酒；避免过多的药物联用，尤应避免与对乙酰氨基酚、非诺贝特、氯吡格雷等合用。

C.处置：一旦发生肝损伤，立即停用可疑药物，必要时对症处置。

（3）他汀类相关性认知障碍：认知是一个非常广泛的概念，涉及执行功能、记忆、语言和视觉空间能力。认知障碍可能是这些领域中任一种损伤，并代表一系列疾病，轻度认知障碍是介于正常认知和痴呆之间的一种状态。一些观察性研究和病例报告显示，他汀类与认知障碍可能相关。他汀类药物说明书在不良反应方面进行了修改，包括认知不良反应，如记忆丧失和混乱。其后包括多个随机对照试验的荟萃分析在内的全部证据并未显示他汀类的使用与认知功能障碍之间存在关联。欧洲动脉粥样硬化学会共识专家组也对他汀类的不良反应进行全面评估，认为他汀类与认知功能改变的相关性较为复杂，尚无证据表明他汀类可增加痴呆、轻度认知障碍或认知功能下降的发生率。美国心脏协会发布的他汀类安全性和相关不良事件科学声明指出，没有证据表明他汀类会增加中枢神经系统疾病（包括认知障碍、阿尔茨海默病和帕金森病）的风险，除了出血性脑卒中。

他汀类相关性认知障碍的风险干预：考虑到老年人常见轻度认知功能障碍，临床医师应评估他汀类使用中认知功能障碍的风险。美国国家脂质协会提出建议，通常在开始他汀类治疗前不需要进行认知功能测评；如果患者存在认知相关症状，且正在服用他汀类，则不应忽视这些症状，建议进行认知功能测评。如果怀疑他汀类治疗改变了认知功能，停药1～2个月后，待评估后考虑再次开始他汀类治疗。

（4）他汀类相关的新发糖尿病风险：2008年JUPITER研究发现，与安慰剂相比，瑞舒伐他汀20mg/d增加新诊断糖尿病的相对风险（25%）。对JUPITER研究的分析表明，他汀类对心血管事件发生率和死亡率的获益显著超过新发糖尿病风险。2010年对他汀类随机对照试验的荟萃分析显示，使用他汀类治疗，新发糖尿病的发生率增加了9%，几乎没有特异性。2010年评估新发糖尿病的荟萃分析中没有纳入SPARCL研究，该研究显示，与安慰剂治疗的患者相比，使用阿托伐他汀（每日80mg）治疗的脑卒中或短暂性脑缺血发作患者的新发糖尿病相对增加44%，表明存在剂量依赖效应。

与他汀类治疗相关的新发糖尿病的机制还不清楚，可能是他汀类干扰外周胰岛素信号和胰腺B细胞功能。有学者检测HMGCR基因中单核苷酸多态性作为他汀类抑制羟甲基戊二酰辅酶A还原酶（HMG-CoA还原酶）的指标，研究表明，HMG-CoA 抑制不仅与血浆 LDL-C 水平的降低有关，还与体重、腰围、血浆胰岛素和葡萄糖浓度的小幅升高有关。新型调脂药物 PCSK9 抑制剂在降低 LDL-C 水平和心血管疾病风险方面显示出明显的效果，有研究对 *PCSK9* 基因变异和 2 型糖尿病之间的关系进行评估，每减少 1mmol/L LDL-C 与增加轻微的腰臀比（0.006）、体重（1.02 kg）、空腹血糖水平（0.009mmol/L）类似，与新诊断糖尿病的比值为 1.12。提示临床医生应在开始他汀类治疗时应筛查糖尿病，并同时实施开始改变生活方式策略。

3.血脂调节药的联合用药和多重用药潜在风险

（1）他汀类药物相关相互作用

1）他汀类合用钙通道阻滞剂：在临床实践中，他汀类合用钙通道阻滞剂较为普遍，应关注联合用药的潜在风险。辛伐他汀、洛伐他汀和阿托伐他汀依赖 CYP3A4 代谢，由脂溶性转化为水溶性代谢物，经肝胆排出体外。钙通道阻滞剂主要由 CYP3A4 代谢，某些品种是 CYP3A4 酶的抑制剂，合用可能导致他汀类血药浓度升高，出现药物相互作用。

氨氯地平依赖 CYP3A4 代谢为氨氯地平羧酸，半衰期达 35 ～ 50h。氨氯地平既是 CYP3A4 的底物，也能抑制 CYP3A4，从而导致辛伐他汀、洛伐他汀、阿托伐他汀等脂溶性他汀代谢受阻，血药浓度升高，肌肉和肝脏不良反应风险升高。2016 年美国心脏病学会建议氨氯地平与辛伐他汀或洛伐他汀合用时，辛伐他汀或洛伐他汀日剂量不能大于 20mg。中国食品药品监督管理总局（CFDA）批准的苯磺酸氨氯地平（商品名为络活喜）和辛伐他汀（商品名为舒降之）的药品说明书也分别规定，服用氨氯地平时，辛伐他汀剂量不超过 20mg/d。英国、加拿大和美国的药品说明书也有类似规定。除辛伐他汀、洛伐他汀之外，氨氯地平与阿托伐他汀合用也应谨慎。目前有氨氯地平（5mg）与阿托伐他汀（10 ～ 80mg）的固定复方制剂，但也有多个个案报道认为此种合用可能引发肝脏和肌肉风险，尤其是高龄（＞ 65 岁）患者使用大剂量（40 ～ 80mg/d）时。2016 年日本厚生劳动省与医药品和医疗器械管理局建议，在氨氯地平，以及由阿齐沙坦、富马酸阿利吉仑、厄贝沙坦、米沙坦、坎地沙坦、缬沙坦、阿托伐他汀钙水合物和氨氯地平组成的复方制剂说明书中应列出急重型肝炎、粒细胞缺乏症（坎地沙坦和缬沙坦制剂除外）、横纹肌溶解症的风险。因为在过去的 3 年中，服用氨氯地平的日本患者中有报告 2 例急性重症肝炎、1 例粒细胞缺乏症和 3 例横纹肌溶解症，且不能排除其与阿托伐他汀的因果关系。此外，在接受氨氯地平和阿托伐他汀联合治疗的患者中共报道了 6 例横纹肌溶解症。根据调查和专家建议，日本厚生劳动省与医药品和医疗器械管理局决定修订相关药品说明书。

硝苯地平和非洛地平等钙通道阻滞剂在体内被 CYP3A4 迅速代谢，属于 CYP3A4 的底物，但对 CYP3A4 没有显著抑制作用，可与辛伐他汀、洛伐他汀、阿托伐他汀等合用。硝苯地平控释片和非洛地平缓释片的药品说明书也都没有要求合用他汀（包括辛伐他汀）时需要调整药物剂量的表述。

根据目前的研究证据和说明书推荐，与氨氯地平合用时，辛伐他汀或洛伐他汀的日剂量不超过 20mg；氨氯地平与阿托伐他汀合用时应关注潜在的肌肉毒性（肌酸激酶升高）和肝毒性（氨基转移酶升高）风险，尤其是老年患者，以及合用其他 CYP3A4 抑制剂（如红霉素、克拉霉素、伊曲康唑、伏立康唑等药物或饮用葡萄柚汁）时。如果必须合用 CCB 和他汀类药物，可选择硝苯地平、非洛地平、贝尼地平或拉西地平等，药物相互作用风险降低。

2）他汀类合用华法林：华法林主要由 CYP2C9 代谢，也经 CYP3A4 和 CYP1A2 代谢。他汀类可通过抑制 CYP450 减少华法林的代谢，升高华法林的血药浓度。他汀类与华法林联用时，应适时监测患者的国际标准化比值，若升高则应调整用药剂量或停药。辛伐他汀、氟伐他汀和瑞舒伐他汀均能抑制 CYP2C9，与华法林合用时可致用药者的凝血活酶时间增加，而阿托伐他汀则不影响华法林的代谢。

《中国老年人潜在不适当用药判断标准》中相关的潜在不适当用药 A 级警示药物有氯吡格雷和华法林。相关研究结果也提示，氯吡格雷和华法林潜在不适当用药的高检出率与老年人心脑血管疾病的高发生率相吻合，两者虽然是低风险强度，但仍应加强监护。华法林治疗指数窄且易与其他药物发生相互作用，临床使用时应监测凝血指标。

3）他汀类合用氯吡格雷：氯吡格雷是前体药物，是临床常用抗血小板药物，首先通过肠道的 P- 糖蛋白转运吸收至血液，随后在肝脏代谢产生活性物质。通过肠道吸收的氯吡格雷约 85% 在酯酶作用下水解为无活性的羧酸衍生物，并通过肾脏及消化道排泄，约 15% 的氯吡格雷在 CYP450 的作用下产生活性代谢物。本品作用于血小板表面的二磷酸腺苷受体，抑制二磷酸腺苷介导的血小板聚集，其吸收、转运、氧化水解及二磷酸腺苷受体作用等均在相关酶的作用下进行，任何影响酶活性的因素均可影响该药物代谢，如酶的基因型表达异常及药物间相互作用。CYP3A4 酶在氯吡格雷活化过程中的影响较小，仅在第二步中起 40% 的作用。经 CYP3A4 代谢的他汀类会显著降低氯吡格雷抑制血小板颗粒膜糖蛋白表达的作用。

阿托伐他汀是 CYP3A4 代谢性他汀，据文献报道，合用氯吡格雷时，阿托伐他汀可竞争性抑制 CYP3A4 酶活性，导致氯吡格雷的抗血小板凝聚作用减弱，但两者联用对主要不良心血管事件的增加无明显影响。这种观点也适用于其他 CYP3A4 代谢性他汀类，如洛伐他汀和辛伐他汀。非 CYP3A4 代谢性他汀如普伐他汀、氟伐他汀和瑞舒伐他汀，对氯吡格雷的代谢无明显影响。

目前对于他汀类通过竞争性抑制 CYP3A4 而影响氯吡格雷的临床效果尚有

争议。有研究报道，在缺血性脑卒中患者中，氯吡格雷与阿托伐他汀联合用药可进一步增强氯吡格雷对血小板活化的抑制作用。也有一系列研究并不支持他汀类与氯吡格雷之间有明显的临床相关性，但是通过抑制 CYP3A4 来减弱氯吡格雷的抗血小板活性仍是一个重要机制。

"氯吡格雷抵抗"是指一部分应用氯吡格雷治疗的患者由于对氯吡格雷反应性差而未达到良好治疗效果的现象。对不同他汀类种类、剂量、联用时其他因素的干扰等进行的研究表明，他汀类直接独立影响个体对氯吡格雷抗血小板效应的证据不足。总体来看，高剂量阿托伐他汀未显著改变负荷剂量氯吡格雷对经皮冠状动脉介入术后患者的抗血小板聚集作用，也未见安全性问题，对氯吡格雷抗血小板的作用没有负面影响。不同种类他汀对氯吡格雷抵抗的影响也尚未确认。有研究提示，相比单用氯吡格雷组患者，氯吡格雷加用普伐他汀（或阿托伐他汀）组患者残余血小板功能更高，并且阿托伐他汀通过抑制 CYP3A4 同工酶而减弱氯吡格雷的抗血小板功能，具有形成血栓倾向，而不经 CYP3A4 代谢的普伐他汀则对氯吡格雷的抗血小板作用没有影响，上述影响呈剂量依赖性。但也有研究并未证明通过 CYP3A4 代谢的他汀类（阿托伐他汀和辛伐他汀）会减弱氯吡格雷对经皮冠状动脉介入术后患者的抗血小板作用。

4）他汀类合用大环内酯类：脂溶性他汀（辛伐他汀、洛伐他汀和阿托伐他汀）在体内主要通过 CYP3A4 代谢，与 CYP3A4 强抑制剂如克拉霉素、红霉素、泰利霉素合用显著减慢其代谢，增加横纹肌溶解风险。

大环内酯类为药物代谢酶 CYP3A4 与药物转运体 P- 糖蛋白抑制剂，且不同大环内酯类对药物代谢酶和转运体的抑制强度具有差异。克拉霉素为 CYP3A4 的强抑制剂，红霉素为 CYP3A4 的中度抑制剂，阿奇霉素为 CYP3A4 的弱抑制剂。3 种药物发生相互作用的可能性与强度不同，可能与 3 种药物对 CYP3A4 代谢酶活性的抑制强度不同有关，而对 P- 糖蛋白的转运活性抑制程度可能相当。有学者采用美国 FDA 药物相互作用研究指导原则草案推荐标准对红霉素、克拉霉素与阿奇霉素的药物相互作用风险程度进行评估，考察红霉素、克拉霉素与阿奇霉素所介导的药物相互作用的血药浓度 - 时间曲线下面积比值（AUCR = AUC 有抑制剂 /AUC 无抑制剂）。FDA 推荐标准：①弱相互作用，$1.25 \leqslant$ AUCR < 2.0；②中度相互作用，$2.0 \leqslant$ AUCR < 5.0；③强相互作用：AUCR $\geqslant 5.0$。所有数据来源于 PubMed、中国知网（CNKI）、万方等数据库及美国 FDA 网站。结果显示，阿托伐他汀以 CYP3A4 为底物，克拉霉素、红霉素和阿奇霉素介导的阿托伐他汀的 AUCR 分别为 2.54、1.33 和 0.98，表明三者分别引起中度相互作用、弱相互作用和无相互作用。上述差异可能与克拉霉素、红霉素和阿奇霉素对 CYP3A4 活性抑制程度的不同有关。另外，同一大环内酯类对不同 HMG-CoA 还原酶抑制剂的药物相互作用可能性亦有区别。红霉素介导的辛伐他汀、

阿托伐他汀、西立伐他汀（已退市）和瑞舒伐他汀的 AUCR 分别为 6.20、1.33、1.21、1.20，因此红霉素仅与辛伐他汀、阿托伐他汀存在强和弱药物相互作用的可能性。同样，克拉霉素介导的辛伐他汀、阿托伐他汀和普伐他汀的 AUCR 分别为 9.85、2.54、2.10，故克拉霉素与辛伐他汀存在强相互作用的可能性，而与阿托伐他汀与普伐他汀存在中度相互作用的可能性。造成上述药物相互作用差异的主要原因如下：不同 HMG-CoA 还原酶抑制剂经 CYP3A4 的代谢程度有差异。辛伐他汀和阿托伐他汀主要经 CYP3A4 代谢，而普伐他汀和瑞舒伐他汀则少量经 CYP3A4 代谢，红霉素和克拉霉素与辛伐他汀和阿托伐他汀有明显的药物相互作用的可能性。红霉素和克拉霉素与其他药物发生相互作用的可能性与强度远大于阿奇霉素，原因可能如下：红霉素和克拉霉素对 CYP3A4 的抑制强度远大于阿奇霉素。阿奇霉素是大环内酯类抗菌药物中发生药物相互作用较少的品种。

5）他汀类合用抗真菌药物：三唑类药物抗真菌谱广，耐受性较好，临床应用广泛。三唑类主要通过 CYP450 酶系代谢，一些三唑类（如伊曲康唑和伏立康唑）与肝药酶抑制剂或诱导剂合用时，血药浓度会受到影响，可致毒性增大或治疗失败。

伊曲康唑、酮康唑、泊沙康唑、伏立康唑是 CYP3A4 强抑制剂，辛伐他汀、洛伐他汀和阿托伐他汀为脂溶性他汀，在体内主要通过 CYP3A4 代谢，合用显著减慢他汀类代谢。三唑类可增加辛伐他汀、阿托伐他汀、洛伐他汀等以 CYP3A4 为底物的他汀类的血药浓度，增加肌病或横纹肌溶解症风险，应禁止合用。药品说明书建议，伊曲康唑、泊沙康唑禁止与辛伐他汀、洛伐他汀、阿托伐他汀合用；伏立康唑与他汀类合用时，建议减少他汀类剂量。目前尚无文献明确如何调整剂量，有学者认为可应用他汀推荐剂量的 50%，并监测血脂水平 6～8 周。普伐他汀与三唑类合用不会产生明显相互作用。

6）他汀类合用免疫抑制剂：环孢素经 CYP450 代谢，与环孢素结合蛋白结合形成复合物，再与神经钙蛋白结合后抑制其磷酸酶活性，从而影响白细胞介素 -2 及其他因子的转录、阻断 T 细胞激活，使 T 细胞处于 G_0 期，不能向 G 期过渡。经 CYP450 代谢的药物、食物都可能与环孢素发生相互作用。他汀类为 OATP1B1 底物，阿托伐他汀、洛伐他汀、辛伐他汀的代谢主要受 CYP3A4 介导，普伐他汀的代谢部分受 CYP3A4 介导，但主要是结合反应，氟伐他汀虽是 CYP3A4 的底物，但主要被 CYP2C9 代谢。由于环孢素经 CYP3A4 代谢，理论上与所有他汀均有发生相互作用的可能。与环孢素合用时增加横纹肌溶解症风险，应避免合用。

7）他汀类合用其他药物：他汀类与下列药物同时服用时可增加不良反应发生率，如萘法唑酮、硫氮酮、西咪替丁、质子泵抑制剂、人免疫缺陷病毒蛋白酶抑制剂等。合用酒精和其他饮品：酗酒、大量饮用西柚汁等增加他汀类发生肌病风险。

他汀类药物相关药物相互作用的潜在危害见表 5-1。

表 5-1　他汀类药物相关药物相互作用的潜在危害

药物名称	联合药物	临床后果	相互作用机制	临床建议
阿托伐他汀	合用环孢素	可导致肌酸激酶升高、肌病	环孢素抑制 CYP3A4、P-gp 及 OATP1B1，显著提高阿托伐他汀的 AUC，升高血药浓度，合用环孢素 [5.2mg/（kg·d）] 使阿托伐他汀（10mg/d）的 AUC 增加 8.7 倍，C_{max} 升高 10.7 倍	避免合用
	合用吉非贝齐	可导致肌酸激酶升高、肌病	吉非贝齐使阿托伐他汀、2-羟基阿托伐他汀酸和 4-羟基阿托伐他汀酸的 AUC 分别增加 35%、51% 和 82%，使阿托伐他汀的 $t_{1/2}$ 轻度延长；吉非贝齐抑制 UGT 而减慢阿托伐他汀的葡萄糖醛酸化代谢	避免合用
	合用克拉霉素	增加肌肉、肝脏毒性	克拉霉素抑制肝脏和肠道的 CYP3A4，使阿托伐他汀的 $AUC_{0\sim24h}$ 增加 82%，C_{max} 升高 56%，显著减慢其代谢，增加肌肉和肝脏毒性	谨慎合用
	合用阿奇霉素			无药物相互作用
	合用伊曲康唑	增加肌肉和肝脏毒性风险	伊曲康唑抑制 CYP3A4 而减慢阿托伐他汀代谢，合用伊曲康唑使阿托伐他汀 $t_{1/2}$ 延长 60%，C_{max} 升高 2.4 倍，AUC 增加 47%	谨慎合用
	合用圣约翰草提取物	影响疗效	圣约翰草提取物是典型的 CYP3A4 和 P-gp 诱导剂，推测圣约翰草提取物通过诱导 CYP3A4 而加快阿托伐他汀代谢，能降低阿托伐他汀的降胆固醇效应	谨慎合用
	合用葡萄柚汁		与对照饮用水相比，合用葡萄柚汁使阿托伐他汀酸的 $AUC_{0\sim24h}$ 增加 83%，提示葡萄柚汁和阿托伐他汀存在相互作用。由于葡萄柚汁中的活性成分质量不可控，临床应告知患者避免合用葡萄柚汁	谨慎合用

续表

药物名称	联合药物	临床后果	相互作用机制	临床建议
	合用氯吡格雷	不存在有临床意义的相互作用，对氯吡格雷疗效无明显影响	阿托伐他汀和普伐他汀不影响阿司匹林和氯吡格雷的抗血小板作用，两类药物不存在有临床意义的相互作用。合用阿托伐他汀不影响氯吡格雷活性代谢物的药动学过程，不影响对血小板聚集的抑制作用，也不影响氯吡格雷对血管扩张刺激磷蛋白磷酸化的作用	合用不需要调整剂量
辛伐他汀	合用环孢素	可致急性肌病	环孢素抑制 OATP1B1，减少肝细胞对辛伐他汀的摄取，降低疗效，升高外周血浓度，增加肌肉毒性	避免合用
	合用伊曲康唑 / 伏立康唑 / 泊沙康唑	增加肌肉毒性、横纹肌溶解症风险	伊曲康唑 / 伏立康唑 / 泊沙康唑抑制 CYP3A4 而显著减慢辛伐他汀的代谢，导致肌肉毒性、横纹肌溶解症风险增大。临床观察到合用伊曲康唑最高能使辛伐他汀的 AUC 增加 19 倍，升高辛伐他汀血药浓度可增加横纹肌溶解症风险	避免合用
	合用克拉霉素 / 红霉素	增加横纹肌溶解症风险	合用克拉霉素使辛伐他汀和辛伐他汀酸的 AUC 分别增加 10 和 12 倍，合用红霉素使辛伐他汀原型和代谢物辛伐他汀酸的 C_{max} 分别升高 3.4 倍和 5 倍，$AUC_{0 \sim 24h}$ 分别增加 6.2 倍和 3.9 倍。克拉霉素、红霉素抑制 CYP3A4 和 P-gp，显著减慢辛伐他汀代谢，增加其 AUC，导致血药浓度升高，增加横纹肌溶解症风险	避免合用
	合用葡萄柚汁	增加肌肉、肝脏毒性风险	葡萄柚汁显著抑制肠道 CYP3A4 和 P-gp，提高辛伐他汀的 AUC，合用葡萄柚汁辛伐他汀和辛伐他汀酸的 $AUC_{0 \sim 24h}$ 分别增加 3.6 倍和 3.3 倍，C_{max} 分别升高 3.9 倍和 4.3 倍	避免合用

药物名称	联合药物	临床后果	相互作用机制	临床建议
	合用吉非贝齐	增加肌肉毒性、横纹肌溶解症风险	吉非贝齐显著抑制辛伐他汀酸与葡萄糖醛酸的结合，减慢后者的排泄，增强疗效，增加肌肉毒性。吉非贝齐使辛伐他汀和辛伐他汀酸的 $AUC_{0\sim infinity}$ 分别增加 35% 和 185%，辛伐他汀酸的 C_{max} 升高 112%	避免合用
	合用达那唑	增加横纹肌溶解症、急性肾衰竭风险	达那唑与辛伐他汀合用可能竞争经 CYP3A4 代谢	避免合用
	合用胺碘酮	增加肌病、横纹肌溶解症风险	合用胺碘酮使辛伐他汀的 $AUC_{0\sim24h}$ 增加 73%，C_{max} 升高 100%，$t_{1/2}$ 延长 48%。胺碘酮是 CYP3A4、CYP2C9 和 CYP2D6 的抑制剂，抑制辛伐他汀经 CYP3A4 代谢，增加肌肉毒性	谨慎合用
	合用氨氯地平	增加肌病、横纹肌溶解症风险	氨氯地平抑制辛伐他汀代谢，合用氨氯地平使辛伐他汀的 C_{max} 升高 58%，AUC 增加 51.5%	谨慎合用
	合用维拉帕米	增加肌病、横纹肌溶解症风险	维拉帕米显著抑制 P-gp 和 CYP3A4，增加辛伐他汀的 AUC，减慢其代谢，维拉帕米使辛伐他汀的 AUC 增加约 4 倍，C_{max} 升高 3 倍	谨慎合用
	合用地尔硫䓬	增加肌病、横纹肌溶解症风险	地尔硫䓬抑制 CYP3A4 而显著减慢辛伐他汀的代谢，使辛伐他汀的 C_{max} 升高 5 倍，AUC 增加 3.6 倍，辛伐他汀酸的 C_{max} 升高 3.7 倍	谨慎合用
	合用决奈达隆	增加肌病、横纹肌溶解症风险	决奈达隆抑制 P-gp 而显著增加辛伐他汀的 AUC	谨慎合用；决奈达隆说明书推荐，合用时辛伐他汀日剂量 ≤ 10mg
	合用伊马替尼		与辛伐他汀单用相比，合用伊马替尼使辛伐他汀的 C_{max} 升高 2 倍，$AUC_{0\sim\infty}$ 增加 3.5 倍，$t_{1/2}$ 由 1.4h 延长到 2.7h	避免合用

药物名称	联合药物	临床后果	相互作用机制	临床建议
	合用香豆素类抗凝剂	使抗凝剂的抗凝效果增强		监测凝血酶原时间
瑞舒伐他汀	合用环孢素	增加肌肉、肝脏毒性	环孢素可显著抑制 OATP1B1，减少肝脏对瑞舒伐他汀的主动摄取，升高血药浓度。合用环孢素使瑞舒伐他汀的 $AUC_{0\sim24h}$ 和 C_{max} 分别增加和升高 7.1 倍和 10.6 倍	避免合用
	合用氢氧化铝／氢氧化镁，合用氢氧化铝和氢氧化镁的复方制剂		可使瑞舒伐他汀的 AUC 减少 54%，C_{max} 降低 50%，而服用瑞舒伐他汀 2h 后再给予抗酸药，对瑞舒伐他汀的影响较小，$AUC_{0\sim t}$ 减少 22%，C_{max} 降低 16%	避免同时服药。可在服用他汀类后 2h 再服用氢氧化铝和氢氧化镁和复方制剂
	合用华法林	研究发现，瑞舒伐他汀可增强华法林的抗凝作用		谨慎合用并密切监测国际标准化比值
普伐他汀	合用环孢素		在心脏移植患者中，普伐他汀不影响环孢素的谷浓度，但环孢素使普伐他汀的 $AUC_{0\sim\infty}$ 比对照组增加 23 倍，提示心脏移植患者合用普伐他汀和环孢素后，普伐他汀能有效降低 TC 和 LDL-C，与对照组相比，环孢素显著升高普伐他汀的 AUC 和 C_{max}	谨慎合用，必要时调整普伐他汀剂量
	合用利福平		与安慰剂相比，合用利福平使普伐他汀的 $AUC_{0\sim\infty}$ 减至对照组的 50%～69%，但不影响普伐他汀的 C_{max}、$t_{1/2}$ 和清除率	谨慎合用，必要时调整普伐他汀剂量

续表

药物名称	联合药物	临床后果	相互作用机制	临床建议
氟伐他汀	合用环孢素		与对照组相比，环孢素使氟伐他汀的 C_{max} 明显增加，$AUC_{0\sim24}$ 明显增加，升高氟伐他汀的血药浓度，但环孢素不影响普伐他汀的 T_{max} 和 $t_{1/2}$。氟伐他汀使环孢素的 C_{max} 和 $AUC_{0\sim24}$ 轻微升高	谨慎合用，必要时调整药物剂量
	合用华法林	有报道 1 例 67 岁男性患者规律服用华法林时，将长期服用的阿托伐他汀换成氟伐他汀后，国际标准化比值明显增加，但没有发生出血。患者重新服用阿托伐他汀后，国际标准化比值趋于正常		谨慎合用

注：UGT：尿苷二磷酸葡萄糖醛酸基转移酶；OATP1B1：有机阴离子转运多肽 1B1

（2）贝特类药物相关相互作用：贝特类药物相关药物相互作用的潜在危害见表 5-2。

表 5-2　贝特类药物相关药物相互作用的潜在危害

药物名称	联合药物	临床后果	相互作用机制	临床建议
吉非贝齐	吉非贝齐合用他汀类（如阿托伐他汀、洛伐他汀、辛伐他汀、普伐他汀）	有发生横纹肌溶解症的报道	贝特类合用他汀类：联合用药可有效治疗混合型血脂异常，但这两类药物都可导致肌病发生，联用可能导致不良反应的叠加效应	他汀类与贝特类应慎重合用

药物名称	联合药物	临床后果	相互作用机制	临床建议
	合用口服降糖药	增加低血糖风险	吉非贝齐在体内经 UGT 代谢后，代谢产物不可逆地抑制 CYP2C8，与其他经 CYP2C8 代谢的药物如罗格列酮、瑞格列奈等产生相互作用 1）吉非贝齐合用罗格列酮：吉非贝齐通过抑制 CYP2C8 而减慢罗格列酮的代谢，合用吉非贝齐使罗格列酮的 $AUC_{0\sim infinity}$ 增加 2.3 倍，$t_{1/2}$ 从 3.6 h 延长至 7.6 h，C_{max} 升高 1.2 倍 2）吉非贝齐合用吡格列酮：合用吉非贝齐使吡格列酮的 $AUC_{0\sim infinity}$ 增加 3.2 倍，$t_{1/2}$ 从 8.3h 延长至 22.7h，24h 尿排泄量增加 2.5 倍，推测吉非贝齐通过抑制 CYP2C8 而减慢吡格列酮代谢 3）吉非贝齐合用瑞格列奈：可致严重低血糖。吉非贝齐及其代谢物能抑制瑞格列奈经 CYP2C8 代谢，合用吉非贝齐使瑞格列奈 AUC 增加 8.1 倍，$t_{1/2}$ 从 1.3h 延长至 3.7h，瑞格列奈血药浓度升高、半衰期延长，增加发生严重低血糖的风险	谨慎合用。 吉非贝齐合用瑞格列奈可致严重低血糖，避免合用
	合用洛哌丁胺		与安慰剂相比，合用吉非贝齐使洛哌丁胺 C_{max} 升高 1.6 倍，$AUC_{0\sim\infty}$ 增加 2.2 倍，$t_{1/2}$ 从 11.9h 延长 16.7 h。吉非贝齐使 N-去甲基洛哌丁胺/洛哌丁胺的 $AUC_{0\sim72}$ 比值降低 46%，提示吉非贝齐能明显减慢洛哌丁胺的代谢	谨慎合用

药物名称	联合药物	临床后果	相互作用机制	临床建议
	合用考来替泊	影响吉非贝齐的生物利用度	研究发现，与单独服用相比，2h 前或 2h 后服用考来替泊对吉非贝齐的药动学无影响，而同时服用考来替泊可使吉非贝齐的 AUC 和 C_{max} 降低	谨慎合用
	合用口服抗凝药	可增强抗凝药的作用	机制不明，可能是因为本品可将华法林等从其蛋白结合位点替换出来，使其作用加强	监测凝血酶原时间，调整抗凝药剂量
	合用环孢素	有导致肾功能恶化的风险	可增加环孢素的血药浓度和肾毒性，有导致肾功能恶化的风险。临床建议：减量或停药	谨慎合用
非诺贝特			非诺贝特是 CYP2C9 抑制剂，对 UGT 和 CYP2C8 无抑制作用，药物相互作用较少见	
	合用香豆素类抗凝药	增强抗凝药作用，使凝血酶原时间延长		调整抗凝药剂量
	合用考来烯胺	影响药物吸收		避免同时服药，服用考来烯胺 1h 前或 4～6h 后再服用非诺贝特
	合用环孢素	有导致肾功能恶化的风险		建议减量或停药
	合用其他高蛋白结合率药物（如甲苯磺丁脲和其他磺脲类降糖药、苯妥英钠、呋塞米等）		可使游离型药物浓度增加，药效增强	调整药物剂量

（3）其他

1）胆酸螯合剂：有非选择性吸附作用，影响一些酸性药物（如氢氯噻嗪、保泰松、华法林、地高辛等）的肠道吸收，降低其血药浓度 - 时间曲线下面积，影响疗效。与考来烯胺、考来替泊相比，考来维仑与其他药物相互作用少见。

考来烯胺可干扰维生素 K、维生素 D 和铁的吸收，长期应用可引起脂溶性维生素缺乏，建议用药期间适当补充。

考来烯胺合用抗凝药或强心苷类可影响后两类药的疗效，建议间隔一定时间给药，至少间隔 1h。合用甲状腺素需间隔 4 ～ 5h。合用地高辛，后者生物利用度明显降低。

考来烯胺合用阿卡波糖：考来烯胺能吸附阿卡波糖，影响疗效。临床建议：避免合用。

考来烯胺合用布洛芬：研究发现，与对照组相比，考来烯胺使布洛芬的血药浓度 - 时间曲线下面积减少 26%，C_{max} 降低 34.4%，T_{max} 缩短 80%。临床建议：避免合用。

2）胆固醇吸收抑制剂：依折麦布无诱导肝脏 CYP450 的作用，不影响氨苯砜、右美沙芬、地高辛、口服避孕药等药物的药动学，未见有临床意义的相互作用。

普罗布考能够延长 QTc 间期。临床建议：避免与其他能引起 QTc 间期延长的药物如抗心律失常药物、三环类抗抑郁药物、特非那定、阿司咪唑等药物合用。

普罗布考能加强香豆素类药物的抗凝血作用。临床建议：谨慎合用，必要时调整剂量。

普罗布考可降低环孢素的谷浓度。研究发现，普罗布考可使口服环孢素血药浓度 - 时间曲线下面积减少 30%，但普罗布考不影响静脉环孢素的血药浓度、消除半衰期和分布容积，推测普罗布考与环孢素的相互作用可能与普罗布考干扰环孢素的吸收有关。临床建议：谨慎合用，并根据环孢素血药浓度监测结果调整剂量。

4. 老年人血脂异常的联合用药与多重用药风险干预

（1）多学科参与血脂异常的老年共病和多重用药管理：在同时具有心血管疾病和其他合并症的老年人中，多种药物同时使用是必要的，但药物相互作用和多重用药增大了治疗风险。通过医师、药师、护师及其他卫生保健人员的多学科团队合作，多学科参与管理老年患者伴随血脂异常的多重用药，可实现药物治疗的准确性和连续性，最大限度保证临床用药的安全性和有效性，减少用药差错和药物不良反应。对于老年人尤其是高龄老年人的血脂异常管理，需要结合血脂水平、合并危险因素、共病和多重用药等因素，综合确定调脂治疗目标和血脂治疗策略，个体化制订老年人调脂方案，进行个性化的调脂治疗。

（2）处方精简 / 药物重整模式：为保证安全用药，美国医疗机构评审国际联合委员会要求在给患者调剂药物之前必须审核药物处方是否适当，确定实际存在或潜在的药物 - 药物相互作用和药物 - 食物的相互作用。针对血脂异常的老年共病患者，应对所有处方用药进行审核和评估，结合年龄、肝肾功能、伴随疾病、合并用药情况，由相关学科共同参与，评估老年人药物治疗获益和风险比，权衡治疗获益与风险，必要时进行处方精简和药物重整。基于临床实践的处方精简 / 药物重整模式，可有效控制用药风险，降低患者经济负担，是多重用药风险防范的重要措施。已有研究证明，处方精简对老年患者（≥ 65 岁）潜在不适当用药有较好的干预效果，通过对老年患者多种药物的处方进行审核和再评估，减少可能导致患者损害或不适当的用药过程，调脂治疗过程中如出现肌无力、肌痛等症状，需与老年性骨关节和肌肉疾病鉴别，必要时调整给药方案，进行药物重整。

（3）个性化的老年人用药监护：为老年人提供全方位的个性化用药监护和护理照护，有助于降低药物相互作用和多重用药的治疗风险。①评估：包括治疗用药评估和全面的老年人评估。应用调脂药物治疗前，评估老年人心血管疾病危险因素，如无特殊原因或禁忌证，推荐予以心血管病极高危、高危患者调脂治疗。同时，综合评估老年人的功能状态、认知能力、心理状态、社会和家庭支持情况，以及自我服药管理能力等，了解老年人多重用药特点及多重用药对健康结局的影响，制订个性化的治疗方案。②监测：调脂治疗之前和治疗过程中，需监测肝肾功能、肌酶等实验室指标，观察可能的不良反应和不良事件，确定调脂治疗的必要性和治疗方案，合理调整药物品种和剂量，关注药物相互作用和多重用药的潜在风险。③个性化照护：根据老年共病和多重用药情况，结合专业的家庭医生 / 护理人员 / 药学人员和专业的用药教育，为老年患者提供全方位的护理照护和用药监护。

（4）智能化医疗辅助支持系统：应用医疗大数据服务模式管理老年患者的血脂异常和多重用药，通过数据挖掘以实现预警药物不良事件和多重用药风险，提示关联药物不良事件发生的高危因素和高危人群，为药物不良事件的早期识别和警示提供技术支持。将不适当用药标准置入计算机处方系统，利用处方审核软件对药物适应证、禁忌证、用法用量、药物不良反应、药物与药物 / 疾病相互作用、多重用药等进行风险评分，及时提供和评估处方者相关信息，改善处方质量。

（5）相关行政主管部门的支持：对老年人联合用药与多重用药的风险管理离不开相关行政主管部门的支持。美国医疗保健研究与质量局启动患者安全和医疗责任计划，旨在把患者安全放在首位，以减少可预防的伤害。欧盟委员会资助的健康计划旨在促进欧盟在老年人不适当多重用药的管理，建立高效和可持续的健康护理系统。我国老年患者多重用药的管理也需卫生保健管理监管机构、组织和医疗系统共同采取行动，把患者安全放在首位，制定符合我国国情和老年人特点的多重用药临床实践指南，加强对血脂异常的老年共病和多重用药的管理，以减少和避免可预防的医源性伤害。

第三节　抗血小板药和抗凝药

一、概述

血小板是一类直径2～5μm的无核细胞碎片，起源于脱落的巨核细胞细胞质，在生理性止血和病理性血栓的发生发展中起着至关重要的作用。越来越多的证据表明，血小板在动脉硬化发病、血栓（尤其是动脉血栓）形成中起重要作用。在病理条件下，血液中的异常栓子引起血管腔改变，从而导致主要脏器因缺血和栓塞而出现机体功能障碍的一类疾病为血栓性疾病，包括动脉血栓栓塞和静脉血栓栓塞。

血栓形成是引发各类严重心脑血管疾病的重要因素，临床上预防和治疗血栓性疾病的药物是抑制血小板聚集药物，即抗血小板药物。正常生理情况下，血液循环中的血小板处于非活化状态，只有在血管内皮破坏，以及动脉粥样硬化斑块破裂、内皮下基质暴露等病理情况下，血小板才可启动黏附、聚集、收缩及释放等步骤，之后被激活并参与生理性止血过程；而当血小板积聚过多或者过度活化时，就可能会诱发血栓形成，对机体组织造成不利影响。通过阻断血小板活化的各个始动环节，就能从本质上对抗血栓形成，治疗血栓性疾病，这也为抗血小板药物的应用提供了理论依据。此外，钙通道阻滞剂、5-羟色胺受体拮抗剂也有抑制血小板聚集的作用。

二、抗血小板药

抗血小板药可按照药物作用靶点和作用机制分类。

1.抑制血小板花生四烯酸代谢的药物　花生四烯酸作为生物膜磷脂的重要组成物质，有着重要的生理功能，同时也是血栓素A合成的重要原材料。相关动物实验研究表明，血栓素A_2是一种能够引起血小板聚集和血管收缩、并能够诱发机体血栓形成的物质，是传统抗血小板药物的作用靶点。

（1）阿司匹林：属于血栓素A_2抑制剂，其抗血小板聚集作用的机制是调控血小板环氧化酶的合成，可抑制花生四烯酸转化为前列腺素，并降低血液中的前列环素及血栓素A_2的含量，抑制血小板活化，从而改善血小板的凝集状态，达到治疗血栓性疾病的目的。

阿司匹林的抗血小板效应具有一定的量-效关系，大剂量时专一性不强，血栓素A_2和前列环素均可减少，作为抗血小板药物不理想，低剂量时对血栓素 A2 合成酶有一定的选择性，但低剂量时无法充分抑制环氧化酶的活性，对临床事件可能产生不良影响。因此在临床上应用阿司匹林应该关注剂量对于药物疗效的影响。

近年来，有学者对阿司匹林的治疗效果产生了怀疑，但由于其抗栓作用良好、价格低廉，依然是治疗和预防多种心血管疾病的首选药物，并作为多种联合抗血栓药物组合的第一选择。阿司匹林的主要不良反应是胃肠道出血，还可导致颅内等其他部位出血，且出血风险呈剂量依赖性。

（2）吲哚布芬：作为新一代抗血小板药物，从多方面发挥抗血小板作用。①通过可逆地抑制血小板环氧化酶 -1 活性，减少血栓素 A2 的合成。②抑制腺苷二磷酸、肾上腺素、血小板活化因子、胶原、花生四烯酸诱导的血小板聚集。③降低血小板腺苷三磷酸、5 - 羟色胺、血小板因子 3、血小板因子 4 和 β 血小板球蛋白水平，减少血小板黏附。有研究发现吲哚布芬与阿司匹林相比，预防和治疗缺血性心脑血管病变的有效性无明显差异，且安全性更高。

（3）利多格雷：是血栓素 A2 合成酶抑制剂及血栓素 A2/ 花生四烯酸代谢产物 PGH2 受体拮抗剂。该药物的作用靶点是血栓素 A2 合成酶及血栓素 A2 受体 α，阻断血栓形成途径则可以起到抗血栓的目的。目前研究较多的血栓素 A2 受体 α 受体拮抗剂主要有利多格雷、特鲁曲班等。相关动物实验表明，利多格雷在防治血栓形成、促进溶栓并恢复血管再通等方面的疗效优于阿司匹林。但在实际临床研究中并非呈现动物实验那样良好的效果，其临床应用价值有待进一步研究。

2. 二磷酸腺苷（ADP）受体抑制剂　代表药物为氯吡格雷、普拉格雷、替格瑞洛、坎格雷洛、依诺格雷等。

血小板活化之后会发生黏附和聚集反应，而黏附后的血小板会从其致密颗粒中释放出大量的 ADP，并作用于血小板膜的 ADP 受体，进一步激活血液中的血小板，通过抑制血小板中腺苷酸环化酶的活性，降低血小板内环磷酸腺苷水平，从而使大量的血小板源源不断地聚集成一个较大的团块，促使机体内血栓形成。根据该血栓形成机制，ADP 受体抑制剂能够抑制血小板膜 ADP 受体的表达、结合及其活性，进而阻断血小板的进一步黏附聚集，起到对抗血栓形成的作用。

ADP 在血小板活化的过程中起着关键的作用，其诱导血小板聚集的作用主要是通过作用于血小板表面 P2Y 受体实现的。当血小板活化时释放大量 ADP，通过与血小板表面受体 P2Y 受体结合，促进血小板活化、聚集、释放等过程，从而加速血栓形成。人类血小板上的 ADP 受体为嘌呤受体，主要包括 P2Y1、P2Y12、P2X1。P2Y1 与 Gq 蛋白偶联，该受体存在于血管内皮及血小板表面，P2Y1 受体被 ADP 激活后，可引起细胞内储存游离钙离子增加，引起血小板形态改变和可逆性聚集。P2Y12 是大多数新型的 ADP 受体拮抗剂作用的靶点，包括普拉格雷、坎格雷洛和替格瑞洛等。临床研究表明，对于所有接受冠脉支架置入术的患者来说，双联抗血小板治疗即阿司匹林加用一种口服 P2Y12 受体抑制剂是目前被广泛推荐的能够减少心血管事件（包括支架内血栓、心肌梗死和心源性死亡等）的经皮冠状动脉介入术后的标准治疗方案。

（1）氯吡格雷：二磷酸腺苷受体抑制剂以氯吡格雷为代表。由于阿司匹林只抑制血栓素的合成，而凝血过程涉及多种关键酶，导致其抗血栓作用受限。鉴于 P2Y12 在血小板聚集过程中独立于血栓素来发挥重要的作用，因此 P2Y12 抑制剂联合阿司匹林的双联抗血小板治疗是急、慢性冠脉综合征的基本疗法。

氯吡格雷于 1997 年获 FDA 批准，是一种前药，本身并无活性，口服经肠道吸收后约 85% 被代谢成为无活性的氯吡格雷羧酸，剩余不足 20% 经肝脏 CYP450 酶两步代谢成为活性巯基代谢物，进而起到抗血小板聚集作用。具有良好的安全性，相比噻氯匹定，较少引发中性粒细胞减少症及血小板减少症。

临床特点：①氯吡格雷需要 CYP450 酶催化激活，而 CYP450 酶的多态性导致氯吡格雷具有较大的药效个体差异。②氯吡格雷起效慢，给药后 6 ～ 12h 达到药效峰值。③氯吡格雷活性产物与血小板发生非可逆的结合，使其药效可持续 3 ～ 5 天，具有较长的停药后遗留效应。

阿司匹林和氯吡格雷是抗血小板治疗的标准组合，但其在临床应用中逐渐显示出各种不足。服用阿司匹林的部分患者由于存在"阿司匹林抵抗"不能有效抑制血小板聚集，使服药 5 年内血栓性事件复发率增高。氯吡格雷抗血小板作用尚不够强，许多患者在联合应用阿司匹林和氯吡格雷后仍发生血栓栓塞事件；氯吡格雷为非活性前体，需经肝微粒体酶 CYP450 代谢为活性形式，CYP450 的多态性使氯吡格雷存在明显个体间疗效差异，部分患者存在氯吡格雷抵抗，疗效降低或无；氯吡格雷起效较慢，口服后一般数小时起效，不能满足急诊介入治疗对血小板的即刻快速抑制的要求。阿司匹林与氯吡格雷联合用药导致的出血并发症的增加（尤其在老年患者中），以及日益受到重视的阿司匹林和氯吡格雷抵抗，使得目前的双重抗血小板治疗难以达到人们的期望。

（2）替格瑞洛：于 2011 年 7 月 20 日获美国 FDA 批准上市，用于急性冠脉综合征。2012 年 11 月替格瑞洛被国家食品药品监督管理总局（CFDA）批准在中国上市，已被国内外多个指南列于一线推荐，欧洲指南在近两年将替格瑞洛的推荐级别列于氯吡格雷之前，在替格瑞洛不能使用的患者中才使用氯吡格雷。

替格瑞洛是直接 P2Y12 可逆抑制剂，具有较小的用药个体差异，可快速发挥抗血小板作用，停药后遗留效应时间较短。替格瑞洛还可通过提升血液中腺苷水平起到非 P2Y12 依赖的血小板抑制，但是该脱靶效应可导致患者发生呼吸困难、心室停搏，以及血肌酐和尿酸水平上升等不良反应，使治疗依从性减低。

同氯吡格雷相比，替格瑞洛具有以下优点：①替格瑞洛是第一个口服可逆性 P2Y12 抑制剂，撤药后药效消失较快，有利于降低出血概率。②替格瑞洛为非前体药物，药物本身及其代谢产物均有活性，无须经肝酶代谢激活，因此药效不受 CYP450 多态性的影响。③起效更快速，对血小板聚集的抑制作用较强。④潜在风险不能忽视。患者长期使用替格瑞洛，也有发生出血的危险性。替格瑞洛半衰期仅为 12h，在停药后药效消退较快，因此患者须一日服用 2 次，影响治疗的依从性。

（3）普拉格雷：于 2009 年获欧盟批准上市，用于治疗动脉粥样硬化和急性冠脉综合征。同氯吡格雷一样，普拉格雷也是一个无活性的前体药物，需经 CYP450 酶系代谢转化为活性代谢物后才能发挥抗血小板作用。但与氯吡格雷相比，普拉格雷起效较快，血小板抑制作用强。普拉格雷抑制血小板聚集的作用受基因多态性影响较小，患者对普拉格雷非应答率低。普拉格雷具有更强的抗血小板聚集作用，但出血风险有所增加。

（4）坎格雷洛：于 2015 年获美国 FDA 批准用于避免成人患者在经皮冠状动脉介入治疗过程中因凝血造成的冠状动脉堵塞。坎格雷洛同 P2Y12 受体的结合具有选择性和可逆性，能阻止血小板的进一步激活。坎格雷洛本身具有活性，无须进行代谢转化，静脉注射后立即起效，可作为静脉注射用速效抗血栓药物。Ⅱ期临床研究表明，坎格雷洛安全性好，对血小板聚集的抑制作用比氯吡格雷更强。同其他抗血小板药物一样，坎格雷洛的主要不良反应为出血，增加经皮冠状动脉介入术后早期出血事件的发生率。

（5）依诺格雷：处于研究阶段的依诺格雷是一种既可口服又可静脉注射的 P2Y12 受体抑制剂，可直接作用于 P2Y12 受体并与其发生可逆性结合。临床 Ⅰ 期试验中依诺格雷显示出快速强效的抗血小板作用，即使是对氯吡格雷无应答的急性冠脉综合征患者，依诺格雷亦显示较好的作用。

3. 血小板膜糖蛋白 Ⅱ b/ Ⅲ a （GP Ⅱ b// Ⅲ a） 受体抑制剂　被认为是至今已发现的抗血小板药物中作用最强的，分多肽类和非多肽类 2 种。目前已批准应用于临床的有替罗非班、依替巴肽和阿昔单抗，这些药物只能静脉使用；经随访长期应用该类药物的患者发现，虽然该药物能在一定程度上降低病死率，但仍应重视少数患者可能出现的血小板减少和出血等不良事件。

多肽类 GP Ⅱ b// Ⅲ a 受体抑制剂代表药物为阿昔单抗，是一种人化的 α Ⅱ bβ3 受体单克隆抗体，是不可逆的抑制剂。非多肽类 GP Ⅱ b/ Ⅲ a 受体抑制剂主要有依替巴肽和替罗非班，这 2 种药物具有可与 GP Ⅱ b/ Ⅲ a 结合的精氨酸 - 甘氨酸 - 天冬氨酸序列，从而与具有该序列的促凝介质可逆性竞争结合 GP Ⅱ b/ Ⅲ a 受体。该类药物停药后可迅速与受体解离，因此血小板功能在数小时后即可恢复。依替巴肽、替罗非班作为静脉及冠状动脉用药，其药效相对稳定，作用于血小板聚集的最终环节，阻断纤维蛋白原与血小板 GP Ⅱ b/ Ⅲ a 受体结合，被认为是迄今最强的抗血小板药物之一。

不良反应主要为出血和血小板减少，还可出现非出血性不良反应（包括恶心、发热、头痛、过敏反应等），临床中需严密监测血小板计数。建议所有应用此类药物的患者使用 CRUSADE 评分评估出血风险，对评分为高危的患者应谨慎选择。

4. **磷酸二酯酶抑制剂**　代表药物为双嘧达莫、西洛他唑。磷酸二酯酶抑制剂主要通过抑制磷酸二酯酶活性促进抑凝分子前列环素的表达及腺苷的释放。由于前列腺素 H2 是前列环素与血栓素 A2 的共同分子来源，双嘧达莫通过促进前列环素的表达还可间接抑制血栓素的合成，进一步增强其抗血小板活性。双嘧达莫的半衰期较短，多采用缓释剂型，可用于心瓣膜置换术后的血栓事件并发症的预防。有研究显示双嘧达莫缓释剂与阿司匹林联用，可有效预防脑卒中的发生。

5. **蛋白酶激活受体拮抗剂（PAR-1 拮抗剂）**　凝血酶是最强的血小板活化因子，通过与 G 蛋白偶联的蛋白酶激活受体（PAR）结合发挥作用，其血小板激活作用主要是通过血小板表面的血小板 PAR 家族介导，凝血酶能促进血小板活化和聚集过程，是一种强效的血小板激活剂。人类有 4 种 PAR 亚型，其中 PAR-1 起最主要的作用。凝血酶结合 PAR 能产生较强的血小板聚集作用，所以，通过凝血酶受体拮抗剂阻断凝血酶介导的血小板激活，有望达到较高的抗血栓药效。

蛋白酶激活受体拮抗剂沃拉帕沙 2014 年 5 月被美国 FDA 批准上市，适用于减少有心肌梗死或有外周动脉疾病史患者中的血栓性心血管事件。沃拉帕沙为 PAR-1 拮抗剂，胞外研究发现其能选择性可逆抑制 PAR-1，阻断血小板的激活通路，发挥抗血小板聚集作用，同时不影响二磷酸腺苷、胶原、血栓烷介导的血小板聚集，即不影响其他凝血通路，因此与其他抗血小板药物相比，可能在发挥抗血栓作用的同时能减少出血风险。沃拉帕沙联合标准抗血小板（阿司匹林与氯吡格雷）治疗较单纯标准抗血小板治疗，不增加出血事件，因此沃拉帕沙可以作为标准抗血小板的辅助治疗，但由于其消除半衰期长达 173 ～ 269h，也需关注出血风险。

6. **5- 羟色胺受体拮抗剂**　5- 羟色胺能够参与血小板聚集过程并发挥一定的生理作用，因此 5- 羟色胺与血小板之间的反应是诱发血栓形成的另一机制。研究表明，在血小板活化之后，血小板致密颗粒能释放出 5- 羟色胺，可与血小板膜表面表达 5- 羟色胺 2A 受体相结合，从而促进血小板的活化，从而导致血小板形态改变及发生聚集后的解聚能力减弱，进一步促进体内血栓形成及组织的缺血状态。5- 羟色胺 2A 受体拮抗剂的代表药物有酮色林和沙格雷酯。研究表明，沙格雷酯在降低劳力性稳定型心绞痛患者血浆中的 5- 羟色胺水平、减缓血小板的高聚集性中发挥积极作用，临床试验表明其对血栓性疾病的治疗效果不低于阿司匹林，且出血风险较低。

综上所述，血小板的活化、聚集、释放及凝血系统的级联反应机制在血栓形成过程中起到了至关重要的作用，阻断上述血栓形成的病理反应过程为临床抗血栓药物研发提供了重要思路。相比氯吡格雷，新型 P2Y12 受体拮抗剂普拉格雷、替格瑞洛、坎格雷洛可更快、更强地抑制血小板聚集，显著降低缺血性心血事件的风险；蛋白酶激活受体拮抗剂沃拉帕沙作为标准抗血小板的辅助治疗，可改善心肌梗死和围术期患者血栓性心血管事件；针对不同靶点的抗血小板聚集药物作用于抑制血小板激活过程的不同环节，均可达到预防血小板黏附聚集的作用，但在有效预防血栓的同时也不同程度地增加出血危险，因此应综合评估风险收益比。

三、抗凝药

在人体内存在着凝血系统和抗凝血系统且两者保持动态平衡。凝血系统过于强大或抗凝血系统发生障碍时可导致机体血栓形成，抗凝药物的作用机制就是通过抑制凝血系统阻断凝血过程中的各个始动环节及干扰体内凝血因子的功能来实现的，进而起到防止血栓形成的功效。根据阻断途径和发挥药理作用的机制不同，可以将抗凝药分为凝血酶抑制剂、凝血酶受体抑制剂、维生素 K 拮抗剂等。包括华法林和肝素等传统药物，也包括近年来上市的药效稳定、作用持久且不良反应较小的新型口服抗凝药物。

1. 传统抗凝药　临床常用的传统抗凝药主要包括间接凝血酶抑制剂肝素、维生素 K 拮抗剂华法林及直接凝血酶抑制剂等。

（1）华法林：是临床最常用的香豆素类抗凝血药物。华法林作为一种维生素 K 抑制剂，通过抑制维生素 K 环氧化还原酶的活性，从而抑制凝血因子的激活，而对已激活的凝血因子无影响。细胞色素酶 CYP2C9、CYP1A2 和 CYP3A4 是华法林的主要降解酶。主要不良反应为出血。华法林治疗指数较小，且其药效和不良反应受多种遗传和环境因素的影响，不同患者的有效剂量差异可达 20倍，因此需常规进行血药浓度监测以确定合适的抗凝剂量。由于 CYP2C9 和 VKORC1 基因型的患者使用华法林易出现早期出血症状，在治疗早期按照基因型特征采取相应的梯度给药剂量治疗方案，可有效减少不良反应的发生。

如果维生素 K 抑制剂过量，临床可使用维生素 K、新鲜血液、凝血酶原复合物或激活的凝血因子Ⅸ或Ⅶ等拮抗。其中维生素 K 是最直接的解毒药，通过静脉注射或口服维生素 K 可在 12 ～ 24h 使患者凝血水平恢复正常。

（2）肝素：在体内外均能发挥抗凝血作用，是临床常用的静脉抗凝剂，分为普通肝素和低分子量肝素。作用机制主要是通过与体内的抗凝血酶III反应，进而干扰凝血因子XIIa、XIa、IXa、Xa及凝血酶活性，并阻止血小板的聚集过程，从而发挥抗凝血作用。

普通肝素通过结合抗凝血酶或凝血因子III可增强后者抗凝血酶及凝血因子Xa的活力，且只抑制游离态的凝血酶，而对结合于栓子上的凝血酶无抑制作用；低分子量肝素（包括依诺肝素、达肝素等）通过结合并激活抗凝血酶进而抑制凝血因子Xa，而对凝血酶无直接抑制作用。虽然有研究显示，低分子量肝素对某些疾病的疗效并不优于普通肝素，但具有更好的量效关系、更长的半衰期，且不结合血小板，临床应用前景较好。

普通肝素用于治疗脑血管疾病和静脉栓塞，静脉注射时需进行血药浓度监测，皮下注射时则无须监测。低分子量肝素无须进行血药浓度监测，但给药剂量需根据患者体重设定。2种肝素最终都由肾脏排出。普通肝素和低分子量肝素的主要不良反应是出血，可用静脉注射硫酸鱼精蛋白来拮抗其作用，3～4h即可恢复普通肝素导致的凝血功能异常，而逆转低分子量肝素需要 12～24h。

2. **新型抗凝药** 传统抗凝药存在选择性差、疗效不理想、出血事件等，新型抗凝药如Xa因子抑制剂、IIa因子抑制剂、IIa因子受体抑制剂、组织因子/VIIa复合物抑制剂、直接凝血酶抑制剂及组织因子抑制剂等，为血栓疾病的抗凝治疗提供了新的选择。

（1）口服Xa因子抑制剂：Xa因子是凝血反应的关键酶，其口服抑制剂主要有利伐沙班、艾多沙班和依杜沙班等，利伐沙班是Xa因子抑制剂的代表药物，可直接口服，主要用于治疗静脉血栓栓塞，治疗急性冠脉综合征也进入了III期临床试验阶段。临床结果显示，利伐沙班治疗静脉血栓疾病相比阿司匹林具有较低的复发率且不明显增加出血风险；相比依诺肝素，利伐沙班用于髋关节置换术或全膝关节置换术后，血栓预防的疗效相当或更好而不增加出血风险，而利伐沙班的剂量仅有依诺肝素的 1/4。相比阿司匹林与P2Y12受体抑制剂联用，利伐沙班治疗急性冠脉综合征显著增加患者出血风险，但利伐沙班联合阿司匹林治疗稳定的心血管疾病表现出良好的效果。下肢深静脉血栓是老年恶性肿瘤患者常见并发症之一，使用利伐沙班可有效缓解患者血液的高凝状态，减少血栓事件发生。

艾多沙班用于静脉血栓的扩大治疗，可在不增加大出血事件的基础上有效抑制静脉血栓的发生。相比华法林，艾多沙班预防动脉血栓导致的脑卒中较少导致出血转化，且患者死亡率较低。艾多沙班用于膝关节置换术后的血栓预防，相比依诺肝素，其疗效更好且出血风险更低。但艾多沙班需每日服用 2 次，相比每日服用 1 次的利伐沙班，其用药依从性较低。

相比维生素 K 抑制剂和肝素，新型口服Xa因子抑制剂疗效更稳定且导致出血的风险更低，但出血风险依然不容忽视。根据临床情况及药物的半衰期，停药后一段时间即可消除Ⅹa因子抑制剂抗凝血作用导致的出血。但是当出现大出血等需迅速中断Ⅹa因子抑制剂的抗凝作用时，使用凝血酶原复合物可阻断利伐沙班导致的凝血酶抑制。但该试验是在健康受试者中进行的，研究显示凝血酶原复合物对因子Ⅹa导致的脑水肿无明显治疗作用。Andexanet Alfa（andexanet）是利用基因重组技术合成的重组因子Ⅹa，其分子结构与Ⅹa因子相似却无促凝活力，可与直接的Ⅹa因子抑制剂结合从而抑制其功能，并逆转包括利伐沙班和艾多沙班导致的出血，使服用Ⅹa抑制剂的患者恢复正常的凝血功能。

（2）直接的凝血酶抑制剂：Ⅱa因子的化学本质为丝氨酸蛋白酶，属于催化凝血级联反应中的关键酶，其主要凝血机制是将血液中可溶性的纤维蛋白原转变成不溶性的纤维蛋白，同时还可激活凝血因子Ⅴ、Ⅷ、Ⅺ和Ⅻ，因此阻断Ⅱa因子成为抗凝血药研发过程中的重要思路。Ⅱa因子作用于细胞膜表面的凝血酶受体并激活多种类型细胞，如血小板、内皮细胞、平滑肌细胞等。凝血酶通过PAR-1介导的血小板激活在血栓形成中发挥重要作用，Ⅱa因子受体抑制剂通过作用于PAR-1而抑制血小板活化是其发挥抗凝作用的主要机制。

随着对Ⅱa因子三维结构的深入了解，陆续开发了一些能够与凝血酶特异性结合的直接抑制剂。这类药物通过直接结合凝血酶并抑制其活性发挥抗凝作用，可同时抑制游离态及纤维蛋白结合的凝血酶，从而抑制凝血反应，包括水蛭素、来匹卢定、阿加曲班、比伐卢定（注射剂）和达比加群酯（口服）等药物。

（3）组织因子/Ⅶa复合物抑制剂：组织因子是细胞因子超家族的一个成员，存在于脉管系统外的某些细胞表面上。当血管损伤发生后，组织因子能够与血液中的Ⅶ和Ⅶa因子高特异性、高亲和性结合，并进一步激活凝血酶。Ⅶa因子为一种弱丝氨酸蛋白酶，但在与组织因子相结合后其酶活性可以增强100万倍。一旦组织因子/Ⅶa复合物形成，可以启动内源、外源两种凝血途径，并进一步触发凝血级联反应，而该类新型凝血药物的作用靶点正是通过抑制组织因子/Ⅶa复合物而发挥药理作用。组织因子/Ⅶa复合物抑制剂主要包括替法可近、重组线虫抗凝肽c2等。

综上所述，目前已经有多种抗血栓药物，一方面，这些药物通过作用于多种靶点满足不同病理特征的患者的多种疾病的治疗需求，并且多种药物联用方案也不断出现，进一步满足了不同患者的治疗需求；另一方面，抗血栓药物都可增加患者的出血风险，选择合适的药物可有效降低出血事件的发生率，并且多种抗血栓药解毒药的出现也有利于及时控制出血事件。随着研究的不断深入，不良反应更低的抗血栓新靶点及相关药物的出现也有助于抗血栓治疗的有效进行。

四、抗血小板治疗存在的问题

抗血小板治疗对于动脉粥样硬化性心血管疾病的一级和二级预防有显著益处，在冠状动脉粥样硬化性心脏病（以下简称冠心病）、缺血性脑血管疾病和外周动脉疾病的治疗中得到广泛运用，尤其是对急性冠脉综合征和置入药物洗脱支架的患者，国内外指南均将双联抗血小板治疗作为Ⅰ类推荐。

抗血小板治疗的疗效和安全性呈现较大的个体差异，许多患者出现不耐受情况，包括导致或加重消化道损伤及出血、其他器官部位出血和高尿酸血症、痛风等。此外，因患者对药物反应性低而增加抗血小板药物治疗剂量所导致的上述不良反应也屡见不鲜。优化抗血小板药物治疗，要在止血和出血的平衡、抗血小板药物抵抗、患者血小板反应的异质性等基础上做出临床决策。通常，抗血小板效果越好的药物其出血风险越高。对于抗血小板药物的研究，既要注重药物抗血小板聚集的能力，也要关注其出血风险及其他不良反应、疗效的个体差异、药物抵抗等不足，以及对抗血小板药物不耐受高风险人群的识别。中国医师协会心血管内科医师分会、中国卒中学会、国际血管联盟中国分部2021年发布《常用口服抗血小板药物不耐受及低反应性人群诊疗专家共识》（以下简称2021专家共识），旨在通过对抗血小板药物不耐受高风险人群的识别，优化抗血小板药物治疗方案，从而确定各类常规抗血小板治疗出现不耐受及低反应时的临床决策。

1. 抗血小板药物治疗不耐受　2021专家共识对抗血小板药物治疗不耐受给出的定义如下：抗血小板药物不耐受是指由于抗血小板药物可能或已经产生的不良反应等，导致患者无法坚持长期服用某种或多种抗血小板药物的情况。

（1）抗血小板药物不耐受类型

1）消化道损伤及出血

A. 症状：服用阿司匹林等抗血小板药物可出现反酸、恶心和腹胀等消化道损伤症状，严重者可导致消化道出血。

B. 风险因素：既往溃疡病史、非甾体抗炎药或糖皮质激素的长期使用、胃食管反流病史、幽门螺杆菌感染、高龄及长期饮酒史等更容易导致该类症状的出现。

C. 发生机制：阿司匹林可直接破坏消化道黏膜屏障，不可逆地抑制环氧化酶，减少前列腺素的合成，不利于胃黏膜的修复。研究表明，阿司匹林可使消化道损伤危险增加 $2 \sim 4$ 倍。P2Y12受体抑制剂并不直接损伤消化道黏膜，但会阻碍新生血管生成和影响溃疡愈合，与阿司匹林联合用药时损伤更为严重。虽然氯吡格雷与阿司匹林导致消化道出血的危险相似，但当阿司匹林与氯吡格雷联合应用时，消化道出血发生率较单用一种抗血小板药物风险增加 $2 \sim 3$ 倍。替格瑞洛亦可加重已存在的胃肠道黏膜损伤。

多项研究提示，吲哚布芬可作为阿司匹林不耐受或胃肠道反应较大患者的替代治疗。与阿司匹林相比，西洛他唑所致消化道出血发生率显著减少，且联合用药没有增加出血性脑卒中的风险。

2）颅内出血

A. 风险因素：除抗血小板药物自身作用外，颅内出血与合并高血压、脑淀粉样血管病和脑血管畸形等机体自身因素相关。颅内出血还与其他共性因素相关，如高龄、肝肾功能不全和凝血功能障碍等。

B. 风险评估：多项荟萃分析显示，阿司匹林明显增加大出血和颅内出血发生率，对一级预防而言，阿司匹林对小出血及颅内出血事件的影响差异无统计学意义，但显著增加大出血事件。

3）其他部位出血：在抗血小板药物导致的出血中，除消化道出血及颅内出血外，其他重要出血部位主要包括深部组织（如泌尿生殖道、呼吸道和眼底）及皮肤黏膜出血。局部组织病变是深部组织出血的重要原因，如泌尿生殖道的结石、结构畸形、呼吸道肿瘤占位病变、肝肿瘤、血管瘤及眼底动脉硬化改变等。

4）痛风 / 高尿酸血症：阿司匹林对于尿酸代谢的影响具有剂量特异性，小剂量阿司匹林（75 ～ 325mg/d）可引起血清尿酸水平增高和痛风复发。替格瑞洛可增加血清腺苷水平，促进尿酸合成，导致高尿酸血症和痛风。一般认为，高尿酸血症通常程度较轻且可逆。值得注意的是，痛风性关节炎和高尿酸血症与外周动脉疾病风险相关，外周动脉疾病患者中高尿酸血症的发生率也升高。

（2）抗血小板药物不耐受的危险因素

1）高龄：高龄老年人是动脉粥样硬化性心血管疾病的高发人群，也是抗血小板药物不耐受高发人群。衰老所致的胃肠道、肝脏及肾脏等器官储备功能下降，导致药物代谢发生改变，更易发生出血事件，并加重 75 岁以上高龄患者出血事件的预后恶化。

2）高血压：血压升高不仅增加血管破裂风险，并且高血压患者出血性脑卒中的发病率也大大增加。对于非急性脑卒中或短暂性脑缺血发作的高血压患者，建议将血压降至正常范围后再按需使用抗血小板药物治疗。有临床研究指出，严重出血事件的增加主要与血压控制不良并应用阿司匹林有关。

3）肾功能不全：影响患者血小板聚集能力和凝血功能，同时肾脏排泄能力降低又会影响抗血小板药物的代谢。对于急性冠脉综合征患者而言，随着肾衰竭的进展，患者缺血和出血风险均显著增加，且可能导致抗血小板药物低反应性的发生。

（3）抗血小板药物不耐受人群的治疗策略

1）消化道溃疡及出血人群的抗血小板药物治疗：临床建议，如果因服用阿司匹林产生反酸、恶心及腹胀等消化道损伤症状，可不停用阿司匹林而给予抑酸药或 H_2 受体拮抗剂联合胃黏膜保护剂，也可改用其他抗血小板药物；如患者发生活动性出血，常需停用抗血小板药物直到出血情况稳定，症状稳定后可考虑改用合适的抗血小板方案。

A. 冠心病患者使用单一抗血小板治疗时，可选择长期服用阿司匹林、吲哚布芬、氯吡格雷、替格瑞洛及西洛他唑（心力衰竭者禁用，冠状动脉狭窄者慎用，下同）；具有高危消化道出血风险的患者可改用吲哚布芬、氯吡格雷或西洛他唑；对于需双联抗血小板治疗同时既往有消化道出血史或具有高危消化道出血风险的冠心病患者（包括老年人和服用华法林、糖皮质激素或非甾体抗炎药者等），推荐服用质子泵抑制剂 1～3 个月或 H_2 受体拮抗剂联合胃黏膜保护剂，可将既往双联抗血小板方案改为使用氯吡格雷联合吲哚布芬或西洛他唑等治疗。

B. 对于轻型缺血性脑卒中或高危短暂性脑缺血发作患者，在发病 24h 内启动双联抗血小板治疗，可选择联用阿司匹林＋氯吡格雷，如出血风险较高或阿司匹林不能耐受者，可选用吲哚布芬或西洛他唑＋氯吡格雷；持续 21 天后改成单药治疗。葡萄糖 -6- 磷酸脱氢酶缺乏的动脉粥样硬化脑卒中患者应尽量避免使用阿司匹林。

C. 双联抗血小板治疗期间发生消化道出血的患者，在尽快明确出血原因并积极治疗原发病的基础上，权衡出血和缺血风险决定是否停用抗血小板治疗及何时恢复抗血小板治疗。

2）脑出血人群的抗血小板药物治疗：临床建议，之前接受抗血小板治疗的自发性脑出血患者应立即停药，如有必要恢复抗栓治疗，可于症状改善数天后，优先考虑抗血小板单药治疗，首选出血风险更低的抗血小板药物，如吲哚布芬或西洛他唑。缺血性脑卒中伴有出血转化患者，可于症状性出血转化病情稳定后 10 天至数周后，酌情考虑开始抗栓治疗。75 岁以上脑出血患者，建议影像评估出血情况后重启抗栓治疗。

3）其他器官出血人群的抗血小板药物治疗

A. 轻微出血：指任何无须药物干预或进一步评估的出血，如皮肤擦伤、瘀斑、自愈性的鼻出血和少量的结膜出血等。建议持续抗血小板药物治疗，可酌情考虑换用低效能 P2Y12 受体抑制剂、吲哚布芬或西洛他唑。

B. 小出血：指任何需要医疗照顾但无须住院的出血。建议持续抗血小板药物治疗，考虑缩短双联抗血小板治疗疗程或换用低效能 P2Y12 受体抑制剂、吲哚布芬或西洛他唑，尤其是再次发生出血时；识别与出血相关的并发症（如肾结石、痔疮和肿瘤）并进行可能的治疗。

C. 中度出血：指任何导致血红蛋白丢失＞30g/L 和（或）需要住院治疗的出血，但血流动力学稳定，病情不会快速进展。尽量使用单一抗血小板药物治疗，优选 P2Y12 受体抑制剂，认为安全后可根据情况尽快恢复双联抗血小板治疗；考虑缩短双联抗血小板治疗疗程或换用低效能 P2Y12 受体抑制剂、吲哚布芬或西洛他唑，尤其是再次发生出血时；识别与出血相关的并发症（如肾结石、痔疮和肿瘤）并进行可能的治疗。

D. 严重出血：指任何导致血红蛋白丢失 > 50g/L 并需要住院治疗的出血，但血流动力学稳定且病情不会快速进展。考虑停用双联抗血小板药物治疗，继续单一抗血小板药物治疗，优选 P2Y12 受体抑制剂、吲哚布芬或西洛他唑；对于持续出血或无法治疗时，考虑停用所有抗栓药物；一旦出血停止，再次评估需要双联抗血小板治疗还是单一抗血小板治疗治疗，优选 P2Y12 受体抑制剂、吲哚布芬或西洛他唑；再次启动双联抗血小板治疗后，考虑缩短疗程或换用低效能 P2Y12 受体抑制剂、吲哚布芬或西洛他唑，尤其是再次发生出血时；血红蛋白 < 70 ~ 80g/L 时，考虑输注红细胞或血小板，如果可能，行紧急手术或内镜治疗出血源。

E. 危及生命的出血：指任何威胁患者生命的严重活动性出血。应立即停用所有抗栓药物；一旦出血停止，再次评估需要双联还是单一抗血小板治疗，单一抗血小板治疗优选 P2Y12 受体抑制剂、吲哚布芬或西洛他唑；低血压时给予补液，酌情考虑红细胞及时输注，酌情进行血小板输注；如果可能，紧急手术或内镜治疗出血源。

4）痛风或高尿酸人群的抗血小板药物治疗

A. 急性冠脉综合征合并痛风治疗，应考虑阿司匹林对血尿酸的影响，小剂量阿司匹林（75 ~ 325mg/d）可轻度升高血尿酸，一旦证实阿司匹林可增加痛风风险，立即停用阿司匹林，换用吲哚布芬＋氯吡格雷等方案。

B. 支架置入术后服用双联抗血小板治疗过程中发生痛风，应权衡缺血和痛风危害，可考虑在双联抗血小板治疗基础上合用抗痛风药物，或将阿司匹林换为吲哚布芬或西洛他唑。

C. 对于无须双联抗血小板治疗的稳定型冠心病、缺血性脑卒中或外周血管疾病患者，若合并高尿酸血症或痛风，建议优先选择对嘌呤代谢影响小的抗血小板药物，如氯吡格雷、吲哚布芬或西洛他唑。若仍然使用阿司匹林，则建议碱化尿液、多饮水，同时监测血尿酸水平。既往高尿酸血症或痛风性关节炎的患者应慎用替格瑞洛，不建议尿酸性肾病患者使用替格瑞洛。

5）高危人群的抗血小板药物治疗：存在抗血小板治疗不耐受危险因素的人群主要包括高龄、高血压、肾功能不全等患者。

A. 高龄：临床建议，① 75 岁以上的冠心病患者，在没有禁忌证（如活动性出血、既往颅内出血）的情况下，可使用阿司匹林、吲哚布芬、氯吡格雷和替格瑞洛等抗血小板药物作为二级预防用药，长期治疗剂量无须改变。若患者出血风险较高，可以优先使用出血风险较低的吲哚布芬和氯吡格雷等。为预防支架内血栓形成，对于经皮冠状动脉介入术中成功置入药物洗脱支架的高龄患者，术后双联抗血小板治疗持续至少1年，期间可给予质子泵抑制剂预防消化道出血，或使用吲哚布芬联合氯吡格雷。② 65岁以上动脉粥样硬化缺血性脑卒中、短暂性脑缺血发作或外周血管疾病患者进行抗血小板治疗时，可以首先选用阿司匹林或氯吡格雷，若患者出血风险较高，可以改用吲哚布芬或西洛他唑。颅内动脉支架置入术后进行双联抗血小板治疗，至术后3～9个月酌情改为单一抗血小板治疗。可以参考血小板功能或相关基因检测的结果调整抗血小板药物治疗方案。

B. 高血压：临床建议，①对于非急性期脑卒中或短暂性脑缺血发作高血压患者，建议服用降血压药物，使血压达到目标值后再酌情使用抗血小板药物。皮质下小卒中患者长期使用抗血小板药物时，可以考虑血压降到130/80mmHg（1mmHg=0.133kPa）以下。②降压药物的选择一般无特殊要求，对于合并冠心病的高血压患者，首选降低心血管不良事件、具有明确心血管系统获益的降压药物。③对于有高血压病史，目前血压控制已达标的冠心病、缺血性脑卒中或外周血管疾病患者，抗血小板药物的选择应根据病情决定，可选出血风险低的抗血小板药物，如吲哚布芬或西洛他唑。

C. 肾功能不全：临床建议，①轻中度肾功能不全[估算的肾小球滤过率（eGFR）为30～90ml/（min·1.73m^2）]的患者，推荐阿司匹林、吲哚布芬或西洛他唑；对于急性冠状动脉综合征患者，可在阿司匹林或吲哚布芬的基础上联合替格瑞洛或氯吡格雷。服用阿司匹林期间需密切监测肾功能变化。②重度肾功能不全[eGFR < 30ml/（min·1.73m^2）]及透析患者，尽量避免使用阿司匹林及替格瑞洛，单一抗血小板治疗方案建议使用吲哚布芬或西洛他唑；对于急性冠脉综合征患者，可考虑吲哚布芬联合氯吡格雷。

2. 抗血小板药物治疗低反应性

（1）定义：环境、遗传基因变异及临床治疗等多种因素相互影响导致了患者抗血小板反应的异质性，同一种抗血小板药物在不同患者中产生不同的抗血小板效应，即血小板反应多样性，部分患者表现为血小板高反应性，即抗血小板药物的低反应性，从而导致临床不良事件如心血管死亡、心肌梗死、脑卒中的增多。

2021专家共识给出的抗血小板药物治疗低反应性的定义：通常指由于不同患者对同一种抗血小板药物的抗血小板作用反应不同，某些患者在治疗后血小板反应性仍较高（血小板功能检测提示血小板活性抑制不足），其发生血栓的风险显著增加。抗血小板药物低反应性的发生机制较为复杂，对于抗血小板药物低反应性人群来说，单纯增加药物剂量并不一定能带来临床获益，反而会增加出血风险。因此，须重视对抗血小板药物低反应性人群的识别与处理。

（2）常用抗血小板药物的低反应性及影响因素

1）阿司匹林：影响阿司匹林抗血小板作用的因素很多，包括遗传因素（如环氧化酶-1 基因、血小板糖蛋白 II b/ III a 受体基因及 P2Y12 受体基因的多态性）、药物使用不规范（如剂量不足、依从性差及治疗时间过短）、药物相互作用（如其他非甾体抗炎药竞争性结合环氧化酶-1）、合并症（如高龄、慢性肾功能不全、高血压及肥胖）及血小板更新加速（如手术、感染及出血）等。阿司匹林低反应性人群增加阿司匹林剂量并不能改善临床事件，反而增加出血风险。

阿司匹林抵抗：研究表明，阿司匹林抵抗的发生率为 8% ~ 45%，且存在明显种族差异性。与以下因素相关：①药物因素，包括药动学性质改变、药物剂型改变、药物相互作用、用药依从性差等。②机体因素，包括血小板活性上调、药物作用靶点的变化等。③基础疾病影响，阿司匹林加重性呼吸系统疾病，或称阿司匹林哮喘，为哮喘、慢性鼻 - 鼻窦炎伴鼻息肉病患者在摄入阿司匹林和其他非甾体抗炎药后出现的急性上、下呼吸道反应。既往研究显示，不同基础疾病阿司匹林哮喘的发生率不同；其他尚有环境和生活方式影响等。

精准医学临床研究证据表明，阿司匹林疗效与不良反应除与患者的病理生理因素、环境因素相关外，也受患者自身的基因特征影响。基因多态性在阿司匹林抵抗中起重要作用，主要集中在血小板受体糖蛋白 PIA1/A2 亚型、血小板内皮聚集受体 1、前列腺素 - 内过氧化物合酶、纤溶酶原激活物抑制剂 1、谷胱甘肽巯基转移酶和白三烯 C4 合成酶的基因多态性。应用血栓弹力图技术监测抗血小板治疗的差异性和影响因素发现，高脂血症，患者年龄及性别等都会影响阿司匹林抵抗的发生。

2）氯吡格雷

氯吡格雷低反应性：临床研究证实，CYP2C19 基因多态性和 CYP2C19 受体抑制剂可影响氯吡格雷的抗血小板作用。氯吡格雷 CYP2C19 基因型与冠心病和缺血性脑卒中患者的预后具有显著相关性。多项回顾性研究均提示，在服用氯吡格雷的冠心病患者中，携带 CYP2C19 功能缺失等位基因者与未携带者相比，心血管不良事件的发生率显著升高。我国学者梁振洋等的研究结果表明，携带 CYP2C19 基因 2 个多态位点且经皮冠状动脉介入术后合并血小板高反应性患者临床缺血事件的发生率显著高于未携带或仅携带 1 个多态位点且非血小板高反应性患者。在氯吡格雷治疗的缺血性脑卒中患者中，氯吡格雷低反应性患者的缺血性事件发生率显著升高，表明氯吡格雷低反应性是缺血性血管事件的独立危险因素。对于确诊冠心病、缺血性脑卒中和外周血管疾病等高危缺血患者或者预后不良的患者，可考虑行基因检测和血小板功能检测，给抗血小板药物的使用提供参考。

　　氯吡格雷抵抗：氯吡格雷作为重要的抗血小板药物已被纳入国家基本药物目录。然而氯吡格雷个体差异较大，不良反应严重，有 4%～30% 的患者在常规剂量下达不到预期的抗血小板效果，出现氯吡格雷抵抗现象。氯吡格雷抵抗是遗传、代谢、临床高危合并症和患者依从性等多因素共同作用的结果。氯吡格雷抵抗可增加支架内血栓、急性心肌梗死和靶血管血运重建的危险性，严重时可导致死亡。美国 FDA、美国心脏病学会 / 美国心脏协会早前就已发布氯吡格雷的临床使用警告。相关研究指出，临床有 15.9%～49.5% 服用氯吡格雷治疗的患者存在血小板高反应性。氯吡格雷抵抗是多因素影响的结果，单纯依靠 CYP2C19 等少数几个基因位点的检测，或者通过监测血小板反应活性来调整给药方案，难以解决临床问题，必须综合考虑多种因素对氯吡格雷的影响，给出合理的个体化用药建议。

　　氯吡格雷抵抗的影响因素包括遗传因素和非遗传因素。

　　A. 遗传因素

　　a. 药效学相关基因：血小板包含 3 种二磷酸腺苷受体：P2Y1、P2Y12 和 P2X1，其中 P2Y12 受体是氯吡格雷的主要作用靶点。P2Y12 受体存在基因多态性，会影响血小板的功能。P2Y12 受体基因多态性可能是服用氯吡格雷的患者血小板反应不佳的危险因素；有关研究提示，相较于单基因的作用，高风险的基因互动可能与抗血小板药物反应性差和主要结局风险增加独立相关。P2Y12 启动子甲基化可能是氯吡格雷效应差及临床缺血事件发生的一个潜在原因。

　　b. 药动学相关基因：氯吡格雷经十二指肠吸收，三磷酸腺苷结合转运蛋白 B1 基因多态性可能影响其吸收。被吸收的氯吡格雷中，约 85% 被羧酸酯酶 -1（CES1）水解为无活性的羧酸代谢产物，而 15% 被肝 CYP450 代谢为活性代谢产物。CES1 是人肝中的重要水解酶，其介导了人肝中水解活性的 80%～95%。CES1 分为 CES1A1、CES1A2 和 CES1A3 三种亚型，其中 CES1A1 和 CES1A2 表达的蛋白均为 CES1。研究证实，CES1 基因多态性不仅影响氯吡格雷活性代谢物浓度，而且影响其抗血小板作用。

　　氯吡格雷是一种非前体活性药物，在肝脏通过两步代谢，涉及的代谢酶主要为 CYP2C19，其次为 CYP3A4。依据 CYP2C19 的不同基因型表现，可分为超快代谢型、快速代谢型、中间代谢型和慢代谢型。CHANCE 药物基因亚组研究显示，我国超过 58% 的人群携有 CYP2C19 功能缺失等位基因（*2、*3）。在亚洲，中间代谢型（约 50.0%）和慢代谢型（13.0%～23.0%）的患者比例远远高于欧美国家。携带 CYP2C19 功能缺失性等位基因（主要为 CYP2C19*2）的患者可能因体内氯吡格雷活化代谢率下降，不能充分抑制血小板聚集而发生缺血事件。

　　CYP2C19 直接参与氯吡格雷的生物活化，CYP2C19 功能位点缺失会导致酶活性降低。CYP2C19 功能基因缺失对血小板高反应性有重要作用。CYP2C19 基因型与接受氯吡格雷治疗的急性冠脉综合征患者，特别是那些接受经皮冠状动脉介入术的患者的临床结局相关。对于 CYP2C19 功能位点缺失的患者，相较普拉格雷和替卡格雷替代治疗的 P2Y12 受体抑制剂，使用氯吡格雷者的主要心血管不良事件风险显著升高。美国 FDA 及美国心脏病学会 / 美国心脏协会对氯吡格雷的使用发布黑框警告，建议如下：考虑对中度或高度代谢不良的患者进行基因检测，并对 CYP2C19 弱代谢者应该用抗血小板药物的替代治疗。CYP2C19*2、CYP2C19*3、CYP2C19*4、CYP2C19*5、CYP2C19*6、CYP2C19*8 和 CYP2C19*17 均可能影响氯吡格雷活性代谢物的产生，但考虑到临床意义及突变频率，美国 FDA 仅批准将 CYP2C19*2、CYP2C19*3 和 CYP2C19*17 用于体外诊断基因分型。

CYP3A4、CYP3A5、CYP2B6、CYP1A2 和 CYP2C9 等基因多态性与氯吡格雷的活性没有相关性或影响较小。然而，CYP3A4（*）1G 可能是氯吡格雷抵抗的保护因子，CYP3A5（rs776746）和 CYP2C19*2（rs4244285）之间存在显著的基因相互作用。CYP2C19*2AA 与 CYP3A5GG 的相互作用可以作为氯吡格雷抵抗的独立预测因子。携带 CYP3A5*3 基因型的患者出现氯吡格雷抵抗的风险比更高。

c. 细胞因素：如环氧化酶 -1 抑制不充分、环氧化酶 -2mRNA 过度表达、血小板更新加速、二磷酸腺苷暴露增加、P2Y12/P2Y1 旁路上调等，也可影响氯吡格雷的抗血小板作用。

B. 非遗传因素：使用氯吡格雷的患者常合并多种疾病，且受年龄、体重指数、药物剂量、用药依从性、药物间相互作用、糖尿病或胰岛素抵抗、吸烟等多种因素的影响。主要包括以下几种。

a. 药物相互作用：氯吡格雷的代谢可能受其他药物的影响，如质子泵抑制剂、钙通道阻滞剂等。在肝 CYP450 酶介导的代谢中，上述这些药物抑制或增强 CYP 活性或与氯吡格雷相竞争。

a）他汀类药物：脂溶性他汀类与氯吡格雷的药效学作用之间存在关联，大剂量阿托伐他汀可以改善氯吡格雷对接受经皮冠状动脉介入术的血小板高反应性稳定型冠状动脉粥样硬化性心脏病患者的药效学效应。

b）质子泵抑制剂：美国 FDA 曾发布公告，警示质子泵抑制剂对氯吡格雷的影响。有研究指出：质子泵抑制剂是远期心血管事件的潜在影响因素；随机对照试验并未得到阳性结果。不能证明使用质子泵抑制剂会对应用氯吡格雷患者的临床结局产生不良作用，但是也不能将这类药物排除在心血管事件的风险之外。

c）钙通道阻滞剂：尽管有许多研究探讨了钙通道阻滞剂对氯吡格雷的影响，但存在争议。

d）其他药物：利福平或圣约翰草刺激 CYP3A4 活化，从而增强氯吡格雷对血小板的抑制作用，而应用与氯吡格雷竞争 CYP3A4 的药物（如红霉素、酮康唑）会减弱氯吡格雷对血小板的抑制作用。多不饱和 ω-3 脂肪酸：一项随机试验纳入了进行经皮冠状动脉介入治疗并接受阿司匹林和氯吡格雷治疗的患者，结果显示添加多不饱和 ω-3 脂肪酸 1g，会显著增加手术后血小板对氯吡格雷的反应。

b. 其他因素：年龄、肾功能、糖尿病、患者依从性等因素均可能直接影响血小板功能，或通过影响氯吡格雷的代谢而影响血小板对二磷酸腺苷的反应。糖尿病患者的血小板活化水平增高且循环中的未成熟血小板比例也较高，这些特征能够抵消氯吡格雷对血小板的抑制作用。慢性肾病也可能会影响血小板对氯吡格雷的反应。

3）其他抗血小板药物：目前尚未发现替格瑞洛、吲哚布芬和西洛他唑存在低反应性的情况。研究证实，替格瑞洛可显著抑制氯吡格雷低反应性患者的血小板活性，改善心血管预后；无论何种 CYP2C19 基因型的患者，替格瑞洛在降低心血管复合终点发生率方面均优于氯吡格雷。

（3）抗血小板药物低反应性高风险人群识别

1）血小板功能检测：血小板活化（激活、黏附与聚集）是急性冠脉综合征发病的关键，抗血小板治疗贯穿治疗始终。血小板功能检测可以了解个体对抗血小板药物的反应性、评估患者血栓风险、分析患者当前抗血小板药物效果、调整抗血小板治疗策略、评估患者出血风险、应用于心外科围术期等，以提高治疗效果和安全性。临床常用的血小板功能检测方法有光学透射比浊法、血管扩张刺激磷酸蛋白、Verify Now POCT 检测、血栓弹力图、P 选择素（循环活化血小板测定）、PFA-200 等。

2）基因检测：由于患者对 P2Y12 受体拮抗剂的反应存在个体差异，并不是所有接受双联抗血小板治疗的患者都能获得理想疗效，制订更加精准的经皮冠状动脉介入术后个体化抗血小板治疗方案一直是临床关注的焦点。目前普遍采用的方法之一为基因多态性检测，在基因检测指导下进行抗血小板治疗。相较于结果变化较大且受检验方式等多种因素影响、可比性较差的血小板功能检测，基因多态性的检测优势在于其结果稳定可靠，但局限性在于体内药物代谢、发挥药效的过程还会受到其他因素的影响，基因检测结果难以直接反映药物效果。目前对于是否能够依据基因监测结果指导可行性治疗存在一定争议。

基因检测的临床意义：美国 FDA 早在 2010 年就发布黑框警告，提醒临床医生部分患者存在氯吡格雷抵抗，CYP2C19 功能缺失的等位基因会导致应用氯吡格雷后出现不良事件的风险增加，应更换药物。临床药物基因组学实施联盟 2013 年版 CYP2C19 基因型与氯吡格雷治疗指南也建议，CYP2C19 功能缺失序列携带者应选用抗血小板活性更强且不受 CYP2C19 基因多态性影响的普拉格雷或替格瑞洛而非氯吡格雷。2017 年欧洲心脏病学会年会的冠心病双联抗血小板治疗指南认为尚无随机对照试验提示基因多态性的检测可帮助制订抗血小板治疗策略并带来获益，且患者对氯吡格雷的反应的个体差异性中仅 6% ～ 12% 可归因为基因多态性，还存在其他影响药物治疗效果的关键因素，因此并不推荐为制订个体化的抗血小板治疗方案而常规进行基因多态性的检测，但对于心肌梗死后再发不良事件的患者，可考虑行基因多态性检测。美国心脏病学会年会（2018）公布了两项基因多态性检测结果指导抗血小板药物治疗的随机对照研究，其在基因检测对临床结果的影响方面也不一致。中国医师协会心血管内科医师分会、中国卒中学会和国际血管联盟中国分部 2021 年发布的《常用口服抗血小板药物不耐受及低反应性人群诊疗专家共识》建议，对于高危缺血风险或者预后较差的动脉粥样硬化性心血管疾病患者，可行氯吡格雷基因多态性检测，为选择 P2Y12 受体抑制剂提供参考。

（4）抗血小板药物低反应性人群的治疗策略：对于高危缺血风险或预后较差、高出血风险或已经发生出血的冠心病及缺血性脑卒中或外周血管疾病患者，可考虑行基因检测和血小板功能检测，作为抗血小板药物使用的参考。对需要更改抗血小板药物的患者，可检测血小板功能以指导 P2Y12 受体抑制剂的转换。对于具有高缺血风险同时又进行了复杂经皮冠状动脉介入术的患者，在服用氯吡格雷前应进行相应基因检测。

1）阿司匹林低反应性人群：可考虑换用其他抗血小板药物，如吲哚布芬或氯吡格雷；当阿司匹林与 P2Y12 受体抑制剂合用时，即使血小板功能检测结果提示阿司匹林治疗反应不佳，也不推荐增加阿司匹林剂量（超过 100mg/d）。

2）氯吡格雷低反应性人群：对于常规剂量的氯吡格雷治疗无反应或低反应者，尤其是合并糖尿病的患者，不推荐首选增加氯吡格雷剂量，建议换用其他抗血小板药物，如替格瑞洛等；如存在出血高危因素，或因其他原因不能接受 P2Y12 受体抑制剂治疗，可换用阿司匹林、吲哚布芬或西洛他唑（非心力衰竭或冠状动脉狭窄患者）。

3. 阿司匹林用于抗血小板治疗的临床争议

（1）阿司匹林的变迁：阿司匹林用于抗栓已有 40 余年，用于一级预防也长达 30 年，期间阿司匹林一级预防地位历经变化，甚至出现分歧。近年来国内外指南或共识包括《2019 阿司匹林在心血管疾病一级预防中的应用中国专家共识》（简称《2019 共识》）肯定了阿司匹林在心血管疾病一级预防中仍有重要价值，用于高危人群及关注消化道保护是大势所趋。在欧美国家，近年来由于降压、戒烟和使用他汀类药物等其他一级预防措施的广泛应用，阿司匹林一级预防的获益 - 风险比已经较过去下降。2018 年发表的 3 项大型临床试验显示，在未经获益和出血风险比评估的人群中，阿司匹林一级预防获益不明显。这些变化使临床医师对预防性使用阿司匹林产生困惑。

在过去 10 多年中，我国专家曾经在多个相关指南或专家共识中提出应用阿司匹林进行一级预防的建议，随着近几年临床证据的积累，过去的推荐内容已经不再完全适用于当下，临床医师和普通民众对如何使用阿司匹林的问题普遍感到疑虑。2019 年阿司匹林在心血管疾病一级预防中的应用中国专家共识写作组认为，根据现有临床证据，一方面，阿司匹林用于动脉粥样硬化性心血管病一级预防时须十分谨慎；另一方面，目前尚不能认定阿司匹林没有一级预防价值。《2019 共识》结合了最新循证证据及我国国情，提出阿司匹林用于中国人群动脉粥样硬化性心血管病一级预防的推荐意见。只有在获益明显超过风险时，使用阿司匹林进行一级预防才有意义。

（2）阿司匹林的敏感度预测：阿司匹林在治疗中存在阿司匹林抵抗、加重呼吸系统疾病或阿司匹林哮喘及阿司匹林导致的消化道出血等问题，导致临床疗效降低、不良反应增加、用药依从性降低等。除患者个体疾病因素和用药依从性因素外，阿司匹林相关基因的突变也与阿司匹林治疗的临床结局有相关性。药物基因组学的发展为阿司匹林基因型检测提供了基础，可以结合临床实际情况和相关实验室检查结果，对阿司匹林的临床用药进行个体化指导。临床可根据阿司匹林相关基因多态性的研究，预测阿司匹林的敏感度，为患者提供安全有效的治疗方案。

影响阿司匹林临床疗效和不良反应的因素如下：药物的药理作用特点、患者自身因素、疾病因素和其他因素，如单核苷酸多态性、代谢综合征和特定的miRNA 等。阿司匹林药物基因检测主要用于预测阿司匹林抵抗、阿司匹林哮喘及消化道出血风险等。2015 年山东省千佛山医院、中日友好医院和首都医科大学附属北京妇产医院联合发布的阿司匹林精准治疗指南中，发布了 GP Ⅲ a PLA、PEAR1、PTGS1 和 GP1BA 4 个影响阿司匹林抗血小板疗效的基因检测个体化建议，以及 LTC4S 1 个影响阿司匹林不良反应的基因检测个体化建议。基于阿司匹林相关基因检测的个体化药物治疗，同时关注血小板凝集等指标，经过临床实践总结，得出使用阿司匹林的个体化治疗建议。建议将患者基因特征纳入个体化治疗中，可以较全面准确地把握影响阿司匹林药效和不良反应的因素，如阿司匹林应答（高应答、中等应答、低应答）、心肌梗死风险（较低、有一定心血管事件发生风险、风险增大）、阿司匹林抵抗风险 [抵抗风险低（高应答）、中等抵抗风险（中等应答）、抵抗风险高（低应答）] 和用药风险预测（如过敏反应风险、药源性皮疹等）等，并能根据明确的指征实施精准治疗。因此，建议在使用阿司匹林前检测 GP Ⅲ aPLA、PEAR1（rs12041331G > A）、168PTGS1（-842A > G）、GP1BA（rs1045642C > T）和 LTC4S（rs730 012A

＞Ｃ）等基因，针对患者基因型进行疗效预测，对高风险患者进行干预，以降低用药风险。

五、老年人抗血小板治疗的出血风险和干预

1. 高出血风险

（1）高出血风险定义：中国高出血风险学术研究联盟发布的《2019 经皮冠状动脉介入术后患者高出血风险的定义共识》给出了高出血风险的定义：指 1 年内，由出血学术研究联合会（BARC）定义的 3 级或 5 级出血风险 ≥ 4% 或者颅内出血风险 ≥ 1%。定义中的 4% 和 BARC 3 级或 5 级出血阈值根据目前经皮冠状动脉介入术（PCI）后双联抗血小板治疗临床试验中 1 年主要出血事件发生率制定。

（2）高出血风险影响因素

1）高出血风险主要影响因素：①需要长期应用含维生素 K 拮抗剂或非维生素 K 拮抗剂（口服抗凝药）（不包括血管保护剂量）；②严重或终末期肾病（eGFR ＜ 30ml/min）；③中度或重度贫血（血红蛋白＜ 110g/L）；④ 6 个月内发生或反复发作需要住院或输血的自发性出血；⑤中度或重度基线血小板减少症（定义为 PCI 前的血小板减少症，血小板计数＜ 100×10^9/L）；⑥慢性出血体质；⑦肝硬化伴门静脉高压；⑧过去 12 个月内存在活动性恶性肿瘤 [定义为 12 个月内诊断和（或）持续的治疗需求，包括手术、化疗或放疗，不包含非黑色素瘤皮肤癌]；⑨自发性颅内出血者（任意时间）；⑩过去 12 个月内存在创伤性颅内出血者；⑪存在脑动静脉畸形；⑫过去 6 个月内有中度或重度缺血性脑卒中（NIHSS ≥ 5 分）；⑬双联抗血小板治疗期间拟行非延迟大手术；⑭最近 30 天内的大手术或创伤。

2）高出血风险次要影响因素：①年龄 ≥ 75 岁；②中度慢性肾脏病（eGFR 为 30 ～ 59ml/min）；③轻度贫血（血红蛋白：男性 90 ～ 129g/L，女性 90 ～ 119g/L）；④ 12 个月内发生需要住院或输血的自发性出血，且不符合主要标准；⑤长期应用口服非甾体抗炎药或类固醇类药物；⑥任何时间发生的缺血性脑卒中，且不符合主要标准。

2. 老年人出血风险　一般认为，对于急性冠脉综合征和 PCI 术后患者（不管是否置入药物洗脱支架），双联抗血小板治疗带来的获益与出血风险评估结果倾向获益大于风险。高龄老年急性冠脉综合征患者急诊 PCI 术前、术中和术后双联、三联甚至以上抗栓药物的治疗，使缺血事件显著降低，同时并发严重出血的风险也明显增加，影响预后，已成为高龄老年患者临床救治中的棘手问题。高龄是急性冠脉综合征患者院内大出血的独立危险因素，年龄每增加 10 岁，院内大出血发生风险增加 28%。出血又与急性冠脉综合征及 PCI 患者致残率及病

死率的增加密切相关。

（1）出血风险评估：接受 PCI 的患者中约有 20% 存在高出血风险，PCI 术后双联抗血小板治疗须进行出血风险评估。中国高出血风险学术研究联盟基于对现有证据的回顾，制定了《2019 经皮冠状动脉介入术后患者高出血风险的定义共识》，旨在建立标准化的出血评估策略，完善临床决策，评估药物治疗的安全性和有效性。

1）高危人群筛查：对于高龄急性冠脉综合征患者的治疗，首先应进行危险分层，筛查心血管事件的高危人群和出血高危人群。识别出血高危患者并建立有效的预测方法是预防出血的基础。与出血相关的危险因素包括：①不可干预因素：高龄、女性、慢性肾功能不全、贫血、既往脑卒中、低体重、糖尿病史、高血压病史、遗传因素等。②可干预因素：抗栓药物种类、剂量、疗程、围术期因素等。

2）出血风险评估工具：目前使用的出血风险评估工具主要有以下几种评分标准，包括 REACH、Dutch ASA Score、DAPT、PARIS、PRECISE-DAPT 及 BleeMACS 评分，用于评估抗血小板治疗的出血风险。在不同的评分标准中，各危险因素的权重不同，除高龄为共同的危险因素外，其他危险因素如贫血、恶性肿瘤、充血性心力衰竭、白细胞升高等权重不同，还有一些因素与高出血风险高度相关，如易出血体质、严重肝脏疾病、血小板减少症、出血史、非甾体抗炎药用药史等因素易被忽略。这些风险预测评分的差异反映了患者的异质性及高出血风险含义的差异性。2017 年欧洲心脏病学会 / 欧洲心胸外科协会《冠心病双联抗血小板治疗指南》建议应用 PRECISE-DAPT 和 DAPT 评分指导 PCI 术后的抗血小板治疗。

（2）出血风险监测：高龄急性冠脉综合征患者在接受双联抗血小板治疗过程中，应加强药物不良反应监测，评估患者的缺血症状和出血危险，尤其是老年人和慢性肾功能不全患者，注意有无胃肠道不适、黑粪、皮肤黏膜瘀斑等。应用抗血小板药物期间，通过实验室方法检测血小板聚集率、血小板计数、出血时间、凝血酶原时间、活化部分凝血活酶时间、凝血酶原活动度。治疗过程中，以维持出血时间在治疗前的 2 ～ 2.5 倍及血小板聚集率在正常值的 20% ～ 30% 为宜。

3. 老年人出血风险干预

（1）干预策略：对于高龄老年急性冠脉综合征患者，抗栓治疗应重视缺血与出血的平衡。

1）优化治疗方案：抗凝药物过量、给药种类过多与出血风险增加直接相关，高龄老年急性冠脉综合征患者应优化抗栓药物剂量、种类和疗程，个体化地选择药物种类、使用最小有效剂量、采用可能的最短疗程，可降低出血风险。

2）优化 PCI 操作技术：对于高龄老年急性冠脉综合征患者，优化 PCI 操作技术是有效的技术规避策略，有助于降低出血风险。

（2）出血的预防：抗血小板治疗药物引起的出血以消化道出血最为常见，约占 31.5%，其次是血管穿刺部位、腹膜后及泌尿生殖系统，脑出血较少但却是致命的。双联抗血小板治疗引起消化道出血的风险是阿司匹林单药治疗的 2～3 倍，虽然其引起消化道出血致死的发生率较低，占 0～0.3%，但消化道出血却是死亡的强预示因子。对于消化道出血的预防，可采用抗血小板治疗与质子泵抑制剂联合使用的策略。2017 年欧洲心脏病学会《冠心病患者双抗治疗指南》（更新版）推荐，为减少出血风险，双联抗血小板治疗时推荐加用质子泵抑制剂。但也有观点认为氯吡格雷与质子泵抑制剂联用需谨慎；服用阿司匹林和（或）氯吡格雷时，不推荐常规应用质子泵抑制剂预防胃肠道不良反应。在具有明确适应证时，质子泵抑制剂和 H_2 受体拮抗剂等抗胃酸分泌药仍需酌情给药。对于 PCI 术后出血风险评分提示为高危或极高危出血风险的患者，可以考虑抗血小板药物和质子泵抑制剂联合使用，以减少出血风险，但仍需警惕不良心血管事件的发生；而对于其他危险分组患者，可暂缓使用质子泵抑制剂。

（3）出血的处理：高龄老年急性冠脉综合征患者一旦发生出血，应根据出血部位及其轻重缓急，采取个体化急救治疗策略，原则是止血和输血。止血为首要措施，应依据不同出血部位立即采取暂停抗栓药物、压迫、介入封堵、手术修补和药物治疗等措施单用或联合应用。输血是救命所需，应个体化考虑。如出现危及生命的出血，必须暂停抗栓用药，理论上最好不得超过 72h，以避免支架内急性血栓或亚急性血栓形成。然后，先恢复 P2Y12 受体拮抗剂单一抗血小板治疗，必要和可行时恢复双联抗血小板治疗。

六、老年人抗血小板抗凝治疗的联合用药和多重用药的潜在风险管理

1. 抗血小板药和抗凝药联合治疗的意义　药物可缓解疾病症状，防止病情恶化，延长生命，但在长期患病的情况下多病共存使用多种药物治疗是有挑战性的，需要对老年慢性病的影响和医疗干预进行综合管理，如老年人的抗栓治疗。双联抗血小板治疗至今仍然被认为是经皮冠状动脉介入治疗后抗血栓治疗的金标准。对急性冠脉综合征患者使用阿司匹林联合氯吡格雷的双联抗血小板治疗被纳入美国、欧洲、日本和我国的治疗指南当中。出血并发症是使用双联抗血小板治疗的不良后果。如何平衡既达到抗血小板的效果又保障患者的安全显得极为重要。氯吡格雷和阿司匹林是双联抗血小板治疗的常见组合，质子泵抑制剂常用于预防双联抗血小板治疗引起的出血，质子泵抑制剂与双联抗血小板治疗联合应用是针对胃肠道出血高危患者的推荐方法。一方面，氯吡格雷和质子

泵抑制剂的药物相互作用及由此带来的治疗上的担忧一直困扰着临床用药的选择；另一方面，出血风险的增加可抵消双联抗血小板治疗在二级预防和减少支架血栓形成方面所产生的实质性获益。因此，需要对老年人抗血小板和抗凝联合治疗进行综合管理。

2020年11月，美国心脏病学会（ACC）发布《2020ACC专家共识决策路径：合并心房颤动或静脉血栓栓塞的动脉粥样硬化性心血管疾病患者或接受经皮冠状动脉介入治疗患者抗凝和抗血小板治疗》，对抗凝抗血小板联用原则提出建议：①对于大多数同时需要抗凝和抗血小板的患者，建议不要常规使用三联抗栓治疗，近期PCI术后推荐是由抗凝和P2Y12受体拮抗剂组成的双联抗栓治疗。②对于高血栓低出血风险的患者，可短程使用三联抗栓治疗，如PCI术后，阿司匹林联合一个P2Y12受体拮抗剂和一个抗凝药抗栓治疗30天。③近期PCI（稳定的缺血性心脏病≤6个月，急性冠脉综合征≤12个月），首选P2Y12受体拮抗剂。④需要联合抗栓治疗时，建议P2Y12受体拮抗剂优选氯吡格雷，直接口服抗凝剂优于维生素K拮抗剂。⑤当阿司匹林与抗凝药合用时，每日剂量不应超过100mg。⑥对于需要无限期抗凝治疗的患者，建议在PCI术后抗血小板治疗持续1年。例如，需要无限期抗凝治疗的患者接受PCI治疗稳定的缺血性心脏病，在PCI术后6个月内使用氯吡格雷联合抗凝药；之后6个月阿司匹林或氯吡格雷的单一抗血小板治疗联合抗凝治疗；然后单独抗凝治疗长期使用。⑦对于服用≥2种抗栓药物的患者，建议使用质子泵抑制剂或H_2受体拮抗剂，同时避免使用非甾体抗炎药，以降低胃肠道出血的风险。

2. 抗血小板药和抗凝药联合用药与多重用药的潜在风险

（1）血栓栓塞和出血风险：抗凝与抗血小板治疗的联合用药首先应考虑联合治疗的出血风险，评估血栓栓塞和出血风险。将患者出血风险降至最低的关键因素是选择需要联合治疗的抗凝与抗血小板药物的剂量。抗血小板治疗是急性冠脉综合征及经皮冠状动脉介入术术后的常规治疗，多国指南均推荐此类患者进行双联抗血小板治疗，必要时应进行强化调脂；在治疗过程中，常会加用质子泵抑制剂，以减少因接受双联抗血小板药物和他汀类药物的患者胃肠道出血风险。

（2）药物相关相互作用的潜在风险：药物间相互作用是复杂的多对体系统，简单地就两种药物的相互作用进行试验、分析是不全面的，其结果的实用性有限。根据药理学竞争抑制理论，所有经过CYP450同一亚型代谢的药物都会产生相互作用。临床同时使用多种经过CYP450同一亚型代谢的药物时，应当考虑药物相互作用。就现今的体外和临床研究来看，涉及多种药物相互作用的研究还很少，这与研究项目的复杂性和方案制订、效果评价不统一等多种因素有关。国内外关于抗凝与抗血小板治疗的相关指南或共识中建议的剂量信息也并未考

虑药物 - 药物相互作用，未考虑老年人多病共存和多重用药的风险。

1）阿司匹林与其他药物的相互作用：阿司匹林与其他药物的相互作用既有协同作用又有拮抗作用，临床使用中应权衡利弊谨慎合用。

A. 阿司匹林与其他非甾体抗炎药合用

a. 相互作用机制：非甾体抗炎药通过抑制环氧化酶而发挥作用，阿司匹林不可逆地抑制环氧化酶，小剂量即可以发挥心血管保护功能。由于阿司匹林和其他非甾体抗炎药有相同的环氧化酶 -1 结合位点，两药合用可导致药效学方面的不良相互作用。临床有规律服用阿司匹林预防心血管事件时，常有患者同时因治疗风湿性及类风湿关节炎等疾病而需要与其他非甾体抗炎药合用。由于环氧化酶的相同结合位点而影响药效作用，阿司匹林的心血管保护作用被弱化，且可增加胃肠道不良反应，增加消化道溃疡出血风险。

美国 FDA 早在 2006 年 9 月 8 日发布药物安全警告：根据血小板功能实验数据资料，布洛芬 400mg 和小剂量阿司匹林合用存在药效学方面的相互作用。这种相互作用具有临床意义，布洛芬影响了阿司匹林预防心血管事件的效应，如果需要合用时可选择舒林酸或塞来昔布。有临床研究提示，单用阿司匹林不增加溃疡发生率，合用罗非昔布可增加溃疡发生率。与安慰剂相比，合用吲哚美辛或萘普生显著减弱了阿司匹林的抗血小板作用。

b. 临床建议：避免阿司匹林与布洛芬及其他非甾体抗炎药长期合用。

B. 阿司匹林与具有抗凝和抗血小板活性的药物合用：阿司匹林抑制环氧化酶，从而使由环氧化酶催化而产生的血栓素 A2 生成减少，抑制血小板聚集，当合用其他具有抗凝或抗血小板活性的药物时，可能存在药效协同或相加作用，导致出、凝血异常。临床报道的药物主要有肝素、普拉格雷、氯吡格雷、纳豆激酶等。一项随机对照试验证实，肝素有拮抗阿司匹林抗血小板聚集的作用。

C. 阿司匹林与血管紧张素转换酶抑制剂合用：阿司匹林能抑制具有扩血管活性的某些前列腺素的合成，可能拮抗血管紧张素转换酶抑制剂的疗效，两者之间可能存在药效学不良相互作用。但多数临床研究结果提示，以一级临床终点事件（死亡、脑卒中、心肌梗死和因充血性心力衰竭而入院）为标准，是否使用阿司匹林并不影响血管紧张素转换酶抑制剂的疗效，此类药物的治疗不论是否使用阿司匹林都显著降低一级临床终点事件。尚缺乏强有力的证据证明阿司匹林可能弱化血管紧张素转换酶抑制剂的治疗获益。

D. 阿司匹林与抗肿瘤药或免疫抑制药合用

a. 阿司匹林合用甲氨蝶呤：增加毒性。阿司匹林体内不经 CYP450 酶代谢，但与甲氨蝶呤竞争肾脏有机阴离子转运体，可能减慢甲氨蝶呤的排泄，增加其毒性，存在药效学相互作用。相互作用机制：合用阿司匹林减少了甲氨蝶呤与血浆蛋白的结合，并竞争药物经肾脏的排泄过程，使甲氨蝶呤血药浓度升高而增加毒性，特别是大剂量（每周 15mg）甲氨蝶呤两药竞争肾脏排泄。临床建议：注意监测并调整甲氨蝶呤的剂量，谨慎合用。

　　b. 阿司匹林合用吉非替尼：吉非替尼治疗患者常出现血清中可溶性血小板选择素和血栓烷 B_2 的增加。阿司匹林治疗能显著降低血栓烷 B_2 水平，但不影响可溶性 P 选择素。提示血小板聚集可能参与吉非替尼相关的不良反应，合用小剂量的阿司匹林可能减少吉非替尼相关的并发症。

　　c. 阿司匹林合用沙利度胺：小剂量阿司匹林能减少沙利度胺治疗多发性骨髓瘤而出现静脉血栓的发生率。

　　2）氯吡格雷与其他药物的相互作用：循证医学证据证实抗血小板治疗能有效降低风险人群的不良心血管事件，在抗栓疗效强度增加的同时，出血事件的概率也随之上升。尤其是严重消化道出血，可致患者住院甚至死亡。欧美和我国指南及共识均推荐：在急性冠脉综合征患者中初始双联抗血小板治疗时，建议使用质子泵抑制剂保护胃肠黏膜，尤其是患者有消化道出血史、溃疡病史或者存在出血高危因素，如高龄、合并应用非甾体抗炎药或糖皮质激素及幽门螺杆菌感染等。

　　A. 氯吡格雷合用质子泵抑制剂：

　　a. 背景：瑞典学者 Li XQ 等于 2004 年体外试验首次证实，5 种质子泵抑制剂均可竞争性抑制 CYP2C19，以奥美拉唑、兰索拉唑作用最强，埃索拉唑、泮托拉唑次之，雷贝拉唑最弱，引发人们对代谢性药物相互作用的关注。2007 年法国 Gilard 等首次报道了第 1 个临床双盲、安慰剂对照试验——OCLA study，证明奥美拉唑显著减少了氯吡格雷不可逆地抑制血小板 P2Y12 受体的作用，降低了氯吡格雷的抗血小板作用，增加心血管事件。上述报道直接挑战了当时正在临床施行的多个用药指南，也迅速引发各国展开氯吡格雷与质子泵抑制剂相互作用的讨论与研究。各种相关报道结果不尽相同，有报告认为质子泵抑制剂可降低氯吡格雷疗效而增加心血管事件，甚至认为这是一种"类效应"；也有报告认为并无明显影响；或者认为某些质子泵抑制剂有影响，有些则无明显影响。美国著名的 Brigham 妇女医院与哈佛医学院的药物流行病学与药物基因组学的专家 Rassen 等认为，氯吡格雷与质子泵抑制剂的相互作用被夸大了，其研究的结论是氯吡格雷与质子泵抑制剂相互作用确实存在，但风险的增加不会超过 20%。美国著名消化病专家 Laine 与 Hennekens 在 2010 年第 1 期《美国胃肠病学杂志》上发表题为"质子泵抑制剂与氯吡格雷相互作用：是事实还是虚构？"的文章，其观点与 Rassen 等不谋而合，认为氯吡格雷是多酶代谢，不会因某一种药酶的改变而使其代谢受到较大影响。作者认为尽管两药并用临床意义不是很大，但仍同意美国 FDA 的警示：在继续深入研究的基础上严格掌握适应证并谨慎使用；鉴于氯吡格雷与质子泵抑制剂的生物半衰期不同，建议两药应错时服用，质子泵抑制剂在早餐前口服，氯吡格雷在睡前口服，或氯吡格雷在午餐时口服，质子泵抑制剂在晚餐前口服，加大服药间距可避免彼此产生竞争性抑制的相互作用。氯吡格雷与质子泵抑制剂相互作用的临床意义具有如此之大的差异，主要原因可能与研究方法、选择标准、观察指标及手段不同相关。

　　b. 用药警告：早在 2009 年，欧美药品监督机构即对奥美拉唑发出警示，引发了对于抗血小板药物合用质子泵抑制剂的安全性的广泛疑虑。研发销售氯吡格雷的赛诺菲 - 安万特与百时美施贵宝公司于 2009 年 8 月 14 日发表声明，明确告知医生，警惕质子泵抑制剂与氯吡格雷潜在的相互作用。美国 FDA 根据各国尤其是本国与欧盟发表的资料，于 2009 年 1 月 26 日、2009 年 11 月 27 日及 2010 年 3 月 12 日连续 3 次发出警戒，氯吡格雷与质子泵抑制剂不仅确实存在相互作用，而且除质子泵抑制剂外，还要高度警惕其他可抑制或诱导 CYP2C19 的药物，或经 CYP2C19 代谢的药物对氯吡格雷抗血小板作用的影响，并提出合理合用两药的具体措施；同时也强调要继续深入研究，阐明因果关系和危险因素，以求彻底解决该问题。作为全球药品监管的领军机构，美国 FDA 发出的警告是保障患者安全用药的措施。FDA 要求在药品说明书中添加黑框警告：氯吡格雷（波立维）具有潜在的因减效而增加心血管事件的风险。警告强调：一是美国人群中有 2% ～ 14% 为 CYP2C19 慢代谢者；二是 CYP2C19 的 2 个无功能的等位基因 CYP2C19*2 和 CYP2C19*3 对氯吡格雷的代谢有重要影响。2010 年 6 月 28 日，美国心血管疾病的学术权威组织——美国心脏病学会和美国心脏协会主席 Brindis RG 与 Yancy CW 也就此问题发表分析与总结报告，宣称充分理解与基本同意美国 FDA 的意见，即氯吡格雷与质子泵抑制剂确实存有潜在的因减效而增加心血管事件的风险，应修改说明书，并强调约有 50% 的中国人、34% 的黑种人、25% 的白种人及 19% 美裔墨西哥人携带至少 1 种功能降低的 CYP2C19*2 等位基因；同时也应警惕在黑种人、白种人及美裔西班牙人中还常携带功能降低的 CYP2C19-3-4-5*8 等位基因，均为慢代谢患者。

　　c. 药物相互作用潜在风险：氯吡格雷本身没有活性，在体内经过 CYP3A4 和 CYP2C19 代谢活化后，成为能抑制血小板聚集的活性物质。奥美拉唑、艾司奥美拉唑能和氯吡格雷竞争 CYP2C19 和 CYP3A4 的代谢，导致氯吡格雷活性过程受阻，影响其抗血小板活性。如果必须合用质子泵抑制剂，可选择兰索拉唑、泮托拉唑和雷贝拉唑。

　　B. 氯吡格雷合用他汀类药物：由于他汀类在动脉粥样硬化中的多重保护作用，常与氯吡格雷联合应用。

　　脂溶性他汀类在体内代谢需与 CYP3A4 结合成水溶性化合物，以利于肾脏排泄，如阿托伐他汀、洛伐他汀、辛伐他汀等。普伐他汀和氟伐他汀不经过 CYP3A4 代谢清除，普伐他汀几个代谢途径，CYP 不是主要的；氟伐他汀代谢途径是 CYP2C9。他汀类（除普伐他汀外）需经 CYP3A4 转化为亲水性的代谢产物而经肾清除。氯吡格雷也需要 CYP3A4 活化，因此二者联用可能会存在一定的竞争性抑制作用，产生相互影响。但迄今为止，两药之间是否存在竞争抑制作用仍然存在很大争议，关于氯吡格雷与他汀类联用的相互影响还未有明确定论。他汀类药物的种类及剂量不同可能会对氯吡格雷疗效产生不同的影响。尚需进一步论证二者间相互作用的关系，从而为临床用药提供参考。

　　氯吡格雷、他汀类及质子泵抑制剂间的相互作用，包括竞争 CYP450 同工酶和 CYP 同工酶受到抑制和诱导，以及代谢这 3 种药物的同工酶基因多态性。氯吡格雷的代谢同时受到他汀类、质子泵抑制剂两方面的影响，这是同时服用此 3 类药物患者的抗血小板作用不能达到预期目的的重要因素。Lau 等和 Nuebauer 等的研究结果提示，经 CYP3A4 代谢的他汀可损害氯吡格雷的抗血小板作用，其机制在于对 CYP3A4 的竞争性抑制，而不经 CYP3A4 代谢的他汀可能更适合接受氯吡格雷治疗的患者。

　　C. 氯吡格雷合用钙通道阻滞剂：冠心病患者常会合用多种药物，钙通道阻滞剂是《冠心病合理用药指南》推荐的用于减轻症状及改善缺血的药物，药物间相互作用对氯吡格雷药效的影响受到临床的普遍关注。在经皮冠状动脉介入术后患者中，氯吡格雷与钙通道阻滞剂联用非常普遍。有临床研究发现，钙通道阻滞剂联用组相比单用氯吡格雷组有更高的血小板高反应活性，提示钙通道阻滞剂联用氯吡格雷可能会增加支架置入后血栓并发症的发生。但也有研究认为，钙通道阻滞剂和氯吡格雷联用组与单用氯吡格雷组之间的主要临床结局（包括死亡、心肌梗死、血运重建、支架内血栓形成和主要不良心血管事件等）差异并无统计学意义；联用组与未联用组的平均血小板聚集值差异无统计学意义，且在临床转归方面（死亡或支架血栓形成）差异无统计学意义（$P > 0.05$）。综合目前的研究报道，关于氯吡格雷与钙通道阻滞剂联用的获益和风险尚无明确定论。

　　D. 氯吡格雷合用口服降糖药：糖尿病是一类由胰岛素分泌缺陷和（或）胰岛素作用障碍所致的以高血糖为特征的代谢性疾病，在糖尿病管理中，患者往往需要应用多种药物进行治疗，包括降糖药、调脂药、降压药、抗凝药，甚至包括抗生素和抗真菌药物。由于每种药物的药动学和药效学特征不同，一种药物可能增加或减少另一种药物的药物效应或增加不良反应，即药物间相互作用。联合用药的种类越多，发生药物间相互作用的风险越高。联合用药的潜在风险包括疗效下降和不良反应风险增加。因此，需要了解药物代谢特征，避免不良药物相互作用的发生，让患者从联合用药中获益。

　　传统降糖药：磺脲类药物主要在肝脏经 CYP2C9 代谢；那格列奈通过 CYP2C9 代谢；瑞格列奈通过 CYP3A4、CYP2C8 代谢；噻唑烷二酮类（罗格列酮、吡格列酮）体内代谢主要通过肝脏的 CYP2C8；α- 糖苷酶抑制剂不经过 CYP450 代谢，但是影响华法林、地高辛的吸收；二甲双胍不经过 CYP450 酶代谢。

新型降糖药：沙格列汀主要经 CYP3A4、CYP3A5 代谢；西格列汀少量经 CYP3A4 和 CYP2C8 代谢；阿格列汀、利格列汀和维格列汀在人体内几乎不经 CYP450 代谢，无药物代谢酶相关的相互作用。艾塞那肽、利拉鲁肽等胰高血糖素样肽（GLP-1）受体激动剂可轻微降低口服药物的峰浓度，显著延长达峰时间，但发生药物相互作用的机制还有待进一步探讨。高度依赖于 P 糖蛋白的药物（如地高辛、沙格列汀、维格列汀、西格列汀）最好不联用 P 糖蛋白的诱导剂或抑制剂。

a. 氯吡格雷合用瑞格列奈：低血糖风险。氯吡格雷的葡萄糖酸苷代谢物经 CYP2C8 代谢后显著抑制 CYP2C8，减慢瑞格列奈的代谢，增强其降糖作用。

a) 相互作用机制：美国 FDA 于 2016 年 9 月批准对氯吡格雷（波立维）说明书中药动学项下内容做相应修改，明确氯吡格雷的酰基 β- 葡萄糖醛酸代谢物为 CYP2C8 的强效抑制药。氯吡格雷可增加主要经 CYP2C8 清除药物的系统暴露量，故合用时需要调整剂量和（或）进行适当监测。氯吡格雷通过抑制 CYP2C8 的生物转化，增加了 CYP2C8 底物吡格列酮的暴露，致其血药浓度升高。一项随机交叉对照研究观察了氯吡格雷和瑞格列奈的相互作用，发现氯吡格雷负荷剂量和维持剂量均能够使瑞格列奈的血药浓度 - 时间曲线下面积（AUC）显著增加，半衰期延长。药动学模型也显示，日常服用的氯吡格雷能够抑制 CYP2C8 60% ～ 85% 的活性。

b) 临床建议：氯吡格雷与瑞格列奈合用会显著增加瑞格列奈的 AUC，可增强和（或）延长瑞格列奈的降血糖作用，两药应谨慎合用。同时接受氯吡格雷和瑞格列奈维持治疗的患者，瑞格列奈应从小剂量开始用药，并根据血糖水平调整剂量。

b. 氯吡格雷合用磺酰脲类：低血糖风险。磺酰脲类药物在人体内主要经过肝脏 P450 代谢，其中 CYP2C9、CYP3A4 等是该类药物的主要代谢酶，当这些代谢酶受到抑制时，可使药物代谢减少而血药浓度急剧上升，导致发生低血糖风险。氯吡格雷是一种前体药物，口服经肝脏代谢为活性产物后，才能发挥抑制血小板活性的作用。在代谢过程中，80% 左右的氯吡格雷被肝中的羧酸酯酶 -1 快速代谢，生成无药理活性的羧酸氯吡格雷，仅有约 15% 的氯吡格雷被 CYP1A2、CYP2B6、CYP2C19 代谢生成硫代内酯衍生物 2- 氧代氯吡格雷，其中部分 2- 氧代氯吡格雷再进一步经 CYP2B6、CYP2C9、CYP2C19、CYP3A4 氧化代谢生成 5- 硫醇代谢物产生抗凝血作用。格列美脲和格列吡嗪可通过抑制 CYP2C9 的活性而抑制 2- 氧代氯吡格雷的代谢，其抑制率分别为 49% 和 11%；2-

氧代氯吡格雷也可通过抑制 CYP2C9 活性显著抑制格列美脲的代谢。

E. 氯吡格雷合用其他药物：多种药物可能会对氯吡格雷的疗效产生影响，建议临床密切关注氯吡格雷与其他药物联用的药物相互作用，以减少不良心血管事件的发生。SIBBING 等研究发现，联用苯丙香豆素治疗的患者血小板聚集率显著高于单用氯吡格雷的患者（$P < 0.01$），提示苯丙香豆素可能会减弱氯吡格雷的抗血小板作用。Kubica 等通过检索多个数据库中的实验、观察和随机临床研究发现，吗啡会延迟并减弱口服 P2Y12 受体抑制剂氯吡格雷等对心肌梗死患者的暴露和抗血小板作用。Lee 等研究发现，与未服用 β 受体阻滞剂的患者相比，β 受体阻滞剂联用氯吡格雷组可显著降低体内单核细胞 - 血小板和中性粒细胞 - 血小板聚集体的形成及对二磷酸腺苷的反应（$P < 0.01$）。提示联用 β 受体阻滞剂可能会降低氯吡格雷残余血小板反应性。

3）替格瑞洛与其他药物的相互作用：替格瑞洛是治疗急性冠脉综合征的一线非前体抗血小板药物，起效迅速，抗血小板作用强且可逆。替格瑞洛可被肝脏 CYP3A 酶广泛代谢，其活性代谢物 AR-C124910XX 对 P2Y12 受体的抑制作用与替格瑞洛相似。替格瑞洛主要经 CYP3A 代谢，其他经 CYP3A 介导的药物可能与替格瑞洛发生相互作用，从而改变替格瑞洛的药动学性质。有研究显示，经 CYP3A4 途径代谢的药物约占所有药物的 50%。

临床建议：替格瑞洛与其他药物的相互作用主要涉及药物疗效及不良反应，即抗血小板作用和出血风险。目前的体外研究、临床研究均显示，替格瑞洛可与阿司匹林、肝素、钙通道阻滞剂、华法林等合用。替格瑞洛与 CYP3A4 强抑制剂（如克拉霉素、伊曲康唑、酮康唑等）合用能减慢其代谢，增强抗血小板活性；利福平能诱导 CYP3A 和 P 糖蛋白降低其生物利用度，加快其代谢，显著减弱其抗血小板活性。

A. 替格瑞洛合用他汀类

a. 相互作用机制：替格瑞洛和辛伐他汀、阿托伐他汀主要通过 CYP3A4 代谢，且替格瑞洛是 CYP3A 弱抑制剂。辛伐他汀的作用似乎主要由肠壁 CYP3A4 抑制，而阿托伐他汀的作用是由肝 CYP3A4 抑制。辛伐他汀具有广泛的肠壁首过效应，而阿托伐他汀具有较低的肠壁首过效应。替格瑞洛增加阿托伐他汀的峰浓度 C_{max} 23% 和 AUC36%，替格瑞洛影响辛伐他汀药动学的幅度更大。

龚世菊等（2017年）的研究结果提示，与单用他汀类相比，等效剂量辛伐他汀、阿托伐他汀与说明书推荐用量下的替格瑞洛联用后不良事件的风险增加并不显著，常用剂量的辛伐他汀、阿托伐他汀联用替格瑞洛不良事件发生率差异并无统计学意义。但为避免他汀类相关的不良事件的风险增加，仍建议使用剂量＞40mg 的辛伐他汀时应避免联用替格瑞洛。

瑞舒伐他汀经 CYP2C9 代谢。有研究显示，替格瑞洛与主要与由 CYP2C

酶代谢的质子泵抑制剂没有显著的药动学相互作用。在健康志愿者中观察发现，替格瑞洛和 CYP2C9 的底物甲苯磺丁脲之间无相互作用。提示替格瑞洛不是 CYP2C9 的抑制剂，不太可能改变 CYP2C9 介导的药物的代谢。上述研究也显示由 CYP2C9 代谢的瑞舒伐他汀和替格瑞洛联用后的不良事件发生率，与单用瑞舒伐他汀之间差异无统计学意义，替格瑞洛与通过 CYP2C9 代谢的他汀类合用未见有临床意义的相互作用。

Teng 等进行的一项关于阿托伐他汀和辛伐他汀与替格瑞洛相互作用的双向交叉研究表明，同时给予阿托伐他汀和替格瑞洛（270mg 的负荷量，90mg 每天 2 次的维持量）可使阿托伐他汀酸的 AUC 和 C_{max} 分别升高 36% 和 23%，且所有阿托伐他汀酸代谢产物亦出现相似升高；同时服用替格瑞洛和辛伐他汀（80mg/d）可使辛伐他汀的 AUC 和 C_{max} 分别升高 56% 和 81%，并使辛伐他汀酸的 AUC 和 C_{max} 分别升高 52% 和 64%，某些个体的升高幅度达 2 ~ 3 倍，故不推荐替格瑞洛与 40mg 以上剂量的阿托伐他汀或辛伐他汀同时服用；而辛伐他汀对替格瑞洛的血浆水平无影响。Dinicolantonio 等在 PLATO 研究中发现，在服用他汀治疗的患者中，与氯吡格雷组相比，替格瑞洛组显著降低 30 天全因死亡率和心血管死亡率，在 30 天主要不良心血管事件方面有获益趋势，这可能与替格瑞洛显著增加他汀类药物的药效有关。

b. 临床建议：替格瑞洛与他汀类合用时，可选用不经 CYP3A4 代谢的他汀类。

B. 替格瑞洛合用其他心血管系统用药

a. 非二氢吡啶类钙通道阻滞剂：地尔硫䓬为中度 CYP3A4 抑制剂，有研究表明，地尔硫䓬可使替格瑞洛的 AUC 和 C_{max} 分别增加 174% 和 69%，使活性代谢物 AR-C124910XX 的 AUC 和 C_{max} 分别降低 13% 和 38%，这些差异临床意义较小。替格瑞洛对地尔硫䓬的血浆水平无影响。维拉帕米或地尔硫䓬可以与替格瑞洛合用。

b. 地高辛：替格瑞洛是 P 糖蛋白的底物及弱抑制剂，与地高辛合用时，与安慰剂组相比，替格瑞洛可使地高辛的 AUC 和 C_{max} 分别增加 75% 和 28%，但地高辛经肾清除率不受替格瑞洛影响，地高辛对替格瑞洛及其活性代谢物的代谢无影响。临床建议：由于地高辛治疗范围窄、易产生心脏毒性，替格瑞洛与地高辛联用时应严密监测血药浓度，并观察其不良反应的发生情况，慎与其他 P 糖蛋白抑制剂（如维拉帕米和奎尼丁）联用。

c. 阿司匹林：替格瑞洛可能与阿司匹林无相互作用。

d. 抗凝药：肝素在急性冠脉综合征患者的治疗中应用普遍，普通肝素或依诺肝素与替格瑞洛联用时，对替格瑞洛的药动学无明显影响，依诺肝素对替格瑞洛血小板聚集抑制率无削弱作用，普通肝素可引起替格瑞洛血小板聚集抑制率的微弱降低，但无临床意义。替格瑞洛对普通肝素或依诺肝素的药效学无显著影响。

C. 替格瑞洛合用 CYP 酶抑制剂或诱导剂

a. 合用 CYP 酶抑制剂：环孢素是 CYP3A4 强抑制剂，研究表明，环孢素显著升高替格瑞洛及活性代谢物的血药浓度，而替格瑞洛对环孢素的药动学参数无影响。合并用药增加患者出血风险。临床建议：避免环孢素与替格瑞洛合用，或适当调整用药剂量。

抗真菌药伊曲康唑、酮康唑、伏立康唑及抗反转录病毒药物安普那韦、地瑞那韦等是 CYP3A4 强抑制剂，与替格瑞洛联用时，酮康唑可使替格瑞洛的 AUC 和 C_{max} 分别升高 7.3 倍和 2.4 倍，同时使活性代谢物的 AUC 和 C_{max} 分别降低 56% 和 89%。推测其他 CYP3A4 强抑制剂有类似作用，均应避免与替格瑞洛联用。

葡萄柚汁可抑制 CYP3A4，有研究表明，葡萄柚汁可使替格瑞洛的血药浓度增加 2 倍，提高替格瑞洛的抗血小板作用，延长其抗血小板作用时间。二者合用需谨慎。

b. 合用 CYP 酶诱导剂：一项关于血小板聚集的研究表明，苯妥英钠可诱导替格瑞洛代谢，减弱其抗血小板作用。预期其他 CYP3A4 诱导剂（如地塞米松、卡马西平和苯巴比妥等）也可降低替格瑞洛的血药浓度。应避免替格瑞洛与此类药物合用。

利福平可使替格瑞洛的 C_{max}、AUC、$t_{1/2}$ 分别降低 73%、86%、67%，对替格瑞洛活性代谢物的 C_{max} 无影响，但可使其 AUC 降低 46%。两药联用时，替格瑞洛最大血小板聚集抑制率不受影响，利福平可显著降低替格瑞洛血药浓度，使其疗效下降。临床建议：应避免替格瑞洛与强 CYP3A/P 糖蛋白诱导剂合用。

c. 合用其他经 CYP 酶代谢的药物：甲苯磺丁脲是 CYP2C9 酶作用底物，替格瑞洛对甲苯磺丁脲及 4- 羟基甲苯磺丁脲的药动学参数无影响，甲苯磺丁脲对替格瑞洛及其活性代谢物的代谢亦无影响。

研究提示替格瑞洛并不是 CYP2C9 的抑制剂，且不改变经 CYP2C9 介导的药物代谢，可以与华法林等药物合用。

左炔诺孕酮和炔雌醇是广泛使用的口服避孕药。CYP3A 参与乙炔雌二醇和左炔诺孕酮的代谢，研究表明，与替格瑞洛合用时，炔雌醇的 AUC、C_{max} 分别增加 20% 和 31%。替格瑞洛对左炔诺孕酮的药动学参数无影响，提示当与炔雌醇、左炔诺孕酮联合用药时，替格瑞洛可能对后者的避孕效果及安全性无影响。

咪达唑仑的代谢主要经 CYP3A4 介导，替格瑞洛轻度激活咪达唑仑 1′- 羟基化反应，同时轻度抑制咪达唑仑 4′- 羟基化反应。此外，替格瑞洛影响肝脏和胃肠道 CYP3A 酶的活性。

D. 替格瑞洛合用吗啡：吗啡可减轻急性冠脉综合征患者的胸痛、焦虑，并有效抑制交感神经兴奋，我国《冠心病合理用药指南（第 2 版）》推荐静脉注射吗啡作为缓解疼痛的首选药物。吗啡和替格瑞洛联用会导致替格瑞洛的抗血小板作用减弱、血栓并发症和死亡风险增加。

临床建议：既往研究发现，在不同类型的受试者中，吗啡与替格瑞洛的药物相互作用强度存在差异。虽然吗啡能降低替格瑞洛的抗血小板作用进而影响预后，但由于目前缺乏证据证实取消吗啡患者的获益更大，故不推荐取消。临床有必要采取措施消除或减弱吗啡对替格瑞洛的负面影响。

4）华法林与其他药物的相互作用：华法林于 1940 年从野苜蓿中提取，起初作为灭鼠灵应用，1954 年被美国 FDA 批准作为口服抗凝药。华法林是 S- 华法林和 R- 华法林的光学异构体混合物。其中 S- 华法林的活性占 75%，在体内主要经过 CYP2C9 代谢，R- 华法林主要经过 CYP1A2、CYP3A4、CYP2C19 代谢。华法林临床用药剂量个体差异大，需通过监测凝血酶原时间及国际标准化比值调整剂量。

目前，国内外有关华法林与药物相互作用的文献较多见，涉及的药物种类很多，几乎包括所有的临床常用药分类。

A. 华法林相关药物相互作用的后果：①增强华法林抗凝作用，易发生出血等不良事件。②减弱华法林抗凝作用，易发生栓塞。③有些药物与华法林之间的相互作用具有双向性，根据作用机制不同，对华法林抗凝作用的影响不同，表现为既可增强亦可减弱。能够显著抑制 CYP2C9 活性的药物都可能影响华法林的抗凝活性，导致出血或血栓风险。少数中药或食物 / 果汁与华法林存在药效学相互作用，增强或减弱其抗凝作用。华法林不宜与抗骨质疏松药物、维生素 K_2（四烯甲萘醌）合用。华法林和其他药物合用没有绝对禁忌，通过检测国际标准化比值，及时调整剂量谨慎用药。

B. 合用药物增强华法林抗凝作用：①服用后能导致肠道菌群分布失衡，影响维生素 K 吸收；②抑制 CYP450 酶系统活性，如抑制 CYP2C9、CYP3A4 活性，减缓华法林的代谢；③竞争性与血浆蛋白结合，使得游离状态华法林增加；④降低凝血酶诱导的血小板聚集反应的药物均能与华法林产生药物相互作用；⑤抑制肝微粒体酶，减少华法林的代谢；⑥竞争有关酶蛋白，促进凝血因子 Ⅱ、Ⅶ、Ⅺ 和 Ⅹ 的合成。

C. 合用药物减弱华法林抗凝作用：①肝药酶诱导剂，加速代谢。②可使肝受体对华法林的敏感性增加的药物，相互机制尚不明确。

D. 华法林相关药物相互作用的严重程度：根据华法林与其他药物相互作用的严重程度不同可划分如下：①禁忌合用：合用后能引起严重不良反应或危及生命；②不推荐合用：合用后不良反应加重、药效降低或副作用增加；③谨慎合用：抗凝血作用增加或者降低，需严密监测国际标准化比值。

　　E. 华法林相关药物相互作用的机制：华法林主要在肝脏内代谢，由肝药酶主导，维生素 K 环氧化物还原酶复合体 1 及 CYP2C9 参与代谢的药物均能影响华法林的抗凝作用。相互作用的药物抑制 CYP 酶系，是影响华法林抗凝血作用最多的作用机制；华法林能使维生素 K 参与的凝血因子Ⅱ、Ⅶ、Ⅸ、Ⅹ在肝脏中的合成减少，破坏氨基末端谷氨酸残基的 γ 羧化作用，使凝血因子长期保持前体状态，达到凝血作用。有些药物服用后能导致肠道菌群分布失衡，影响维生素 K 吸收；对 CYP 酶有诱导或抑制作用的药物、食物、中药等均与华法林存在相互作用。药物竞争性与血浆蛋白结合，使得游离状态的华法林增加，抗凝作用增强。有些药物与华法林产生相互作用的作用机制具有双向性，如苯妥英钠、氯米帕明、甲巯咪唑、甲泼尼龙、泼尼松、炔雌醇、炔诺孕酮、环磷酰胺、奈韦拉平、特比萘芬等既可增强、也可减弱抗凝作用。例如，苯妥英钠一方面作为 CYP450 酶诱导剂，与华法林联用时加速华法林代谢，使其抗凝作用减弱；另一方面，苯妥英钠竞争性抑制华法林与血浆蛋白结合，使游离华法林浓度增加，增强其抗凝作用。

　　F. 华法林相关药物相互作用的风险干预：一是建立华法林个体化给药模型，调整华法林的抗凝治疗剂量。华法林个体化给药的数学模型有 Wen 模型、Ohno 模型、阜华模型、IWPC 模型等，许多医疗机构及心脏中心均参照这些模型指导华法林抗凝治疗。二是监测国际标准化比值，长期口服华法林的患者应定期检测，国际标准化比值随华法林剂量的增加而增大，华法林剂量过低，易出现血栓不良事件；剂量过高，国际标准化比值升高，易增加出血风险不良事件。

　　5）华法林与系统用药相关药物相互作用

　　赵森等（2019 年）通过检索国内外华法林与药物相互作用的文献，按《中华人民共和国药典临床用药须知（2015 版）》分类，将涉及与华法林存在相互作用的药物（共 254 种）分为血液系统用药、神经系统用药、消化系统用药、呼吸系统用药、心血管系统用药、内分泌系统用药、泌尿系统用药、免疫系统用药、解热镇痛抗炎药、激素类、抗感染用药、抗肿瘤用药及其他系统用药。与华法林合用后，196 种药物可增强华法林的抗凝作用，易发生出血等不良事件；48 种药物可减弱华法林的抗凝作用，易发生栓塞；其中 10 种药物与华法林之间的相互作用具有双向性，根据作用机制的不同，对华法林抗凝作用的影响不同，表现为既可增强亦可减弱。与华法林存在相互作用的药物主要集中在抗感染药物、解热镇痛抗炎药物、神经系统药物及心血管系统药物。长期服用华法林的老年患者在合用此类药物时需严密监测国际标准化比值，适时调整华法林的剂量。

　　A. 华法林合用胺碘酮

　　a. 潜在风险：合用可增强华法林的抗凝作用，引起国际标准化比值升高和（或）出血，增加出血风险。

b.相互作用机制：胺碘酮的代谢产物去乙胺碘酮可强烈抑制CYP2C9的活性，减少华法林的代谢；同时胺碘酮竞争性抑制华法林与血浆蛋白结合，提高血浆中游离华法林的浓度。

c.相互作用预测：胺碘酮吸收慢，半衰期长，且个体差异大。胺碘酮通过肝脏CYP450系统（CYP2C6、CYP2D6、CYP4A4）代谢，主要代谢产物为去乙基胺碘酮，亦具有药理活性。华法林剂量与胺碘酮剂量之间存在良好的负相关性，各国科学家进行了大量研究来预测华法林与胺碘酮的相互作用，如构建华法林剂量预测模型。根据美国FDA "药物相互作用——研究设计、资料分析、对给药的影响和对说明书的建议"指导原则（简称FDA药物相互作用指导原则），当代谢产物的血药浓度-时间曲线下面积大于母药25%的时候，要评价代谢产物的酶抑制作用，欧盟建议20%。在预测两种药物相互作用时，必须考虑胺碘酮代谢产物对华法林代谢酶的抑制作用。胺碘酮及其代谢产物的药动学预测模型可预测华法林与胺碘酮的相互作用。荟萃分析结果表明，华法林剂量预测公式能提高华法林抗凝治疗的疗效，并且能降低血栓栓塞和出血等不良反应发生率。虽然现有模型已经能预测华法林与胺碘酮的相互作用，但是缺少对其他代谢产物的考虑，特别是对CYP2C9具有更强抑制作用的代谢产物，因此现有模型还有待完善与进一步优化。

d.临床建议：谨慎合用。两者联用时应注意根据胺碘酮维持剂量减少华法林剂量。需要注意胺碘酮和华法林都是个体差异大、影响因素多的药物，需要个体化用药。

B. 华法林合用降脂药物

A）华法林合用他汀类

a.潜在风险：消化道出血和颅内出血风险。

b.相互作用机制：普伐他汀为水溶性他汀类化合物，主要通过非依赖CYP的途径代谢；其他他汀类如阿托伐他汀、辛伐他汀、洛伐他汀均为CYP底物，主要通过CYP3A4代谢，氟伐他汀经CYP2C9代谢，瑞舒伐他汀则仅约10%经CYP2C9及CYP2C19代谢。他汀类对华法林代谢的抑制作用强度依次为氟伐他汀＞匹伐他汀＞阿托伐他汀＞辛伐他汀＞洛伐他汀＞普伐他汀＞瑞舒伐他汀。他汀类与华法林的相互作用机制不仅与CYP代谢相关，也可能与其血浆蛋白结合率及其他未知因素相关。此外，消化道出血的危险因素复杂多样，仅用不良药物相互作用难以解释。

c.临床建议：华法林与他汀类药物联用时应注意严密监测国际标准化比值，警惕出血事件。

B）华法林合用贝特类

a.潜在风险：增强华法林的抗凝作用，出血风险增大。

b. 相互作用机制：非诺贝特进入体内迅速被组织和血浆酶分解，形成与蛋白紧密结合的游离酸，仅 10% 为原型；吉非贝齐的血浆蛋白结合率约 98%；两者均与血浆蛋白紧密结合，可从蛋白结合部位取代华法林，同时可抑制华法林经 CYP2C9 代谢，从而增强华法林的抗凝作用。研究发现，华法林和吉非贝齐联用 1 个月，消化道和颅内出血风险增加约 80%，其中前 10 天风险最高，是华法林与普伐他汀联用的 2 倍；非诺贝特与华法林联用的第 2 个月，消化道和颅内出血风险增加，是华法林与普伐他汀联用的 1.8 倍。

c. 临床建议：贝特类降脂药物和华法林同时应用时，需在相应阶段加强国际标准化比值监测。

C. 华法林合用降尿酸药物

A）华法林合用苯溴马隆

a. 潜在风险：华法林抗凝效果明显增强。

b. 相互作用机制：苯溴马隆经 CYP2C9 代谢，竞争性抑制 S- 华法林的代谢，对 R- 华法林的药动学没有影响。研究发现，苯溴马隆可使 S- 华法林的体内清除率降低 50% 以上，抗凝效果明显增强。

c. 临床建议：临床研究提示华法林与苯溴马隆联用时，可经验性减少约 35% 的华法林剂量。

B）华法林合用别嘌醇

a. 潜在风险：出血风险增加。

b. 相互作用机制：别嘌醇可竞争性抑制华法林经 CYP1A2 代谢，使华法林的代谢受到抑制，血药浓度升高，引起华法林抗凝作用增强。

c. 临床建议：目前尚无明确高质量证据提示临床中两者联用时华法林的剂量调整方案，临床应用过程中应严密监测国际标准化比值，警惕出血。

C）华法林合用非布司他

a. 潜在风险：检索国内外文献未发现华法林与非布司他相互作用导致国际标准化比值变化的对照研究和案例。

非布司他发生与蛋白结合率有关的药物相互作用的可能性较小；本品大部分在肝内经尿苷二磷酸葡萄糖醛酸基转移酶代谢为葡萄糖醛酸化物从血液中消除（22% ～ 44%），少部分在肝内经 CYP450 氧化代谢消除（2% ～ 8%），而华法林主要经 CYP450 代谢，推测受药物肝脏代谢酶的影响极小。

b. 临床建议：华法林与非布司他合用无须调整剂量。

D. 华法林合用口服降糖药

a. 潜在风险：部分降糖药影响华法林的抗凝作用。

b. 相互作用机制：二甲双胍口服后相对生物利用度为 50% ～ 60%，几乎不与血浆蛋白结合，主要以原型经肾脏排出。体外实验证明，二甲双胍由 CYP 代谢，可诱导 CYP3A1 表达，但不是其底物。尽管二甲双胍的说明书提及其可能增强华法林的抗凝数据，但目前尚无相关的临床数据。磺酰脲类降糖药包括格列本脲、格列美脲、格列齐特等。格列本脲、格列美脲等由 CYP2C9 代谢，可竞争性抑制华法林的代谢，且研究表明格列美脲对 *S*- 华法林 7- 羟基化的抑制作用强于格列本脲。格列齐特的蛋白结合率为 94.2%，CYP2C9 和 CYP2C19 为格列齐特羟基化代谢的主要代谢酶。动物实验表明，加用格列齐特后，其血药浓度及国际标准化比值均较仅服用华法林下降，其原因可能为格列齐特诱导 CYP2C9 活性增强，加速华法林代谢。

E. 华法林合用抗血小板药物

a. 潜在风险：警惕出血风险。Meta 分析发现，华法林与阿司匹林联用较阿司匹林单独应用出血风险明显增加。但也有研究表明，华法林与阿司匹林（75 ～ 100mg/d）联用组与华法林组的华法林平均剂量差异无统计学意义，且两组的出血事件发生率差异也无统计学意义。

b. 临床建议：华法林与阿司匹林合用时，无须调整剂量但须警惕出血；与氯吡格雷合用时也应警惕出血风险增加。

F. 华法林合用质子泵抑制剂

a. 潜在风险：警惕出血风险。

b. 相互作用机制：心血管疾病患者合并消化道症状时常需抑酸治疗。多数质子泵抑制剂（雷贝拉唑除外）主要由 CYP2C19 代谢，其与华法林联用时可竞争性抑制 *R*- 华法林的代谢和清除，增高体内血药浓度；同时质子泵抑制剂抑制胃酸分泌，升高 pH 后促进华法林的吸收，从而增强华法林的作用。也有研究发现，应用奥美拉唑、泮托拉唑、兰索拉唑、埃索美拉唑、雷贝拉唑前后的平均国际标准化比值及华法林剂量差异均无统计学意义。

c. 临床建议：华法林和质子泵抑制剂合用时应注意，即使国际标准化比值无明显升高，也应警惕出血风险，尤其是消化道出血；尚无证据提示两者联用时需调整华法林剂量。

G. 华法林合用抗菌药物

a. 潜在风险：华法林常用于老年患者的抗凝治疗，而这类人群常伴随多种疾病，如肝肾功能不全、高血压、感染等。感染本身可引起机体炎症因子的释放，使华法林主要代谢酶 CYP2C9 的活性降低，增强其抗凝作用。几乎所有抗菌药物都可能与华法林发生相互作用，其中大部分抗菌药物会导致华法林过度抗凝，这些药物与华法林的相互作用强度如下：唑类抗真菌药和复方磺胺甲噁唑最强，大环内酯类（红霉素、克拉霉素和阿奇霉素）、喹诺酮类（左氧氟沙星和环丙沙星）和青霉素类（阿莫西林和克拉维酸）作用次之，克林霉素、头孢氨苄作用最弱。

b. 相互作用机制：可能为改变肠道菌群分布，影响维生素 K 吸收；抑制

CYP2C9 活性，延长华法林作用时间。

a）耐青霉素酶青霉素类：如氯唑西林、萘夫西林、氟氯西林和双氯西林，可减弱华法林抗凝效果，使患者国际标准化比值降低。目前主要的报道倾向此类药物会导致华法林抗凝不足，其机制可能是通过诱导 CYP3A4 代谢通路，加快 *R*- 华法林代谢。部分研究认为氯唑西林可与华法林竞争血浆蛋白结合位点，增强其抗凝作用。抗菌药物和华法林的相互作用及其机制仍有许多争议和空白，有待更多的研究去阐明。

b）非耐青霉素酶青霉素类：与上述耐青霉素酶青霉素类药物相反，多个病例报道和观察性研究结果显示，非耐青霉素酶青霉素类药物可增强华法林的抗凝作用，其中以阿莫西林和克拉维酸钾的相关研究较多。可能机制如下：阿莫西林、克拉维酸等广谱青霉素类抗菌药物可减少肠道菌群产生和维生素 K 的吸收，从而降低了维生素 K 对华法林的拮抗作用。但这一机制仍有待验证。

c）大环内酯类：联用红霉素或克拉霉素可增强华法林的抗凝作用，导致国际标准化比值升高。阿奇霉素无 CYP450 酶抑制作用，此前一直被认为是合用华法林时首选的大环内酯类。然而，也有许多病例报道显示，阿奇霉素和华法林可能存在相互作用，但由于对国际标准化比值的影响存在较多混杂因素，在研究设计上也有一定缺陷，影响了研究结果的可靠性。

d）喹诺酮类：大量临床经验和回顾性数据均显示，左氧氟沙星、环丙沙星和莫西沙星等喹诺酮类药物可提高华法林的抗凝作用，增加出血风险。对于长期服用华法林的患者，应谨慎使用喹诺酮类，加强国际标准化比值监测。

e）其他合成抗菌药物：复方磺胺甲噁唑可显著增强华法林的抗凝作用，合并复方磺胺甲噁唑可使服用华法林患者的上消化道出血风险增加；在合并使用复磺胺甲噁唑前，先降低 10% ～ 20% 的华法林剂量可抵消复方磺胺甲噁唑引起的过度抗凝作用，维持稳定的国际标准化比值。利福平、利奈唑胺、甲硝唑等均增强华法林抗凝作用。

f）抗真菌药物：华法林与唑类抗真菌药物联用可使出血风险增加。华法林的代谢酶包括 CYP2C9（主要代谢酶）、CYP3A4、CYP1A2、CYP2C19、CYP2C18、CYP2C8 和 CYP1A1。影响 CYP2C9 代谢的药物对华法林的影响最大。唑类抗真菌药对 CYP2C9 的抑制活性大小如下：咪康唑＞酮康唑≈氟康唑≈伏立康唑＞泊沙康唑，伊曲康唑和艾氟康唑对 CYP2C9 未见抑制活性。由此推测，咪康唑对华法林的影响最大，伊曲康唑和艾氟康唑影响较小。华法林相关代谢酶基因多态性（主要为 CYP2C9、CYP2C19 和 CYP3A4）对华法林的抗凝作用具有重要影响，这也可能是引起药物相互作用不同效应的原因之一。根据药动学的理论，推测在代谢酶为慢代谢型的患者中，两者的相互作用将减弱；在中间代谢型的患者中，两者相互作用一般；在快代谢型的患者中，两者的相互作用最为明显。国外相关研究报道中有华法林与咪康唑口腔凝胶联用导致华法林抗凝活性明显增强的病例。截至 2016 年 4 月 13 日，英国药品和健康产品管理局已收到 146 份报道咪康唑与华法林之间可能存在药物相互作用的不良反应报告。大多数报告与咪康唑口腔凝胶剂型有关，常见国际标准化比值增加、挫伤、血尿和鼻出血等。咪康唑通过抑制参与华法林代谢的 CYP2C9 酶的活性，导致华法林清除减少，从而使其抗凝作用增强；而咪康唑口腔凝胶可被吸收到全身循环中，对华法林的抗凝作用具有明显影响。不同唑类对华法林抗凝作用的影响有差异，咪康唑引起的华法林国际标准化比值升高最多。氟康唑引起的华法林国际标准化比值升高的时间最短。伊曲康唑显示不同的作用效果，可能与选取的病例不同有关。酮康唑作为华法林主要代谢酶 CYP2C9 的中度抑制剂，在一定程度上可增加华法林的抗凝活性。氟康唑与华法林开始联用时就应密切监测凝血功能。伏立康唑可明显增强华法林的抗凝效果，两者联用时应注意监测凝血功能。

临床建议：对于长期服用华法林的患者，应谨慎合用抗菌药物，加强国际标准化比值监测；两者必须合用时，如使用相互作用较强的药物如复方磺胺甲噁唑，可采取降低华法林剂量的方式预防过度抗凝；增大国际标准化比值监测频率，及时调整药物剂量。

H. 华法林合用抗癫痫药

A）潜在风险：抗癫痫药影响华法林的抗凝效果。抗癫痫药作用机制复杂，持续时间较长，对于联用华法林的癫痫患者，药物相互作用是影响华法林抗凝作用的重要因素之一，抗癫痫药的选择与监测也更为重要。

B）相互作用机制：抗癫痫药影响华法林的分布和代谢。华法林是一种具有高蛋白结合率的药物，抗癫痫药中的一些高蛋白结合率药物可将结合的华法林置换，增加血浆游离华法林的浓度，如丙戊酸蛋白结合率（73.9% ～ 92.7%）、苯妥英钠蛋白结合率（88% ～ 92%）。华法林主要经过肝脏代谢，经肝脏代谢的抗癫痫药可与华法林竞争，减弱华法林在肝脏的代谢；有些抗癫痫药是肝药酶的诱导剂（如卡马西平）或抑制剂（丙戊酸），特别是针对 CYP2C9 酶的抗癫痫药，对华法林的抗凝效果影响较大。

a. 苯妥英钠与华法林的相互作用：苯妥英钠在血液中主要与白蛋白结合，蛋白结合率为 88% ～ 92%，华法林合用苯妥英钠，刚开始会增加凝血酶原时间，但是之后会降低抗凝疗效。推测其机制可能如下：开始时苯妥英钠可将与血浆蛋白结合的华法林置换出来，需要 1 ～ 3 天，之后由于苯妥英钠抑制 CYP450 酶，从而降低了华法林的代谢，需要 2 ～ 4 周。临床建议：在开始合用或停止合用苯妥英钠时应密切监测国际标准化比值，建议刚开始合用苯妥英钠时至少每周监测 1 次，在开始合用苯妥英钠几周后华法林的剂量增加 50%，同时需警惕华法林也会影响苯妥英钠的药物浓度。

b. 卡马西平与华法林的相互作用：卡马西平可通过诱导 CYP2C9 增加华法林的代谢，降低华法林的抗凝疗效，相互作用的时间为合用 10～35 天，当二者开始合用或停止合用时均须密切监测国际标准化比值。临床建议：一般来说，当开始合用卡马西平时，华法林的剂量需要增加 50%～100%，停用时降低约 50% 的剂量。

c. 苯巴比妥与华法林的相互作用：苯巴比妥是一种酶诱导剂，可提高肝药酶活性，长期用药不但加速自身代谢，还可加速其他药物代谢。华法林就是底物之一，合用苯巴比妥可促进华法林在肝脏中的代谢，从而降低抗凝疗效。临床建议：尽可能避免华法林与苯巴比妥合用，若必须合用，华法林的剂量需要增加 30%～60%，且需要密切监测国际标准化比值。

d. 扑米酮与华法林的相互作用：扑米酮与华法林的相互作用机制与苯巴比妥相似，可诱导华法林的代谢，降低华法林的抗凝作用。临床建议：应尽量避免合用。

e. 丙戊酸与华法林的相互作用：丙戊酸可增强华法林的抗凝作用，其机制是丙戊酸可将血浆蛋白结合的华法林置换出来，增加血浆中游离华法林的浓度，且丙戊酸也主要由肝脏代谢，对肝药酶有抑制作用，可降低华法林的代谢，进一步增加华法林在体内的蓄积，从而增加华法林的抗凝强度。另外，丙戊酸本身也会对血液系统造成影响，具有剂量相关性血小板减少的不良反应。临床建议：合并使用抗凝药物时需密切监测患者的凝血指标。

f. 其他抗癫痫药与华法林的相互作用：一些抗癫痫药物在体内不代谢或很少代谢，对肝药酶几乎没有影响，对华法林的影响较小。加巴喷丁在体内不代谢，几乎全部以原型经尿液排出；左乙拉西坦大部分在体内不代谢，部分经过非 CYP450 酶水解作用被代谢，血浆蛋白结合率较低，也不是肝药酶的诱导剂或抑制剂；华法林与这类抗癫痫药合用时抗凝作用波动不大。拉莫三嗪单药使用时可诱导自身代谢，与其他药物合用时自身诱导作用消失；托吡酯少量经肝脏代谢，是轻度的 CYP3A4 诱导剂和轻度的 CYP2C19 抑制剂；乙琥胺约有 80% 经肝脏代谢，代谢酶主要是 CYP3A4 和 CYP2E1；现有的临床研究和相关报道均未证实这些抗癫痫药与华法林存在药物相互作用。

C)临床建议：华法林治疗窗较窄，在治疗过程中需频繁监测国际标准化比值，通过调整剂量达到良好的抗凝目标。对于合并癫痫病史的患者，部分抗癫痫药对华法林的影响较大且复杂，作用持续时间也较长，对于这类患者，在选择抗癫痫药时应谨慎，以防药物相互作用导致严重的药物不良反应。

I. 华法林合用抗肿瘤药物

a. 华法林合用卡培他滨：增加出血风险。相互作用机制：经过 3 个卡培他滨化疗周期后 S- 华法林的 $AUC_{0\sim\infty}$ 增加 57%，$t_{1/2}$ 延长 51%；卡培他滨在体内转化为氟尿嘧啶（及其代谢物）能够抑制 CYP2C9 活性（或抑制酶蛋白的合成），减慢 S- 华法林的代谢，导致血药浓度升高，国际标准化比值升高。临床建议：谨慎合用。

b. 华法林合用氟尿嘧啶：增加出血风险。相互作用机制：合用氟尿嘧啶会导致华法林的国际标准化比值升高，可能出现鼻出血、尿血、呕血及便血症状。氟尿嘧啶（及其代谢物）能够抑制 CYP2C9 活性（或酶蛋白的合成），减慢 S- 华法林的代谢，导致血药浓度升高，国际标准化比值升高。临床建议：谨慎合用。

J. 华法林合用中药：中药成分对 CYP450 酶具有抑制或诱导作用，与 CYP2C19、CYP3A4 底物药物合用时，需要注意中药与华法林之间的相互作用。①中药中的有效成分可能与血浆蛋白竞争结合位点，如丹参、黄连、黄柏等。②介导 CYP 系统，抑制 CYP2C9、CYP3A4 活性，如川芎、枸杞子、人参、银杏叶、丹参、西洋参、甘草、五味子、刺五加等。③影响血小板聚集反应，如红花、灯盏花等。④机制不明，与华法林存在相互作用的还有胡芦巴、苜蓿、甘菊、龙牙草、白杨木、柳木、苦木等，其作用机制尚不明确。

a. 增强华法林疗效。①能够降低华法林的血浆蛋白结合率，使血液中游离的华法林增加。例如，黄连、黄柏主要成分为盐酸小檗碱，与血浆蛋白结合率较高，竞争性与血浆蛋白靶点结合，使游离华法林浓度增加，抗凝作用增强。丹参与人血清蛋白的结合率与华法林相当，能够显著降低华法林的血浆蛋白结合率，血液中游离的华法林浓度升高，药效增强。②抑制 CYP450 酶系统活性的中药：抑制 CYP2C9、CYP3A4 活性。例如，刺五加对 CYP450 酶的抑制作用使华法林代谢减慢，抗凝作用增强。枸杞子中活性成分对 CYP1A2、CYP3A4 和 CYP2C9 具有抑制作用，可降低华法林的代谢，增强抗凝作用而致出血。川芎提取物对 CYP2C9 和 CYP1A2 具有抑制作用，竞争性抑制代谢酶，使游离华法林增加，抗凝作用增强。③降低凝血酶诱导的血小板聚集反应。例如，紫芝对血小板聚集有抑制作用，赤芝对血小板血栓形成和纤维蛋白血栓形成均有抑制作用，协同增加华法林的抗凝作用。当归中的阿魏酸于体内或体外给药可抑制血小板活化因子，抑制血小板聚集反应，增强华法林的抗凝血作用。红花在抑制血小板聚集的同时也抑制其释放多种凝血因子，与华法林具有一定的协同作用。鹿衔草提取液中可溶性部分能抑制花生四烯酸诱导的血小板聚集，增加华法林的抗凝作用。艾叶醇提取物体外抑制二磷酸腺苷诱导的家兔血小板聚集，从艾叶中分离的三甲氧基黄酮也可抑制血小板聚集。④抑制血栓素 B2 和血栓素合成酶，增加前列腺素水平。生姜增加了抗血小板作用，同时有可能抑制血栓素 B2 的生成和抑制血栓素合成酶，增加前列环素的水平，引起国际标准化比值升高。⑤延长凝血酶原时间，纤溶酶原减少，增强抗凝作用。全蝎提取液使激活部分凝血活酶时间和凝血酶原时间均明显延长，抗凝血酶Ⅲ和纤溶酶原含量降低，抗凝作用增强。

b. 降低华法林疗效：诱导 CYP2C9、CYP3A4 活性，使华法林代谢增加，抗凝作用减弱。人参可诱导 CYP2C9 和 CYP3A4，促进华法林的代谢，降低华法林的抗凝血作用。银杏叶可诱导肝细胞色素 P450 酶，使华法林代谢速度加快，从而降低华法林的抗凝作用。

c. 作用机制不明：如蒺藜可抑制肠道菌群产生维生素 K，干扰血小板聚集，同时还可影响华法林的吸收、分布、代谢，使华法林抗凝作用增强，作用机制有待进一步研究。

K. 华法林与食物的相互作用：华法林口服后在胃肠道迅速吸收，与血浆蛋白结合，通过抑制维生素 K 依赖性凝血因子的合成而发挥抗凝作用。将食物按含维生素 K 的含量分为绿叶蔬菜、油脂类、动物肝脏、豆类、水果、茶、保健类膳食及其他类。食物通过直接拮抗、影响肝脏对华法林的代谢或干扰其吸收、干扰血小板聚集等方式，增强或减弱华法林的抗凝血功能。绿叶蔬菜及油脂类食物是人体摄入维生素 K 的主要来源，菠菜、韭菜、油菜、大白菜、大豆油等含量最高，占维生素 K 摄入量的 93.0%。动物肝脏、水果、饮料及其他类食物维生素 K 摄入量仅占比 7.0%。

虽然含有维生素 K 的食物会影响华法林抗凝作用，但并不意味着患者需完全回避这些食物。成人每日维生素 K 的摄入量为 65 ～ 80μg，长期服用华法林的患者，国际标准化比值一般控制在 2 ～ 2.5，在饮食有较大变化时，可增加监测次数，及时调整华法林用量。大蒜、生姜、番木瓜、葡萄柚汁、芒果影响肝脏对华法林的代谢，减慢华法林在肝脏的清除率，使抗凝作用增强。辅酶 Q10 与维生素 K 具有相似的结构，可能降低华法林的抗凝效果。

华法林与食物相互作用的机制比较复杂，分为两方面。

a. 增强华法林疗效：①抑制肝脏有关药物代谢酶的活性，如葡萄柚汁含有与华法林类似的香豆素类成分，抑制肝脏 CYP 酶系统中 CYP3A4 的活性，减少华法林的代谢，增强华法林的抗凝血作用。②干扰血小板聚集反应，如鱼油可降低血栓素 A2 和维生素 K 依赖性凝血因子Ⅶ的水平，抑制血小板聚集，增强华法林的抗凝作用。

b. 减弱华法林疗效：①富含维生素 K 的食物在体内直接拮抗华法林的抗凝作用，如绿叶蔬菜、油脂类食物等是人体维生素 K 的重要来源，以植物甲萘醌的形式存在，拮抗华法林的抗凝血作用。②影响华法林的代谢或吸收，如鳄梨可诱导 CYP450 的活性，海藻等可干扰肠道对华法林的吸收，加速其代谢，从而减弱华法林的抗凝血作用。

饮酒、吸烟、饮茶也会引起国际标准化比值异常波动，研究发现吸烟可能降低华法林的抗凝效果；红茶、绿茶中含有一定量的维生素 K，可对抗华法林的抗凝作用；乙醇对华法林的影响主要取决于饮酒习惯，偶尔饮酒会增加直肠出血的风险；持续、适度饮酒对胃肠出血尚无定论；过量饮酒加速华法林代谢；突然停止饮酒，会增加胃肠出血风险，而且乙醇会破坏胃肠黏膜，一旦出血，难以控制。

临床建议：长期服用华法林者应定量饮茶、戒烟、戒酒，保持良好的生活习惯及相对平衡的饮食结构，适当减少富含维生素 K 食物的摄入，不盲目添加营养品和保健品，定期检测国际标准化比值，防止出血、血栓等不良事件的发生。

6）新型口服抗凝药的相互作用：新型口服抗凝药是华法林及其他维生素 K 拮抗剂的替代药物，相较于维生素 K 拮抗剂，此类药物具有起效快、衰期短、无须实验室监测、不易受食物及药物影响等诸多优势。目前，我国尚未发布关于新型口服抗凝药与其他药物联用时进行药物选择或剂量调整的意见和共识。

A. 利伐沙班

a. 相互作用机制：利伐沙班通过 CYP3A4、CYP2J2 和非 CYP 依赖的机制进行代谢，与 CYP3A4 和 P 糖蛋白强抑制剂（如酮康唑、伊曲康唑、伏立康唑、泊沙康唑等唑类抗真菌药或 HIV 蛋白酶抑制剂）合用，可能增加出血风险，不建议合用。

2020 年 12 月 17 日，英国药品和健康产品管理局发布消息称，红霉素与 QTc 间期延长引发的事件有关，如心搏骤停和心室纤颤。有 QTc 间期延长或室性心律失常（包括尖端扭转型室性心动过速）史或电解质紊乱的患者不应使用红霉素。利伐沙班与红霉素之间潜在的药物相互作用也可能导致出血风险增加。

b. 临床建议：注意大环内酯类抗生素的心脏毒性（QTc 间期延长），特别是红霉素和克拉霉素。红霉素广泛应用于儿童，其中一些儿童可能有 QTc 间期延长；因此要考虑儿童的病史，识别高风险人群，平衡治疗获益与潜在风险。红霉素可能与利伐沙班发生相互作用并增加出血风险，在处方时应考虑这种相互作用，如果需要同时使用，请遵循产品信息中的预防措施。

c. 利伐沙班与食物的相互作用：利伐沙班口服几乎完全吸收，食物对其的影响主要与剂量相关，10mg 利伐沙班片的药动学参数不受食物影响，服用 10mg 利伐沙班不受就餐时间限制。20mg 利伐沙班的吸收程度受食物影响较大，空腹状态下 20mg 片剂的绝对生物利用度为 66%，与食物同服后可达到 ≥ 80%。10mg 和 20mg 剂量下利伐沙班在进食和禁食条件下的安全性也相似。饮食中的维生素 K 也会对利伐沙班药效造成影响，缺乏维生素 K 的老年受试者经利伐沙班治疗后的凝血酶原时间比健康饮食受试者的长。部分食物对利伐沙班也会产生一定作用。服用利伐沙班期间大量摄入生姜会增加患者的出血风险，尽管尚未有直接证据阐述生姜对利伐沙班的作用机制，但这提示常见食物仍可能影响利伐沙班的抗凝效果。2019 年 4 月，欧洲药品和健康产品管理局人用医药产品委员会批准利伐沙班口服混悬颗粒剂（1mg/ml）用于从出生至 18 岁以下的儿童静脉血栓栓塞症患者。为保证药物充分吸收，该剂型要求应与食物同服，可通过鼻胃管给药。

B. 达比加群酯：其药动学及药效学参数更优，但患者肝、肾功能和其他病理状态或药物相互作用也会导致达比加群酯的血药浓度波动，影响抗凝的安全性及临床获益。对达比加群酯的大型临床研究纳入的患者进行分析，发现近 2/3 的患者在服用达比加群酯的同时服用了 5 种及以上的药物，尤其是老年患者。在中国心房颤动患者处方中，与新型口服抗凝药最常联用的药物主要有阿托伐他汀、地尔硫䓬、地高辛和胺碘酮。达比加群酯与许多常见心血管药物的相互作用已有部分临床研究及真实世界的探索，提示联合用药的安全性。

a. 相互作用机制：达比加群酯是口服的直接凝血酶原抑制剂，在体内转化为活性药物达比加群后导致凝血酶交联和水解，发挥抗凝作用。与食物同时服用会使达峰时间延缓约 2h，但不影响药物的血药浓度。达比加群酯是 P 糖蛋白的底物，吸收后被酯酶水解生成活性产物达比加群，水解作用发生于肝脏，但是不受 CYP450 酶复合物或其他氧化还原酶介导，联用药物影响达比加群酯的临床疗效和安全性主要是通过 P 糖蛋白介导的。许多药物可影响 P 糖蛋白的活性，从而改变达比加群酯的药学，进而影响抗凝疗效。

b. 临床建议：①达比加群酯与 P 糖蛋白抑制剂（如环孢素、伊曲康唑、决奈达隆）合用可提高达比加群酯的生物利用度，禁止合用。②不推荐达比加群酯与他克莫司合用，与其他 P 糖蛋白强抑制剂如胺碘酮、奎尼丁、维拉帕米等应谨慎合用。③与其他口服或注射用抗凝药、抗血小板药（如普通肝素、低分子量肝素、磺达肝癸钠、华法林、利伐沙班、替格瑞洛）等合用可增加出血风险。长期合用非甾体抗炎药增加出血风险。抗血小板药、辛伐他汀和洛伐他汀会增加达比加群酯的出血风险。④抗心律失常药决奈达隆、奎尼丁、胺碘酮和维拉帕米会导致达比加群酯的生物利用度增加；地尔硫䓬、地高辛和他汀类（除辛伐他汀和洛伐他汀）对达比加群酯的药动学参数无显著影响。临床可根据患者肝肾功能、病理状态及具体合用药物的情况选择调整剂量、更换药物或密切监测等措施。达比加群酯相关药物相互作用的潜在危害见表 5-3。

3. 老年人抗血小板和抗凝治疗的风险干预

（1）实施精准的个体化抗血小板治疗管理：抗血小板治疗需要综合考虑、权衡患者自身的出血与血栓危险因素，不恰当的药物治疗方案可导致出血或血栓不良事件风险的增加，个体化用药尤为重要，尤其是老年人群。应遵循抗血小板和抗凝联合用药原则，注意出血和血栓风险评估，优化治疗方案，剂量个体化。抗栓治疗是目前冠状动脉粥样硬化性心脏病（冠心病）治疗的基石之一，

表 5-3　达比加群酯相关药物相互作用的潜在危害

联合药物	临床后果	相互作用机制	临床建议
达比加群酯合用奎尼丁	增加达比加群的生物利用度	AUC、C_{max} 升高，增加达比加群的生物利用度	密切监测 国外上市药品说明书目前建议两药联用且不需要调整剂量，但建议密切监测。国内上市药品说明书要求联用者进行密切的临床监测（出血或贫血体征），尤其是轻度至中度肾功能不全的患者，但是否需要调整剂量未给出具体意见
达比加群酯合用胺碘酮		AUC、C_{max} 升高。胺碘酮为经典的轻中度 P 糖蛋白抑制剂，两药联用后胺碘酮会影响达比加群酯的药动学参数，但达比加群酯对单次服用 600mg 胺碘酮的吸收和代谢几乎无影响。由于胺碘酮半衰期长，停药后，潜在相互作用仍可维持数周	谨慎合用 建议：肝、肾功能不全患者两药联用时需充分评估血栓/出血风险，同时进行密切监测。欧盟批准上市药品说明书建议与胺碘酮合用，无须降低达比加群酯剂量但需要密切关注出血症状或贫血
达比加群酯合用维拉帕米	维拉帕米增加达比加群酯血药浓度	维拉帕米为轻中度 P 糖蛋白抑制剂，当达比加群酯与口服维拉帕米联用时，前者 C_{max} 和 AUC 增高，生物利用度增加。维拉帕米对达比加群酯的影响因给药时间和剂型不同而存在差异。在给药前 1h 口服维拉帕米速释剂型，可最大限度地增加达比加群酯的暴露量（C_{max} 增高约 180%，AUC 增高约 150%）；给予缓释剂型可使达比加群酯的 C_{max} 增高约 90%，AUC 增高约 70%；给药 2h 后口服维拉帕米则未观察到有意义的相互作用（达比加群酯的 C_{max} 增高约 10%，AUC 增加约 20%）。维拉帕米增加达比加群酯血药浓度的机制可能与通过抑制肠道的 P 糖蛋白，从而促进达比加群酯吸收有关	谨慎合用 建议：与维拉帕米联用时，可在服用达比加群酯后 2h 给予维拉帕米，以减少两药相互作用。国外达比加群酯说明书建议，中度肾功能损害者若联用维拉帕米，可将剂量减至日剂量 75mg

续表

联合药物	临床后果	相互作用机制	临床建议
达比加群酯合用地尔硫䓬		达比加群酯与地尔硫䓬相互作用的相关研究较少，未发现地尔硫䓬对达比加群酯血药浓度有明显影响，考虑可能是地尔硫䓬对P糖蛋白转运达比加群酯的抑制力较弱所致	可以合用
达比加群酯合用决奈达隆		AUC、C_{max} 升高。决奈达隆为强P糖蛋白抑制剂	达比加群酯说明书中明确提出禁止联用决奈达隆。但该药上市后，美国FDA汇总的达比加群酯和决奈达隆相互作用报道表明，达比加群酯联用决奈达隆的出血不良反应与单用达比加群酯类似。提示决奈达隆和达比加群酯之间可能不存在有临床意义的相互作用 临床如遇患者必须联用达比加群酯与决奈达隆时，可考虑选择低剂量并延长给药间隔，联用期间需对出血症状进行密切监测，同时根据达比加群酯血药浓度及时调整剂量
达比加群酯合用抗血小板药	可增加出血风险	临床研究发现，达比加群酯联用抗血小板药的大出血事件显著低于与华法林联用，进一步的事件关联分析发现，联用的抗血小板药数量越多，大出血风险越高	谨慎合用。建议：出血风险增加，应降低达比加群酯剂量
达比加群酯合用地高辛	药物相互作用没有临床意义	对药动学和药效学无影响。地高辛为P糖蛋白底物。人体研究发现达比加群酯与地高辛联用不会显著改变达比加群酯的暴露量（AUC增加7%），同时也不会影响凝血时间、活化凝血酶时间和蝰蛇毒凝血酶时间等抗凝指标。达比加群酯也不会影响地高辛的药动学参数	药物相互作用没有临床意义

联合药物	临床后果	相互作用机制	临床建议
达比加群酯合用他汀类	相互作用结果尚不统一，不同他汀对达比加群酯的影响也不同。达比加群酯与辛伐他汀和洛伐他汀联用大出血风险显著增加，与其他他汀（如普伐他汀、氟伐他汀、瑞舒伐他汀和阿托伐他汀）联用则未见影响	体外研究表明，辛伐他汀和洛伐他汀是肠道 P 糖蛋白的抑制剂，而其他他汀类药物不是	建议：若需合用达比加群酯与他汀类药物，优先考虑除辛伐他汀和洛伐他汀之外的其他他汀类品种
达比加群酯及他新型口服抗凝药与食物的相互作用	进食不会影响达比加群酯的生物利用度；阿哌沙班受食物的影响较小；食物对艾多沙班的药物暴露量没有明显影响；艾多沙班与或不与食物同服均可；贝曲沙班的吸收明显受食物影响	达比加群酯采用固定剂量口服，而且不通过 CYP450 代谢，受食物、药物和肝功能影响较小，进食不会影响达比加群酯的生物利用度 贝曲沙班的吸收明显受食物影响	进食不会影响达比加群酯的生物利用度；用贝曲沙班时可与食物一起服用

由于基因多态性、患者依从性、药物相互作用及共病等因素，并不是所有接受双联抗血小板的患者都能获得理想的疗效。精准的个体化治疗是未来药物治疗发展的方向，随着基因多态性检测手段的不断发展及相关临床研究的进一步深入，有望在患者临床特征的基础之上制订更为合理的抗血小板药物治疗方案，为患者带来更多获益。

（2）强化抗血小板治疗的风险干预

1）评估抗血小板治疗风险：由于抗血小板治疗的潜在出血风险，应谨慎评估冠心病患者的血栓及出血风险。大量研究显示，东亚人群在抗血栓治疗期间发生动脉粥样硬化血栓事件的风险较低，发生严重出血的风险高于白种人。因此，需动态及个体化评估缺血和出血风险，合理选择抗血小板治疗方案和治疗时长。

2）关注抗血小板治疗禁忌证：双联抗血小板药物治疗的禁忌证包括对任一活性物质（氯吡格雷、阿司匹林）或辅料有过敏反应、重度肝损伤及活动性病理性出血，如消化性溃疡或颅内出血。以下情况应禁用阿司匹林：①对非甾体抗炎药具有过敏反应，以及存在哮喘、鼻炎和鼻息肉症状；②肥大细胞增多症且正在使用乙酰水杨酸的患者可能导致重度过敏反应（包括伴潮红、低血压、心动过速和呕吐的循环性休克）；③严重肾功能不全（肌酐清除率＜ 30ml/min）；④妊娠晚期；⑤严重心力衰竭患者。

（3）提高抗血小板治疗的依从性：欧美和中国急性冠脉综合征诊疗相关指南一致推荐，所有急性冠脉综合征患者均应接受抗血小板治疗。我国临床实践与指南尚有较大差距，存在抗血小板治疗依从性差、出血缺血事件较多等问题，治疗不足问题很突出，与医疗资源分配不均、临床实践中出血不良反应、管理欠缺及医疗费用等多种因素有关，进而导致长期抗血小板治疗的依从性不高。规范抗血小板治疗，提高老年患者的用药依从性具有重要的临床意义。

（4）联合用药和多重用药的综合评估：老年人多药联合治疗需进行有效性和安全性的评估，在抗血小板和抗凝联合治疗中，临床预期或者未预期的、未识别或管理不当的药物相互作用是引发严重不良反应的重要原因。在临床药物治疗过程中，需进行综合获益 - 风险评估。评估患者正在或者将会面临与用药相关的、获益 - 风险不合理的、较大的身体伤害风险和临床获益的平衡，联合用药和多重用药的安全管理具有较大的难度和挑战。对抗栓治疗的目标适应证的发病机制、治疗原则及老年人群的生理病理特点等进行综合评估，如临床定位在联合用药的抗血小板治疗，在临床实践中常会与其他某类药物联合应用（如质子泵抑制剂），应在非临床研究阶段、临床研究早期和临床实践中即着手开展联合用药的药效和安全性研究，评估出血风险及其对临床结局的影响。

　　(5) 提升医务人员的用药风险识别意识和识别能力：医务人员对于联合用药的安全性和不良药物相互作用的认识会随着临床数据的积累而增加，要对数据不断进行汇总分析，挖掘风险警示信号，并形成后续的临床监测重点，提高自身的风险识别意识和能力。回顾性研究和前瞻性研究有助于辨识联合用药风险，拓宽获取联合用药的不良反应、药物相互作用、潜在不适当用药等信息的获取渠道，根据联合用药的获益 - 风险评估，采取风险最小化措施，对老年人多重用药的安全性管理监测提供支撑。

第6章　精神和神经系统疾病用药

第一节　镇静催眠药

一、老年人睡眠障碍和镇静催眠药

1. 睡眠的生理　睡眠和觉醒是人的基本行为之一，与人的学习、记忆、情绪等高级功能密切相关。目前认为觉醒 - 睡眠的调节模式主要是通过觉醒系统和睡眠系统的自我平衡机制和昼夜节律机制两种方式实现的。睡眠分两种时相：非快速眼动睡眠和快速眼动睡眠。

2. 睡眠障碍

（1）定义：睡眠障碍是指睡眠的数量和质量异常，以及睡眠中出现异常行为，也可以是睡眠和觉醒节律性交替出现紊乱的表现。调查显示，人群中睡眠障碍或者与睡眠相关疾病的发生率很高，我国成年人在过去 1 个月中出现过睡眠障碍的比例高达 45.4%，全球约 20% 的人存在各种类型的睡眠障碍。

（2）分类：主要依据《睡眠障碍国际分类（第三版）》（ICSD-3）、《美国精神疾病诊断与统计手册（第五版）》（DSM-5）和《疾病及有关健康问题的国际统计分类第十版（ICD-10）》。ICD-10 第 5 章将非器质性睡眠障碍分为 8 类，即非器质性失眠症、非器质性嗜睡症、非器质性睡眠 - 觉醒节律障碍、睡行症、睡惊症、梦魇、其他及未特定非器质性睡眠障碍。所谓非器质性即排除躯体和(或)其他精神疾病相关的睡眠障碍，单纯改善睡眠的药物治疗有效，但临床中，实难区分非器质性与器质性睡眠障碍，故 ICSD-3 及 DSM-5 系统睡眠障碍兼顾病理生理机制，分类更细化。ICSD-3，将睡眠障碍分为失眠（慢性失眠、短期失眠、其他失眠障碍）、睡眠相关呼吸障碍（阻塞性睡眠呼吸暂停综合征等 3 种亚类）、过度嗜睡（如发作性睡病Ⅰ型和Ⅱ型等 8 种亚类）、昼夜节律睡眠障碍（睡眠时相延迟综合征等 7 种亚类）、异态睡眠 [非快速眼动睡眠期异态睡眠（如睡行症、夜惊、睡眠相关进食障碍等 4 种亚类）、快速眼动睡眠期异态睡眠（如梦魇等 3 种亚类）]、其他类型（如睡眠相关幻觉等 6 种亚类）、睡眠相关运动障碍（包括不宁腿综合征等 10 个类型）及其他睡眠障碍。

3. 老年人睡眠障碍特点　随着年龄的增长，老年人的生理机制发生改变，睡眠的时长、结构、节律、效率等均易发生改变，从而影响睡眠质量，引发睡眠障碍。睡眠障碍对老年人健康的危害很大，有研究显示轻度的睡眠障碍可使人产生焦虑、烦躁等负面情绪，持续进展则会引发糖尿病、心血管疾病、癌症等病理改变，或加重原有疾病，此外还可能与精神障碍（抑郁症、痴呆）、记忆力、自评健康状况、生活质量等相关。

（1）睡眠时长缩短：每天的睡眠时间，婴幼儿 14～20h，成年人 7～8h，老年人 5～6h。其中老年人的睡眠时间缩短并不是睡眠需要减少，而是睡眠能力降低。

（2）睡眠结构改变：有研究表明，随着年龄的增长，老年人的慢波睡眠比例和快速眼动睡眠比例都逐渐减少，而入睡潜伏期、非快速眼动睡眠的 1 期和 2 期，以及唤醒后睡眠的占比都逐渐增加，这就意味着深睡眠及快速眼动睡眠相关的大脑发育和体力恢复都会受到一定程度的影响。睡眠结构的改变可能会导致潜在病理状态或神经退行性病变过程，从而影响老年人的认知能力。

（3）睡眠 - 觉醒节律的改变：对老年人来说，昼夜静息 - 活动、睡眠 - 觉醒节律与其他年龄层存在明显的差异。有研究显示，老年人的实际睡眠时间减少、睡眠效益降低、夜间觉醒次数、日间打瞌睡次数和节律破碎指数增加。

（4）睡眠效率降低：睡眠效率定义为实际睡眠和卧床时间的比值。老年人容易出现入睡困难及夜间易醒等问题，睡眠效率达不到 85%，处于低质量睡眠状态，影响老年人的健康。

（5）易发生早睡早醒：老年人松果体钙化，分泌的褪黑素减少，可能会导致生物钟紊乱。研究认为，老年人由于生理上的原因，睡眠节律位相前移，倾向于早睡早起；并且随着年龄的增长，呈现上床时间提早、入睡时间延长、睡眠时间增加的趋势。

4. 镇静催眠药　具有镇静催眠、抗焦虑、抗惊厥、抗癫痫及肌肉松弛作用，是目前全球处方最多的药物品种之一。临床常用的镇静催眠药主要有两类，一类是以地西泮、劳拉西泮、奥沙西泮、阿普唑仑、氯硝西泮等为代表的苯二氮䓬类药物（BZD），另一类是以唑吡坦、佐匹克隆、右佐匹克隆及扎来普隆等为代表的新型非苯二氮䓬类药物（non-BZD）。因这些药物的首字母都是 Z 而被简称为"Z 类药（Z-drug）"。

（1）苯二氮䓬类：苯二氮䓬类作用于 γ- 氨基丁酸 A（GABAA）受体的 α_1、α_2、α_3、α_5 亚基而发挥药理作用，起到镇静催眠、抗焦虑、抗惊厥、肌肉松弛等效应。主要适应证包括失眠、广泛性焦虑障碍、惊恐障碍、急性酒精戒断综合征、癫痫、肌痉挛及麻醉增强等；主要不良反应是致遗忘、致成瘾等。

本类药物按照半衰期长短可分为短效、中效、长效三类。①短效药物：半衰期＜10h 的药物，包括咪达唑仑、三唑仑等；②中效药物：半衰期为

10～24h，包括阿普唑仑、氯硝西泮、艾司唑仑、劳拉西泮、奥沙西泮等；③长效药物：半衰期超过 24h，包括地西泮、氯氮䓬、氟西泮等。

1) 咪达唑仑：口服后经过胃肠道黏膜吸收，存在肝脏首过效应，生物利用度低，肌内注射吸收良好。易透过血脑屏障及胎盘屏障，口服后达峰值时间为 10min，半衰期为 1.5～2.5h，个别患者可达 7h，药理作用类似劳拉西泮，用于催眠，诱导入睡快，维持时间适中，次日早晨仍能保持清醒状态。口服可用于抗焦虑或催眠。常见的不良反应为嗜睡、共济失调，个别患者可有梦游现象，初次使用时应有他人陪伴。静脉注射可能发生呼吸抑制及血压下降。用法：催眠 7.5～15mg，临睡前口服。

2) 三唑仑：本药特点是诱导睡眠迅速，用于治疗各种失眠，适用于入睡困难，可缩短入睡潜伏期和增加总的睡眠时间，其半衰期短，对于治疗睡眠维持困难者疗效不满意，可出现早醒现象。常见不良反应是思睡、头晕和头痛，大剂量应用可出现顺行性遗忘和异常行为，长期用药可能产生依赖性。用法：催眠 0.25～0.5mg，临睡前口服，建议从 0.125mg 开始使用，必要时逐渐增加剂量。

3) 阿普唑仑：口服后吸收迅速而完全，达峰时间为 1～2h，血浆蛋白结合率为 70%～80%，半衰期为 12～15h，药理作用与不良反应均与地西泮相同，同时具有抗抑郁作用，国外主要用于焦虑性疾病和抑郁症，国内还用于伴有抑郁症状的入睡困难。用法：催眠 0.25～0.5mg，睡前服用。肝功能不全患者及老年人适当减量。

4) 氯硝西泮：口服吸收迅速，1～2 h 达蜂血浓度，作用可持续 6～8 h。在体内大部被代谢，半衰期 22～38 h。本药脂溶性高，分布快速。表观分布容积为 1.5～44L/kg，蛋白结合率为 47%～80%。本药在肝内代谢，经肾排泄。可用于各型癫痫、舞蹈症和快速眼球运动睡眠期行为障碍.对药物引起的多动症、慢性多发性抽搐、僵人综合征、各类神经痛也有一定疗效.用法: 催眠 0.75～1mg，睡前服用。

5) 艾司唑仑：口服吸收较快，口服后 3 h 血药浓度达峰值，2～3 天血药浓度达稳态。半衰期为 10～24h，血浆蛋白结合率约为 93%。经肝脏代谢，经肾排泄，排泄较慢。具有较强的镇静、催眠、抗惊厥、抗焦虑和较弱的中枢性骨骼肌松弛作用。主要用于失眠、焦虑等。用法：1～2mg，睡前服用。

6) 劳拉西泮：口服容易吸收，达峰时间为 2h，半衰期为 10～20h，肌内注射吸收稳定，可透过血脑屏障和胎盘屏障，也可分泌入乳汁。在肝脏代谢，代谢物由尿排出。可用于治疗伴有焦虑症的失眠，多用于治疗入睡困难的患者。不良反应轻微，有眩晕、倦怠和共济失调等，老年人与肾功能不全者慎用。长期应用可产生依赖性。用法：催眠 1～4mg，临睡前口服；抗焦虑 1～4mg/d，分 2～3 次口服，最大剂量可达 10mg/d。

7）奥沙西泮：口服吸收偏慢，4h 血药浓度达高峰。半衰期短，清除快。用于神经官能症、失眠及癫痫的辅助治疗。适用于老年人或肾功能不良者。主要用于短期缓解焦虑、催眠、焦虑伴有精神抑郁的辅助用药，并能缓解急性酒精戒断症状。用法：15 ～ 30mg，睡前服用。

8）地西泮：口服吸收迅速、完全，0.5 ～ 1.5h 达到血药浓度高峰，易透过血脑屏障和胎盘屏障，半衰期为 1 ～ 2 天，有时可达 2 ～ 5 天。本品具有抗焦虑、抗抽搐、肌肉松弛和镇静催眠作用，临睡前服用能够缩短入睡潜伏期，增加总睡眠时间，减少觉醒次数，因其半衰期较长，服药次日仍有影响。常见不良反应是思睡、头晕、乏力及记忆力下降，另外有早醒、步态不稳，注射过快可导致呼吸暂停或心搏骤停，老年患者、肝肾及呼吸功能不全者、驾驶员、高空作业者及青光眼、重症肌无力患者慎用。长期应用可产生耐受性及精神、躯体依赖性，因而本药宜短期或间断性用药，尽可能应用能控制症状的最低剂量，停药时应逐渐减量，避免戒断症状的出现。用法：2.5 ～ 7.5mg，临睡前口服。

（2）非苯二氮䓬类：该类药物与 γ- 氨基丁酸 A 受体的 α_1 亚基的结合力强，对 γ- 氨基丁酸 A 受体的 α_2、α_3、α_5 亚基的结合力弱，具有较强的镇静催眠作用，但缺乏明显的抗焦虑、抗癫痫及肌肉松弛等作用，获批的适应证是失眠。

1）唑吡坦：唑吡坦选择性地与苯二氮䓬受体的 ω_1 受体亚型结合，增加 GABA 的传递而产生药理作用。其在小剂量时，能缩短入睡时间，延长睡眠时间；在较大剂量时，第 2 相睡眠、慢波睡眠（第 3 相和第 4 相睡眠）时间延长，快速眼动睡眠时间缩短。本品只作用于 ω_1 受体亚型，对 ω_2 受体亚型亲和力很低，对外周苯二氮䓬受体亚型无亲和力。ω_1、ω_2 亚型在中枢神经系统分布有特异性，小脑主要为 ω_1 亚型，大脑皮质两种亚型共存，而脊髓只有 ω_2 亚型，因此唑吡坦有较明显的镇静催眠作用，无肌肉松弛和抗癫痫作用。

本品口服吸收迅速。口服后大多数与血浆蛋白结合（92%）；达峰时间为 0.5 ～ 3h；消除半衰期平均为 2.4h（0.7 ～ 3.5h），老年人略长，约 2.9h，作用可维持 6h；口服生物利用度为 70%。本品可通过血脑屏障，其代谢产物无药理活性，大部分经胆由粪便排出，少数从尿中排泄。在体内无蓄积，故残余效应较小。老年或体质虚弱者起始量应从 5mg 开始，不超过 10mg，睡前服用，肺功能不全者慎用，儿童、孕妇、哺乳期妇女不宜服用。

不良反应：常见嗜睡、眩晕、乏力和头痛等，大多数症状较轻微。眩晕、乏力的症状短时间内可恢复。恶心、呕吐等胃肠道反应偶有发生。记忆障碍、噩梦、烦躁不安、抑郁、颤抖、步态不稳、共济失调、脱发等较罕见。本品对血常规、肝肾功能、心电图无影响；对呼吸系统无抑制作用，但呼吸功能不全者应慎用；对肌无力者可能引起肌肉乏力。无明显宿醉作用、反跳性失眠及戒断症状。

2）扎来普隆：类似于唑吡坦，对 ω_1 受体亚型的选择性强，与 γ- 氨基丁酸 A 受体复合体的亲和力高，增加 γ- 氨基丁酸的抑制作用。

口服给药后吸收迅速。由于首过效应，生物利用度为 30%，消除半衰期为 0.9 ～ 1.1h；通过 CYP3A4 代谢，形成去乙基及 5- 氧化代谢产物，经葡萄糖醛酸化后由尿液排出体外。肝功能受损者的药物清除率为正常人的 70% ～ 87%。高脂肪及难消化食物可延长本品的吸收，使达峰时间延长为 2h，并降低最高血药浓度（约为 35%），但消除半衰期并未受到明显影响。用法：10mg，睡前服用，衰老或虚弱患者可减至 5mg，治疗时间为 5 ～ 7 天。

不良反应：常见嗜睡、口干、便秘、头痛和头晕。剂量达 60mg/d 时，中枢神经系统会产生较多的不良反应，包括视觉及运动技能受损，但仅限于服药后 2.5h 内。由于本品消除半衰期短，一般不出现残余作用。

3）佐匹克隆：佐匹克隆由 S- 佐匹克隆（右佐匹克隆，艾司佐匹克隆）和 R- 佐匹克隆（左旋佐匹克隆）组成。佐匹克隆能活化 γ- 氨基丁酸 A 受体，从而增强 γ- 氨基丁酸的抑制作用，与苯二氮䓬类结合于受体同一识别部位，结合后即产生不同受体效应，表明两药结合于同一部位的不同位点，并与 γ- 氨基丁酸 A 受体以不同的复合物结合方式而产生不同的构象变化。

本品口服吸收迅速。达峰时间为 0.5 ～ 2h；生物利用度为 75% ～ 80%；血浆蛋白结合率为 45% ～ 80%；组织分布广泛。本品由 CYP450 酶代谢，代谢产物为活性较低的 N- 去氧化物和无活性的 N- 脱甲基物。代谢物 50% 经肺脏排出，30% 从尿液排出。消除半衰期为 3.5 ～ 6.5h，老年人则延长为 7 ～ 8h。连续多次给药无蓄积作用。肝功能不全者，因脱甲基作用减慢，消除率减低，应调整剂量。佐匹克隆老年人起始剂量为 3.75mg。

右佐匹克隆是佐匹克隆的 S 异构体，具有疗效强、毒性低等优势。右佐匹克隆对中枢 γ- 氨基丁酸受体的亲和力是左旋体（R- 佐匹克隆）的 50 倍，是消旋体（佐匹克隆）的 2 倍，右佐匹克隆吸收更快和半衰期更长，是第一个被批准用于治疗慢性失眠症的药物。右佐匹克隆和佐匹克隆的起效时间和维持时间没有区别。右佐匹克隆用药剂量推荐：入睡困难的老年患者，推荐起始剂量 1mg，必要时可增加到 2mg；睡眠维持障碍的老年患者，推荐剂量为 2mg（入睡前服用）。

不良反应：一般次晨残余作用较低，右佐匹克隆和佐匹克隆最常见不良反应是味觉异常（口苦、金属味），而且与剂量相关，停药后可以消失。其他常见的不良反应为口干、晨起嗜睡、肌无力、遗忘、醉态，少数人出现头痛、噩梦、恶心，个别出现谵妄及精神错乱。长期服药后突然停药会出现撤药反应，如激动、焦虑、肌痛、震颤、恶心、呕吐等。反跳性失眠及依赖性的出现率很低。使用本品一般不应超过 4 周，应间断使用。

5. 镇静催眠药的临床应用

（1）临床指南推荐意见：在失眠治疗方面，国内外指南均推荐镇静催眠药为短期失眠的有效治疗药物，在失眠的认知行为治疗无效或无法获得的前提下可将其作为一线推荐治疗药物。考虑到镇静催眠药可能出现的耐受性和依赖性及突然停药出现的戒断（撤药）反应，失眠障碍相关治疗指南都建议避免长期使用此类药物。英国精神药理学会指南在 2019 年更新版中指出，右佐匹克隆、唑吡坦等在有效医疗管理下，其在 1 年内的依赖（耐受性和戒断症状）也是可以避免的。慢性失眠患者存在长期用药需求，2017 年美国睡眠医学会指南和《中国成人失眠诊断与治疗指南（2017 版）》也认可非苯二氮䓬类用于慢性失眠患者的长期治疗，但应在专业医师的指导下使用且需要定期评估患者在治疗中的获益程度。

在抑郁障碍治疗方面，英国精神药理学会、英国国家卫生与临床优化研究所（NICE）、世界生物精神病学联合会等相关指南均认为联合使用镇静催眠药，特别是在治疗初期抗抑郁药尚未完全起效时，有助于改善症状、缓解抗抑郁药的不良反应，提升治疗依从性，从而促进抗抑郁药治疗效果。但考虑到其可能的成瘾性而不推荐长期使用。美国精神医学学会指南不推荐将镇静催眠药应用于首发抑郁的治疗，但在合并出现紧张症时可考虑使用劳拉西泮、地西泮等对症治疗。

在焦虑障碍治疗方面，国际上的主要临床指南意见不尽相同。美国精神医学联合会指南（2008）和 2012 年世界生物精神病学会联合会指南指出苯二氮䓬类在控制严重惊恐发作和长期预防惊恐发作的治疗中均有确切疗效，但是 2019 年更新的 NICE 指南则认为苯二氮䓬类的使用与患者的远期不良预后有关，不建议惊恐障碍患者使用。总体来看，镇静催眠药在镇静催眠、焦虑抑郁治疗中的疗效受到普遍认可。

（2）老年人的药物治疗：老年失眠患者应首选非药物治疗，如睡眠卫生教育。患者无法依从非药物治疗时，可以考虑药物治疗。右佐匹克隆可以改善老年失眠患者的失眠症状，缓解日间功能障碍，疗效持续 3 个月无严重不良反应，停药后无反弹。唑吡坦可以缓解老年失眠患者的入睡困难。食欲素受体拮抗剂苏沃雷生可以缩短老年失眠患者的睡眠潜伏期，增加总睡眠时间，减少睡眠后觉醒，耐受良好。褪黑素受体激动剂可以缓解老年失眠患者的入睡困难。褪黑素缓释剂用于 55 岁以上的失眠患者，可以改善睡眠质量。小剂量多塞平（3 ~ 6mg/d）可以降低老年失眠患者的失眠严重指数评分，缩短睡眠潜伏期，增加总睡眠时间，减少入睡后觉醒。老年失眠患者使用苯二氮䓬类药物时需谨慎，若发生共济失调、意识模糊、幻觉、呼吸抑制时，需立即停药并妥善处理，同时需注意此类药物引起的肌张力降低有可能产生跌倒等意外伤害。老年患者的用药应从最低有效剂量开始，短期应用或采用间歇疗法，不主张大剂量给药，治疗过程中需密切观察药物不良反应。

《中国成人失眠诊断与治疗指南（2017版）》推荐：①需要药物治疗的老年失眠患者选择非苯二氮䓬类（右佐匹克隆、唑吡坦）、褪黑素受体激动剂、食欲素受体拮抗剂和小剂量多塞平（Ⅱ级推荐）。②褪黑素缓释剂可用于改善老年失眠患者的睡眠质量（Ⅲ级推荐）。③采用最低有效剂量，尽可能短期应用，密切观察药物不良反应（Ⅰ级推荐）。④老年慢性失眠患者长期用药时，在维持疗效的前提下推荐使用间歇疗法（Ⅳ级推荐）。

（3）镇静催眠药用于抑郁障碍和焦虑障碍

1）抑郁障碍和焦虑障碍的概念

A. 抑郁障碍：临床上常使用的抑郁概念包括"抑郁情绪""抑郁状态"和"抑郁障碍"。"抑郁情绪"可以是一种正常的生理过程，持续时间短，不需要医学处理。"抑郁状态"是一组以显著的抑郁心境为主要特征的综合征，往往表现为病理性情绪、行为和躯体化症状，持续时间较生理性抑郁情绪略长，需要医学处理。"抑郁障碍"即精神医学中所指的"抑郁症"，是指由各种原因引起、以显著而持久的心境低落为主要特征的一类心境障碍，持续时间超过2周，对患者社会功能有显著影响，达到临床诊断标准，需给予积极治疗。抑郁障碍的诊断标准主要参考 DSM-5。

B. 焦虑障碍：临床上常使用的焦虑概念包括"焦虑情绪""焦虑状态"和"焦虑障碍"。"焦虑情绪"的主观体验是紧张和担心；客观表现可以为运动性不安，如搓手、来回走动等。焦虑情绪可以是一种正常的生理过程，持续时间短，不需要医学处理。"焦虑状态"常伴有多种躯体症状的主诉，包括肌肉紧张、头部不适，以及口干、出汗等自主神经功能紊乱的症状。焦虑状态需要医学处理。"焦虑障碍"即精神医学中所指的焦虑症，表现为过度害怕和焦虑，导致个体、家庭、社会、教育、职业或者其他重要领域的功能显著受损，需要积极进行临床处理。障碍的诊断标准主要参考 DSM-5。

2）药物治疗原则：抑郁焦虑障碍患者药物治疗的基本原则：①明确躯体和精神障碍的诊断，充分评估焦虑抑郁障碍药物治疗的必要性和安全性。②精神药物治疗的选择必须考虑患者的年龄、所患躯体疾病的性质、严重程度、症状特点、治疗药物，以及患者对精神药物的耐受性、选择偏好和药物费用负担等因素。③药物治疗前向患者及家人介绍药物性质、作用起效时间、疗程，以及可能发生的不良反应和对策。④药物宜小剂量开始逐步递增，躯体状况较差的患者初始剂量更小，往往是药物推荐起始剂量的 $1/4 \sim 1/2$，治疗尽可能采用最小的有效量，使不良反应减至最少，以提高服药依从性和安全性。⑤精神药物优先选择安全性高、抗焦虑抗抑郁疗效确切的选择性 5- 羟色胺再摄取抑制剂、选择性

5- 羟色胺及去甲肾上腺素再摄取抑制剂，以及特异性 5- 羟色胺能抗抑郁药、5-羟色胺受体拮抗和再摄取抑制剂、选择性 5- 羟色胺 1A 受体激动剂及其他药物（氟哌噻吨美利曲辛等）。⑥治疗早期可以酌情联用苯二氮䓬类药物，有助于快速控制焦虑、改善睡眠、减少抗抑郁药物的不良反应，但持续用药不宜超过 4 周。⑦治疗期间应密切观察病情变化，及时调整药物剂量，尤其要注意与躯体疾病治疗药物间的相互作用，及时处理药物不良反应。

焦虑障碍患者药物治疗的基本原则同抑郁障碍。

（4）镇静催眠药的用药风险：短期和长期使用镇静催眠药均存在一定的不良反应。

1）短期使用：不良反应包括镇静、眩晕、乏力、记忆力损害等；使用镇静催眠药会增加交通意外的风险。

2）长期使用：部分短期使用的不良反应可因机体耐受而消失，但精神运动功能减退和记忆力损害并不呈现耐受，会持续存在；长期使用可能导致跌倒风险增加，从而增加骨盆骨折的风险。

3）其他：使用镇静催眠药和痴呆风险升高有关，但从近年来的研究看，这种关联性仍不确定。近年来报道了一些大量使用唑吡坦等非苯二氮䓬类致躁狂样表现的病例，虽然少见、机制不明，但危害严重。

4）成瘾性：这是最被临床关注的用药风险，无论是苯二氮䓬类还是非苯二氮䓬类都具有致依赖性，长期使用后会导致耐受性增加，突然停药或突然减少使用剂量时会出现焦虑、失眠等戒断症状。

二、老年人睡眠障碍管理

1. 老年人睡眠障碍的影响因素　造成老年人睡眠障碍的因素有很多，如生理因素、心理社会因素、环境因素、不良睡眠习惯，以及疾病和药物因素等。

（1）生理因素

1）年龄因素：随着年龄变化，老年人的睡眠时相会发生变化，并且出现白天睡眠时间增多、夜晚睡眠时间减少的现象。有研究文献报道，老年患者尿液中褪黑素主要代谢产物 6- 羟基褪黑素硫酸盐的浓度明显低于青年人群。研究结果提示器官功能性下降是导致老年患者睡眠障碍的原因之一。

2）性别因素：关于性别对睡眠的影响，国内外各研究的结果不完全一致。Newman 等的研究结果显示老年女性的睡眠质量低于男性，更易出现睡眠障碍；国内关于老年人失眠率的调查也表明两性有明显差别，女性发病率为 33.15%，明显高于男性的 21.12%；北京市部分离退休老年人睡眠质量调查的结果显示，男性的睡眠效率、日间功能障碍评分比女性差。

3）夜尿：老年人夜间觉醒的原因常是夜尿，排除前列腺增生、尿崩症、糖尿病、充血性心力衰竭等疾病，夜尿多由年龄增大，膀胱的储尿功能下降所致。频繁起夜会扰乱老年人的睡眠周期，影响老年人的睡眠质量。

（2）心理社会因素：老年人的睡眠质量受多种心理社会因素的影响，对离退休后生活的不适应及离退休后经济来源减少，尤其是就医费用的增加，给老年人造成了很大的压力，成为影响老年人睡眠质量的直接原因。生活中的人际关系与社会交往等心理社会因素对其睡眠也有影响。

（3）环境因素：良好的睡眠环境是保证睡眠质量的前提。老年人对环境因素改变较年轻人更敏感，如光线、噪声过强等不良睡眠环境。大部分老年人因病住院后，睡眠环境的改变打破了完整的睡眠周期，昼夜睡眠节律颠倒，导致睡眠紊乱。睡眠环境长期较差可能会导致老年人的睡眠障碍问题。

（4）不良睡眠习惯：不良的睡前习惯会影响老年人的睡眠质量。睡前吸烟、睡软床、睡前想事情、睡前担心失眠、晚饭与睡眠间隔时间长、不午休、三餐和起居不规律等不良习惯均与睡眠障碍有关；有研究显示长期卧床或者久坐也是老年人失眠的危险因素。

（5）疾病和药物因素：在大部分睡眠质量较差的老年人中，疾病和药物因素往往起到很大的作用，呼吸系统疾病等躯体疾病、老年痴呆等精神疾病及由于其他疾病所服用的药物等都会影响老年人的睡眠。

1）躯体疾病：老年人是神经系统、循环系统及严重呼吸系统综合征的高危人群，躯体疾病是影响老年人睡眠质量的重要原因，其中高血压、糖尿病、冠心病、关节炎或风湿病、青光眼或白内障、脑血管疾病、肿瘤、泌尿道疾病、肺气肿或老年人慢性支气管炎等疾病对睡眠质量有显著性影响。此外，老年人由于担心疾病发展、治疗效果及经济负担，易出现焦虑、抑郁等情绪，加之患病期间活动量受限，严重影响其睡眠质量。

2）精神疾病：各种精神疾病均可导致睡眠障碍。约80%的抑郁症患者存在睡眠问题。研究发现抑郁是引起睡眠问题的重要危险因素，焦虑、抑郁、孤独感及一些不愉快的事能引起老年人全面的睡眠质量降低；此外，有研究表明痴呆可导致日夜睡眠节律的倒置，白天睡眠，夜间清醒，严重影响老年人的睡眠质量。

3）药物因素：老年人所患的慢性病常较为复杂，所以需要服用多种药物进行治疗和控制，这些药物往往会引发老年人的睡眠问题。常见的有抗高血压药物、治疗糖尿病药物、老年痴呆症等治疗药物。苯二氮䓬类药物会抑制深睡眠；抗精神病药物抑制快速眼动睡眠。在下午或夜间使用利尿剂可能引起夜间遗尿和睡眠结构破坏。包括抗组胺的非处方药物也可破坏睡眠结构，这些均会引发患者的睡眠障碍.调查显示有10%～27%的老年人长期服用催眠药。由于依赖性，一经停药往往容易出现不安、兴奋等症状，从而引发失眠等睡障碍。

2. 老年人的睡眠障碍管理　老年人的睡眠障碍管理包括非药物治疗和药物治疗，前者包括心理行为治疗和物理治疗（如生物反馈、可见光治疗、正压通气呼吸机）。某些阻塞性睡眠呼吸暂停患者可能需要手术治疗。对于高龄老年人，任何干预方式均需要权衡兼顾其他基础病、用药史及全身状况。

药物治疗：临床常用镇静催眠药，其次是某些有镇静作用的抗抑郁药。一般用药顺序：①短、中效非苯二氮䓬类受体激动剂（如唑吡坦、右佐匹克隆、扎来普隆）或苯二氮䓬类激动剂（如替马西泮）；②其他苯二氮䓬类受体激动剂（如艾司唑仑、氟西泮、氯硝西泮、劳拉西泮等）或褪黑素受体激动剂（如雷美替胺）；③具有镇静作用的抗抑郁药（如曲唑酮、米氮平、氟伏沙明、多塞平），尤其适用于伴有抑郁障碍或焦虑障碍的失眠患者；④联合使用苯二氮䓬类受体激动剂和具有镇静作用的抗抑郁药；⑤抗癫痫药、抗精神病药不作为首选药物使用，仅适用于某些特殊情况和人群。

3. 老年共病患者的睡眠障碍管理　老年共病患者的睡眠障碍形式多样，治疗用药复杂，以下主要介绍需要镇静催眠药物干预的睡眠障碍类型的管理。

（1）合并抑郁、焦虑

1）失眠伴抑郁的药物治疗：主要包括镇静催眠药（包括苯二氮䓬类、非苯二氮䓬类、褪黑素受体激动剂等）、抗抑郁药及合剂/中药治疗。

A. 苯二氮䓬类：种类较多，如艾司唑仑、氟西泮、夸西泮、替马西泮、阿普唑仑、地西泮、劳拉西泮等，在国内均纳入二类精神药品管理。这些药物可缩短睡眠潜伏期、增加总睡眠时间。不良反应包括日间困倦、头晕、肌张力减退、跌倒、认知功能减退等。老年患者应用时尤须注意药物的肌肉松弛作用和跌倒风险。使用中短效苯二氮䓬类治疗失眠时有可能引起反跳性失眠。持续使用苯二氮䓬类后，在停药时可能会出现戒断症状。对于有药物滥用史的失眠患者需考虑潜在的药物滥用风险。本类药物禁用于肝肾功能损害、重症肌无力、阻塞性睡眠呼吸暂停综合征的患者及重度通气功能缺损者。在早期（一般是开始治疗的4周以内）与抗抑郁药联合使用有一定益处，特别是对有焦虑症状的抑郁患者，但长期来看，联合运用抗抑郁药和苯二氮䓬类并没有比单用抗抑郁药带来更大疗效，相反，可能会增加一些不良反应。

B. 非苯二氮䓬类：主要包括唑吡坦、佐匹克隆、右佐匹克隆和扎来普隆。具有与苯二氮䓬类类似的催眠疗效，可用于治疗睡眠起始及睡眠维持困难。此类药物半衰期短，次日残余效应较低，一般不产生日间困倦，因此药物依赖风险较传统苯二氮䓬类低，治疗失眠安全、有效，但突然停药可能发生一过性的失眠反弹。不建议单药治疗抑郁。

C. 褪黑素：参与调节睡眠-觉醒周期，可改善昼夜节律失调性睡眠障碍。

褪黑素受体激动剂包括雷美尔通、阿戈美拉汀等。雷美尔通是褪黑素受体 MT1 和 MT2 激动剂，可缩短睡眠潜伏期、提高睡眠效率、增加总睡眠时间，用于治疗以入睡困难为主诉的失眠及昼夜节律失调性睡眠障碍。阿戈美拉汀既是褪黑素受体激动剂，也是 5- 羟色胺受体拮抗剂，具有催眠和抗抑郁的双重作用，能够改善抑郁相关的失眠，缩短睡眠潜伏期，增加睡眠连续性。

《中国成人失眠伴抑郁焦虑诊治专家共识（2020）》中指出：失眠伴抑郁首选选择性 5- 羟色胺再摄取抑制剂（SSRI）/5- 羟色胺和去甲肾上腺素再摄取抑制剂（SNRI）/ 小剂量米氮平联用 SSRI 或 SNRI，必要时辅以镇静催眠药。镇静催眠药首选非苯二氮䓬类，如唑吡坦、佐匹克隆、右佐匹克隆、扎来普隆或具有镇静作用的抗抑郁药如曲唑酮、米氮平等，可辅以有镇静、抗抑郁作用的合剂药物或中成药；失眠改善后非苯二氮䓬类 / 苯二氮䓬类等镇静催眠药应逐渐减量至停药，以 SSRI/SNRI/ 米氮平维持治疗。镇静催眠药应使用最低有效剂量，按需给药、短期用药，停药时宜缓慢逐步减量至完全停药。药物的选用应注意个体化原则。

2）失眠伴焦虑的药物治疗：对于失眠、焦虑，均有独立的药物使用指南，但两者在药物使用方面有重合之处，因此针对失眠伴焦虑患者，首先应当选择两者在独立指南中共同推荐的药物；其次，根据量表的结果及医生的判断，推测失眠与焦虑的共病患者哪种疾病目前占据主要成分，在注意不良反应的前提下最大限度地选择针对目前主要症状的药物。

苯二氮䓬类药物中的阿普唑仑、氯硝西泮、劳拉西泮、地西泮等，对失眠伴焦虑患者疗效较好，可减少夜间觉醒频率，但会显著减少慢波睡眠，导致睡后恢复感下降。最常见的不良反应包括头晕、口干、食欲缺乏、便秘、谵妄、遗忘、跌倒、潜在依赖性、次日残留的镇静作用等。尽管药物有其不良反应，但在失眠伴焦虑的患者中，苯二氮䓬类有非常重要的作用。

失眠伴焦虑的药物治疗应根据具体病情合理选用。以失眠为主者，选用苯二氮䓬类药物等；以焦虑症状突出者，选用具有镇静作用的抗焦虑/抗抑郁药物等；失眠与焦虑共病者应联合使用苯二氮䓬类 / 褪黑素受体激动剂和抗焦虑 / 抑郁药物。有条件的可以在辨证分型的基础上谨慎采用中医疗法。

3）失眠伴抑郁、焦虑的药物治疗：失眠伴抑郁、焦虑的药物治疗建议在治疗之前先区分抑郁和焦虑的主次，先针对主要问题进行治疗；如果无法区分抑郁、焦虑的主次，建议根据具体情况采用苯二氮䓬类、抗焦虑 / 抗抑郁药物、合剂或者中西药联合治疗。

（2）合并认知功能损害

1）认知功能损害患者与睡眠障碍：认知功能损害患者睡眠障碍患病率较高，睡眠紊乱不仅会加速认知功能损害，导致其病死率增加，同时会加重照料者的经济与心理负担。因此，对认知功能损害患者的睡眠障碍进行系统的临床评估和管理具有重要临床和社会意义。

　　认知功能损害包括轻度认知功能损害和痴呆，痴呆的主要类型包括阿尔茨海默病、血管性痴呆、额颞叶变性、路易体痴呆和帕金森病痴呆等。认知功能损害患者睡眠障碍的主要类型包括失眠、日间过度思睡、睡眠呼吸障碍、异态睡眠，尤其是快速眼球运动睡眠期行为障碍、不宁腿综合征 / 周期性肢体运动、昼夜节律失调性睡眠 - 觉醒障碍等。有研究显示，60% 认知功能损害患者存在不同类型的睡眠障碍。2018 年中华医学会神经病学分会睡眠障碍学组发布的《认知功能损害患者睡眠障碍评估和管理的专家共识》（以下简称《2018 年专家共识》提出认知功能损害患者睡眠障碍的管理总体原则，见表 6-1。

表 6-1　认知功能损害患者睡眠障碍的管理总体原则

1. 认知功能损害患者睡眠障碍的总体治疗原则与非痴呆同年龄段人群相似（ⅠA 级）。

2. 积极处理导致认知功能损害患者出现睡眠障碍的病因（ⅠA 级）。

3. 推荐非药物治疗作为起始治疗手段，且必须考虑生活方式因素的影响（ⅠA 级）。

4. 应根据睡眠障碍的具体类型选择针对性治疗方法（ⅡB 级）。

5. 严格管理可引起或加重失眠的药物，如利尿剂、β 受体阻滞剂、支气管扩张剂、皮质类固醇、H_2 受体拮抗剂等。应尽量避免使用含咖啡因类物质、酒精（ⅠA 级）。

6. 必须考虑生活方式的影响，如评估疼痛、床的舒适性；鼓励患者进行规律的锻炼；遵循规律的睡眠 - 觉醒节律和睡眠卫生，尽量避免日间小睡，如有午睡习惯，建议将时间限制在 60min 内；早晨、傍晚规律地接受光照，固定进餐时间，睡前可进食少量食物，避免夜间摄入过多液体；注意环境因素，如夜间噪声和环境灯光（ⅠA 级）。

7. 认知功能损害患者可能无法清楚表达其夜间觉醒情况，应对照料者进行相关知识培训（ⅠA 级）。

　　《2018 年专家共识》指出：针对失眠病因的治疗是关键（ⅠA 级）。药物治疗是目前认知功能损害患者失眠的有效治疗方法。应避免长期使用镇静催眠药物（不超过 3 ~ 6 个月），因长期使用会导致药物依赖、药效减退、药源性失眠、成瘾等，必要时每 4 周重新评估一次（ⅠA 级）。非苯二氮䓬类和褪黑素受体激动剂是认知功能损害患者失眠治疗的首选催眠药物（ⅡB 级），但必须监测其不良反应（ⅠA 级）；痴呆患者可以使用褪黑素缓释剂（ⅡB 级）；合并睡眠呼吸障碍患者，应避免或谨慎使用长效苯二氮䓬类，必要时小剂量使用，尤其是未治疗或不配合治疗睡眠呼吸障碍的痴呆患者（ⅡB 级）。低剂量非典型抗精神病药物可用于伴严重激越、幻觉和（或）妄想的睡眠维持困难认知功能损害患者（ⅡB级）。低剂量曲唑酮可用于睡眠呼吸障碍患者（ⅡB级）。尽量减少使用会加重失眠的药物，如利尿剂、β受体阻滞剂、支气管扩张剂、皮质类固醇激素、H_2受体拮抗剂，确需使用应不晚于睡前6h服用（ⅡB级）。光照治疗有助于改善认知功能损害患者的认知与失眠症状（ⅡB级）。药物和认知行为疗法相结合可能更好。

2）快速眼球运动睡眠期行为障碍（RBD）的管理：认知功能损害患者RBD发生率约为22.6%。《2018年专家共识》指出：RBD治疗目标是减少异常发声、行为的频率及减轻其程度，降低患者本人与照料者受伤风险。药物治疗和安全防范措施能够为RBD患者提供安全和有效的管理。低剂量氯硝西泮（0.25～0.5mg/d）治疗伴认知障碍RBD患者有效，必要时可增量至1.0mg/d（ⅠA级），但应谨慎使用，以避免出现跌倒和加重认知损害（ⅡB级）。褪黑素有一定辅助睡眠作用，有效剂量为2～12mg/d，睡前30min服用（ⅡB级）。多奈哌齐、左旋多巴、卡马西平、氯氮平、喹硫平、唑吡坦、佐匹克隆和右佐匹克隆对认知功能损害患者的RBD有一定疗效，但使用过程中必须仔细监测（ⅢC级）；抗抑郁药、抗精神病药、β受体阻滞剂和曲马多可诱发或加剧RBD，应停止应用或不晚于睡前6h应用（ⅢC级）。此外，建议床旁安装报警装置，可降低患者的伤害性事件（ⅡB级）；避免酒精摄入。

（3）合并帕金森病：帕金森病非运动症状会对患者生活质量产生严重影响，如嗅觉功能障碍、睡眠障碍、自主神经功能紊乱及认识受损等。50%～81%的帕金森病患者存在睡眠障碍，其表现多种多样，包括维持睡眠困难、夜间多种症状（不宁腿、生动梦境、夜尿等）及白天睡眠增多等。临床多见但却易忽视，规范评估和管理帕金森病的睡眠障碍，对于提高帕金森病的整体诊疗质量、改善患者预后具有重要的意义。

帕金森病睡眠障碍的发病机制是多因素的，包括睡眠调节区域的功能退化、药物对睡眠结构的影响、药物诱发的睡眠障碍、多种因素引起的睡眠破碎。总体而言，可分为两类：睡眠障碍（失眠，快速眼球运动睡眠期行为障碍，不宁腿综合征，睡眠呼吸紊乱）和觉醒障碍（日间过度嗜睡）。值得关注的是，帕金森病患者的睡眠障碍并非单一一种，常同时出现多种，这也导致治疗的难度增加。帕金森病睡眠障碍的治疗包括药物治疗和非药物治疗。相比而言，非药物治疗的安全性较好。

治疗前，需仔细评估帕金森病患者睡眠障碍的原因及亚型。睡眠障碍可能是由帕金森病疾病本身造成的，也有可能是一些药物的不良反应，甚至是风险因素。例如，司来吉兰可能增加失眠的风险；大剂量的多巴胺激动剂、具有抗组胺活性的催眠药、苯二氮䓬类药物和具有镇静作用的抗抑郁药物均会增加日间嗜睡的风险；选择性5-羟色胺再摄取抑制剂可能会诱发快速眼球运动睡眠期行为障碍；抗多巴胺能药物可能会引起或加重不宁腿综合征的症状。在这种情况下，去除诱发因素才是最需要解决的问题。此外，帕金森病患者的运动症状也会影响夜间睡眠。因此，优化多巴胺能疗法，如选择多巴胺激动剂（如罗替戈汀透皮贴剂）、长效多巴胺制剂和单胺氧化酶 B 抑制剂，也可能会改善睡眠症状。而对于具有伤害行为或潜在伤害行为的帕金森病伴快速眼球运动睡眠期行为障碍患者，如何建立一个安全的睡眠环境是首选。

　　（4）合并呼吸系统疾病：慢性阻塞性肺疾病患者中有 17% ～ 50% 存在失眠，主要表现为入睡困难和睡眠中频繁觉醒。临床上经常使用苯二氮䓬类受体激动剂改善慢性阻塞性肺疾病患者的失眠和焦虑症状。但是，苯二氮䓬类可增加此类患者发生呼吸衰竭的风险。相比而言，非苯二氮䓬类中的唑吡坦和右佐匹克隆治疗慢性阻塞性肺疾病的失眠更为安全。褪黑素受体激动剂雷美替胺能够改善慢性阻塞性肺疾病失眠患者的睡眠质量，不增加呼吸紊乱事件，耐受良好。

　　《中国成人失眠诊断与治疗指南（2017 版）》建议：①伴有呼吸系统疾病的失眠患者适用心理治疗（Ⅰ级推荐）；②伴有慢性阻塞性肺疾病和轻中度阻塞性睡眠呼吸暂停的失眠患者推荐选择非苯二氮䓬类（右佐匹克隆、唑吡坦）、褪黑素受体激动剂（雷美替胺）治疗（Ⅱ级推荐）；③慎用苯二氮䓬类，高碳酸血症明显的慢性阻塞性肺疾病急性加重期患者和限制性通气功能障碍失代偿期的患者禁用苯二氮䓬类，必要时需在有创或无创机械通气支持下应用（Ⅳ级推荐）。

三、镇静催眠药的用药风险

1. 老年人应用镇静催眠药的潜在风险

　　（1）跌倒与骨折：镇静催眠药物使用后可出现过度镇静、肌肉松弛及运动、定向障碍等不良反应，增加老年患者跌倒、跌伤、骨折的风险。研究证实，苯二氮䓬类药物的应用是老年人发生跌倒的重要危险因素之一，大剂量应用半衰期较长的苯二氮䓬类药物及多重用药更增加跌倒风险，并且随着年龄增长，这种关联性更为显著。另外，与较低剂量或维持剂量用药相比，老年患者在苯二氮䓬类药物开始应用及剂量增加时跌倒风险增加。另外，苯二氮䓬类药物是老年人群发生跌伤的独立危险因素 [风险比（RR）=3.128；95% 置信区间（CI）：1.541 ～ 6.350]。荟萃分析报道，苯二氮䓬类及联合应用非苯二氮䓬类药物（如唑吡坦、右佐匹克隆等）与髋部骨折风险增加显著相关。

　　（2）认知功能损害：苯二氮䓬类药物被认为与认知功能损害有关。病例报道表明长期应用地西泮的老年患者会出现类似阿尔茨海默病的认知损害，但是苯二氮䓬类及其相关药物仍被应用于治疗阿尔茨海默病的相关症状。

（3）药物滥用/依赖：长期连续应用苯二氮䓬类药物容易产生药物滥用/依赖，且比例随着年龄增长而升高，这与老年人群普遍存在慢性失眠有关。老年人在苯二氮䓬类药物滥用的同时，通常存在长期饮酒或麻醉药、镇痛药、阿片类药物等多药滥用。国外研究发现，饮酒合并应用苯二氮䓬类、阿片类药物等易产生依赖的药物在老年人群中越来越多见，并且老年男性应用苯二氮䓬类、阿片类药物等可能与病死率增加有关。国内研究也报道了包括老年人群苯二氮䓬类药物在内的多药滥用情况，提醒医务人员对可能产生滥用/依赖的药物加强管理。

（4）自杀风险：苯二氮䓬类药物应用广泛且容易获得，逐渐成为老年人自杀的常用手段之一。虽然苯二氮䓬类药物是过量服用最安全的精神科药物，但是老年人吞服苯二氮䓬类药物出现的临床症状较年轻人更严重，导致误吸、昏迷等并发症的风险更高。

（5）加重躯体疾病不良事件发生风险：老年人通常罹患多种躯体疾病，苯二氮䓬类药物的应用一定程度上加重了躯体疾病不良事件发生的风险。例如，苯二氮䓬类药物增加老年骨质疏松症患者骨折的风险，增加老年痴呆症患者脑卒中、感染的风险；由于过度镇静、活动减少、排痰不畅、误吸等因素，长期应用此类药物的老年人容易发生肺部感染；这类药物也是老年糖尿病患者出现高渗高血糖状态的重要诱因之一。

2. 镇静催眠药联合用药和多重用药的潜在风险

（1）苯二氮䓬类药物相关相互作用：咪达唑仑、三唑仑、阿普唑仑需要CYP3A4代谢，与CYP3A4强抑制剂如泊沙康唑、伏立康唑、红霉素、克拉霉素等合用显著减慢其代谢，加强镇静催眠作用。与阿莫非尼等合用会导致过度的神经抑制作用，如昏睡、嗜睡、反应能力降低。劳拉西泮、奥沙西泮、夸西泮无须CYP3A4代谢，直接与葡糖醛酸结合后经肾脏排出，较少发生代谢性药物相互作用。

1）咪达唑仑

A. 本药与其他中枢神经系统抑制剂同时应用时，可增强中枢神经系统的抑制作用，表现为呼吸抑制、血压降低、麻醉复苏延迟等，合用时应当减少剂量。

B. 本药无镇痛作用，但可增强麻醉药的镇痛作用。

C. 与西咪替丁、法莫替丁、雷尼替丁或尼扎替丁合用时，由于肝脏代谢降低，本药血药浓度增高，半衰期延长。

D. 与安普那韦、艾法韦仑合用，药物间的代谢竞争会导致咪达唑仑的血药浓度升高，两者禁止合用。

E. 红霉素、醋竹桃霉素等大环内酯类抗生素可抑制咪达唑仑的代谢，从而提高咪达唑仑的血药浓度。

F. 地拉费定与咪达唑仑合用，可导致后者血药浓度升高。

G. 与地尔硫䓬合用时，本药血浆清除率下降，可能会出现过度镇静。

H. 与卡马西平合用，由于肝微粒体酶的诱导使卡马西平和（或）本药的血药浓度下降，清除半衰期缩短。

I. 与左旋多巴合用时，可降低后者的疗效。

2）三唑仑

A. 与中枢抑制药合用可增加呼吸抑制作用。

B. 与易成瘾和其他可能成瘾药合用时，成瘾的危险性增加。

C. 与酒精、全麻药、可乐定、镇痛药、吩噻嗪类、单胺氧化酶 A 型抑制药和三环类抗抑郁药合用时，可彼此增效，应调整用量。阿片类镇痛药的用量至少应减至 1/3，而后按需逐渐增加。

D. 与抗高血压药和利尿降压药合用，可使降压作用增强。

E. 与西咪替丁、红霉素合用，可抑制本品在肝脏的代谢，引起血药浓度升高，必要时减少药量。

F. 与扑米酮合用由于减慢后者代谢，需调整扑米酮的用量。

3）阿普唑仑

A. 与易成瘾的和其他可能成瘾药合用时，成瘾的危险性增加。

B. 饮酒及与全麻药、可乐定、镇痛药、单胺氧化酶 A 型抑制药和三环抗抑郁药合用时，可使彼此增效。阿片类镇痛药的用量至少应减至 1/3，而后按需逐渐增加。

C. 与抗高血压药或利尿药合用时，可使本类药的降压增效。

D. 与钙通道阻滞药合用时，可能使低血压加重。

E. 与西咪替丁合用时可以抑制由肝脏转化本类药的中间代谢产物，从而使清除减慢，血药浓度升高。

F. 普萘洛尔与苯二氮䓬类抗惊厥药合用时可导致癫痫发作的类型和（或）频率改变，应及时调整剂量，包括普萘洛尔在内的血药浓度可能明显降低。

G. 卡马西平与经肝脏酶系统代谢的苯二氮䓬类药，由于肝微粒体酶的诱导使卡马西平和（或）本类药的血药浓度下降，清除半衰期缩短。

H. 与扑米酮合用，由于药物代谢的改变，可能引起癫痫发作类型改变，需调整扑米酮的用量。

I. 与左旋多巴合用时，可降低后者的疗效。

4）氯硝西泮

A. 与中枢神经系统抑制药、阿片类镇痛药、单胺氧化酶抑制药或具有中枢神经抑制作用的降压药合用时，中枢神经抑制作用增强。

B. 与三环类抗抑郁药合用时，可增加中枢神经抑制作用，大量时可降低惊厥阈，降低本药的抗惊厥效应。

C. 本药可降低左旋多巴的作用。

D. 与卡马西平合用，两药的代谢均加快，血药浓度降低。

E. 西咪替丁可降低本药及其他通过硝基还原作用代谢的苯二氮䓬类药物的清除率。

F. 本药可降低地昔帕明的稳态血药浓度水平。

G. 与丙戊酸合用时，在少数病例中可发生失神持续状态。

H. 与扑米酮合用时，可能由于药物代谢的改变，导致癫痫发作形式的改变，有时需减少扑米酮的用量。

I. 本药与氯氮平合用，增加伴有呼吸停止和（或）心脏停搏的虚脱危险。

5）艾司唑仑

A. 与中枢抑制药合用可增加呼吸抑制作用。

B. 与易成瘾和其他可能成瘾药合用时，成瘾的危险性增加。

C. 与酒精、全麻药、可乐定、镇痛药、吩噻嗪类、单胺氧化酶 A 型抑制药和三环类抗抑郁药合用时，可彼此增效，应调整用量。

D. 与抗高血压药和利尿药合用，可使降压作用增强。

E. 与西咪替丁、普萘洛尔合用，本药清除减慢，血浆半衰期延长。

F. 与扑米酮合用由于减慢后者代谢，需调整扑米酮的用量。

G. 与左旋多巴合用时，可降低后者的疗效。

H. 与利福平合用，增加本品的消除，血药浓度降低。

I. 异烟肼抑制本品的消除，致血药浓度增高。

J. 与地高辛合用，可增加地高辛血药浓度而致中毒。

6）劳拉西泮：本品与酒精、吩噻嗪类、巴比妥类、单胺氧化酶抑制剂或其他抗抑郁剂合用会造成中枢神经系统抑制。东莨菪碱与劳拉西泮注射剂合用，可增加出现镇静、幻觉和非理性行为的概率。

7）奥沙西泮

A. 与中枢抑制药合用可增加呼吸抑制作用。

B. 与易成瘾和其他可能成瘾药合用时，成瘾的危险性增加。

C. 与酒精、全麻药、可乐定、镇痛药、吩噻嗪类、单胺氧化酶型抑制药和三环类抗抑郁药合用时，可彼此增效，应调整用量。

D. 与抗高血压药和利尿药合用，可使降压作用增强。

E. 与西咪替丁、普萘洛尔合用时，本药清除减慢，血浆半衰期延长。

F. 与扑米酮合用时，由于后者代谢减慢，需调整扑米酮的用量。

8）地西泮

A. 与中枢抑制药合用可增加呼吸抑制作用。

B. 与易成瘾和其他可能成瘾药合用时，成瘾的危险性增加。

C. 与酒精、全麻药、可乐定、镇痛药、吩噻嗪类、单胺氧化酶 A 型抑制药和三环类抗抑郁药合用时，可彼此增效，应调整用量。

D. 与抗高血压药和利尿药合用，可使降压作用增强。

E. 与西咪替丁、普萘洛尔合用时，本药清除减慢，血浆半衰期延长。

F. 与扑米酮合用时，由于后者代谢减慢，需调整扑米酮的用量。

G. 与左旋多巴合用时，可降低后者的疗效。

H. 与利福平合用时，本品的消除增加，血药浓度降低。

I. 异烟肼抑制本品的消除，致血药浓度增高。

J. 与地高辛合用，可增加地高辛血药浓度而致中毒。

（2）非苯二氮䓬类药物相关相互作用

1）唑吡坦

A. 唑吡坦经 CYP3A4 和 CYP1A2 代谢，CYP3A4 强抑制剂如伊曲康唑能显著升高唑吡坦的浓度，增强镇静催眠作用。而 CYP3A4 强诱导剂（如利福平和圣约翰草提取物）则显著降低血药浓度，减弱催眠作用。

B. 唑吡坦合用利福平：利福平使唑吡坦的 AUC 降低 73%，C_{max} 降低 58%，$t_{1/2}$ 降低 36%；利福平能诱导 CYP3A，加快唑吡坦代谢，降低其疗效。临床建议：避免合用。

C. 唑吡坦合用圣约翰草提取物：合用圣约翰草提取物使唑吡坦 AUC 减少，C_{max} 降低；圣约翰草提取物诱导 CYP3A4 和 P 糖蛋白，降低唑吡坦的 AUC，加快其代谢清除。临床建议：谨慎合用。

D. 唑吡坦与丙米嗪联用：除丙米嗪的峰浓度降低 20% 外，无药动学的相互作用，但可减少警醒。与氯丙嗪合用时也无药动学的相互作用，但可减少警醒和影响精神运动的表现。

E. 服用本品时饮酒可影响精神运动的表现。

F. 合用抗抑郁药：健康志愿者单次口服本品与氟西汀时，两药的药动学和药效学均无显著改变，多次口服本品与氟西汀时，本品的半衰期延长 17%。

G. 氟马西尼可逆转本品的镇静 / 催眠效应，但不影响本品的药动学。

H. 本品不影响地高辛的药动学，也不影响华法林的凝血酶原时间。西咪替丁或雷尼替丁对本品的药动学和药效学无影响。

2）扎来普隆

A. 乙醇：本品可增强乙醇对中枢神经系统的损伤作用，但不影响乙醇的药动学。

B. 丙咪嗪：本品与丙米嗪合用后，清醒程度降低，运动精神行为能力损伤，相互作用是药效学，而没有药动学的变化。

C. 帕罗西汀：本品与帕罗西汀合用无相互作用。

D. 硫利达嗪：本品与硫利达嗪合用后，清醒程度降低、运动精神行为能力损伤，相互作用是药效学，而没有药动学的变化。

E. 与酶诱导剂比如利福平合用，会使本品 C_{max} 和 AUC 降低 4 倍。本品与苯海拉明合用无药动学相互影响，但由于两者都有镇静作用，合用须特别注意。与布洛芬合用无明显药动学变化。

3）佐匹克隆

A. 与神经肌肉阻滞药、中枢神经抑制药合用，镇静作用增强。

B. 合用甲氧氯普胺时增加佐匹克隆的血药浓度。

C. 合用卡马西平使佐匹克隆峰浓度升高，而卡马西平峰浓度降低。

D. 合用红霉素增加佐匹克隆的 AUC 和 $t_{1/2}$，并伴有精神运动障碍。

E. 合用阿托品、利福平使佐匹克隆的浓度降低。

F. 与苯二氮䓬类催眠药合用，增加戒断症状。

G. 合用乙醇：乙醇能增强佐匹克隆的镇静作用，但是不影响其药动学过程，影响疗效。临床建议：避免合用。

4）右佐匹克隆

A. 右佐匹克隆与乙醇合用可对神经运动功能产生相加作用影响，可持续 4h。

B. 与 400mg 酮康唑（一种 CYP3A4 的强抑制剂）合用 5 天可使右佐匹克隆的 AUC 增加 2.2 倍。C_{max} 和 $t_{1/2}$ 分别增加 1.4 倍和 1.3 倍。其他 CYP3A4 的强抑制剂可能产生相似的作用（如伊曲康唑、克拉霉素、萘法唑酮、竹桃霉素、利托那韦、奈非那韦）。

C. 与 CYP3A4 的强诱导剂利福平合用可使消旋佐匹克隆暴露率降低 80%。右佐匹克隆可能产生相似的作用。

四、老年人应用镇静催眠药的风险干预

镇静催眠药因其良好的镇静、催眠、抗焦虑作用被广泛应用于临床，在不恰当的剂量或不合理多重用药下，加重其导致跌倒、骨折、认知功能损害、药物滥用／依赖等治疗风险，进而增加疾病总体负担，影响老年人的社会功能及生活质量。

1. 用药评估

（1）评估是否有确需使用镇静催眠药的适应证：考虑到老年人群的特殊性，适当应用镇静催眠药物对改善症状、提高生活质量很有帮助，但是需要临床医生在给药前综合权衡老年患者的风险与获益，做到充分告知、共同决策，实现最有助于患者的治疗。处方前要仔细评估患者是否有确需使用镇静催眠药，特

别是苯二氮䓬类的适应证。一般来讲，以下情况是使用苯二氮䓬类的适应证：严重焦虑、失眠、急性躁狂、激越状态、酒精戒断及静坐不能等。

（2）评估是否有使用镇静催眠药的禁忌证：睡眠呼吸暂停、重症肌无力或过敏患者禁用。有呼吸功能不全、严重躯体疾病（肝肾功能损害）、既往有酒精和（或）非法物质使用者、妊娠期或哺乳期女性、明显认知功能损害等要谨慎使用。

（3）将镇静催眠药的短期治疗作为长期治疗计划的一部分：镇静催眠药物，特别是苯二氮䓬类药物多在疾病急性治疗期间做短期使用。较长期的使用主要针对那些对其他药物或心理治疗无效或不适用的患者。因此，对需要长期药物治疗的患者，在制订综合性的长期治疗计划时，要考虑到能替代苯二氮䓬类的可能方案（包括非药物治疗手段）及撤药计划。一般来讲，使用苯二氮䓬类药物时不能突然停药。

在改善焦虑及睡眠等临床应用中，苯二氮䓬类药物的用药时间原则上不应超过 4 周，老年患者更需要在医生指导下及时停药。苯二氮䓬类停药需要缓慢减停，也可以暂时应用半衰期较长的苯二氮䓬类药物或其他助眠药物替代，逐渐停药，预防药物依赖及撤药反应。

2. *知情告知*　用药前要向患者（必要时包括照料者）解释药物的性质、治疗程序、服药注意事项及可能的风险，以便及时发现和处理。具体内容包括：①药物治疗的目的；②服药的剂量和疗程，并做好记录；③可能的不良反应：包括过度镇静、认知损害、耐受性、依赖性、撤药症状、共济失调、跌倒、运动反应性和协调性减退（驾驶交通工具和操作机器时特别要小心）等；④镇静催眠药物与酒精、阿片等中枢神经抑制剂合并使用时危险性会增加；⑤少数个体会出现脱抑制反应和攻击行为等；⑥当考虑长期使用这类药物时，应有知情同意并备案。值得注意的是，临床上广泛使用苯二氮䓬类药物来处理的某些临床问题（如激越状态、药源性静坐不能、紧张症等）并不是药品说明书上的适应证，对这种超适应证用药使用现状，国内尚无统一的使用指南与共识，如要使用，有必要提供知情同意。

3. *合理规范用药*　如果个体确有使用镇静催眠药的适应证且无禁忌证，则应根据患者疾病特点、躯体状况等来选择合适药物的最低有效剂量开始治疗，规范治疗疗程。一般不主张几种苯二氮䓬类药物合用，如要合用，需要有足够的理由。

（1）个体化用药：老年人是一组健康状况极不统一的群体，临床上需要医生根据患者的症状特征及躯体状况，个体化地选择镇静催眠药物。考虑到药物的安全性及有效性，应根据患者的肝、肾功能，适当调整药物剂量，建议按需给药，小剂量、间断治疗，或寻求替代治疗，如选择不良反应较小的新型助眠药物，如非苯二氮䓬类药物（唑吡坦、右佐匹克隆等）。与此同时，老年人焦虑及睡眠质量下降往往与社会交流减少、心理压力增加有关，增加社会活动等心理行为综合治疗也有助于改善患者症状，减少镇静催眠药物的使用，有效预防药物不良反应。

（2）避免多重用药：多重用药在老年人群中较为普遍。减少多重用药相关风险是老年医疗的共同目标，详细记录患者的用药种类及起止时间，并应用Beers 标准、STOPP 标准中国老年人潜在不适当用药目录等老年用药评估工具，适当做减法，尽可能地减少药物相互作用及潜在用药风险。

（3）必要时住院调整治疗方案：住院治疗有利于医师充分评估老年患者的病情，观察并及时处理药物不良反应，同时住院较门诊更有利于进行沟通与用药宣教。因此，住院调整用药方案也是一种合理、可靠的选择，特别是对于用药潜在风险高的老年患者。

4. 动态评估疗效和不良反应　由于药物种类、给药方法、剂量、疗程和个体差异是镇静催眠药物不良反应发生的影响因素，在使用过程中要动态评估患者治疗后的疗效和不良反应。尤其要及时识别药物依赖性的早期表现而予以相应的干预措施。对某些需要较长期使用的患者，要定期评估，权衡减量、停用及继续使用的利弊，防止不良后果的发生。苯二氮䓬类的遗忘效应会混淆临床评估，尤其在过量使用时会误导危险性的判断，应予以注意。

减药与停药是处理镇静催眠药物不良反应的有效方法。对于苯二氮䓬类药物使用过量或中毒的患者，在保证呼吸道通畅及循环稳定的基础上，氟马西尼、纳洛酮可迅速改善昏迷状态及呼吸抑制。

5. 加强培训和教育　精神药品属国家管制药品，应加强对此类药物处方、医嘱的审核和监测，加强对其不良反应的监测报告。要警惕患者通过多种途径（包括非法途径）获取药物或将药物作为他用（必要时可进行尿检）。药师、医师应及时掌握临床用药最新资讯并加强对患者、照料者的用药教育。

第二节　抗抑郁／焦虑药

一、老年期抑郁／焦虑障碍与药物治疗

1. 疾病特点

（1）老年期抑郁障碍特点：老年期抑郁障碍指年龄 60 岁及以上的老年人出现的抑郁障碍，其在老年人群中是一种较常见的精神障碍，在伴发躯体疾病患者中患病率可能更高，不仅损害老年患者的生活质量和社会功能，而且增加照料者的负担。老年人合并各种脑器质性疾病和躯体疾病的抑郁发作较常见。老

年期抑郁障碍病因复杂，常伴有躯体疾病，两者也可能互为因果。这一年龄段特有的一些心理社会应激如丧亲、社会角色改变、搬迁等也会诱发或加重抑郁。

老年期抑郁障碍从重性抑郁发作到具有临床意义的抑郁综合征，从原发性抑郁到躯体情况所致的继发性抑郁障碍，具有明显的异质性和复杂性。老年期抑郁障碍的易感因素和促发因素主要包括脑器质性损害基础、躯体疾病共病、使用药物的影响，回避、依赖和挑剔等人格因素，低文化、贫困、独居和服务照料不良等社会因素，心理灵活性下降、负性生活事件、慢性应激和挫折等心理因素，功能损害、活动受限等躯体因素。

老年期抑郁障碍的抑郁核心特征与其他年龄段发病者无差别，ICD-10 和 DSM-5 中并未对其单独进行讨论。但是，老年患者固有的生理、心理、社会因素不可避免地对抑郁障碍的临床表现产生影响。老年患者抑郁发作的核心症状包括心境低落、快感缺失和兴趣减退，但常被其他主诉掩盖，而情感痛苦与动机缺乏等症状常与抑郁密切相关，并且年龄越大越明显。老年期抑郁障碍常见临床特征包括：①焦虑 / 激越；②躯体不适主诉突出；③精神病性症状；④自杀行为；⑤认知功能损害；⑥睡眠障碍。

（2）老年期焦虑障碍特点：焦虑障碍包括广泛性焦虑障碍、惊恐障碍、特定恐惧症和社交焦虑障碍。焦虑障碍的危险因素如下：焦虑障碍家族史；儿童期或青春期焦虑障碍病史，包括严重害羞、早年不良的教育方式；应激性生活事件或创伤事件，包括受虐待；女性、未婚、离异、丧偶、低教育程度、失业、低收入；共病精神障碍，尤其是抑郁症。虽然大多数焦虑障碍发生在儿童期和青年期，并可在中年期继续复发，但广泛性焦虑障碍的发病时间相对较晚。几乎 50% 的老年期广泛性焦虑障碍患者在 50 岁之后发病。与早发性广泛性焦虑障碍的患者相比，迟发性广泛性焦虑障碍的患者与共病（如高血压）、更严重致残和较差生活质量的相关性更高。其中与年龄相关的应激事件是迟发性广泛性焦虑障碍的特定危险因素，包括慢性疾病和残疾、照料者身份、社会孤立、收容机构和丧亲之痛等。对老年期焦虑障碍的纵向研究表明，其复发风险很高，3 ～ 6 年后复发率和慢性化率高达 39% ～ 52%。对于迟发性广泛性焦虑障碍，即使其他相关症状对治疗有反应，其复发和慢性化的主要因素可能还是病理性担忧的持续存在。

广泛性焦虑障碍是一种慢性焦虑障碍，患者表现为忧心忡忡，担心的问题较为泛化，涵盖多个方面，如健康、经济、工作、社会、家庭等。广泛性焦虑障碍可出现一系列生理和心理症状，常见的心理症状为担心、害怕、忧虑不安、坐卧不宁、心神不定、对外界的噪声过度敏感、注意力不集中、情绪容易波动等；生理方面则常表现为多个系统的自主神经功能亢进。因为许多老年人都患有慢性躯体疾病，有的疾病临床表现与广泛性焦虑患者的主诉非常相似，所以，诊断老年广泛性焦虑障碍者时，必须首先排除躯体疾病。有的患者躯体疾病与焦虑障碍并存，尤须详加鉴别。

2. 老年期抑郁障碍的药物治疗

（1）抗抑郁药：抗抑郁药治疗是老年期抑郁障碍的主要治疗措施，老年患者接受抗抑郁药治疗可以减轻抑郁症状，缓解抑郁发作，总体疗效与年轻人相当。

1）选择性 5- 羟色胺再摄取抑制剂（SSRI）：SSRI 作为一类新型抗抑郁药物，20 世纪 80 年代用于临床，常用的有氟伏沙明、氟西汀、西酞普兰、舍曲林和帕罗西汀。作用机制为通过选择性抑制中枢神经系统突触前膜对 5- 羟色胺（5–HT）的再摄取而提高突触间隙 5-HT 的浓度，起到抗抑郁作用，与去甲肾上腺素（NE）亲和力低，对多巴胺（DA）的再摄取几乎无影响。SSRI 为一线治疗药物，耐受性好，使用方便，总体安全性较高。常见不良反应：低钠血症、静坐不能、锥体外系症状、食欲下降、窦性心动过缓、便秘、尿潴留等。因剂量依赖性延长 QTc 间期和药物相互作用等安全性问题，美国 FDA 提示 > 60 岁的患者使用 CYP2C19 抑制剂（如西酞普兰）时，应注意药源性 QTc 间期延长，可选用舍曲林等心血管方面安全性较高的药物。

SSRI 各种药物之间的主要不同在于对 CYP450 酶介导的药物相互作用的不同。氟伏沙明抑制 CYP1A2、CYP2C19 作用强，对 CYP2C9、CYP3A4 中度抑制，用药过程中应注意相应的药物相互作用。氟西汀对情绪波动大、烦躁易怒的疗效较好，停药后延迟效应较好。帕罗西汀主要适用于伴有焦虑患者，突然停药易致病情反复或加重。氟西汀和帕罗西汀明显抑制 CYP2D6，与其他有关药物合用时应注意药物相互作用。西酞普兰轻度抑制 CYP2D6，对其他亚型几乎没有影响，与其他 SSRI 相比，对 5-HT 的再摄取抑制性最高，选择性更强，因此药物间相互作用更小。舍曲林中度抑制 CYP2D6，在 SSRI 中相互作用相对较小，安全性高。舍曲林在 5-HT 再摄取抑制方面比同类 SSRI 药物更强，故在治疗强迫症时可能较其他 SSRI 类药物在疗效上更具优势，且有利于改善睡眠。艾司西酞普兰和舍曲林可能是目前常用的新一代抗抑郁药中临床疗效和耐受性最好的药物。

舍曲林，建议起始剂量每次 12.5 ～ 25.0mg，治疗剂量 50 ～ 200mg/d；西酞普兰，建议起始剂量每次 5 ～ 10mg，治疗剂量 20mg/d；艾司西酞普兰，建议起始剂量每次 5mg，治疗剂量 10（监测使用 < 20）mg/d；氟西汀，建议起始剂量每次 10mg，治疗剂量 20 ～ 40mg/d；帕罗西汀，建议起始剂量每次 10mg，治疗剂量 20 ～ 40mg/d；氟伏沙明，建议起始剂量每次 25mg，治疗剂量 50 ～ 150mg/d。

2）5- 羟色胺（5-HT）和去甲肾上腺素（NE）再摄取抑制剂（SNRI）：包

括文拉法辛和度洛西汀,可作为 SSRI 的替代治疗,能较好地缓解老年患者的焦虑、抑郁症状,并能改善疼痛等躯体症状,较大剂量文拉法辛可以改善患者的低动力状态。此类药物能显著抑制 5-HT 与 NE 双受体在神经元突触前膜的再摄取,微弱抑制 DA 再摄取。常见不良反应:可引起剂量相关的舒张期高血压,患高血压的老年患者使用时应注意进行监测。少数患者出现胃肠不良反应、头晕头痛、5- 羟色胺综合征等。

文拉法辛,建议起始剂量每次 25.0～37.5mg,建议治疗剂量 75～225mg/d;度洛西汀,建议起始剂量每次 20～30mg,建议治疗剂量 40～120mg/d。

3）去甲肾上腺素能与特异性 5- 羟色胺能抗抑郁剂 (NaSSA):代表药为米氮平,通过直接抑制 5-HT 神经元末梢的 α_2 受体来增加 5-HT 的释放,同时通过提高 NE 含量刺激 5-HT 神经元胞体上的 α_2 受体,进一步增加 5-HT 的释放,其抗抑郁活性是对 NE 和 5-HT 两者共同作用的结果。可作为 SSRI 和 SNRI 的替代治疗,伴焦虑、失眠、厌食和体重下降的老年人可以选用,也可用于药源性帕金森综合征和震颤的抑郁障碍患者。对 CYP450 酶 CYP2D6、CYP1A2、CYP3A 无抑制作用,与其他药物合用时相互作用少。常见不良反应:过度镇静、口干便秘、血压降低、食欲、体重增加和高血糖。

米氮平,建议起始剂量每次 7.5mg,建议治疗剂量 15～45mg/d。

4）三环类及四环类抗抑郁药:包括阿米替林、氯丙米嗪、多塞平等,这类药物阻断 5-HT 和 NE 等递质的再摄取,选择性较差,不良反应较严重且多见,如直立性低血压、心律失常、便秘、排尿困难等,目前临床已很少使用。这类药物可作为上述几类药物治疗无效的备选。常见不良反应:心律失常、直立性低血压、尿潴留、麻痹性肠梗阻、青光眼、口干便秘等,因其抗胆碱作用可能加重认知损害及意识障碍。

阿米替林,建议起始剂量每次 12.5mg,建议治疗剂量 50～150mg/d;马普替林,建议起始剂量每次 12.5mg,建议治疗剂量 50～150mg/d;氯米帕明,建议起始剂量每次 12.5mg,建议治疗剂量 50～75mg/d。

5）单胺氧化酶抑制剂 (MAOI)

A. 苯乙肼及环丙胺:不可逆性 MAOI,不良反应较大,临床目前已基本不用。

B. 吗氯贝胺:新一代可逆性 MAOI,选择性作用于单胺氧化酶 A (MAO-A),不良反应较小。常见不良反应:可引起直立性低血压及失眠;需限制饮食和避免与 5- 羟色胺药物合用。吗氯贝胺,建议起始剂量每次 25mg,建议治疗剂量 100～300mg/d。

6）去甲肾上腺素和多巴胺再摄取抑制剂 (NDRI):对困倦、疲劳较突出的患者可以尝试使用。常见不良反应:可诱发癫痫发作。安非他酮,建议起始剂量每次 37.5～75.0mg,建议治疗剂量 150～300mg/d。

7）5 羟色胺受体拮抗剂和再摄取抑制剂（SARI）：以曲唑酮应用较多。其作用机制为拮抗 5-HT$_2$ 受体的同时兴奋 5-HT，选择性抑制 5-HT 和 NE 再摄取，而且其抗组胺和胆碱能作用微弱，对 DA 几乎没有作用，具有抗焦虑、抗抑郁、改善睡眠等作用。低剂量对伴睡眠障碍的老年人有效，且对睡眠结构影响较小。常见不良反应：过度镇静、直立性低血压、低钠血症、阴茎异常勃起。药物治疗中须注意心率减慢、直立性低血压等不良反应。

曲唑酮，建议起始剂量每次 12.5 ～ 25.0mg，建议治疗剂量 50 ～ 150mg/d。

8）5-HT 再摄取激动剂：代表药物为噻奈普汀，研究表明抑郁症患者的海马体积明显变小，且海马是神经可塑性改变中最重要的部位之一。实验证明噻奈普汀能通过使海马胆碱能神经纤维再生，促进慢性应激抑郁模型大鼠恢复活动度和学习记忆能力，可改善抑郁症伴发的焦虑症状，但没有镇静作用，且是目前唯一报道对性功能没有抑制作用，反而有增强作用的抗抑郁剂。

9）褪黑素受体激动剂：具有抗抑郁作用，可以作为治疗选择。常见不良反应：恶心、头晕、肝损伤、多汗，目前无老年人群临床试验证据。

阿戈美拉汀，建议起始剂量每次 12.5mg，建议治疗剂量 25 ～ 50mg/d。

10）中草药制剂：安全性较高，具有缓和、改善抑郁情绪的作用。常见不良反应：使用圣约翰草时应注意可能引起光过敏。

圣约翰草提取物片，建议起始剂量 1 片，建议治疗剂量 2 ～ 4 片；舒肝解郁胶囊，建议起始剂量 1 粒，建议治疗剂量 2 ～ 4 粒。

（2）老年期抑郁障碍用药原则

1）用药方案

A. 药物剂量和疗程：尽量单一用药；起始剂量为成人推荐剂量的 1/2 或更少，在开始治疗 2 周内复诊了解药物耐受性；老年患者药物应答时间延长，起效时间 4 ～ 12 周，甚至 16 周，缓慢加量获得最大缓解率，确保足量足疗程。

B. 治疗方案调整：减停或换药应逐渐进行，避免如 5-HT 综合征等撤药反应；老年抑郁障碍患者的复发率较年轻患者高，急性期药物治疗后需要更长的巩固维持治疗，巩固维持治疗时间为 12 个月以上，多次复发的老年期抑郁障碍患者建议长期维持治疗。

C. 用药依从性：治疗过程中检查药物的依从性。

D. 安全性监测：整个治疗过程中严密监测药物不良反应，注意药物相互作用，特别是与躯体疾病治疗药物的相互作用。

E. 用药监测：药物在老年患者胃肠中吸收缓慢，易出现消化道不良反应；亲水化合物分布体积减少，亲脂性药物分布体积增加，调节机制下降；首过效应减弱；经肾脏排泄量随年龄的增加而减少，药物代谢清除率下降，血药浓度蓄积可能性加大；药物敏感性改变，身体内环境稳态受损，药物不良反应如抗胆碱能作用的影响更大；药物间相互作用突出等。

2）个体化给药：老年人药物耐受性较差，建议个体化调整初始用药剂量。

A. 伴心血管疾病患者可以酌情选择安全性较高、药物相互作用较少的治疗药物（如舍曲林）等。

B. 伴有明显焦虑、疼痛等躯体症状的患者可以选择有相应治疗作用的抗抑郁药，如文拉法辛、度洛西汀等，可考虑短期小剂量合并使用苯二氮䓬类药及其他抗焦虑药。

C. 伴有明显睡眠障碍的患者也可选择具有镇静和睡眠改善作用的抗抑郁药，如米氮平、曲唑酮等。

D. 难治性抑郁和单纯抗抑郁药疗效不佳的患者可以考虑抗抑郁之外的其他药物增效治疗，如第 2 代抗精神病药喹硫平、阿立哌唑等。

E. 中枢兴奋剂对部分迟滞、低动力状态老年抑郁障碍患者有效，但尚无有效性验证，临床使用需谨慎。关于锂盐的抗抑郁增效作用结论不一致，老年人应慎用。

3. 老年期焦虑障碍的药物治疗

（1）抗焦虑药物：指主要用于减轻紧张、焦虑、恐惧的情绪，并伴有镇静、催眠、抗惊厥作用的药物。

1）苯二氮䓬类：通过加强抑制性神经递质 γ- 氨基丁酸的功能而发挥作用，减少神经兴奋。代表药物有长效类的氯硝西泮、地西泮，中效类的劳拉西泮、阿普唑仑，短效类的三唑仑、奥沙西泮等，因具有较强抗焦虑作用和起效快、疗效好、不良反应小、安全性高的特点等而被临床广泛使用。需注意苯二氮䓬类药物能够产生依赖性，半衰期越短者起效越快，作用时间越短，越容易产生依赖性，因此不推荐长期单独用药。该类药物常见不良反应为中枢抑制作用，主要表现为镇静、肌肉松弛和健忘等。

2）5-HT 部分激动剂：以丁螺环酮、坦度螺酮为代表，机制为与 5-HT$_{1A}$ 受体结合，一方面，通过对突触后 5-HT$_{1A}$ 受体的部分激动作用发挥抗焦虑效果；另一方面，通过激活突触前 5-HT 自身受体部分促进 5-HT 从突触前的释放，从而发挥抗抑郁作用。丁螺环酮被美国 FDA 批准为可治疗焦虑障碍或抑郁焦虑混合状态，其优点为安全性高、无依赖性和戒断症状，也不产生性功能障碍或体重增加不良反应；缺点为起效需 4 周时间。治疗时通常起增效剂的作用。

3）β 受体阻滞剂：代表药物为普萘洛尔、美托洛尔等，主要用于解除焦虑状态下的躯体症状，如心悸、震颤等。

4）具有抗焦虑作用的抗抑郁药：SSRI、SNRI、NaSSA 等能高效且选择性地抑制 5-HT 或 NE 的再摄取，均具有较好的抗焦虑效果。

　　5）有抗焦虑作用的非典型抗精神病药：如喹硫平和奥氮平也可缓解焦虑症状，其药理机制为阻断 H_1 受体及 5-HT$_{2A}$ 受体，常被作为增效剂使用。

　　（2）老年期焦虑障碍用药原则：抗焦虑药物在临床上的使用应遵循个体化原则。苯二氮䓬类药物目前仍是临床中使用最广泛的抗焦虑药物。20 世纪 90年代起，新型抗抑郁药 SSRI、SNRI 等逐渐成为治疗焦虑障碍的首选，苯二氮䓬类则退居二线作为合并药物使用。在治疗早期，抗抑郁药尚未起效时，苯二氮䓬类药物可以较快减轻症状、改善睡眠；在抗抑郁药起效后，尽量在 2 周左右将其减少剂量或停用，一般不超过 6 周，避免其发生依赖性。若要停用，撤药时应缓慢减量，在 1 周内撤毕，有些患者则需要更长的时间。

　　根据荟萃分析，药物治疗比心理治疗对老年期焦虑障碍更加有效。与对照组相比，一些药理学试验都显示出积极药理学治疗对于老年期焦虑障碍的有利结果。老年人的药物治疗需要全面的评估，因为老年患者具有某些药动学的生理变化，如肾小球滤过和肝脏代谢减少、心排血量减低和靶受体活性降低等。这些生理变化增加了药物相关不良反应的风险，如抗胆碱能（尿潴留、便秘、谵妄、认知障碍）、抗肾上腺素能（直立性低血压）和抗组胺能（嗜睡、头晕、意识模糊）等副作用。

　　苯二氮䓬类药物仍然是治疗老年期焦虑障碍的最佳药理学选择。一些研究发现苯二氮䓬类药物可有效减轻老年期的焦虑症状。然而，由于众所周知的如跌倒、认知障碍和误用等风险，这类药物的大规模使用仍然存在问题。最近的一项研究发现，与舍曲林一样，丁螺环酮治疗老年期广泛性焦虑障碍被证明有效而且耐受性良好。

　　SSRI 和 SNRI 是老年期焦虑障碍的一线治疗方法。大量随机对照试验表明，SSRI 可有效治疗老年期焦虑障碍（主要是广泛性焦虑障碍）。此外，研究还发现文拉法辛和度洛西汀对老年期焦虑障碍患者同样有效，而且不良反应与年轻焦虑障碍患者相似。重要的是，老年患者对 SSRI 和 SNRI 的耐受性相对较好。然而，在老年人群中，有几个特定的潜在风险需要监测，如老年人跌倒的风险增加、胃肠道出血、骨质流失和低钠血症。对于服用较高剂量 SNRI（尤其是文拉法辛）的老年患者，建议密切监测血压。

　　临床中常使用抗精神病药物治疗老年期焦虑障碍。唯一具有一定疗效证据的抗精神病药是治疗广泛性焦虑障碍的喹硫平，其剂量为 50 ～ 150mg 时与20mg 帕罗西汀或 10mg 艾司西酞普兰具有一样的有效性。喹硫平作为单一疗法或作为 SSRI 类药物的辅助疗法均已证明其有效性和耐受性。但需要密切关注其不良反应，如嗜睡、口干、头晕、头痛和恶心等。临床医生需要平衡抗精神病药物对老年人的潜在益处与不良反应，包括体重增加、高血糖、胆固醇升高，以及猝死和心血管事件风险增加。

　　米氮平是治疗老年期焦虑障碍的选择，主要因为其可改善睡眠和食欲，但其有效性的证据有限。其他抗抑郁药，如三环类抗抑郁药和不可逆单胺氧化酶抑制剂可能对老年期焦虑障碍有效，但由于其不良反应和安全性问题，应仅用于对其他治疗方案耐药的病例。

二、特定老年人群抑郁 / 焦虑障碍的药物治疗

1. 心血管疾病患者合并抑郁 / 焦虑障碍

　　（1）疾病概况：心血管疾病患者并发抑郁和（或）焦虑的发生率高，如冠心病或心力衰竭患者中20%的患者并发抑郁，其患病率至少是一般人群的3倍。近期荟萃分析结果显示，抑郁使心血管疾病患者包括猝死等心血管不良事件风险增加90%、脑卒中风险增加45%，并大大增加卫生保健费用。

　　抑郁和（或）焦虑对心血管疾病产生的不利影响已基本明确。抗抑郁和（或）焦虑药治疗能影响心血管疾病的发生与发展，产生心血管保护作用。目前认为其产生心血管保护作用机制主要通过拮抗抑郁和（或）焦虑，矫正交感神经、肾素 - 血管紧张素系统异常兴奋，改善心率变异性，减少室性期前收缩（室早）、心室颤动（室颤）等心律失常发生。另外，部分抗抑郁和（或）焦虑药物还可通过其他机制产生心血管保护作用。例如，SSRI、SNRI 降低血小板聚集效应，安非他酮对血脂有益影响。

　　（2）心血管疾病患者合用抗抑郁焦虑药物的潜在风险：高血压、冠心病、心律失常、慢性心力衰竭等患者，与抑郁和（或）焦虑共病需要使用抗抑郁（焦虑）药物治疗时，因其病理生理的差异，药物在不同患者中的安全性和有效性存在很大的差异。主要是两者药理作用相互影响与药动学相互作用。

　　三环类抗抑郁药有 QTc 间期延长和致心律失常不良反应，增加抗心律失常药物胺碘酮、普罗帕酮等临床应用风险。SSRI 类、SNRI 类药物与心血管药物在药效学、药动学方面可有相互作用，如 SSRI 类、SNRI 类药物抑制血小板 5- 羟色胺摄取，降低血小板聚集效应；氟西汀、氟伏沙明与抗凝药华法林均抑制 CYP2C9，可能增加抗血小板、抗凝治疗的出血风险。氟西汀、安非他酮与美托洛尔联用，增强对 CYP2D6 的抑制作用，导致窦性心动过缓和室内传导阻滞等缓慢性心律失常。氟西汀与钙通道阻滞药维拉帕米和硝苯地平合用，对 CYP3A4 的抑制作用增加，恶心、颜面潮红副作用的发生率增加。另外，西酞普兰增加利尿药、中枢性降压药可乐定发生低血压的概率。

　　（3）常见心血管疾病合并抑郁 / 焦虑障碍与药物治疗

　　1）冠心病合并焦虑抑郁

　　A. 疾病特点：冠心病指冠状动脉发生粥样硬化引起管腔狭窄或闭塞，导致心肌缺血缺氧或坏死而引起的心脏病，其发病基础在于冠脉器质结构的改变造

成心肌代谢的供需失衡。但随着医疗水平的不断更新，在新的生物 - 心理 - 社会医学模式下，冠心病已逐渐被定义为心身疾病范畴，焦虑、抑郁等心理因素对冠心病的影响逐渐得到认可。流行病学研究结果显示，冠心病患者焦虑、抑郁发病率分别可达 71.68%、62.83%，共病率达 29.20%。同时，研究还证实，焦虑和抑郁是冠心病的危险因素之一，可显著降低患者的生活质量及依从性，可增加冠心病的发病率及死亡率。由此可见，在治疗冠心病患者心脏器质性病变的同时，对其心理因素的干预同样重要，"双心治疗"这一概念逐渐为国内外临床广泛应用。

目前临床上关于冠心病与焦虑抑郁的关系定位可细分为因果关系、反应关系、诱发关系及伴发关系等。基础心脏疾病引起心排血量减少，脑供血不足，可出现脑衰弱症状群，同时源于对疾病的恐惧、心脏病易诱发焦虑抑郁等负性情绪发作。反之，焦虑、抑郁参与冠心病的发生发展过程，可加速病情进展，降低患者依从性，对其预后影响明显。

鉴于冠心病与抑郁焦虑之间的相互影响，国内外普遍认为，对于诊断有抑郁或焦虑状态的冠心病患者，应给予抗焦虑抗抑郁治疗。目前的 Meta 分析则显示，对冠心病合并抑郁障碍患者，抗抑郁治疗虽未能明显降低主要心血管事件发生率，但其可一定程度地改善患者抑郁状态，提高生活质量。

B. 药物治疗：焦虑和（或）抑郁是影响冠心病预后的主要因素。有效治疗焦虑和（或）抑郁对冠心病与焦虑和（或）抑郁共病患者很重要。目前抗抑郁焦虑治疗药物种类繁多，其中有安全性证据用于心血管病患者的药物主要包括 SSRI、苯二氮䓬类、氟哌噻吨美利曲辛复合制剂。

SSRI 类药物通过抑制 5-HT 在突触前膜再摄取，使突触间隙 5-HT 浓度增加，提高其神经传导而起效，已作为抗焦虑、抑郁障碍的首选药物。多个临床试验证明，SSRI 类药物是治疗冠心病与焦虑和（或）抑郁共病的安全、有效药物。SADHEART、ENRICHD、CREATE 等大量临床试验证实，与安慰剂组对比，舍曲林显著改善冠心病患者的抑郁障碍，尤以复发患者更为明显，其安全性及有效性得到明确证实。同时 CREATE、MIND-IT、DECARD 等试验结果亦显示西酞普兰、米氮平及艾司西酞普兰对冠心病抑郁患者具有良好疗效。对 SSRI 类药物治疗冠心病与焦虑和（或）抑郁共病临床研究进行荟萃分析，证实 SSRI 类药物治疗显著降低冠心病患者再住院率和病死率。基于舍曲林与西酞普兰临床试验结果，2008 年美国心脏协会（AHA）抑郁和冠心病科学咨询委员会建议舍曲林和西酞普兰作为冠心病患者的一线用药。近期研究结果显示大剂量西酞普兰有导致 QTc 间期延长、体脂量增加的趋势，故选择舍曲林更有优势。

氟哌噻吨美利曲辛复合制剂可协同提高突触间隙的多巴胺及单胺类递质含

量，以调整中枢神经功能，起到抗焦虑和抗抑郁的作用，同时氟哌噻吨与美利曲辛两者可相互拮抗，减少不良反应作用。目前关于氟哌噻吨美利曲辛在冠心病患者中的应用研究主要以小规模单中心研究为主，尚缺乏国际大样本多中心研究数据。

氨基酮类安非他酮可作为二线药物，用于替代 SSRI 类药物并发性功能障碍或有戒烟困难的患者。

文拉法辛、米氮平也可作为二线药物应用于冠心病患者。

三环类抗抑郁药有潜在致心律失常效应及引起低血压的风险，冠心病患者应避免应用，尤其是在急性冠脉综合征早期。一项冠心病患者前瞻性队列研究结果显示，随访 8 年后，应用三环类药物治疗冠心病与焦虑和（或）抑郁共病患者的相关心血管事件风险增加 35%。

2）高血压合并焦虑抑郁：对高血压与焦虑和（或）抑郁共病患者应用抗抑郁（焦虑）药物，主要通过拮抗焦虑和（或）抑郁作用，增加降压达标率，并降低脑卒中、冠心病等心血管事件的发生率。

A. 疾病概况：高血压作为一种心身疾病，与自身性格有明显关系，临床及流行病学研究发现，不良情绪不仅是高血压发生发展的重要因素，而且影响高血压的药物疗效、转归及预后，明显地降低患者的生活质量。对于高血压的治疗已不单纯以降低血压为目标，而是将其作为一个综合征考虑，包括高血压导致的靶器官损害，以及高血压所伴发的焦虑抑郁状态。国内研究显示中国人群高血压合并焦虑或抑郁的患病率分别为 11.6% ～ 38.5% 和 5.7% ～ 15.8%。老年人常合并多器官病变，同时因为退休、家庭及社会职能的变化而导致一系列心理老化现象，因此，老年高血压患者更容易伴发焦虑、抑郁障碍。焦虑和（或）抑郁影响高血压患者降压药物的降压疗效，焦虑与抑郁是影响老年高血压患者能否有效达标的重要因素之一。

B. 药物治疗：研究发现，高血压合并发焦虑、抑郁症患者，降压药物与抗焦虑、抑郁药物联合应用不仅能减轻抑郁症状，还能改变患者的治疗态度，提高患者服药依从性及血压控制达标率，对高血压与焦虑抑郁共病的患者进行药物联合治疗可增强其降压疗效，提高患者生活质量。但应注意降压药及抗抑郁药的选择问题。

a. 抗抑郁药的选择：单纯精神障碍类疾病的治疗不主张过分执着于病因，而是可对其发病机制的某一节点进行干预。5- 羟色胺、多巴胺和去甲肾上腺素都是兴奋性神经递质，抑郁的发生与上述神经递质功能活动降低有关，因此阻断其回收或降解通路的药物均具有抗抑郁作用。

目前较常用的氟西汀、舍曲林和西酞普兰均属于选择性 5-HT 再摄取抑制剂，由于其心血管不良反应少，可用于合并高血压的患者。

　　单胺氧化酶抑制剂可抑制 5-HT 的降解，常用药物为吗氯贝胺，因其有睡眠障碍及与某些食物存在不明反应等不良反应，目前不作为抗抑郁治疗的首选药物。

　　丙米嗪、氯米帕明和阿米替林等属于三环类抗抑郁药，可用于广泛性焦虑的治疗，但有较强的抗胆碱能副作用和心脏毒性。

　　苯二氮䓬类药物也具有抗焦虑作用，长期应用易成瘾。丁螺环酮和坦度螺酮是 5-HT 受体部分激动剂，起效较缓慢，因无依赖性，常用于抗焦虑治疗。

　　β 受体阻滞剂可减轻焦虑患者自主神经功能亢进所致的躯体症状。

　　曲唑酮为 5-HT 阻滞和再摄取抑制剂，因其有引起血压降低的作用，故在应用时应监测血压。

　　选择性 5-HT 再摄取抑制剂和去甲肾上腺素再摄取抑制剂对广泛性焦虑有效，且药物不良反应少。文拉法辛和度洛西汀属于 5-HT 和去甲肾上腺素再摄取抑制剂，有引起血压升高的风险。

　　苯丙胺为常用的去甲肾上腺素和多巴胺再摄取抑制剂，瑞波西汀为选择性去甲肾上腺素再摄取抑制剂，新型抗抑郁药物氟哌噻吨美利曲辛为氟哌噻吨和美利曲辛的复合制剂，与单胺氧化酶抑制剂合用有升高血压的风险。

　　b. 抗高血压药的选择：有研究发现，血管紧张素转换酶抑制剂或血管紧张素 II 受体阻滞剂具有抗焦虑抑郁作用，可减少高血压合并焦虑抑郁患者精神类药物的使用剂量，对高血压与焦虑抑郁共病患者的治疗安全有效。目前对于 β 受体阻滞剂与抗焦虑抑郁的关系尚存争议，还需进一步研究证实。目前无研究表明利尿剂和钙通道阻滞剂与焦虑抑郁存在相关性，故可用于联合治疗。

　　C. 用药风险：部分抗抑郁（焦虑）药物对高血压有不利的影响。三环类抗抑郁药、MAOI 类药物常见不良反应有直立性低血压，尤其是老年人容易发生。SNRI 类药物也有导致直立性低血压现象，但 SSRI 类药物、安非他酮发生直立性低血压罕见。因此，对高血压与焦虑和（或）抑郁共病患者应用三环类、SNRI 类药物期间，应密切观察血压变化。

　　第 1 代抗抑郁（焦虑）药物 MAOI 目前临床不常用，如吗氯贝胺、氯吉林与含酪胺的食品（红酒、奶酪等）或拟交感效应药物联合应用，可导致血压升高，甚至导致高血压危象。高血压患者应该避免应用。

　　文拉法辛可引起血压升高，并呈剂量依赖性，如剂量 > 200mg/d，连续治疗 6 周后，5.5% 的患者舒张压升高 ≥ 15mmHg。高血压患者应该避免应用大剂量文拉法辛。

　　3）心力衰竭合并焦虑抑郁：心力衰竭患者与抑郁和（或）焦虑共病发生率为 10%～ 70%，抑郁和（或）焦虑是预测心力衰竭患者病死率的独立危险因子。

SSRI 类药物：大多数 SSRI 类药物在心力衰竭患者与抑郁和（或）焦虑共病临床研究的结果为有临床意义的阳性结果，SSRI 类药物应该列为心力衰竭患者一线药物。三环类抗抑郁药心血管不良反应大，应避免应用于心力衰竭与抑郁和（或）焦虑共病患者。

一项前瞻性研究评价 SSRI、SNRI 和三环类抗抑郁药对终末期心力衰竭合并抑郁患者长期生存率的影响，病例均接受 β 受体阻滞剂治疗。结果发现随访 18 个月后，与单纯接受 β 受体阻滞剂治疗比较，β 受体阻滞剂与 SSRI 联合治疗患者的生存率显著增加，而 β 受体阻滞剂联合三环类抗抑郁药或 SNRI 类药物对终末期心力衰竭患者存活率呈负面影响。但是，近期研究发现，对于射血分数降低和抑郁的慢性心力衰竭患者，应用艾司西酞普兰治疗 18 个月，与安慰剂比较，艾司西酞普兰未显著降低全因病死率或再住院率。另外，有研究证实 SSRI 类药物舍曲林、帕罗西汀对慢性心力衰竭合并抑郁患者的治疗安全性良好，可显著改善患者的抑郁症状，同时对室内传导、室性心律失常及直立性低血压等心血管相关副作用无影响。

4）心律失常与焦虑抑郁：心血管疾病与抑郁和（或）焦虑共病患者需要使用抗抑郁（焦虑）药物治疗时，应注意药物致心律失常可能的不良反应。有研究显示，三环类抗抑郁药和 SSRI 类中部分抗抑郁（焦虑）药可延长 QTc 间期，诱发尖端扭转型室性心动过速，心源性猝死概率升高，尤其是与其他延长 QTc 间期的药物，如 I 类或 III 类抗心律失常药联合治疗时。三环类抗抑郁药有类似 I 类抗心律失常药理特性，室性心律失常的高危患者、心动过缓或合并室内传导阻滞患者应避免使用。

近期一项横断面研究评估抗抑郁（焦虑）药物对 QTc 间期的影响，结果发现 SSRI 类药物西酞普兰、艾司西酞普兰致 QTc 间期呈剂量效应性延长。2011 年美国 FDA 更新西酞普兰说明书，不推荐西酞普兰 > 40mg 剂量在临床应用，并指出 > 60 岁老年人的使用剂量应避免超过 20mg，对已经存在 QTc 间期延长或合并有缓慢性心律失常的患者，不建议使用西酞普兰。荟萃分析结果显示，氟西汀、帕罗西汀、舍曲林没有对心血管疾病患者 QTc 间期产生有临床意义的影响。有报道称文拉法辛和度洛西汀可导致 QTc 间期的延长，米氮平、曲唑酮有致室性心律失常的不良反应。

2. 脑卒中后抑郁

（1）疾病概况：脑卒中在我国公民致死、致残病因中居首位，脑卒中后抑郁以情绪低落、主动性差、兴趣丧失和睡眠障碍为主要特征。研究表明脑卒中后抑郁发病率为 25% ～ 79%，另有研究证实，在所有脑卒中幸存者中抑郁症平均发病率约 31%。多数学者认同脑卒中后神经解剖、生化方面的变化而引起的"原发性内源性机制"和"反应性机制"两种学说。药物治疗对内源性抑郁较为敏感，早期识别和有益的抗抑郁药物治疗对脑卒中后长期神经功能、日常生活能力及认知、执行功能的恢复，以及减少脑卒中复发的风险、降低脑卒中后死亡率等方面均有良好影响。预防性治疗可避免脑卒中后抑郁的发生，在防治脑卒中、减少死亡率的同时，尽可能减少脑卒中后瘫痪、认知功能下降、焦虑抑郁等残疾程度，提高脑卒中患者的生活质量。

（2）药物治疗：抗抑郁药物可有效改善患者焦虑、抑郁情绪和躯体化症状，是目前脑卒中后抑郁治疗的首选方法，有效率 60% ～ 80%。用药原则是尽可能采用最小有效剂量，使不良反应减至最少，以提高治疗的依从性。

1）选择性 5-HT 再摄取抑制剂（SSRI）

A. 氟伏沙明：抑制 CYP1A2、CYP2C19 作用强，中度抑制 CYP2C9、CYP3A4，可有效治疗脑卒中后抑郁，用药过程中应注意相应的药物相互作用。

B. 氟西汀：对情绪波动大、烦躁易怒疗效较好，停药后延迟效应较好。

C. 帕罗西汀：主要适用于伴有焦虑患者，突然停药易致病情反复或加重。氟西汀和帕罗西汀明显抑制 CYP2D6，与其他有关药物合用时应注意相互作用。

D. 西酞普兰：轻度抑制 CYP2D6，对其他亚型几乎没有影响，与其他 SSRI 相比，对 5-HT 的再摄取抑制性最高，选择性更强，药物间相互作用更小。临床适用于须同时联用多种药物并伴有焦虑、认知功能减退的脑卒中后抑郁患者。对临床对照研究文献进行 Meta 分析，提示西酞普兰治疗脑卒中后抑郁起效快，效应极强，不良反应显著少于对照药物。

E. 舍曲林：中度抑制 CYP2D6，在 SSRI 中相互作用相对较小，安全性高。研究表明舍曲林治疗中重度脑卒中后抑郁安全有效、耐受性好。舍曲林在 5-HT 再摄取抑制方面比同类 SSRI 药物更强，故在治疗强迫症时可能较其他 SSRI 类药物在疗效上更具优势，且有利于改善睡眠。

2）5-HT 与 NE 再摄取抑制剂（SNRI）：文拉法辛和度洛西汀对脑卒中后抑郁疗效较好。研究报道文拉法辛治疗脑卒中后抑郁的疗效与氟西汀（SSRI）类似并能缓解患者焦虑症状。对文拉法辛与选择性 5-HT 再摄取抑制剂治疗脑卒中后抑郁的疗效和安全性相关文献进行 Meta 分析，显示文拉法辛治疗脑卒中后抑郁的有效率和治愈率均优于 SSRI，疗效肯定，起效快，症状改善明显优于 SSRI，但有升高血压、转躁狂等不良反应，在治疗中需注意观察。对脑卒中后抑郁患者进行随机对照研究，分别给予度洛西汀 20 ～ 60mg/d、阿米替林 25 ～ 150 mg/d 治疗，8 周后以汉密尔顿抑郁量表减分率评定疗效，显示度洛西汀抗抑郁疗效与阿米替林相当，不良反应较小。

3）5-HT$_2$ 受体拮抗和再摄取抑制剂（SARI）：曲唑酮应用较多，具有抗焦虑、抑郁，改善睡眠等作用，治疗中注意心率减慢、直立性低血压等不良反应。

4）去甲肾上腺素及特异性 5-HT 再摄取拮抗剂（NaSSA）：对米氮平与其他抗抑郁剂治疗脑卒中后抑郁对照研究的文献采用 Meta 分析，证实米氮平对脑卒中后的抑郁疗效显著，且起效快，均优于对照药物。

5）5-HT 再摄取激动剂：实验证明噻奈普汀能通过使海马胆碱能神经纤维再生，促进慢性应激抑郁模型大鼠活动度和学习记忆能力恢复，可改善抑郁症伴发的焦虑症状，但没有镇静作用，且是目前唯一报道对性功能没有抑制反而有增强作用的抗抑郁药。

6）三环类抗抑郁药：是临床上最早用于治疗脑卒中后抑郁的药物，包括阿米替林、氯丙米嗪、多塞平等，这类药物阻断 5-HT 和 NE 等递质的再摄取选择性较差，因此不良反应较严重且多见，如直立性低血压、心律失常、便秘、排尿困难等，目前临床上已很少使用。

7）单胺氧化酶抑制剂（MAOI）：不可逆性 MAOI 如苯乙肼及环丙胺，临床已基本不用；吗氯贝胺选择性作用于单胺氧化酶 A（MAO-A），不良反应较小，适用于精神运动迟滞的脑卒中后抑郁患者。

3. 认知障碍合并抑郁　痴呆诊断之后，患者出现典型的抑郁症状，持续时间 2 周以上，在排除谵妄、物质滥用、药物中毒等其他原因之后，可做出痴呆合并抑郁发作的诊断。阿尔茨海默病及血管性认知损害合并抑郁发作均较常见。

抑郁发作早于认知障碍时，需考虑两种临床可能性：其一，抑郁发作导致认知功能下降，常以执行功能下降、注意力受损、记忆提取迟缓等为主要特征。认知功能随抑郁症状的缓解而逐步缓解。其二，抑郁发作可能是认知损害的早期征兆，经抗抑郁药治疗后，尽管抑郁症状有部分缓解，但认知损害持续存在。

临床中难以确定认知障碍与抑郁症状发生的先后顺序时，也应警惕抑郁症状可能是认知障碍出现或加重的风险因素。应详细询问病史，了解患者的认知行为变化规律，完善认知功能与生活能力评估，以及神经影像学检查，必要时需进行脑脊液或正电子发射计算机断层成像（PET-CT）检查，加以鉴别。在临床缺乏全面检查的情况下，应该在治疗抑郁症状的同时随访认知功能，以期较早发现患者的认知功能改变状况。

伴有执行功能障碍的老年期抑郁障碍患者对抗抑郁药治疗应答不足时，可以使用具有认知改善作用的抗抑郁药如舍曲林或心理治疗解决问题。在无法明确诊断痴呆或抑郁性假性痴呆的情况下，建议首先选择抗抑郁药治疗。痴呆合并抑郁时，建议在采用认知改善药物治疗的基础上合并抗抑郁治疗。

4. 帕金森病合并抑郁　帕金森病是发病率最高的神经系统退行性疾病之一，全球患病人数超过 6.1 亿。帕金森病的临床症状分为运动症状和非运动症状，运动迟缓、静止性震颤、肌肉强直和姿势平衡障碍是帕金森病的四大核心运动症状，非运动症状表现为嗅觉障碍、睡眠障碍、大小便功能障碍等，对于部分帕金森病患者，非运动症状对其生活质量的影响远大于运动症状，抑郁是帕金森病患者最常见的非运动症状之一，抑郁增加帕金森病患者的残疾率，降低其生活质量，增加照护者负担。

帕金森病运动症状"关期"与抑郁关系密切，优化多巴胺能治疗是解决帕金森病抑郁的前提。治疗帕金森病患者抑郁症的第一步应评估运动症状波动情况，确保对运动症状的治疗已达到最佳方案。当确定帕金森病患者合并抑郁症时，应该启动抗抑郁治疗。抗抑郁药物的选择尚无统一标准。荟萃分析发现，大多数研究针对 SSRI 和三环类抗抑郁药，少数涉及 SNRI、多巴胺激动剂和非标准抗抑郁药。该项荟萃分析提示标准抗抑郁药对帕金森病伴抑郁均有疗效，但只有 SSRI 类药物效果较为显著。

（1）SSRI 类：通过抑制 5-HT 再摄取缓解抑郁。SSRI 类药物对帕金森病伴抑郁的疗效，结局显示患者抑郁均有改善，但很少完全缓解，甚至 SSRI 类药物可能使帕金森病患者的运动功能恶化。在选择 SSRI 类药物时需考虑每个药物的特点，如帕罗西汀具有最强的抗胆碱和镇静作用，可能加重疲劳、认知障碍、便秘和尿潴留等症状。

（2）三环类抗抑郁药：这类药物阻断 5-HT、多巴胺和去甲肾上腺素在突触间隙的再摄取，达到抗抑郁的效果。荟萃分析提出，地昔帕明、去甲替林有较好的抗抑郁作用，阿米替林和丙米嗪对帕金森病伴抑郁有效，且不良反应较少。常见不良反应包括嗜睡、口干、尿潴留、便秘、认知障碍、低血压和心脏传导异常。三环类抗抑郁药治疗帕金森病伴抑郁，应以最低有效剂量启动，并缓慢增加至最佳作用水平。

（3）SNRI 类：增加突触间隙的 5-HT 和去甲肾上腺素来减少抑郁症状。由于相对良好的安全性、耐受性及在精神症状缓解和躯体症状改善（如疼痛）等方面的效用，该类药物被作为抑郁一线治疗药物。研究发现文拉法辛缓释剂和帕罗西汀对帕金森病伴抑郁有治疗效果。度洛西汀在帕金森病伴抑郁治疗上有良好的耐受性和有效性。

（4）单胺氧化酶抑制剂：非选择性单胺氧化酶抑制剂（苯乙肼、苯环丙胺）主要用于治疗难治性抑郁。选择性单胺氧化酶 B 抑制剂（雷沙吉兰、司来吉兰）常用于治疗帕金森病的运动症状。

（5）多巴胺受体激动剂：抗抑郁效果与其对多巴胺 D_3 受体的亲和力有关。针对帕金森病伴抑郁，普拉克索是公认效果最佳的多巴胺受体激动剂，其作用机制包括直接抗抑郁作用及通过改善运动症状减轻抑郁症状两方面。罗匹尼罗亦具有一定的抗抑郁作用。

三、老年人抑郁 / 焦虑障碍联合用药和多重用药的潜在风险

1. 老年人联合用药潜在风险　老年人各器官储备能力下降，对药物的应激反应脆性增加，药物治疗剂量与中毒剂量间的安全范围缩小，而老年人肝肾功能的下降亦使药物的吸收、分布、代谢和排泄发生改变，导致血浆消除半衰期延长，药物及其代谢产物蓄积风险增高，从而容易引起药物不良反应。联合用药以及多重用药进一步增加老年人药物不良反应的发生风险。老年人严重不良反应累及器官或系统出现的临床表现主要为全身性损害、肝胆系统损害、胃肠系统损害、皮肤及其附件损害，此外癫痫发作和谵妄等中枢神经系统损害和肌无力、跌倒或骨折等肌肉骨骼系统损害对老年人健康状况和生活质量产生极大影响，亦应引起重视。

2. 抑郁 / 焦虑障碍用药的药物相关相互作用

（1）单胺氧化酶 A 抑制剂：吗氯贝胺用于治疗抑郁症，现已少用。①吗氯贝胺与 SSRI（如氟西汀、帕罗西汀、舍曲林、氟伏沙明、西酞普兰及艾司西酞普兰）合用可能导致严重的 5 - 羟色胺综合征，临床需谨慎合用。②使用中枢性镇痛药（哌替啶、可待因、美沙芬、麻黄碱、伪麻黄碱、苯丙醇胺）患者禁用本品。③与交感活性增强药物（如肾上腺素、去甲肾上腺素、溴莫尼定、沙美特罗等）合用，会一步增强这类物的作用，引起急性高血压、心悸、激动等，甚至引起躁狂发作。④本品可刺激胰岛素分泌，与治疗糖尿病药物合用会增加后者的药效，引起低血糖反应，甚至是低血糖性的痫性发作、意识障碍等。⑤合用卡马西平，可引起急性高血压、高热和痫性发作等。⑥与西咪替丁合用，可延缓本品代谢。⑦与氟哌利多合用，可增加心脏毒性。⑧与赛庚啶合用，可延长和加强抗胆碱效应。⑨与乙醇避免合用。

（2）选择性 5- 羟色胺再摄取抑制剂（SSRI）：氟西汀和帕罗西汀主要经过 CYP2D6 代谢，对其有较强的抑制作用，与 β 受体阻滞剂如美托洛尔等合用会显著增强其疗效，容易发生窦性心动过缓和房室传导阻滞。常用 SSRI 相关药物相互作用的潜在危害见表 6-2。

3. 5- 羟色胺综合征　是服用 5- 羟色胺能药物（如氯丙米嗪、氟西汀、5- 羟色胺酸等）或合用 5- 羟色胺能药物和单胺氧化酶抑制剂而引起的一组症状群。尽管通常描述其临床表现是精神状态改变、自主神经过度活跃和神经肌肉异常的三联征，但实际上典型病例比较少见。患者可出现一系列不同程度与组合的临床表现，轻症多为良性，重症可危及生命。有文献报道 5- 羟色胺综合征的死亡率可高达 11%，故应引起临床重视。

老年患者共病和多重用药常见，肝肾功能减退，药物代谢缓慢，对疾病反应缓慢和隐匿，早期和典型的症状不明显，容易导致误诊。需警惕导致 5- 羟色

表6-2 选择性5-羟色胺再摄取抑制剂相关药物相互作用的潜在危害

药物名称	联合药物	临床后果	药动学/药效学改变	相互作用机制	临床建议
帕罗西汀	美托洛尔	可以减慢美托洛尔经CYP2D6的代谢而导致严重的房室传导导致阻滞	合用帕罗西汀使S-和R-美托洛尔的平均AUC都增加3～4倍，C_{max}显著升高，$t_{1/2}$延长约2倍；参见说明书：帕罗西汀会抑制CYP2D6，可能导致合用的美托洛尔血药浓度升高	帕罗西汀部分代谢经CYP2D6介导，是CYP2D6抑制剂，与CYP2D6抑制剂合用，可使本品血药浓度升高	谨慎合用
	利奈唑胺	5-羟色胺综合征	参见说明书：严禁本品与单胺氧化酶抑制剂和利奈唑胺、亚甲蓝合用	利奈唑胺增加5-羟色胺能作用	避免合用
	亚甲蓝	5-羟色胺综合征	参见说明书：严禁本品与单胺氧化酶抑制剂（包括利奈唑胺、亚甲蓝）合用	亚甲蓝增加5-羟色胺能作用	避免合用
	地高辛	可能导致地高辛血药浓度升高，增加洋地黄中毒风险	帕罗西汀抑制CYP2D6，可能导致合用的地高辛血药浓度升高	帕罗西汀抑制CYP2D6	谨慎合用
	他莫昔芬	降低抗肿瘤疗效	参见说明书：CYP2D6代谢为重要的活性代谢物endoxifen。帕罗西汀对CYP2D6的不可逆抑制作用会导致endoxifen血药浓度降低	帕罗西汀通过抑制CYP2D6减慢他莫昔芬的代谢活性而影响其抗肿瘤作用	避免合用

续表

药物名称	联合药物	临床后果	药动学/药效学改变	相互作用机制	临床建议
氟西汀	其他抗抑郁药（包括 SSRI）包括某些三环类抗抑郁药（如阿米替林、去甲替林、丙米嗪和地昔帕明），噻嗪类精神药物（如奋乃静、硫利达嗪），利培酮，托莫西汀，某些 I c 类抗心律失常药物（如普罗帕酮和氟尼卡）和美托洛尔	可能导致合用的经该酶代谢的药物血药浓度升高；普罗帕酮血药浓度升高，增加心动过缓风险	本品抑制 CYP2D6，可能导致合用的普罗帕酮血药浓度升高	帕罗西汀抑制 CYP2D6，可能导致该合用的经该酶代谢的药物血药浓度升高	谨慎合用
	单胺氧化酶 A 抑制剂（MAOI）	可能引起 5-HT 综合征（表现为高热、肌肉强直、肌痉挛、精神症状甚至出现生命体征的改变）	氟西汀在肝脏经 CYP2D6 代谢，去甲基生成活性代谢产物，氟西汀半衰期为 4～6 天，活性代谢产物去甲氟西汀半衰期为 4～16 天，停药后在体内存留 5～6 周		禁止合用。在停用 SSRI 或单胺氧化酶 A 抑制剂 14 天内，禁止使用另一种药物
	合用其他 5-HT 活性药物（锂盐、色氨酸、曲马多、曲坦类、圣约翰草或其他 SSRI，SNRI 和三环类抗抑郁药）	可能增加并导致 5-HT 能的活性亢进，出现 5-羟色胺综合征			谨慎合用
	右美沙芬	5-HT 能神经作用，不良反应	氟西汀在合用第 7 天使右美沙芬/右啡烷（DM/DT）比值（右美沙芬代谢物）升高 9.1 倍，在第 28 天使 DM/DT 升高 17.1 倍	氟西汀通过抑制 CYP2D6 而显著减慢右美沙芬的代谢	避免合用

续表

药物名称	联合药物	临床后果	药动学/药效学改变	相互作用机制	临床建议
亚甲蓝	亚甲蓝	5-羟色胺综合征		亚甲蓝是非选择性MAOI，能抑制5-羟色胺的代谢，与氟西汀产生协同作用，导致5-羟色胺综合征	避免合用
	西沙必利、硫利达嗪、匹莫齐特非那定	引起心脏毒性，导致QTc间期延长，心搏骤停等			禁止合用
	与CYP2D6或者其他CYP同工酶的抑制剂或作用底物（如西咪替丁、阿米替林、氯氮䓬、奋乃静、马普替林、丙米嗪、利托那韦、丁螺环酮、阿普唑仑等）合用	使氟西汀的血药浓度升高			谨慎合用
	与CYP诱导剂（如卡马西平、苯巴比妥、苯妥英钠等）合用	使氟西汀的血药浓度降低，药效下降			谨慎合用
	与降糖药合用	降低血糖，甚至导致低血糖。停用氟西汀血糖升高			使用氟西汀和停药后一段时间，应监测血糖水平，及时采取干预措施

续表

药物名称	联合药物	临床后果	药动学/药效学改变	相互作用机制	临床建议
	地高辛	可能增加地高辛血药浓度，增加发生洋地黄中毒的风险			谨慎合用
	地西泮	延长地西泮的半衰期			谨慎合用
	与阿司匹林、华法林和其他抗凝药合用	增加出血风险			谨慎合用
舍曲林	参见氟西汀		本品在肝脏代谢，在慢性轻度肝损伤患者中，舍曲林的清除率降低，半衰期延长，血药浓度升高		
	匹莫齐特				禁止合用
	与其他抗抑郁药转换使用特别是长效氟西汀				与其他抗抑郁药转换使用时应谨慎，进行药效学评价和监测
氟伏沙明	茶碱	影响疗效	氟伏沙明使茶碱的总清除率降低，$t_{1/2}$ 延长，血药浓度升高	氟伏沙明强烈抑制 CYP1A2，显著减慢茶碱的代谢	谨慎合用，或调整茶碱剂量

续表

药物名称	联合药物	临床后果	药动学/药效学改变	相互作用机制	临床建议
	替扎尼定	可能增加替扎尼定的血药浓度，可能引起血压降低，心率减慢		氟伏沙明是 CYP1A2 的抑制剂，替扎尼定是 CYP1A2 作用底物，合用时可能增加替扎尼定的血药浓度	谨慎合用
	奎尼丁	可使奎尼丁对心脏的毒性增强，出现室性心律失常，低血压，心力衰竭加重			谨慎合用
	普萘洛尔等 β 受体阻滞剂	抑制普萘洛尔等 β 受体阻滞剂的肝脏代谢，提高其血浆水平			谨慎合用
西酞普兰	司来吉兰	5-羟色胺综合征	本品在肝脏代谢，主要代谢酶是 CYP3A4 和 CYP2C19，老年人、肝功能减退人群对本品清除率下降，半衰期延长	MAOI 能增强 5-羟色胺能的作用	谨慎合用
	利奈唑胺				禁止合用，除非有密切观察和监测血压的装置的存在
	匹莫齐特				禁止合用

续表

药物名称	联合药物	临床后果	药动学/药效学改变	相互作用机制	临床建议
	氟哌利多	增加心脏毒性			谨慎合用
	胰岛素和（或）口服降糖药	糖尿病患者使用某种SSRI进行治疗可能会改变血糖控制			可能需要对胰岛素和（或）口服降糖药的剂量进行调整
艾司西酞普兰	酒精和中枢神经系统药物（如抑郁药）				谨慎合用
	卡马西平	增加代谢		卡马西平是肝药酶诱导剂	慎重合用，或增加艾司西酞普兰剂量
	CYP2C19酶抑制剂（奥美拉唑、氟西汀、氟伏沙明、兰索拉唑、噻氯匹定、西咪替丁）	可增高艾司西酞普兰的血药浓度		本品与主要经CYP2C19代谢的药物合用可增高艾司西酞普兰的血药浓度	谨慎合用
	与主要经CYP2D6代谢的药物合用，如氟卡尼、普罗帕酮、美托洛尔、抗抑郁药去甲丙米嗪、氯丙米嗪和去甲替林等、抗精神病药物利培酮、硫利达嗪、氟哌啶醇	可能增高这类药物的血药浓度		本品为CYP2D6抑制剂，与主要经CYP2D6代谢的药物合用可能增高这类药物的血药浓度	谨慎合用

胺综合征的药物及药物相互作用，熟悉 5- 羟色胺综合征的临床表现和体征，以便及时确诊和治疗。

（1）相关药物：随着 5- 羟色胺能药物使用数量的增加，5- 羟色胺综合征的发病率也逐渐增加。由单胺氧化酶 B 抑制剂和选择性 5- 羟色胺再摄取抑制剂联用引起的 5- 羟色胺综合征严重且最为常见。但需要注意的是，除了这两种药物，理论上所有能增强 5- 羟色胺能的药物都有可能引起 5- 羟色胺综合征。

1）减少 5- 羟色胺代谢的药物：单胺氧化酶抑制剂（司来吉兰、雷沙吉兰等）、噁唑烷酮类抗生素（利奈唑胺）、亚甲蓝等。

2）增加 5- 羟色胺释放的药物：苯丙胺、可卡因、左旋多巴等。

3）5- 羟色胺受体激动剂：曲普坦类（舒马普坦、佐米普坦等）、二氢麦角胺、致幻剂麦角酸二乙基酰胺等。

4）增加 5- 羟色胺受体敏感性的药物：锂盐。

5）减少 5- 羟色胺重吸收的药物：选择性 5- 羟色胺再摄取抑制剂（氟西汀、帕罗西汀、舍曲林、氟伏沙明、西酞普兰），5- 羟色胺和去甲肾上腺素再摄取抑制剂（文拉法辛、度洛西汀等），三环类抗抑郁药（阿米替林等），阿片类（芬太尼、哌替啶、曲马多等）、圣约翰草等。

6）其他：还有一些药物与 5- 羟色胺综合征相关，如止咳药、抗生素、减肥药、止吐药、抗偏头痛药、成瘾药物及一些草药。

在选择性 5- 羟色胺再摄取抑制剂方案中加入抑制 CYP2D6 和 CYP3A4 的药物，也与此综合征相关。应强调的是，一些特殊药物（如不可逆性或非选择性单胺氧化酶抑制剂或单胺氧化酶 A 抑制剂）与 5- 羟色胺综合征重症病例密切相关，特别是这些药与哌替啶、右美沙芬、选择性 5- 羟色胺再摄取抑制剂或者甲烯二氧甲苯丙胺混用时。美国 FDA 曾对此类合用专门发布警告，《中国帕金森病治疗指南》、《帕金森病抑郁、焦虑及精神病性障碍的诊断标准及治疗指南》也有提及，禁止单胺氧化酶抑制剂与选择性 5- 羟色胺再摄取抑制剂合用。

（2）临床表现：无论任何年龄与性别，随着给药或者 5- 羟色胺能药物的超高剂量使用，多数在 24h 内就可以观察到发病，临床表现的严重程度可反映 5- 羟色胺能活性程度，其主要临床表现包括以下几种。精神状态和行为改变：轻躁狂、激越、意识混乱、定向障碍、酩酊状态。运动系统功能改变：肌阵挛、肌强直、震颤、反射亢进、踝阵挛、共济失调。自主神经功能紊乱：发热、恶心、腹泻、头痛、颤抖、脸红、出汗、心动过速、呼吸急促、血压改变、瞳孔散大。其中肌肉强直可作为有意义的临床标志，下肢表现尤为明显。单侧肌肉强直或局部的神经系统阳性体征未见报道。抽搐通常是全身性的，持续时间短。发热通常为中度，但体温超过 41℃也不少见。高血压的发生率是低血压的 2 倍。辅助检查结果无特异性。血液药物浓度测定只能佐证患者的服药史，但血药浓度也可能在正常范围。

（3）诊断要点：通常根据患者病史和体格检查作出推断，即已经使用了 5- 羟色胺能药物并且出现下列情况之一：自发性阵挛、诱导性阵挛伴激越状态或出汗、眼阵挛伴激越状态或出汗、震颤伴反射亢进、张力过高伴体温＞ 38℃，眼阵挛或诱导性阵挛。

（4）处置

1）治疗：包括祛除诱发药物、提供支持治疗、控制躁动、使用 5- 羟色胺 2A 受体拮抗剂、控制自主神经失调及控制高热；由静脉输液和纠正生命体征组成的支持性治疗仍然是主要治疗方法。

2）预防：首先要尽可能避免多种 5- 羟色胺能药物联用，特别是常见的单胺氧化酶抑制剂、选择性 5- 羟色胺再摄取抑制剂、5- 羟色胺和去甲肾上腺素再摄取抑制剂、三环类抗抑郁药、阿片类、曲普坦类。如果需要使用，则应该注意药物洗脱期。在服用强效 5- 羟色胺激动剂期间，增加药量时要慎重，加量后要密切观察 5- 羟色胺综合征有无出现。一般情况下不要加用第 2 个 5- 羟色胺活性药物。

总之，5- 羟色胺综合征不是一种特发性的药物反应，而是一种可预见的、严重时可能致命的疾病。在临床上尤其要注意避免单胺氧化酶抑制剂与选择性 5- 羟色胺再摄取抑制剂、5- 羟色胺和去甲肾上腺素再摄取双重抑制剂、三环类抗抑郁药物等药物联用，以防止 5- 羟色胺综合征的发生。

四、老年人抑郁 / 焦虑障碍多重用药的风险干预

1. 老年人多重用药评估　　目前尚无特定的老年人多重用药评估量表或评价工具，常用的老年人用药评价工具多为围绕潜在不适当用药进行评估和干预。现有的老年患者潜在不适当用药评估标准主要由欧美各国制定，其中以 Beers 标准和老年人不适当处方筛查工具（STOPP）/ 老年人处方遗漏筛查工具（START）标准最为常用，2017 年中国发布《中国老年人潜在不适当用药判断标准》。

Beers 标准是美国老年医学专家 Beers 于 1991 年组织美国老年医学会、精神药理学、公共卫生及药物流行病学和老年临床药理学等专家共同制定的老年潜在不适当用药列表，该标准于 1997 年、2003 年、2012 年、2015 年和 2019 年进行多次修订更新。在调查老年患者的药物应用、识别老年潜在不适当用药及降低不合理用药等相关方面具有积极作用。

STOPP/START 标准是 2008 年爱尔兰科克大学组织老年医学、临床药理

学、临床药学、老年精神病学及社区医疗等专业的 18 名专家通过德尔菲法达成共识而制定，用于评估老年人潜在不适当用药，该标准在欧洲应用广泛。该标准由 STOPP 和 START 两部分组成：STOPP 部分按生理系统分十大类，共包括 65 条潜在不适当用药；START 部分列出 22 条可能被忽略的需考虑应用的药物治疗。

《中国老年人潜在不适当用药判断标准（2017 年版）》用于我国老年人潜在不适当用药评估和干预。该标准包括两部分内容：第一部分包含神经系统用药、精神药物、解热镇痛抗炎抗风湿药物及心血管系统用药等，共纳入 13 大类72 种 / 类药物，其中 28 种 / 类为高风险药物、44 种 / 类为低风险药物，每种 /类药物附 1～6 个用药风险点；第二部分共纳入 27 种疾病状态下 44 种 / 类药物，根据用药频度分为 A、B 级警示药物，其中 25 种疾病状态下 35 种 / 类药物为A 级警示药物（用药频度≥ 3000），推荐临床医师与临床药师优先警示，9 种疾病状态下 9 种 / 类药物为 B 级警示药物（用药频度＜ 3000）。与国外研究相同，其中 A 级和 B 级警示药物中的高风险药物主要集中在苯二氮䓬类、精神药物、非甾体抗炎药、心血管药物、噻唑烷二酮类降糖药和具有抗胆碱作用的药物。其中，苯二氮䓬类、精神药物及抗胆碱药的用药风险点主要在对有癫痫或癫痫发作、谵妄、认知功能受损、帕金森病、跌倒或骨折等病史的老年患者，其将降低癫痫发作阈值、诱发或加重谵妄、产生中枢神经系统不良影响、加重帕金森病症状或锥体外系症状、精神运动功能受损、共济失调及再发跌倒等，对有慢性阻塞性肺疾病者，苯二氮䓬类有呼吸抑制的风险。非甾体抗炎药对于有心力衰竭、肾功能不全的老年患者有液体潴留、加重心力衰竭或导致肾衰竭的风险，而对有消化性溃疡的老年患者，非甾体抗炎药又有加剧溃疡、导致新溃疡和诱发消化道出血的风险。

2. 老年人用药风险管理　医师、护师、药师、患者及其家属均应提高安全用药的认识，最大限度地减少多药联合治疗给患者带来的药源性损害。

（1）联合用药应注意剂量个体化，在保证疗效的同时，降低药物相互作用的风险，向患者告知处方药物的不良反应及发生药物相互作用的可能性。

（2）推广由药师和临床医师共同参与临床治疗团队的模式，鼓励药师参与临床查房、会诊和药物治疗工作。药师在充分知晓患者病情的前提下，参与药物治疗方案的制订，监测疗效与安全性及患者教育。强化药师为用药安全共同负责的理念，认真审核处方或医嘱，识别潜在的用药风险或错误，减少老年患者的药源性损害。

（3）鼓励老年患者按时门诊随访，知晓自己的健康状况，一旦出现药物治疗相关不良事件，及时就诊。家属要协助患者提高用药依从性。教育老年患者及其家属避免随意自我药疗，不宜凭经验随意联合用药,包括处方药、非处方药物、中草药、食品添加剂和各类保健品。

第三节 抗帕金森病药

一、老年帕金森病与药物治疗

1.疾病概况 帕金森病患病率仅次于阿尔茨海默病，是居第二位的神经系统变性疾病。帕金森病平均发病年龄为 60 岁，随年龄的增长其患病率不断增加，60～64 岁的患病率为 0.6%，85～89 岁的患病率则升至 3.5%。目前我国至少有 300 万帕金森病患者，随着我国人口的老龄化程度加剧，帕金森病患者人数将会持续增长，并对患者的工作能力及日常生活质量产生显著的影响，大大增加家庭和社会的经济负担。

主要病理特征：该病以黑质致密带多巴胺能神经元选择性的变性缺失、不同程度的胶质细胞增生、细胞内 α- 突触核蛋白沉积和路易体出现为主要特征。

主要临床特征：静止性震颤、肌强直、运动迟缓和姿势步态异常，这也被认为是帕金森病的"四主征"；其他还包括心境障碍、睡眠障碍、便秘、直立性低血压等非运动症状。该病起病隐匿，在疾病早期运动症状并不突出，很难被识别。此外，由于帕金森病多出现在高龄人群中，其早期症状很容易与自身运动功能退化相混淆，据报道，帕金森病患者自出现运动症状到就医的平均时间约为 1 年。2014 年的一项研究表明，帕金森病在发病 5 年内临床诊断的准确率仅有 26%～53%。而当出现典型运动症状时疾病已发展至中晚期，患者中脑黑质多巴胺神经元已丢失 60%～70%，纹状体多巴胺神经元含量已下降 80% 以上。并且该病进展的速度与发病时间并不成线性关系，疾病早期进展速度快，疾病晚期进展速度减慢。因此，一旦早期诊断，即应尽早开始治疗，以争取掌握疾病的修饰时机，这对今后帕金森病的整体治疗起关键性作用。

2.治疗药物 帕金森病治疗包括药物治疗、手术治疗、肉毒素治疗、运动疗法、心理干预、照料护理等。药物治疗作为首选，是贯穿整个治疗过程的主要手段。

治疗帕金森病的药物：主要用于改善帕金森病患者的肌强直、运动迟缓、震颤、姿势步态异常等运动症状。包括以下 6 类：复方左旋多巴制剂、多巴胺受体激动剂、单胺氧化酶 B 抑制剂、儿茶酚 -O- 甲基转移酶抑制剂、金刚烷胺及抗胆碱能药物。

（1）复方左旋多巴制剂

1）特点：能够补充黑质纹状体内多巴胺的不足，对震颤、肌强直、运动迟缓均有效，是治疗帕金森病运动症状最有效的药物。复方左旋多巴制剂包含左旋多巴及外周多巴脱羧酶抑制剂（苄丝肼或卡比多巴），其中外周多巴脱羧酶抑制剂的作用是减少左旋多巴在外周的代谢，使更多的左旋多巴进入中枢神经系统内。我国临床常用的有多巴丝肼（含左旋多巴200mg和苄丝肼50mg）（美多芭）和卡左双多巴缓释片（息宁）（卡比多巴和左旋多巴比例为1∶4）两种复方左旋多巴制剂。初始治疗须对患者起始剂量的耐受性进行个体评估，根据病情逐渐增加剂量至满意疗效和不出现不良反应的最佳剂量并维持。餐前1h或餐后1.5h服药利于吸收。

2）主要不良反应：恶心、呕吐、腹部不适、心律失常、直立性低血压、尿潴留、便秘、困倦、幻觉等；青光眼和精神分裂症者禁用。

3）运动并发症：长期大量应用复方左旋多巴制剂会产生运动并发症，包括症状波动（剂末现象、开期延迟或无开期、开-关现象、不可预测关期、急性运动不能）与异动症（剂峰异动、双相异动、肌张力障碍）。据估计，至少50%的患者在帕金森病发病5～10年后会出现这些运动并发症。多项临床研究（DATATOP、STRIDE PD）表明，帕金森病发病年龄较小及较高的左旋多巴剂量是出现运动并发症的危险因素。

（2）多巴胺受体激动剂（DA）

1）特点：能够直接刺激突触后多巴胺D_1、D_2受体，可分为两类。①麦角类多巴胺受体激动剂：包括溴隐亭、培高利特（因能够导致心脏瓣膜病与肺胸膜纤维化，现已不再应用）、α-二氢麦角隐亭、卡麦角林等，目前应用较少。②非麦角类多巴胺受体激动剂：包括普拉克索、罗匹尼罗、吡贝地尔、罗替戈汀等。这类制剂半衰期长，能够避免对纹状体突触后膜上的多巴胺受体产生"脉冲"样刺激，从而预防或减少运动并发症的发生，临床应用主要是非麦角类的多巴胺受体激动剂。多巴胺受体激动剂应从小剂量开始，逐渐将剂量增加至满意疗效而不出现明显的不良反应为止。

2）常用剂量：①溴隐亭。0.625mg，每日1次，每隔5天增加0.625mg，有效剂量为3.75～15mg/d，分3次口服。②α-二氢麦角隐亭。2.5mg，每日2次，每隔5天增加2.5mg，有效剂量30～50mg/d，分3次口服。③盐酸普拉克索。初始剂量0.125mg，每日3次，每周增加0.125mg，有效剂量0.5～0.75mg，每日3次，最大不超过4.5mg/d。④吡贝地尔控释片。初始剂量50mg，每日1次，第2周增加至50mg，每日2次，有效剂量50mg，每日3次，最大不超过250mg/d。

3）不良反应：与复方左旋多巴相似，包括恶心、呕吐、困倦、直立性低血压、意识模糊和幻觉，年老患者及痴呆患者都明显更容易出现精神系统的副作用。一项纳入29项临床研究包括5247例患者的系统评价表明，多巴胺受体激动剂治疗组患者比左旋多巴治疗组患者明显更有可能出现水肿、嗜睡、便秘、头晕、幻觉和恶心等不良反应。研究发现，应用多巴胺受体激动剂时，15% 的患者会出现多巴胺能药物强迫性使用和（或）冲动强迫行为。应用罗匹尼罗和普拉克索可能出现睡眠发作，尤其是大剂量应用时。应用上述药物时应避免驾驶。

（3）单胺氧化酶 B 抑制剂

1）特点：单胺氧化酶 B 抑制剂可抑制神经元内多巴胺的分解代谢，增加脑内多巴胺含量，与复方左旋多巴合用有协同作用，同时对多巴胺能神经元有可能的保护作用，主要包括第一代单胺氧化酶 B 抑制剂司来吉兰和第二代单胺氧化酶 B 抑制剂雷沙吉兰。该类药物对于帕金森病患者的运动症状有改善作用，同时在目前所有抗帕金森病药物中可能相对有疾病修饰作用的证据，主要推荐用于治疗早期帕金森病患者，特别是早发型或初治的帕金森病患者，也可用于进展期的帕金森病患者的联合治疗。在改善运动并发症方面，雷沙吉兰相对于司来吉兰证据更充分。司来吉兰：5mg 每日 1 次（早），1 周后加量为 5mg，每日 2 次（早、午），晚上应用可引起失眠。雷沙吉兰：1mg，每日 1 次。

2）不良反应：主要为意识模糊、幻觉、失眠、头痛、眩晕。此类药物与三环类抗抑郁药、选择性 5- 羟色胺再摄取抑制剂、5- 羟色胺去甲肾上腺素再摄取抑制剂等药物合用可能会出现严重的不良反应——5- 羟色胺综合征。

（4）儿茶酚 -O- 甲基转移酶抑制剂

1）特点：该类药物可抑制左旋多巴在外周的代谢，从而延长血浆中左旋多巴的半衰期，产生更稳定的左旋多巴血浆浓度，加速通过血脑屏障，以增加脑内多巴胺含量。此类药物必须与复方左旋多巴制剂合用，单独应用无效。与复方左旋多巴制剂合用可延长后者的疗效，减少症状波动。目前，国内该类药物主要包括恩他卡朋与托卡朋。恩他卡朋：100 ～ 200mg，3 ～ 4 次 / 日，与左旋多巴类制剂同服。托卡朋：100mg，3 次 / 日，与左旋多巴类制剂同服。

2）不良反应：主要为腹泻、腹痛、多汗、口干、肝酶升高、尿色变黄。

（5）金刚烷胺

1）特点：是一种抗病毒药，具有轻度的抗帕金森病作用，作用机制尚不明确；目前认为它可促进多巴胺释放，抑制多巴胺再摄取，刺激多巴胺受体并可能发挥中枢抗胆碱能作用。该药物能够轻度改善帕金森病患者的运动症状，可以减轻帕金森病患者的异动症。用法：100mg，每日 2 次，末次应在 16 点前服用。

不良反应：主要包括失眠、头晕、幻觉、头痛、恶心、下肢网状青斑、踝部水肿等。癫痫患者慎用，哺乳期妇女禁用。

（6）抗胆碱能药物

1）特点：正常情况下，多巴胺和乙酰胆碱在基底节处于电化学平衡状态。

而在帕金森病患者中，多巴胺的消耗使其处于胆碱能敏感状态，因此胆碱能药物会加重病情，而抗胆碱能药物可改善帕金森症状，主要是对震颤有效。代表药物盐酸苯海索，用法：1～2mg，每日3次。

2）不良反应：主要来源于对周围副交感神经的阻滞，可见口干、唾液及汗腺分泌减少，瞳孔扩大和视物模糊、便秘和尿潴留。年龄较大患者和认知受损的患者易出现记忆损害、意识模糊和幻觉，应避免应用此类药物。已知前列腺肥大或闭角型青光眼的患者慎用。

3. 药物治疗相关性问题

（1）帕金森高热综合征：又称为左旋多巴撤药综合征，指应用大剂量多巴胺能药物治疗帕金森病患者的过程中，如果突然停用或大剂量减少多巴胺能药物用量，可能会出现急性高热、肌强直加重、意识障碍、肌酸激酶升高和自主神经功能紊乱等症状，严重者可能会导致患者死亡的临床症候群。

帕金森高热综合征在帕金森病患者中的发生率为3.1%～4%，多出现在中晚期，大多数患者的病程为4～10年，Hoehn-Yahr分级多在3～4级。

多巴胺能药物的突然减量或停药是帕金森高热综合征最常见的诱因，此外，厌食、吞咽困难、药物依从性差等各种原因导致的药物摄取或吸收减少也能够诱发帕金森高热综合征。

临床特征：包括高热、强直症状加重、意识障碍、自主神经功能异常和肌酸激酶的升高。其他如震颤、肌张力障碍和角弓反张也可出现在帕金森高热综合征发病时。意识障碍也是其重要的临床表现，轻度意识障碍如嗜睡、意识模糊多源于发热或中脑边缘系统多巴胺能递质减少，重度意识障碍如昏迷多与重度感染、弥散性血管内凝血、横纹肌溶解、急性肾衰竭等严重并发症有关。自主神经功能障碍如呼吸过速、心搏过速、大汗或少汗、血压不稳等症状也出现在帕金森高热综合征当中，通常出现在发热、肌强直、意识障碍等症状之前。实验室特征是血肌酸激酶升高，升高范围从数百至＞10 000IU/L。肌酶轻度升高提示存在亚临床的横纹肌溶解或肌膜渗透性的增加，肌酶重度升高提示存在横纹肌溶解，表现为尿肌红蛋白阳性。吸入性肺炎、弥散性血管内溶血及急性肾衰竭是帕金森高热综合征最常见的并发症。

处置：早期诊断并给予相应的治疗对于改善预后至关重要，大多数患者在接受治疗数天至2周内康复。重启多巴胺能药物是帕金森高热综合征最有效的治疗方法。补液、降温等支持治疗也很重要。合并有严重并发症的患者需转运到ICU并给予气管插管、血液透析、血管活性药物等生命支持治疗。有严重强直且其他治疗无效的患者，可以给予丹曲林钠治疗。帕金森高热综合征的病死率为4%，高龄、严重强直、严重迟缓、重度意识障碍，以及肺炎、弥漫性血管内凝血、急性肾衰竭等严重并发症与不良预后相关。

（2）精神症状：帕金森病患者的精神症状主要表现为幻觉、错觉、妄想和存在的错误观念。一旦帕金森病患者出现精神症状，往往提示以后可能会出现慢性精神错乱，需要更多的家庭护理。约50%的帕金森病患者在病程中会出现精神症状，其中视幻觉最为常见，出现在约40%的帕金森病患者中，尤其是晚期患者。帕金森病脑内路易体沉积、单胺能神经递质的不平衡及视觉空间加工障碍可能会导致精神症状，但抗帕金森病药物的不良反应可能是帕金森病患者精神症状的重要原因。

当帕金森病患者出现精神症状时，应按照抗帕金森病药物诱发精神症状的概率由高到低依次减量或停用抗胆碱能药、金刚烷胺、单胺氧化酶抑制剂、DA，若精神症状仍无改善，则将左旋多巴逐渐减量；若采取以上措施仍有精神症状或锥体外系症状恶化，则应选择疗效确切、锥体外系不良反应小的非经典抗精神病药物，如氯氮平（需要监测粒细胞水平）、喹硫平，并争取以最小剂量获得最佳疗效。多巴胺替代疗法与抗精神症状治疗是一对矛盾，一种症状的改善可能导致另一种症状的恶化，治疗中应遵循的原则是尽可能用最少的多巴胺能药物控制运动症状，用最低的抗精神症状药物剂量控制精神症状。

（3）冲动强迫行为：是困扰帕金森病患者的精神性非运动症状之一，主要包括冲动控制障碍、多巴胺失调综合征和刻板行为，后两种也称为冲动控制障碍的相关疾病，包括病理性赌博、强迫性购物、性欲亢进、强迫性进食等；多巴胺失调综合征是一种与多巴胺能药物滥用或成瘾有关的神经精神障碍，患者出现严重的但可耐受的异动症、"关"期的焦虑，以及与多巴胺药物成瘾性相关的周期性情绪改变；刻板行为是一种重复、无目的、无意义的类似于强迫症的刻板运动行为，如漫无目的地开车或走路、反复打扫卫生或清理东西等，并且这种刻板行为通常与先前所从事的职业或爱好有关。冲动强迫行为发病机制尚不明确，可能与多巴胺能神经元缺失和多巴胺能药物的使用有关。多巴胺能药物异常激活突触后 D_3 受体，引起异常兴奋；多巴胺失调综合征可能与左旋多巴滥用有关；刻板行为通常与长期过量服用左旋多巴或 DA 有关，且常伴随严重异动症，同时与睡眠障碍、冲动控制障碍及多巴胺失调综合征有关。对冲动控制障碍的治疗可减少 DA 的用量或停用，若 DA 必须使用，则可尝试换用缓释剂型；托吡酯、唑尼沙胺、抗精神病药物（喹硫平、氯氮平），以及金刚烷胺治疗可能有效；阿片类拮抗剂（纳曲酮和纳美芬）治疗可能有用。认知行为疗法也可以尝试。对多巴胺失调综合征的治疗可减少或停用多巴胺能药物，可以改善症状，短期小剂量氯氮平和喹硫平可能对某些病例有帮助，持续的左旋多巴灌注可以改善某些患者的症状。严重的异动症和"关"期情绪问题可以通过皮下注射阿扑吗啡得到改善。对刻板行为的治疗，减少或停用多巴胺能药物也许有效，但需要平衡刻板行为的控制和运动症状的恶化；氯氮平和喹硫平、金刚烷胺可能改善症状。

（4）直立性低血压：在帕金森病患者中非常常见，甚至在病程的相对早期也很常见，其累积患病率约为 60%。危险因素包括年龄较大、认知功能障碍和病程较长。除疾病本身以外，直立性低血压还可由抗帕金森病药物（包括复方左旋多巴制剂、DA、MAOB 抑制剂）加重或引起。有症状的患者应开始接受治疗，但尚无专门针对帕金森病患者的治疗。首先应尝试非药物治疗，包括快速大量饮水、补充盐、采取身体抗压动作、使用束腹带、穿压力袜、不要快速地从卧位或坐位起立和睡眠时抬高床头。药物治疗仅用于上述措施无效的有症状患者，首选 α 受体激动剂米多君，也可使用屈昔多巴、氟氢可的松，但这些药物治疗可能引起仰卧位高血压。中药治疗如生脉饮，对直立性低血压可能有效。

（5）日间过度嗜睡或睡眠发作：日间过度嗜睡即白天睡眠过多，发生率约 40%。睡眠发作指突然发生的不可抗拒的睡眠现象，常持续数秒。日间过度嗜睡和睡眠发作对于驾驶的帕金森病患者来说很危险。上述症状除了与疾病进展有关，也与应用多巴胺能药物有关（复方左旋多巴制剂、DA）。当帕金森病患者出现日间过度嗜睡或睡眠发作时，首先要明确原因，如患者在每次服药后出现嗜睡，需要减少或停用 DA；由于复方左旋多巴制剂也有镇静效果，但其控制运动症状的作用很重要，所以只能一定程度地减量。如因失眠或伴有睡眠呼吸暂停或夜尿次数多等引起，则对因治疗也能够改善日间过度嗜睡。也有证据表明单胺氧化酶 B 抑制剂司来吉兰有助于缓解白天嗜睡（其不良反应为失眠），因为该药代谢为苯丙胺衍生物，适合治疗伴有日间过度嗜睡患者的运动症状。上述治疗方法无效时，可试用莫达非尼治疗。此外，无论是什么原因导致的日间过度嗜睡或睡眠发作，都需要关注驾驶安全和其他活动相关问题，建议停止驾驶。

（6）食欲缺乏、恶心、呕吐：帕金森病患者胃动力障碍发生率高，可引起食欲缺乏、恶心、呕吐、腹胀。帕金森病患者较正常人固体和液体的胃排空时间分别延长 38% 和 80%。胃动力障碍影响左旋多巴的吸收，因为左旋多巴必须到达近端小肠才能被吸收，这可能是帕金森病患者症状波动的原因之一。帕金森病患者的胃排空障碍除了与 α- 突触核蛋白沉积在周围神经系统，导致胃肠自主神经系统变性、神经递质变化有关外，也与应用多巴胺能药物有关。复方左旋多巴制剂是最易引起胃排空障碍的药物，其次为 DA 及儿茶酚 -O- 甲基转移酶抑制剂。对于治疗过程中出现胃排空障碍的患者，首先应调整饮食结构和食物性质，少食多餐，适当运动，以食用流质或半流质饮食为主，避免过多食用脂肪、蛋白质含量高的食物。其次应调整服药方式，可在餐前 1h 服用左旋多巴时配些不含蛋白质的点心或在餐后 2h 服药。也可同时服用胃动力药多潘立酮（需监测心电图）或全胃肠动力药物，但应避免使用能够加重锥体外系症状的药物如甲氧氯普胺、桂利嗪等。

（7）便秘：是帕金森病患者最常见的一种非运动症状，发生率可达 90%，帕金森病患者的便秘症状一般是慢性的，但也有急性梗阻症状发生的报道。便秘可发生在帕金森病症状出现数年之前，甚至可以在帕金森病运动症状前 20 年出现。便秘除与帕金森病本身导致的自主神经功能障碍和结肠输送减慢相关外，也与应用抗帕金森病药物有关（如多巴胺受体激动剂、儿茶酚 -O- 甲基转移酶抑制剂、单胺氧化酶 B 抑制剂、盐酸金刚烷、抗胆碱能药物）。对于便秘的帕金森病患者，建议摄入足够的液体、水果、蔬菜、纤维素或其他温和的导泻药，如乳果糖、龙荟丸、大黄片等能改善便秘；也可加用胃蠕动药，如多潘立酮、莫沙必利等；以及增加运动。需要停用抗胆碱能药。

（8）异动高热综合征：在应用左旋多巴治疗 5 年以上的帕金森病患者中，有 30% ~ 40% 会出现严重程度不等的异动症。通常这些异动症是良性的，可以在门诊通过调整药物而得到改善。然而，有时这些异动症可能会变得非常严重甚至威胁生命。2010 年异动高热综合征首次被报道，一名 68 岁帕金森病患者突然进展为严重的异动高热与高肌酸激酶血症。此后陆续有异动高热综合征的病例报道，所有病例均出现在晚期患者中，病程长达 10 ~ 34 年，所有患者均有运动症状波动并服用多种高剂量的多巴胺能药物。感染、外伤与高温为异动高热综合征的常见诱因。异动高热综合征的临床表现与帕金森高热综合征有诸多相似，都可以表现出高热、肌酸激酶升高、自主神经功能障碍等症状，然而两者的帕金森病样症状却不同。尽快减少多巴胺能药物用量是治疗的有效方法，异动症可以在开始治疗后数天至 2 周内得到改善。对于伴有难治性异动症的患者，镇静治疗被证明是有效的。静脉补液、降温、抗感染、维持电解质平衡等支持治疗也至关重要。异动高热综合征预后通常较好，横纹肌溶解、急性肾衰竭、呼吸衰竭等并发症与异动高热综合征的不良预后相关。

二、老年帕金森病的治疗策略

帕金森病会影响患者的工作和日常生活能力，治疗上应以达到有效改善症状、避免或降低不良反应、提高工作能力和生活质量为目标。提倡早期诊断、早期治疗，不仅可以更好地改善症状，而且可能延缓疾病的进展。应坚持"剂量滴定"以避免产生急性药物不良反应，力求实现"尽可能以小剂量达到满意临床效果"的用药原则，可避免或降低运动并发症尤其是异动症的发生率。老年帕金森病患者的治疗策略见图 6-1。

抗帕金森病药物治疗时不能突然停药，特别是使用左旋多巴及大剂量多巴胺受体激动剂时，以免发生撤药恶性综合征。

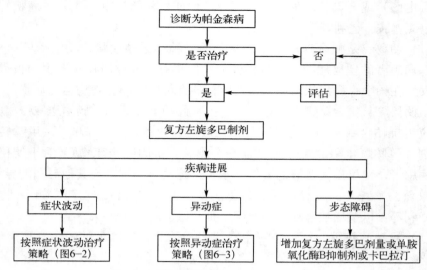

图 6-1　老年帕金森病患者的治疗策略

　　1.早期帕金森病的药物治疗　　根据临床症状严重度的不同，将 Hoehn-Yahr
分级 1 ～ 2.5 级定义为早期。疾病一旦发生，将随时间推移而渐进性加重，有
证据提示在疾病早期阶段的病程进展较后期阶段进展快。一旦早期诊断，即应
开始早期治疗，争取掌握疾病修饰时机，对于疾病治疗的长程管理有重要作用。
开始多以单药治疗，但也可采用两种不同作用机制（针对多靶点）的药物小剂
量联合应用，力求疗效最佳，维持时间更长，而不良反应和运动并发症发生率
更低。

　　（1）早期帕金森病的疾病修饰治疗：疾病修饰治疗药物除有可能的疾病修
饰作用外，还具有改善症状的作用；症状性治疗药物除能够明显改善症状外，
其中部分也可能兼有一定的疾病修饰作用。疾病修饰治疗的目的是既能延缓疾
病的进展，又能改善患者的症状。目前临床上尚缺乏具有循证医学证据的疾病
修饰作用的药物，可能有疾病修饰作用的药物主要包括单胺氧化酶 B 抑制剂
和多巴胺受体激动剂。单胺氧化酶 B 抑制剂雷沙吉兰和司来吉兰可能具有疾病
修饰的作用；REAL-PET 研究提示多巴胺受体激动剂罗匹尼罗可能有疾病修饰
作用。

　　（2）早期帕金森病的症状治疗：复方左旋多巴制剂是帕金森病药物治疗
中最有效的对症治疗药物，相对其他帕金森病药物，复方左旋多巴类制剂的幻
觉、过度嗜睡、冲动控制障碍等不良反应也最低。然而，在大多数患者中，随
着疾病进展和左旋多巴长期使用，会产生运动并发症，包括症状波动和异动

症。需要指出的是，现有证据提示早期应用小剂量左旋多巴（400mg/d 以内）并不增加异动症的产生；与左旋多巴的治疗时间相比，高剂量的左旋多巴和长病程对异动症的发生风险影响更大。因此，早期并不建议刻意推迟使用左旋多巴，2020 年第 4 版中国帕金森病治疗指南推荐，对于晚发型帕金森病患者，复方左旋多巴可作为首选，但应维持满足症状控制前提下尽可能低的有效剂量。

2. **中晚期帕金森病的药物治疗**　根据临床症状严重度的不同，将 Hoehn-Yahr 分级 3 ～ 5 级定义为中晚期帕金森病。晚期帕金森病患者除运动症状加重以外，多伴有运动并发症及姿势平衡障碍，临床表现极其复杂。对中晚期帕金森病患者的治疗，既要继续力求改善运动症状，又要妥善处理一些运动并发症。

（1）运动症状及姿势平衡障碍的治疗：疾病进入中晚期阶段，运动症状进一步加重，行动迟缓更加严重，出现姿势平衡障碍、冻结步态，容易跌倒。冻结步态是帕金森病患者摔跤的最常见原因，易在变换体位如起身、开步和转身时发生，目前尚缺乏有效的治疗措施，调整药物剂量或添加药物偶尔有效，部分患者可增加复方左旋多巴剂量或添加单胺氧化酶 B 抑制剂和多巴胺受体激动剂。单胺氧化酶 B 抑制剂雷沙吉兰和司来吉兰可能有效，也有证据表明利斯的明可能对冻结步态有效。

（2）症状波动的治疗：运动症状波动是指"开"期和"关"期交替出现；在"开"期，患者对左旋多巴有反应，在"关"期，对左旋多巴的反应消失，帕金森症状重新出现。主要包括剂末现象、开 - 关现象等。症状波动的治疗策略见图 6-2。

（3）异动症的治疗：异动症包括剂峰异动、双相异动和肌张力障碍。异动症的治疗策略见图 6-3。

三、老年帕金森病联合用药和多重用药的潜在风险与干预

帕金森病作为一种神经系统退行性疾病，在老年人中患病率高，而老年发病患者较中青年发病患者运动症状重，疾病进展快，早期帕金森病相关药物单药治疗效果尚可，但随着疾病进展，运动并发症的出现，需要合并多种帕金森病相关药物方能达到较好的治疗效果。帕金森病患者除了运动症状外，会同时伴发焦虑、抑郁等非运动症状，严重影响帕金森病患者的生活质量。此外，帕金森病患者往往患有糖尿病、冠心病、胃肠系统功能紊乱、骨质疏松、肿瘤等多种其他疾病，共病现象多见。大样本数据显示，约 1/3 的帕金森患者同时患者有 5 种或 5 种以上其他疾病，而且合并症也显著比对照人群严重。共病和多重用药严重影响患者的生活质量和预后，药物治疗风险增大。一项纳入 2640 例帕金森病患者的研究显示，约 73.3% 的帕金森病患者服用 5 种和 5 种以上药物，

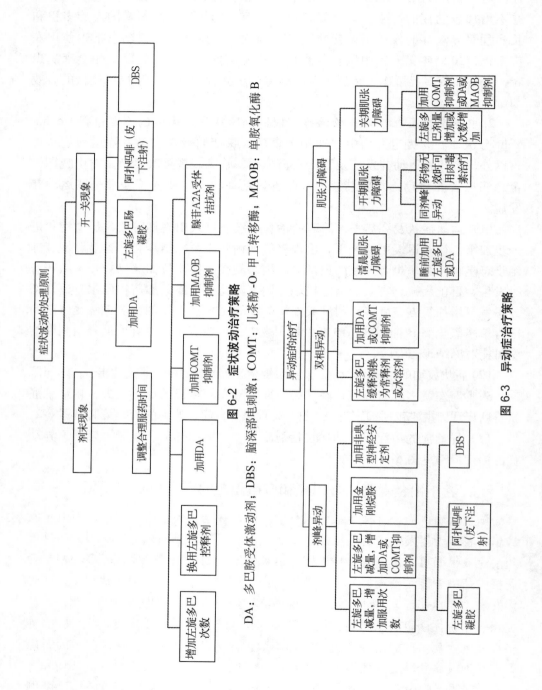

图 6-2　症状波动治疗策略

图 6-3　异动症治疗策略

DA：多巴胺受体激动剂；DBS：脑深部电刺激；COMT：儿茶酚 -O- 甲工转移酶；MAOB：单胺氧化酶 B

显著高于对照人群的 24.5%。老年帕金森病患者联合用药和多重用药增加了药物相互作用及不良反应的发生率，导致临床不良预后。认识帕金森病患者的多重用药及潜在的用药风险及处置，加强对帕金森病共病的个体化治疗和综合管理，对于改善患者的功能状态和生活质量、降低其致残率及致死率具有重要意义。

1. 治疗帕金森病药物相关相互作用

（1）司来吉兰

1）合用三环类抗抑郁药、选择性 5- 羟色胺再摄取抑制药（SSRI）或 5- 羟色胺及去甲肾上腺素再摄取抑制剂（SNRI）

A. 临床后果：药效学相互作用。司来吉兰是不可逆性单胺氧化酶 B 抑制剂，抑制 5- 羟色胺代谢或抑制 5- 羟色胺再摄取，可能引起 5- 羟色胺综合征或其他不良反应，如自主神经功能紊乱、严重焦虑或谵妄、意识障碍、高热、癫痫发作、肌强直或震颤。

B. 临床建议：避免合用。停用司来吉兰至少 14 日后才可使用三环类抗抑郁药、SSRI。停用氟西汀后至少 5 周后才可以使用本品。

2）合用其他单胺氧化酶抑制剂

A. 临床后果：作用叠加，可出现高血压危象或癫痫发作。

B. 临床建议：禁忌合用。

3）合用镇静催眠药、麻醉药等有中枢抑制作用的药物

A. 临床后果：可出现低血压和中枢神经系统抑制或呼吸抑制作用。

B. 临床建议：避免合用。

4）合用哌替啶、曲马多、美沙酮、右丙氧芬

A. 临床后果：可引起兴奋、出汗过多、肌强直及严重高血压，个别患者可发生呼吸抑制、昏迷、惊厥、高热、虚脱甚至死亡。

B. 临床建议：应用单胺氧化酶 B 抑制剂后 2 周内应避免合用。

5）合用氟哌利多

A. 作用机制：对心脏的作用叠加，出现心脏毒性（QTc 间期延长、尖端扭转型室性心动过速、心脏停搏）的风险增大。

B. 临床建议：避免合用。

6）合用苯丙胺或间羟胺

A. 临床后果：去甲肾上腺素的利用增加，可出现高血压危象和 5- 羟色胺综合征。

B. 临床建议：避免合用。

7）合用氟哌噻吨美利曲辛

A. 临床后果：有 5- 羟色胺综合征风险。

B. 临床建议：避免合用。需间隔 2 周使用。

8）合用含酪胺的食物

A.临床后果：本品剂量在 20mg/d 以上者，同时服用含酪胺的食物如干酪、酵母、蛋白提取物、熏肉、其他发酵食品等，由于酪胺的代谢被抑制，可引起突然和严重的高血压反应。

B.临床建议：治疗帕金森病一日剂量不应超过 10mg，超过 20mg/d 可能发生酪胺介导的高血压反应，并且大剂量也不显示对帕金森病有更好的疗效。

（2）左旋多巴

1）合用维生素 B$_6$

A.临床后果：维生素 B$_6$ 为多巴脱羧酶的辅酶，能增强多巴脱羧酶的活性，促进左旋多巴在脑外脱羧为多巴胺，从而减少进入中枢神经系统的左旋多巴的量，疗效减低，外周不良反应增加。

B.临床建议：禁止合用。

C.注意事项：使用苄丝肼左旋多巴或卡比多巴左旋多巴时可以合用维生素 B$_6$，因维生素 B$_6$ 可以通过血脑屏障，促进脑内左旋多巴脱羧为多巴胺，增加脑内多巴胺含量，从而提高其疗效。

2）合用异烟肼

A.临床后果：异烟肼对外周和中枢脱羧酶有直接抑制作用，可降低左旋多巴的治疗作用，导致疾病症状加重。

B.临床建议：避免合用。

3）合用肾上腺素受体激动药

A.临床后果：增加心律失常的发生风险。

B.临床建议：谨慎合用。建议调整肾上腺素受体激动药的用药剂量。

C.注意事项：与苄丝肼或卡比多巴等外周多巴脱羧酶抑制药合用时可以减少心律失常的发生。

4）合用呋喃唑酮、丙卡巴肼、苯乙肼

A.临床后果：呋喃唑酮及丙卡巴肼是单胺氧化酶 A 抑制剂，苯乙肼是非选择性单胺氧化酶抑制剂，与左旋多巴合用可引起高血压危象。

B.临床建议：禁止合用。建议在左旋多巴用药前先停用单胺氧化酶 A 抑制剂 2～4 周。

5）食物

A.临床后果：食物特别是高蛋白食物与左旋多巴同用，或先进食后服本品，可减少左旋多巴吸收。此外，食物中的蛋白质降解为氨基酸后可与左旋多巴竞争转运入脑，使左旋多巴疗效减弱或不稳定。

B.临床建议：空腹服药。

（3）普拉克索合用西咪替丁和金刚烷胺

1）临床后果：西咪替丁和金刚烷胺可抑制肾小管主动分泌的药物和通过肾小管主动分泌而清除的药物如西咪替丁和金刚烷胺，可能降低药物清除率。

2）临床建议：谨慎合用；合用时需调整普拉克索的剂量。

（4）多巴胺受体激动剂联用

1）临床后果：药理作用和不良反应叠加。

2）临床建议：谨慎联用。

2. 多重用药风险警示

（1）5- 羟色胺综合征风险

1）治疗帕金森病药物与抗焦虑抑郁药物的联合用药：焦虑抑郁是帕金森病较常见的非运动症状，对患者的生活质量、日常功能及预后可造成影响。帕金森病患者的抗焦虑抑郁治疗包括非药物治疗和药物治疗。非药物治疗主要为心理干预；当抑郁影响患者的生活质量时，可加用多巴胺受体激动药、SSRI、SNRI 或三环类抗抑郁药。在《中国抑郁障碍防治指南》中，SSRI 和 SNRI 可有效治疗抑郁。帕金森病伴焦虑的药物治疗同帕金森病抑郁的治疗。

多巴胺受体激动药普拉克索和 SNRI 药物文拉法辛治疗帕金森病抑郁的证据较充分，三环类药物改善抑郁症状证据其次，但需要注意的是，三环类药物存在胆碱能不良反应和心律失常的不良反应，不建议用于认知受损的老年患者。

其他 SSRI 和 SNRI 类药物如西酞普兰、帕罗西汀、舍曲林、氟西汀的临床疗效结果不一，对帕金森病抑郁的治疗可能有效。需注意，SSRI 在某些患者中偶尔会加重运动症状；西酞普兰日剂量 20mg 以上可能在老年人中引起长 QTc 间期，需慎用。

2）5- 羟色胺综合征：5- 羟色胺综合征是一种由中枢神经系统和外周神经系统突触后 5- 羟色胺受体过度刺激而引起的具有潜在生命危险的药物诱导综合征，常被描述为神经状态改变、自主神经功能亢进和神经肌肉异常的临床三联征。5- 羟色胺综合征不是一种特发性药物反应，而是一种可预见的中枢神经系统受体和外周 5- 羟色胺过度激活的结果，过多 5- 羟色胺产生了一系列临床表现。抗抑郁药物单独使用有 5- 羟色胺综合征风险，与单胺氧化酶 B 抑制剂合用风险增大，可导致 5 - 羟色胺综合征等严重后果。应明确提示患者警惕 5- 羟色胺综合征样症状体征并进行监测。

三环类、SSRI 类、SNRI 类药物的大量应用均可引起 5- 羟色胺综合征，其中 SSRI 是最为常见的药物。抗帕金森病药物中的单胺氧化酶 B 抑制剂包括司来吉兰与雷沙吉兰，在低剂量下，对单胺氧化酶 B 具有很好的选择性，通过抑制黑质纹状体系统的单胺氧化酶 B 来改善帕金森病患者的运动症状。在高剂量下，该类药物的选择性消失，在抑制单胺氧化酶 B 的同时也抑制了单胺氧化酶 A，在抑制黑质纹状体系统的单胺氧化酶 B 的同时也增加了突触间 5- 羟色胺的浓度。

因此，同时应用单胺氧化酶 B 抑制剂与上述药物可能会增加发展为 5- 羟色胺综合征的风险。由于在司来吉兰与上述药物合用时有重度 5- 羟色胺综合征的报道，因此，司来吉兰不得与 SSRI、SNRI 及三环类抗抑郁药合用。由于氟西汀及其代谢产物的消除半衰期长，因此在司来吉兰停药 14 天内不得使用氟西汀，氟西汀停药最少 5 周后才能开始服用司来吉兰。

在雷沙吉兰临床试验中，雷沙吉兰不能与氟西汀和氟伏沙明联合应用，但可以与下列剂量的抗抑郁药物合用：阿米替林 ≤ 50mg/d，曲唑酮 ≤ 100mg/d，西酞普兰 ≤ 20mg/d，舍曲林 ≤ 100mg/d，帕罗西汀 ≤ 30mg/d。雷沙吉兰临床研究中，115 位患者联合应用雷沙吉兰与三环类抗抑郁药物，141 位患者联合应用雷沙吉兰与 SSRI/SNRI，均没有发现 5- 羟色胺综合征。

（2）中枢抑制及跌倒风险：帕金森治疗药物与抗抑郁药物、安定类药物的中枢抑制作用存在药理效应和不良反应叠加，由于帕金森病多为老年患者，由此引发中枢抑制及跌倒风险。应明确警示患者及家属，防范中枢过度抑制及睡眠突然发作带来的风险。多巴制剂、多巴受体激动剂有中枢抑制作用，与 SSRI、SNRI 等抗抑郁药物、米氮平、氟哌噻吨美利曲辛、安定类、抗精神病药物合用，由于药物本身较强的中枢神经系统抑制作用，有发生中枢抑制、睡眠发作的潜在风险，跌倒风险增大，应避免同时合用上述药物，并需注意服药期间禁酒，避免驾驶和精细操作。

3. 帕金森病联合用药和多重用药的风险干预　老年帕金森病的治疗过程中，联合用药对于治疗患者的运动及非运动症状及改善预后是必要的，但药物不良反应、不良药物相互作用增大了治疗风险。医师、护师药师、患者及其家属均应提高对安全用药的认识，最大限度地减少多重用药给患者带来的药源性损害和不良预后。

（1）个体化的联合用药：帕金森病患者需要控制疾病本身的运动症状，以及精神心理障碍、痴呆和各种共病，需要服用更多种类的药物。大样本研究显示，超过 70% 的帕金森病患者服用 5 种以上（含 5 种）药物。治疗方案既包括对帕金森运动症状的控制药物，也包括共病的治疗药物处方，治疗方案复杂，需关注多种药物用药反应的个体差异和药物间相互作用，从小剂量开始，逐渐达到适宜的个体最佳剂量，在保证疗效的情况下，精简和优化治疗方案，优先选择相互作用较少的药物。

（2）个性化的用药指导：帕金森病患者由于自主神经功能障碍及服用多巴胺能药物，常有直立性低血压，往往也伴有仰卧位高血压，前者可导致跌倒风险和痴呆，后者增加脑血管意外风险，应对患者及家属提供个性化的用药指导和风险警示。对于多巴胺能药物引起的消化道症状，如恶心、呕吐、便秘、腹痛、腹泻等，医生应积极帮助患者应对和处置这类影响日常生活的药物相关问题，告知患者所用处方药物的不良反应及发生不良药物相互作用的可能性，并对可能的不良事件提出警示。

（3）共病的综合管理：帕金森病是神经系统退行性疾病，除运动症状外，还常伴有便秘、睡眠行为异常、抑郁／焦虑等非运动症状，以及糖尿病、冠心病、骨质疏松等其他多种共病。帕金森病共病和多重用药往往影响患者的生活质量，造成致残、致死等不良预后。因此，对帕金森病共病的综合管理和个体化治疗至关重要。专科医师应加强对帕金森病共病的认知、识别和治疗，尽可能地减少或避免药物不良反应、不良药物相互作用及相关的不良预后；鼓励多学科参与帕金森病共病的管理和药物治疗工作，加强药物治疗效果评估和安全性监测；强化医方、患方和社会多层面为药物治疗和用药安全共同负责的理念，有助于保证药物治疗效果和识别潜在的用药风险或错误，减少或避免老年患者的多重用药风险和药源性伤害。

（4）用药依从性：帕金森患者常存在认知障碍或痴呆，精神和行为异常也被认为是最常见的帕金森病相关共病之一，其发生发展往往与治疗帕金森运动症状的药物应用具有相关性。这对患者的用药依从性是极大的困难和挑战。复杂的处方用药方案和多重用药是依从性差的重要影响因素。加强对这类患者的识别，对患者和家属进行用药教育和指导，督促患者按时、按规定剂量服药，教育老年人及其家属避免随意自我治疗和凭经验随意联合用药，提高用药的依从性，最终目标是让老年帕金森病患者获益，避免共病和多重用药对疾病预后的影响，改善患者的功能状态和生活质量，降低这类患者的致残率、致死率。

第7章 内分泌系统及代谢性疾病用药

第一节 降 糖 药

一、老年糖尿病与治疗药物

1. **疾病概况** 糖尿病作为一种慢性非传染性疾病，严重威胁人类健康。中国第七次人口普查数据显示，2020 年我国老年人口（≥ 60 岁）占总人口的18.7%（2.604 亿），其中约 30% 的老年人是糖尿病患者（7813 万，95% 以上是2 型糖尿病）。老年人群中糖尿病前期的患病率在 45% ～ 47%。我国老年糖尿病患者的知晓率、诊断率和治疗率均不高，血糖总体控制水平不理想。糖尿病直接或间接造成的人体损伤已成为我国居民死亡的主要危害因素之一。控制糖尿病，避免或延缓糖尿病并发症的发生是关乎国计民生的大事。

老年 2 型糖尿病可分为进入老年前患糖尿病和进入老年后新发糖尿病两种情况，后者占大多数。两者在自身状况、糖尿病临床特点、罹患其他疾病和已存在的脏器功能损伤等方面均有所不同。在环境因素相似的情况下，患病越晚提示胰岛 β 细胞代偿能力越好。与进入老年前已患病者比较，老年后患糖尿病者更多表现为明显胰岛素抵抗和胰岛素代偿性高分泌，更多伴有心血管病风险因素、多种因素所致的肾功能损害，而较少出现糖尿病视网膜病变。老年糖尿病以餐后血糖升高较为多见。

此外，老年综合征是老年人群中常见的与年龄相关的疾病组合，包括智能、体能的缺失，自伤和他伤防护能力的下降，跌倒和骨折风险的增加，认知障碍和抑郁，尿失禁、疼痛、多重用药等。这些因素给老年糖尿病患者的自我管理带来极大困难。

糖尿病共病是指同一患者在患糖尿病的同时还患有其他 1 种或 1 种以上的慢性病。糖尿病共病可分为相同病因的共存（如糖尿病合并糖尿病周围神经病变、糖尿病心血管疾病等）和多病因的共存，其中多病因的共存又分为糖尿病合并躯体疾病（如糖尿病合并高血压、肿瘤、甲状腺结节等）和糖尿病合并心理疾病（如糖尿病合并焦虑、抑郁等）。多项研究显示，患者性别、年龄、体重指数、社会支持程度、就业状况等是糖尿病共病的影响因素。系统评估证据表明，与男性糖尿病患者相比，女性糖尿病患者患冠心病和脑卒中的风险更大。随增龄出现糖尿病共病现象的概率升高，与单纯糖尿病患者相比，糖尿病共病患者的年龄较大。

2. 降糖药及用药相关性问题

（1）降糖原则：糖尿病的治疗要遵循四早原则，即"早预防、早诊断、早治疗、早达标"。早治疗包括早开始治疗性生活方式干预、及时启动降血糖药物治疗和适时开始胰岛素治疗。①空腹血糖＞ 5.6mmol/L、2h 空腹血糖或随机血糖＞ 7.8mmol/L 或糖化血红蛋白（HbA1c）＞ 6.0%，是开始通过治疗性生活方式改变防治糖尿病的警示点。②经过 3 个月的治疗性生活方式改变后，若 HbA1c 仍＞ 6.5%，可考虑开始非胰岛素促泌剂类口服降糖药物干预。我国的大庆研究、芬兰糖尿病预防研究（DPS）和美国糖尿病预防研究（DPP）均显示，单纯治疗性生活方式改变可以使糖尿病的发病率减少 40% ～ 58%，二甲双胍、阿卡波糖和吡格列酮类药物干预研究可分别降低糖尿病发病率 77%、88% 和 54%，疗效略优于单纯治疗性生活方式改变。③联合 2 ～ 3 种以上口服降糖药治疗后 HbA1c 仍＞ 7.0%，可以起始胰岛素治疗，推荐首选基础胰岛素治疗。但对饮食控制差、肥胖、自身胰岛素分泌水平不低的患者，不宜过早应用胰岛素，需先严格生活方式管理并加强应用有减轻体重作用的降糖药。

（2）老年患者的血糖控制标准：① HbA1c ≤ 7.0%：适用于新诊断、病程＜ 10 年、胰岛 β 细胞功能尚存、预期生存期＞ 10 年、低血糖风险低的老年糖尿病患者。对于能早发现血糖异常、早开始自我管理和治疗的老年糖尿病患者，有条件者可以控制 HbA1c ＜ 6.5%。② HbA1c 为 7.0% ～ 8.0%：适用于预期生存期＞ 5 年、有中等程度并发症及伴发疾病有低血糖风险，应用胰岛素促泌剂类降糖药物或以多次胰岛素注射治疗为主、自我管理能力欠佳的老年糖尿病患者。③ HbA1c 为 8.0% ～ 8.5%：适用于血糖控制有难度的糖尿病患者，如预期寿命＜ 5 年、有严重低血糖发生史、反复合并感染、急性心脑血管病变（应激性高血糖）、完全丧失自我管理能力也无他人良好护理等情况，同时需避免严重高血糖（＞ 16.7mmol/L）引发的糖尿病急性并发症和难治性感染等情况发生。

（3）降糖药作用特点：降糖药物进展较快，从只有磺酰脲类、双胍类和人胰岛素等种类很少的降糖药，到目前拥有二肽基肽酶 4（DPP-4）抑制剂、胰高血糖素样肽 -1（GLP-1）受体激动剂、钠 - 葡萄糖共转运蛋白 2（SGLT2）抑制剂、多种胰岛素类似物等种类丰富且不良反应较少的药物。

1）二甲双胍：国内外糖尿病指南均推荐二甲双胍作为 2 型糖尿病患者控制高血糖的首选或一线用药。对临床试验的系统评价显示，二甲双胍的降糖疗效去除安慰剂效应后可使 HbA1c 下降 1.0% ～ 1.5%，并可减轻体重。二甲双胍单药极少发生低血糖，而且还有很多明确的降糖外作用（对胃肠、乳腺恶性肿瘤发生及发展的抑制，延缓老年痴呆症发生等），对于老年人有更多的益处。2019年，Cancer Cell 发表的研究中报道，在禁食状态下使用二甲双胍可以显著抑制肿瘤生长。

2）α- 糖苷酶抑制剂：包括阿卡波糖、伏格列波糖和米格列醇。抑制各种 α-葡萄糖苷酶如麦芽糖酶、异麦芽糖酶、葡萄糖淀粉酶及蔗糖酶的活性，使淀粉分解成寡糖如麦芽糖（双糖）、麦芽三糖及糊精（低聚糖），进而使分解成葡萄糖的速度减慢；使蔗糖分解成葡萄糖和果糖的速度减慢，因此造成肠道葡萄糖的吸收减缓，从而缓解餐后高血糖，达到降低血糖的作用。以碳水化合物为主要能量来源的中国老年糖尿病患者更适用本类药物，主要是降低餐后血糖。临床研究显示阿卡波糖 100mg，3 次 / 天与二甲双胍 1500mg/d 的降糖疗效相当。伏格列波糖 0.3mg，3 次 / 天，米格列醇 100mg，3 次 / 天与阿卡波糖 100mg，3次 / 天有相似的降糖效果。阿卡波糖为国内唯一说明书中标明有糖尿病前期服用适应证的降糖药物。阿卡波糖对糖耐量异常合并冠心病患者的糖尿病和心血管病结局影响（ACE）的研究显示，阿卡波糖治疗有一定程度的降低心血管风险的获益。

3）噻唑烷二酮类（TZD）：TZD 主要通过增加靶细胞对胰岛素作用的敏感性而降低血糖。包括罗格列酮和吡格列酮。在我国 2 型糖尿病患者中开展的临床研究结果显示，TZD 可使 HbA1c 下降 0.7% ～ 1.0%（去除安慰剂效应后）。常见不良反应是体重增加和水肿，这些不良反应在与胰岛素联合使用时表现更加明显。TZD 的使用与骨折和心力衰竭风险增加相关。心力衰竭（纽约心脏学会心功能分级 II 级以上）、活动性肝病或氨基转移酶升高超过正常上限 2.5 倍，以及严重骨质疏松和有骨折病史的患者应禁用本类药物。

4）肾小管钠糖转运蛋白 -2（SGLT-2）抑制剂：目前在我国被批准使用的 SGLT-2 抑制剂为达格列净、恩格列净和卡格列净。SGLT-2 抑制剂通过抑制肾脏近曲小管重吸收葡萄糖的 SGLT-2 活性，增加尿液中的葡萄糖排泄，达到降低血中葡萄糖水平的作用。SGLT-2 在减少人体总的葡萄糖负荷的同时，还可以减少内脏脂肪，对骨骼肌影响小。SGLT-2 抑制剂的降糖疗效近似于二甲双胍。SGLT-2 在增加尿中葡萄糖排出的同时，也增加水钠和尿酸的排出，可减轻体重和降低血压。在具有心血管高危风险的 2 型糖尿病患者中应用 SGLT-2抑制剂恩格列净或卡格列净的临床研究结果显示，该药物可使主要心血管不良事件和肾脏事件复合终点发生发展的风险显著下降，使心力衰竭住院率显著下降。该类药物还缺乏专门针对老年糖尿病的大样本、长期的临床观察性研究结果。

5）胰高血糖素样肽 -1 受体（GLP-1R）激动剂：目前国内上市的 GLP-1R激动剂为艾塞那肽、利拉鲁肽、利司那肽和贝那鲁肽，均需皮下注射。GLP-1R

激动剂通过激活体内 GLP-1R 发挥降糖效应，以葡萄糖浓度依赖的方式增强胰岛素分泌、抑制胰高血糖素分泌，并能延缓胃排空，通过抑制食欲中枢减少进食量。GLP-1R 激动剂可有效降低空腹和餐后血糖，并有降低体重、血压和甘油三酯的作用，适于胰岛素抵抗、腹型肥胖的糖尿病患者。应用于相同状态的老年患者有较好的疗效和安全性，但缺乏大人群、长期的临床观察性研究。

　　6）二肽基肽酶 4（DPP-4）抑制剂：目前国内上市的 DPP-4 抑制剂为西格列汀、沙格列汀、维格列汀、利格列汀和阿格列汀。其通过提高体内自身 GLP-1 的作用改善糖代谢，降糖机制同 GLP-1R 激动剂。对体重影响小，耐受性和安全性比较好，用于老年患者有较多获益。临床研究未见有 GLP-1 R 激动剂类似的胰腺炎风险增加。利格列汀主要从胆肠代谢，肾衰竭患者无须减量。阿格列汀分子结构特殊，对 DPP-4 酶高选择，不经 CYP450 酶代谢，与其他药物相互作用少，联合用药更安全。

　　7）格列奈类：为非磺酰脲类短效胰岛素促泌剂。我国上市品种有瑞格列奈、那格列奈和米格列奈。其通过刺激胰腺释放胰岛素使血糖水平快速降低，此作用依赖于胰岛中有功能的 β 细胞。与其他口服促胰岛素分泌降糖药不同，其通过与受体亚单位结合，抑制 β 细胞膜中 ATP- 依赖性钾通道，使 β 细胞去极化，打开钙通道，使钙的流入增加，诱导 β 细胞分泌胰岛素。格列奈类促胰岛素分泌作用较磺酰脲类快，通过刺激胰岛素的早时相分泌而降低餐后血糖，半衰期较短，餐前服用。研究显示是可使 HbA1c 下降 0.5%～1.5%。在相同降糖效力的前提下，格列奈类药物低血糖的风险较磺酰脲类药物低。瑞格列奈（从胆汁排出）受肾功能影响更小，慢性肾功能不全的患者可以不用减量。

　　8）磺酰脲类：磺酰脲类是胰岛素促泌剂类中历史最长、临床应用经验多、价格相对便宜的降糖药物。其通过促进胰岛 β 细胞释放胰岛素降低血糖，降糖效果较强。磺酰脲类药物可使 HbA1c 降低 1.0%～1.5%（去除安慰剂效应后）。前瞻性、随机分组的临床研究结果显示，磺酰脲类药物的使用与糖尿病微血管病变和大血管病变发生的风险下降相关。已有研究认为，格列美脲等通过与胰岛素靶细胞膜的糖基磷脂酰肌醇 GPI 蛋白结合，可侧路调节胰岛素受体后效应，增强胰岛素的降糖作用。对于肝肾功能正常的老年糖尿病患者，可考虑选择每日 1 次的磺酰脲类药物，或根据血糖谱的特点选择中短效的磺酰脲类药物。缓释（格列齐特）和控释（格列吡嗪）的剂型每天服用 1 次，可使体内药物浓度平缓。除格列喹酮不经肾脏代谢排出外，其余磺酰脲类均由肝脏代谢，肾脏排出。

　　9）胰岛素制剂：胰岛素是最强效的降血糖药物，是严重胰岛素缺乏患者的必需品。现有胰岛素制剂品种较多，包括动物来源、基因合成人胰岛素或胰岛素类似物。按皮下注射后起效时间分为速效、短效、中效、长效和超长效，也有根据需求配制不同比例短、速、中、效的预混制剂。可根据老年患者自身胰岛素功能和具体血糖变化情况选用。作为二线用药，对服用 2 ～ 3 种以上口服降糖药血糖未达标的老年患者，在口服药的基础上首先增加基础胰岛素（每日 1 次胰岛素注射，推荐甘精胰岛素、地特胰岛素、德谷胰岛素），先控制空腹（包括三餐前、晚睡前）血糖，餐后血糖以饮食结构调整和口服药物为主，低血糖风险相对较低。若老年患者初诊 HbA1c > 9.0%，或合并各种急性病变，或有应用糖皮质激素等情况，需采用每日 3 ～ 4 次胰岛素注射。在一系列临床试验中，与年轻患者（平均年龄 53 岁）相比，老年 2 型糖尿病患者（平均年龄 69 岁）加用长效胰岛素达到同样 HbA1c 目标并没有增加低血糖的发生率。但年龄超过 75 岁或者存在多种合并症的老年人的相关研究数据还比较少。与人胰岛素相比，胰岛素类似物发生低血糖的风险性相对低。开始胰岛素治疗时务必对患者进行胰岛素注射方法和低血糖防治的宣教。发生低血糖多是由于饮食量、运动量和胰岛素用量三者的平衡被打乱。

二、特定老年人群的药物治疗

1. **避免低血糖风险**　　低血糖是糖尿病治疗中危害最大的不良反应。糖尿病患者出现低血糖症状主要源于自身胰岛素释放延迟（进食糖类食物后发生的反应性低血糖）和应用胰岛素或胰岛素促泌剂（药物引起血清胰岛素相对过量，从而引发低血糖）。反应性低血糖不会导致严重低血糖，胰岛素或胰岛素促泌剂是降糖治疗中发生低血糖的主要威胁。现有的双胍类、糖苷酶抑制剂、格列酮类、肾小管钠糖转运蛋白 2- 抑制剂（SGLT-2）、二肽基肽酶 4（DPP-4）抑制剂单独应用不会引发低血糖，药物之间联合应用也不会发生严重低血糖。肠促胰素类中胰高血糖素样肽 -1（GLP-1）类似物或受体激动剂发生低血糖的风险较低。新诊断或病程短的老年糖尿病患者首先选择的是这 6 类降糖药单用或联合应用。需要应用胰岛素促泌剂或胰岛素时，需要用量适度并及时指导老年患者如何防范低血糖发生。

2. **肝肾功能受损人群**　　糖尿病肾病的治疗：严格饮食管理 [限量摄入优质蛋白，0.6 ～ 0.8 g/（kg·d）]，减轻肾脏负担。治疗措施包括尽早应用肾素 - 血管紧张素 - 醛固酮系统抑制剂、严格控制血糖、控制血压（< 130/80mmHg）、肥胖者减轻体重、降血脂、控制高尿酸血症及改善肾脏微循环等肾衰竭一体化治疗。如疾病进展为肾病综合征或尿毒症，还需配合肾病科医师的专科治疗。

肝肾功能受损的糖尿病患者的治疗：①双胍类本身没有肝肾毒性，以原型从肾脏排出，如果 eGFR 为 45 ～ 60ml/min，则二甲双胍应该减量，如果 eGFR < 45ml/min，不推荐启用二甲双胍，eGFR < 30ml/min 时应停用。已有研究证实，双胍类药物可用于轻中度肝功能不全的老年患者，但不用于缺氧或接受大手术的患者，以避免乳酸性酸中毒的发生。肾功能正常和轻度不全者 [eGFR >

60ml/（min·1.73m^2）]，在接受含碘造影剂检查当天暂时停用二甲双胍。中度肾功能不全者 [eGFR 为 45 ～ 60ml/（min·1.73m^2）]，在静脉注射碘化造影剂48h 前停药。已接受含碘造影剂检查者，建议在造影完成至少 48h 后检测肾功能，如果没有恶化即可恢复二甲双胍。② α- 糖苷酶抑制剂本身没有肾毒性，阿卡波糖＜ 10% 和米格列醇＞ 60% 有不同程度吸收入血，大部分在肠道水解后排出，eGFR ＜ 30ml/min 患者不宜应用。有报道阿卡波糖可引起肝细胞性肝损伤。伴有黄疸和氨基转移酶升高，停药可缓解。伏格列波糖不吸收入血，不增加肝肾代谢负担，在肾衰竭透析患者的降糖治疗中有效且安全性好。③格列酮类：活动性肝病或氨基转移酶升高超过正常上限 2.5 倍及严重骨质疏松和有骨折病史的患者应禁用本类药物。④ SGLT-2 抑制剂在中度肾功能不全的患者可以减量使用。eGFR ＜ 60ml/min 的老年糖尿病患者不建议启用 SGLT-2 抑制剂。在重度肾功能不全患者中，因降糖效果显著下降不建议使用。SGLT-2 抑制剂在罕见的情况下可能发生急性肾损伤。⑤ GLP-1R 激动剂在轻度肾功能损害的患者不需要进行剂量调整，在中度肾功能损害患者中的治疗经验有限，目前不推荐用于包括终末期肾病在内的重度肾损伤患者。在肝损伤患者中的治疗经验有限，不推荐用于轻、中、重度肝损伤患者。⑥在肾功能不全者中使用西格列汀、沙格列汀、阿格列汀和维格列汀时，应注意按照说明书来减少药物剂量。利格列汀主要从胆肠代谢，在有肝、肾功能不全的患者中使用利格列汀时不需要调整剂量。但其他 4 种均需从肾脏排出，eGFR ＜ 45ml/min 时需减量或停用。⑦格列奈类可以在肾功能不全的患者中使用。肝脏异常非常罕见，氨基转移酶指标升高，多数为轻度和暂时性。⑧除格列喹酮外，eGFR ＜ 45ml/min 者大多需停用磺酰脲类药物。格列喹酮慎用于 eGFR ＜ 30ml/min 的慢性肾脏疾病和已行血液透析的患者。

3. 心血管事件高风险人群

（1）二甲双胍：英国前瞻性糖尿病研究（UKPDS）结果证明，二甲双胍可减少肥胖的 2 型糖尿病患者心血管事件和死亡。在我国伴冠心病的 2 型糖尿病患者中开展的针对二甲双胍与磺酰脲类药物对再发心血管事件影响的临床随机分组对照试验结果显示，二甲双胍的治疗与主要心血管事件的显著下降相关。已有研究证实，双胍类药物可用于轻中度心力衰竭的老年患者，但不用于缺氧或接受大手术的患者，以避免乳酸性酸中毒的发生。

（2）噻唑烷二酮类：有加重水肿、加重心力衰竭的风险。

（3）肾小管钠糖转运蛋白 -2（SGLT-2）抑制剂：在具有心血管高危风险的 2 型糖尿病患者中应用 SGLT-2 抑制剂恩格列净或卡格列净的临床研究结果显示，该类药物可使主要心血管不良事件和肾脏事件复合终点发生发展的风险显著下降，心力衰竭住院率显著下降。

（4）胰高血糖素样肽 -1 受体（GLP-1R）激动剂：研究报道，利拉鲁肽、利司那肽和艾塞那肽在伴有心血管病史或心血管危险因素的 2 型糖尿病患者中应用，具有有益的作用及安全性。

1）利拉鲁肽改善心肌梗死患者预后的作用：多年临床使用经验发现，急性心肌梗死患者或心脏搭桥患者持续注射利拉鲁肽可以提高心脏功能。同时很多动物实验表明注射利拉鲁肽可以提高糖尿病和非糖尿病小鼠心肌梗死后的存活率，并且这种作用独立于利拉鲁肽降体重和降血糖作用之外。

2）利拉鲁肽抗动脉粥样硬化作用：多项动物实验发现利拉鲁肽可提高 ApoE 敲除小鼠血清 NO 水平，发挥抗动脉粥样硬化作用。

3）还有学者发现 GLP-1R 可促进脂联素的分泌，而低脂联素血症与各种疾病如代谢综合征、动脉粥样硬化、胰岛素抵抗、心力衰竭等关系紧密。

（5）二肽基肽酶 4（DPP-4）抑制剂：西格列汀、沙格列汀、阿格列汀不增加心血管病变发生风险。但在部分 2 型糖尿病患者使用沙格列汀的心血管结果评估研究中观察到，在具有心血管疾病高风险的患者中，沙格列汀的治疗与因心力衰竭而住院的风险增加相关。该研究结果仍存在争议。

（6）磺酰脲类：目前认为格列美脲的受体后作用有心血管保护意义。

三、老年糖尿病药物治疗和多重用药的潜在风险和干预

1. 降糖药的用药风险

（1）二甲双胍：①二甲双胍带来的胃肠道反应与体重减轻对于瘦弱的老年患者可能不利，小剂量起步、逐渐增加至有效剂量（1000mg/d）可以缓解大部分患者的胃肠不适，二甲双胍缓释制剂能明显减轻胃肠道不良反应。②影像学检查使用碘化造影剂时，一般情况和肾功能尚好，对于涉及中小手术的患者，仅需在造影当天停用二甲双胍即可。大手术、有心肾功能不全者需在造影前 48h 停用二甲双胍。造影结束后 48h 复查肝肾功能正常可继续服用二甲双胍，此间需告诫患者多饮水促进造影剂排出。③不用于缺氧或接受大手术的患者，以避免乳酸性酸中毒的发生。糖尿病酮症酸中毒、肝及肾功能不全（血清肌酐超过 1.5mg/dl、eGFR < 30ml/min）、肺功能不全、心力衰竭、急性心肌梗死、严重感染和外伤、重大手术、临床有低血压和缺氧情况、酗酒、维生素 B_{12} 或叶酸缺乏者、合并严重糖尿病肾病、糖尿病眼底病变者、妊娠期及哺乳期妇女禁用。④长期使用二甲双胍可能会导致维生素 B_{12} 缺乏，在应用二甲双胍治疗的糖尿病患者，尤其是那些伴有贫血或周围神经病变的患者中，应该定期监测维生素 B_{12} 水平。

（2）α- 糖苷酶抑制剂：阿卡波糖、伏格列波糖和米格列醇对不同糖苷酶的抑制程度有所不同，伏格列波糖服药后的胃肠道反应（腹胀、排气增多）较轻。采用从小剂量开始，逐渐加量可以有效减少不良反应。单药服用本类药物通常

不会发生低血糖，还可减少反应性低血糖发生。胰岛素促泌剂或胰岛素合用糖苷酶抑制剂的患者如果出现低血糖，治疗时需用口服或静脉给予葡萄糖制剂，食用蔗糖或淀粉类食物纠正低血糖的效果差。

（3）格列酮类：有增加体重、水肿、加重心力衰竭、加重骨质疏松（骨折）的风险，除老年前沿用、早老年或有特殊需求者外，一般不推荐在老年糖尿病患者中使用。

（4）肾小管钠糖转运蛋白 -2（SGLT-2）抑制剂：SGLT-2 抑制剂单药使用时不增加低血糖发生的风险，联合胰岛素或磺酰脲类药物时，可增加低血糖发生风险。SGLT-2 抑制剂的常见不良反应为生殖泌尿道感染。罕见不良反应包括酮症酸中毒（主要发生在 1 型糖尿病和自身胰岛素分泌缺乏的 2 型糖尿病患者）。可能的不良反应包括急性肾损伤（罕见）和骨折风险（罕见），初次用药时注意避免直立性低血压和脱水。

（5）胰高血糖素样肽 -1 受体（GLP-1R）激动剂：①这类药物可能导致恶心、厌食等胃肠道不良反应及体重减轻，不适合较瘦弱的老年患者。因有延迟胃排空的作用，存在胃肠功能异常的老年患者也不宜选用。②有少数急性胰腺炎的报道。应告知患者急性胰腺炎的特征性症状：持续、严重的腹痛。如果怀疑发生了胰腺炎，应该停用 GLP-1R 激动剂和其他潜在的可疑药物。③一些临床试验报道了包括血降钙素升高、甲状腺肿和甲状腺肿瘤在内的甲状腺不良事件，尤其是在之前有甲状腺疾病的患者中。利拉鲁肽不用于有甲状腺髓样癌既往史或家族史患者，以及 2 型多发性内分泌肿瘤综合征患者。

（6）二肽基肽酶 4（DPP-4）抑制剂：心血管安全性研究未见 DPP-4 抑制剂的心血管相关死亡和事件的风险增加，但仍需注意因心力衰竭住院事件增加的可能。利格列汀主要从胆肠代谢，肾衰竭患者无须减量，但其他 4 种药物（西格列汀、沙格列汀、阿格利汀、维格列汀）均需从肾脏排出，eGFR < 45ml/min 时需减量或停用。

（7）格列奈类：该类药物的不良反应主要是低血糖、体重增加，需注意防范。

（8）磺酰脲类：磺酰脲类药物的作用有剂量相关效应，如果服药剂量与饮食量不匹配，会引发低血糖甚至严重低血糖昏迷。对老年患者低血糖风险更大，其中格列本脲的低血糖风险最大，不宜用于老年患者。但在 β 细胞功能殆尽时会有继发性药物失效。

（9）胰岛素制剂：引发低血糖和增加体重的副作用在降糖治疗中必须关注。由于老年人群生理的特殊性，在使用胰岛素进行降糖治疗前应该认真考虑低血糖的风险。

2. 降糖药相关药物相互作用

（1）降糖药的联合用药：目前，所有降糖药的作用机制均较局限，当单药治疗血糖不能达标时，联合机制互补的药物具有更大的优势。降糖药的临床研究多在 < 70 岁糖尿病患者中进行，高龄患者的适宜剂量尚缺乏证据。老年患者个体差异较大，在选择降糖药时需注意疗效和安全性的平衡。首次应用需从小剂量起步，密切观察血糖变化和不良反应，逐渐增加剂量。

1）二甲双胍可以与各种降糖药物联用。我国的临床研究显示在二甲双胍联用西格列汀的基础上加格列美脲、格列奇特缓释片、瑞格列奈或阿卡波糖后可以进一步降低 HbA1c。

2）α- 糖苷酶抑制剂可与双胍类、磺酰脲类、噻唑烷二酮类或胰岛素等联合使用。

3）SGLT-2 抑制剂单独使用时不增加低血糖发生风险，联合胰岛素或磺酰脲类时，可增加低血糖发生风险。

4）多项临床研究显示，在一种口服降糖药（二甲双胍、磺酰脲类）治疗失效后联用 GLP-1R 激动剂有效。使用利拉鲁肽后，对乙酰氨基酚的峰浓度 $C_{\max}$ 降低了 31%，而达峰时间 Tmax 中位数延迟了 15min。但利拉鲁肽不会改变对乙酰氨基酚单次给药 1000mg 之后的总体暴露。与对乙酰氨基酚、阿托伐他汀、灰黄霉素、赖诺普利、地高辛、华法林等联用时不需要进行剂量调整。

5）格列奈类可以与其他降糖药联合应用，但不建议与磺酰脲类降糖药联合应用。

理想的血糖控制是从初始 HbA1c > 7.0% 启用基础降糖药，经单药、多药联合后不能降至 7.0% 以下者应逐渐联合二线用药，力争 HbA1c 长期保持在 < 7.0%。遇到任何情况致血糖升高，可根据实际情况短期加强降血糖药应用，待纠正高血糖和诱发因素后再维持常规治疗模式。

联合应用口服降糖药是非常实际、有效的治疗模式。多次胰岛素注射（强化治疗）的适应证如下：遇到新诊断或未能良好管控血糖的老年糖尿病（HbA1c > 9.0%，空腹血糖 > 12mmol/L）、合并感染或急性并发症、处于手术或应激状态、应用拮抗胰岛素作用的药物（如糖皮质激素）等特殊情况时，需积极采用胰岛素强化治疗模式。一般不推荐老年患者常规降糖治疗中采用操作难度大的多次胰岛素治疗模式。

（2）降糖药相关药物相互作用与多重用药的潜在风险

1）二甲双胍

A. 代谢特点：直接以原型经肾脏排泄。

B. 合用药物：①合用西咪替丁，西咪替丁可与二甲双胍竞争有机阳离子转运体 OCT 或多药及毒物外排转运体，能减慢二甲双胍排泄，可能造成血药浓度升高。②合用含碘对比剂，含碘对比剂可导致严重的肾毒性，特别是老年患者或肾功能不全患者；可减慢二甲双胍代谢，可能诱发乳酸酸中毒。

2）α- 糖苷酶抑制剂

A. 代谢特点：伏格列波糖在胃肠道内几乎不吸收入血，主要以原型经肠道排泄，没有与其他药物相互作用的报道。阿卡波糖原型在肠道内极少吸收，口服生物利用度为 1% ～ 2%，在肠道内代谢产物 35% 吸收入血。

B. 合用药物：①合用地高辛：服用阿卡波糖后发生腹泻可减少地高辛吸收，AUC 减少，达峰浓度 C_{max} 显著降低，达峰时间 t_{max} 延长，降低地高辛疗效；临床建议：谨慎合用。②合用华法林，阿卡波糖与华法林合用凝血酶原、国际标准化比值升高，出血风险增加。临床应用需要及时调整剂量。③合用考来烯胺等肠道吸附剂和消化酶类制剂，能吸附阿卡波糖，可能影响阿卡波糖疗效；临床建议：应避免同时服用。

3）磺酰脲类

A. 代谢特点：磺酰脲类主要经 CYP2C9 代谢，合并使用 CYP2C9 抑制剂（如氟康唑、胺碘酮等）可能减慢其代谢，增加低血糖风险。合用 CYP2C9 诱导剂如卡马西平、利福平、苯巴比妥可能加快磺酰脲类的代谢，导致血糖升高。

B. 格列本脲合用克拉霉素：克拉霉素抑制肠道 P-gp 而提高格列本脲的 AUC，合用克拉霉素使格列本脲的 C_{max} 升高 1.25 倍，AUC 增加 1.35 倍，增加低血糖风险。临床建议：谨慎合用。

4）格列奈类：代谢特点，瑞格列奈经 CYP2C8 和 CYP3A4 代谢；那格列奈主要经 CYP2C9 和 CYP3A4 代谢；米格列奈直接经 II 相代谢酶尿苷二磷酸葡萄糖醛酸基转移酶 UGT 代谢，极少量经 CYP2C9 代谢。

A. 瑞格列奈合用氯吡格雷：氯吡格雷的代谢产物酰基 β- 葡萄糖醛酸代谢物是 CYP2C8 时间依赖性的强抑制剂，显著抑制 CYP2C8，减慢瑞格列奈的代谢，导致瑞格列奈血药浓度升高 3.9 ～ 5.1 倍，显著增加严重低血糖风险。临床建议：谨慎合用。

B. 瑞格列奈合用吉非贝齐：吉非贝齐及其代谢物能显著抑制瑞格列奈经 CYP2C8 的代谢，使瑞格列奈 AUC 增加 8.1 倍，$t_{1/2}$ 由 1.3h 延长至 3.7h，瑞格列奈浓度升高，增加严重低血糖风险。临床建议：避免合用。

C. 瑞格列奈合用其他药物：单胺氧化酶抑制剂、非选择性 β 受体阻滞剂、血管紧张素转换酶抑制剂、非甾体抗炎药、水杨酸盐、奥曲肽、酒精及促合成代谢的激素可增强瑞格列奈的降糖作用。临床建议：谨慎合用。

5）噻唑烷二酮类：代谢特点：罗格列酮、吡格列酮主要经 CYP2C8 代谢。合用 CYP2C8 抑制剂（如吉非贝齐、氯吡格雷等）能显著减慢此类药物代谢，升高其血药浓度；合用 CYP2C8 强诱导剂（如利福平）能加快药物代谢，降低疗效。

A. 罗格列酮合用吉非贝齐：吉非贝齐通过抑制 CYP2C8 而减慢罗格列酮的

代谢，使罗格列酮的 $AUC_0 \sim infinity$ 增加 2.3 倍，$t_{1/2}$ 从 3.6h 延长至 7.6h，C_{max} 升高 1.2 倍；有低血糖风险。临床建议：谨慎合用。

B. 吡格列酮合用吉非贝齐：研究发现，合用吉非贝齐使吡格列酮的 $AUC_0 \sim infinity$ 增加 3.2 倍，$t_{1/2}$ 从 8.3h 延长至 22.7h，24h 尿排泄量增加 2.5 倍。推测吉非贝齐通过抑制 CYP2C8 减慢吡格列酮的代谢；有低血糖风险。临床建议：谨慎合用。

6）二肽基肽酶 4（DPP-4）抑制剂

A. 沙格列汀

a. 代谢特点：主要通过 CYP3A4/5 代谢。

b. 沙格列汀合用 CYP3A4/5 强抑制剂（如酮康唑、阿扎那韦、克拉霉素、茚地那韦、伊曲康唑、奈非那韦、利托那韦、沙奎那韦和泰利霉素）：能显著升高沙格列汀血浆浓度，合用时沙格列汀日剂量应 ≤ 2.5mg。

c. 沙格列汀合用卡马西平（CYP3A4/5 诱导剂）：可通过加快沙格列汀的代谢，显著降低其降糖活性。

B. 西格列汀：

a. 代谢特点：西格列汀少量经 CYP3A4 和 CYP2C8 代谢，有临床意义的相互作用少见。

b. 西格列汀合用地高辛：西格列汀是 P-gp 底物，与地高辛合用可升高地高辛的 C_{max}；临床建议：合用时需谨慎；如果不能停用西格列汀，需监测地高辛药物浓度。

C. 阿格列汀、利格列汀和维格列汀：

a. 代谢特点：阿格列汀、利格列汀和维格列汀在人体内基本不经 CYP450 代谢，无药物代谢酶相关的相互作用。

b. 阿格列汀不是 P-gp 底物，与地高辛（P-gp 底物）、环孢素（P-gp 抑制剂）合用无临床意义的相互作用。

c. 利格列汀和维格列汀基本不通过 CYP450 代谢，但均为 P-gp 底物，与 P-gp 诱导剂（如利福平）合用时，会降低其疗效；维格列汀与血管紧张素转换酶抑制剂合用时，可能增加血管神经性水肿的风险。

7）钠 - 葡萄糖共转运蛋白 2（SGLT-2）抑制剂：代谢特点：达格列净主要经尿苷二磷酸葡萄糖醛酸基转移酶 UGT1A9 代谢为无活性的达格列净 3-O- 葡糖苷酸，仅有极少量经 CYP450 代谢。恩格列净在体内经 UGT2B7、UGT1A3、UGT1A8、UGT1A9 代谢为无活性的葡糖苷酸，不抑制、不诱导 CYP450，不抑制 UGT1A1，药物相互作用少见。卡格列净仅有 7% 经 CYP3A4 代谢，不抑制、不诱导 CYP450。

A. 卡格列净合用利福平：多剂量的利福平使卡格列净的 C_{max} 降低 28%，

AUC 减少 51%，推测利福平通过诱导 UGT 而加快卡格列净的代谢；合用有低血糖风险。临床建议：谨慎合用。

B. 卡格列净合用地高辛：合用卡格列净使地高辛的 C_{max} 升高 36%，AUC 增加 20%；合用未发现与临床相关的安全性事件。临床建议：可以合用。

3. 降糖药的潜在风险管理　生活方式干预是糖尿病治疗的基础，糖尿病的医学营养治疗和运动治疗是控制 2 型糖尿病高血糖的基本措施。如血糖控制不达标（HbA1c ≥ 7%）则进入药物治疗；二甲双胍、α- 糖苷酶抑制剂或胰岛素促泌剂等可作为单药治疗的选择，其中二甲双胍是单药治疗的首选。若患者有心血管疾病或有心血管疾病的危险因素，首选 GLP-1R 激动剂类药物；若患者有心功能降低，首选 SGLT-2 抑制剂类药物。在单药治疗疗效欠佳时，可开始二联治疗、三联治疗或胰岛素多次注射。

老年糖尿病患者常为多病共存，需要服用多种治疗药物，需注意药物间的相互作用。①可升高血糖的药物：钙通道阻滞剂、抗结核药物利福平、喹诺酮类、淀粉酶、胰酶制剂等。②可降低血糖的药物：别嘌醇、喹诺酮类、β 受体阻滞剂、血管紧张素转换酶抑制剂、奎宁、盐酸小檗碱、磺胺、水杨酸盐、秋水仙碱、布洛芬、抗凝药物（双香豆素）、质子泵抑制剂（如奥美拉唑）。③升高血尿酸的药物：噻嗪类利尿剂、阿司匹林、烟酸类降脂药物、抗结核药（吡嗪酰胺、乙胺丁醇）。④降低血尿酸的药物：氯沙坦、非诺贝特。⑤ β 受体阻滞剂可能掩盖低血糖症状。

第二节　抗痛风药

一、疾病概况

1. 痛风与高尿酸血症　尿酸主要是由体内的嘌呤代谢产生，正常人每日体内尿酸生成量和排泄量处于平衡的状态。当各种原因导致嘌呤代谢紊乱和（或）尿酸排泄障碍时，均会导致血尿酸升高，非同日 2 次血尿酸水平超过 420μmol/L，称为高尿酸血症。高尿酸血症与痛风是一个连续过程，当血尿酸超过其在血液或组织液中的饱和度时，可在关节局部形成尿酸钠结晶并沉积（痛风石），诱发特征性急、慢性炎症反应，造成局部组织破坏，发生痛风。痛风石除在关节、肌腱及其周围沉积外，还可沉积于肾脏，并发尿酸盐肾病、尿酸性尿路结石等，严重者可出现肾功能不全。此外，痛风石还可沉积在血管，增加心脑血管疾病的发病风险。因此需严格控制尿酸水平，减少痛风石的生成。

2. 老年人痛风的特点　老年人容易患高尿酸血症和痛风病。据统计，痛风患者中，60 岁以上的老年人约占 1/3；同时，统计 9466 名 60 岁以上的老年人发现，患高尿酸血症者达 24.1%。老年人易患痛风病的主要原因是肾脏排泄尿酸的能力下降。尿酸主要经过肾脏排泄，正常人清除尿酸的能力很强，肾脏能够根据血液中尿酸的浓度自动调节排泄量。当血液中尿酸浓度升高时，肾脏排泄的尿酸就明显增多，使血液中的尿酸浓度始终保持在正常水平。随着年龄的增加，脏器功能衰退，肾脏排泄尿酸的能力下降，当血液中的尿酸浓度升高时，尿酸的排泄量不能相应增多，导致高尿酸血症。

老年痛风的临床表现有以下特点。

（1）女性发病增多：由于雌激素的作用，生育期妇女血液中的尿酸浓度明显低于同龄男性，发生痛风者罕见。绝经期后，雌激素分泌减少，发生痛风者明显增多。

（2）发病部位不典型：通常痛风性关节炎的特点是初发时多为单一关节受累，主要在第一趾跖关节。但老年患者常表现为多关节受累，如踝关节、腕关节、膝关节、指（趾）关节均可受累，甚至有些患者仅有肌肉酸痛。并且老年患者多有痛风前症状，表现为游走性关节刺痛、低热、乏力、皮肤潮红、瘙痒等。因此，患者常被误诊为风湿性、类风湿关节炎或丹毒。

（3）合并症对尿酸代谢的影响：共病是老龄化社会的常见问题，特别是慢性心血管疾病，如高血压、冠心病、高血脂和糖尿病等。一方面，这些慢性病本身能造成肾脏损伤，影响肾脏排泄尿酸的能力，导致慢性病患者发生痛风的危险性明显增高。另一方面，一些治疗慢性病的药物能够抑制肾脏排泄尿酸，从而加重高尿酸血症，如阿司匹林、噻嗪类利尿剂等。

（4）老年人疼痛阈值升高：老年人感觉功能减退，疼痛阈值升高，关节疼痛感觉减轻，少有强烈的关节剧痛，以钝痛的慢性关节炎较多见，易与其他骨关节炎混淆。

二、痛风的药物治疗

痛风的治疗目的首先是迅速控制痛风性关节炎急性发作，其次是预防急性关节炎发作。长期目标是纠正高尿酸血症，防止尿酸盐的沉积造成的关节破坏及肾脏损害，促进结石溶解。

1. 痛风急性发作期的抗炎镇痛治疗　在痛风急性发作过程中，即使没有治疗措施的干预，痛风也能在 7～10 天自行缓解，此过程也被称为痛风的"自限性"。所以急性发作期主要是对症抗炎镇痛治疗。主要包括秋水仙碱、非甾体抗炎药、糖皮质激素等。

（1）秋水仙碱：是一种生物碱，最初从百合科植物秋水仙中提取，也称秋水仙素。秋水仙碱可通过降低中性粒细胞的活性、黏附性及趋化性，抑制粒细胞向炎症区域的游走，从而发挥抗炎作用。它还可以减少炎症因子的表达、阻碍 T 淋巴细胞活化及对内皮细胞的黏附，抑制炎症反应。在痛风急性发作期，秋水仙碱通过降低白细胞活性、减少白细胞介素 -1β 的生成及释放、抑制巨噬细胞吞噬尿酸钠晶体及减少乳酸形成，从而减少尿酸结晶的沉积，减轻炎性反应，而起镇痛作用。秋水仙碱是目前治疗急性痛风性关节炎的特效药物，但在其使用过程中，不良反应一直是临床面临的问题。

研究对急性痛风患者采用不同剂量的秋水仙碱进行治疗，结果显示采用低剂量和高剂量均可以有效缓解痛风患者的早期疼痛，两者疗效基本一致，但是低剂量治疗的安全性较高，与安慰剂进行痛风治疗的安全性相近。小剂量秋水仙碱治疗方案为首剂 1mg 1h 后追加 0.5mg，12h 后改为 0.5mg 每日 1 次或每日 2 次给药。目前，痛风治疗的相关国际指南已经将小剂量秋水仙碱的治疗方案作为唯一的疾病治疗方案，其主要原因是小剂量秋水仙碱治疗方案能够明显改善患者对药物的耐受性，在保证治疗效果的同时能够显著降低不良反应的发生率。

（2）非甾体抗炎药：痛风时细胞膜受到尿酸盐结晶刺激后，释放出花生四烯酸，经环氧化酶及脂氧化酶两条途径氧化成不同的代谢产物，是致炎的重要因子。非甾体抗炎药可抑制花生四烯酸代谢产物的形成，还能抑制磷酸二酯酶，使环磷酸腺苷增加，而后者使溶酶体膜稳定，减少炎性作用酶的释放，从而具有抗炎作用。

非甾体抗炎药的抗炎作用机制是抑制体内环氧化酶的生物合成。环氧化酶有环氧化酶 -1 和环氧化酶 -2 两种同工酶。前者为结构型，主要存在于血管、胃、肾等组织中，其功能与保护胃肠黏膜、调节血小板聚集、调节外周血管阻力和调节肾血流量分布有关。后者为诱导型，主要存在于损伤部位，参与炎症反应中前列腺素的生成。非甾体抗炎药的抗炎作用在于抑制前列腺素合成，抑制某些细胞黏膜分子的活性表达，同时通过抑制前列腺素合成使局部感受器对缓激肽等致痛物质的敏感性降低，有一定的镇痛作用。因此非甾体抗炎药也是痛风急性发作期一线用药，建议早期足量使用。

（3）糖皮质激素：具有强大的抗炎作用，能抑制多种原因引起的炎症反应，通过增强血管的紧张性、减轻充血、降低毛细血管的通透性，同时抑制白细胞浸润及吞噬反应，减少各种炎症因子的释放，减轻渗出、水肿，改善红、肿、热、痛等症状，因此糖皮质激素可用于痛风急性发作期。但是糖皮质激素在抑制炎症及减轻症状的同时也可导致感染扩散、创面愈合延迟。为防止激素滥用，《中国高尿酸血症与痛风诊疗指南（2019）》提出，仅当痛风急性发作累及多关节、大关节或合并全身症状时，才推荐全身应用糖皮质激素治疗。建议口服泼尼松 0.5mg/（kg·d），3～5 天停药，其他激素，如地塞米松、倍他米松的用法按照等效抗炎剂量交换。

2. 预防痛风发作的药物 在使用此类药物降尿酸的过程中，血尿酸波动可引起关节内外痛风石或尿酸结晶沉积和溶解，诱发痛风急性发作，因此在降尿酸初期，需使用药物预防痛风发作，此时可通过小剂量使用上述 3 种抗炎镇痛药预防痛风发作。推荐剂量：秋水仙碱 0.5～1.0mg/d，不能耐受秋水仙碱的患者建议使用小剂量非甾体抗炎药（不超过常规剂量的 50%）或糖皮质激素（泼尼松≤ 10mg/d）预防发作，维持 3～6 个月。

3. 降尿酸药物　血尿酸水平升高是高尿酸血症和痛风及其相关合并症发生、发展的原因。血尿酸长期达标可明显减少痛风发作频率、预防痛风石形成、防止组织破坏，改善患者预后，是预防痛风及相关并发症的关键。因此需严格控制血尿酸浓度。目前国内一般推荐以下情况为降尿酸药物的应用指征：①痛风性关节炎发作≥ 2 次。②痛风性关节炎发作 1 次且同时合并以下任何一项：年龄＜ 40 岁，血尿酸＞ 480μmol/L，有痛风石、尿酸性肾石症或肾功能损害 [估算肾小球滤过率（eGFR）＜ 90ml/min]、高血压、糖耐量异常或糖尿病、血脂紊乱、肥胖、冠心病、脑卒中、心功能不全，则立即开始药物降尿酸治疗。因血尿酸波动可导致痛风急性发作，既往大多数痛风指南均不建议在痛风急性发作期开始时使用降尿酸药物，须在抗炎、镇痛治疗 2 周后再酌情使用。但目前各项指南不再将痛风急性发作作为开始降尿酸药物治疗的禁忌。

降尿酸药物的选择需个体化。目前国内常用的降尿酸药物包括抑制尿酸合成（别嘌醇和非布司他）和促进尿酸排泄（苯溴马隆）两类。别嘌醇和非布司他均通过抑制黄嘌呤氧化酶活性，减少尿酸合成，从而降低血尿酸水平；苯溴马隆通过抑制肾小管尿酸转运蛋白 -1，抑制肾小管尿酸重吸收而促进尿酸排泄，降低血尿酸水平。

（1）别嘌醇：作为一线治疗选择。成人初始剂量 50～100mg/d，每 4 周左右监测血尿酸水平 1 次，未达标患者每次可递增 50～100mg，最大剂量 600mg/d，分 3 次服用。肾功能不全患者需谨慎，缓慢增加剂量，严密监测皮肤改变及肾功能。eGFR 为 15～45ml/min 者推荐剂量为 50～100mg/d；eGFR ＜ 15ml/min 者禁用。由于人类白细胞抗原 HLA-B*5801 基因阳性是应用别嘌醇发生不良反应的危险因素，建议如条件允许，治疗前进行 HLA-B*5801 基因检测。

（2）非布司他：初始剂量 20～40mg/d，每 4 周左右评估血尿酸，不达标者可逐渐递增加量，最大剂量 80mg/d。轻中度肾功能不全（eGFR ≥ 30ml/min）者无须调整剂量，重度肾功能不全（eGFR ＜ 30ml/min）者慎用。

（3）苯溴马隆：成人起始剂量 25～50mg/d，每 4 周左右监测血尿酸水平，若不达标，则缓慢递增剂量至 75～100mg/d。可用于轻中度肾功能异常或肾移植患者，eGFR 为 20～60ml/min 者推荐剂量不超过 50mg/d；eGFR ＜ 20ml/min 或尿酸性肾石病患者禁用。使用促尿酸排泄药物期间，应多饮水以增加尿量，以免尿酸盐浓度过高在尿液中生成尿酸结晶。

（4）其他降尿酸药物：对于难治性痛风，其他药物疗效不佳或存在禁忌证、血液系统恶性肿瘤或放化疗所致的急性血尿酸显著升高时，可考虑使用尿酸酶，包括拉布立酶和普瑞凯希，目前国内均未上市，不建议作为一线用药。新型降尿酸药物 RDEA594（lesinurad），通过抑制肾小管尿酸转运蛋白 -1 和有机酸转运子发挥作用，用于单一足量使用黄嘌呤氧化酶抑制剂仍不能达标的痛风患者，可与黄嘌呤氧化酶抑制剂联合使用。目前该药尚未在国内上市。

老年人由于肝肾功能减退及共病较多，药物的选择更加局限，应根据个体化选择合适的药物及药物剂量，减少药物不良反应。

三、特定老年人群痛风的治疗

1. 多病并存、多药并用的老年痛风患者　应尽快地合理调整相关药物。①长期使用阿司匹林的老年性痛风患者，不建议停用阿司匹林；②老年性痛风患者多存在肾功能异常，镇痛药物建议首选糖皮质激素和小剂量秋水仙碱合用，降尿酸药物建议首选非布司他；③氯沙坦具有促进尿酸排泄、降低血尿酸的作用，降压治疗时可优先选择。

2. 老年痛风患者慎用药物

（1）秋水仙碱：①老年痛风患者多伴肾功能不全，应用秋水仙碱需调整剂量，GFR < 30ml/min 者禁用；②老年痛风患者多使用他汀类降脂药，同时使用秋水仙碱将增加肌溶解风险；③老年痛风患者易伴发心律失常，使用普罗帕酮、维拉帕米等抗心律失常药物增加秋水仙碱中毒机会。

（2）非甾体抗炎药：目前用于急性痛风的一线非甾体抗炎药由于存在消化道出血、肾缺血和潜在的心血管风险，老年痛风患者应慎用。所有非甾体抗炎药不但可引起体液潴留、水肿、高血压，还会降低利尿剂、血管紧张素转换酶抑制剂和血管紧张素 II 受体拮抗剂类药物的降压效果。对于老年痛风合并肾功能不全患者，合用非甾体抗炎药、血管紧张素转换酶抑制剂和血管紧张素 II 受体拮抗剂类药物可能会导致急性肾衰竭，因此 GFR < 50ml/min 时要慎用。同时，非甾体抗炎药与阿司匹林合用会增加消化性溃疡和出血的概率，老年痛风患者更易发生致命性胃肠道和急性肾衰竭事件。

（3）糖皮质激素：此类药物虽然是二线镇痛药物，但由于老年痛风患者多伴心脏和肾脏疾病，老年人痛风急性发作时可考虑首选糖皮质激素。但在使用糖皮质激素时也应注意其应用禁忌和不良反应。在老年痛风急性发作时，建议大剂量糖皮质激素和小剂量秋水仙碱联合使用，既可迅速镇痛又可避免停药后反跳，但激素疗程不应超过 5 天，小剂量秋水仙碱疗程不应低于 2 个月。同时，尽量避免与非甾体抗炎药联用，以免加重对胃黏膜的损伤。

使用糖皮质激素应注意：①局部关节注射比口服效果好、不良反应较小；②多关节受累，尤其是大关节受累、持续高热时，剂量要加大，如泼尼松30mg/d[约0.5mg/（kd·天）]，疗程不超过1周；③糖皮质激素尽可能短期用，不要长期用，以免增加痛风石发生风险。

（4）非布司他：通过肝脏代谢后的非活性产物通过胆汁和肾脏双通道排泄，肾脏安全性高，而老年痛风患者多伴肾功能不全，建议为老年痛风患者首选降尿酸药物。在应用过程中应注意以下问题。①心血管风险：用药时注意监测心肌梗死和脑卒中的症状和体征。②肝损伤：首次使用非布司他前，患者应进行肝功能检测。③肾功能不全：内生肌酐清除率＜30ml/min时慎用。

（5）苯溴马隆：用于碱化尿液、促进尿酸排泄、预防尿路结石，肾结石患者慎用。此外血肌酐水平＞356μmol/L、内生肌酐清除率＜20ml/min的患者，以及患有肾积水、多囊肾、海绵肾等导致尿液排出障碍的疾病时慎用。同时，由于老年患者多伴有心肾功能不全，所以使用苯溴马隆时，还应关注患者的心肾功能。

四、老年痛风治疗药物的潜在风险和干预

1. 抗痛风药的用药风险

（1）秋水仙碱

1）相关胃肠道疾病：秋水仙碱主要在肝脏经CYP450系统CYP3A4亚型代谢，因此可导致肝损伤，出现肝功能异常等。秋水仙碱的毒性是其作用机制的延伸，其可与微管蛋白结合并破坏微管网络，使受影响的细胞的蛋白质组装受损，内吞作用和胞吐作用降低；细胞形态改变，细胞运动度降低；有丝分裂停滞，以及心肌细胞传导和收缩性中断。而胃肠道上皮细胞有丝分裂旺盛，以上机制可能是导致胃肠道不良反应的原因之一。此外，口服秋水仙碱后迅速吸收在体内分解代谢为羟基双秋水仙碱。羟基双秋水仙碱通过胆汁和粪便排泄，但肝肠循环会造成胃肠道黏膜反复接触秋水仙碱及其代谢产物，造成早期的胃肠道反应。老年人机体耐受力下降，消化能力减退，胃排空时间延长，肝脏解毒功能下降，导致秋水仙碱的首过效应显著降低，正常治疗剂量的药物可能会造成药物中毒，发生严重的腹痛、呕吐、腹泻及食欲缺乏等不良反应，并造成不良预后。长期应用可见严重出血性胃肠炎或吸收不良综合征。因此在使用前应充分评估患者的机体状况，小剂量起始，出现前驱症状时应立即停药，换用其他相关药物。

2）相关肌肉、周围神经病变：最早由Kontos等于1962年报道了秋水仙碱导致的神经肌肉病变，实际临床上可能比以前认为的更为常见。肾功能不全似乎是一种危险因素的发展条件，因为药物部分由肾脏排泄，由此产生的高血浆水平的药物与毒性增加有关，如肾移植患者。秋水仙碱神经肌肉病变患者通常表现为四肢近端的无痛性肌无力和（或）血清肌酸磷酸激酶增高。在肌细胞受

损的同时可出现周围神经轴突性多神经病变，表现为手足麻木、四肢酸痛、肌肉痉挛、刺痛、无力、上行性麻痹等，严重者可引起呼吸中枢抑制而死亡。故不宜长期或大剂量应用。出现严重不良反应时须立即停药，并对症救治。2018年，Pettersen 等报道 1 例 66 岁患者在服用秋水仙碱 1 周后，出现快速进展的四肢和颈部无力，检查发现全血细胞减少、肝酶升高，既往有糖尿病、慢性肾病、心力衰竭、心房颤动和慢性阻塞性肺疾病。肌电图符合急性肌病改变，神经传导证实存在严重的轴索型感觉运动神经病，患者 2 个月后症状逐渐好转，此患者有多种基础病，服用多种药物，这些药物与秋水仙碱可能都经过 CYP3A4 代谢，增加了体内蓄积中毒风险。老年人服用该药时应密切监测药物效应，在具有严重基础疾病的老年人群中应谨慎使用。

　　3）相关血液系统疾病：该药对骨髓的造血功能有直接抑制作用，可引起粒细胞缺乏、血小板减少、中性粒细胞下降、甚至再生障碍性贫血。因此骨髓增生低下及肝肾功能不全者禁用本药。典型者发生在用药后第 3～5 天，持续 1 周余，常伴有多脏器衰竭和败血症，死亡率很高。

　　4）相关肾损伤：多种因素如胃肠道反应严重呕吐及腹泻所致的低血容量、横纹肌溶解和多器官功能衰竭都会导致肾衰竭。秋水仙碱 20% 由肾脏排泄。此外，肾上皮细胞有丝分裂旺盛、细胞分解代谢较快的细胞对秋水仙碱的毒性高度敏感也是急性肾损伤和连续性无尿的重要原因。

　　5）秋水仙碱中毒：秋水仙碱有剧毒，常见不良反应为恶心、呕吐、腹泻、腹痛等胃肠道反应，此可作为秋水仙碱中毒的前驱症状，症状出现时即行停药。治疗秋水仙碱中毒，支持治疗是目前主要的选择：①摄入后 60 分钟内洗胃，然后用活性炭帮助预防药物的肝肠循环。②应尽早进行液体复苏和多器官的辅助支持治疗。③秋水仙碱是一种中性的脂溶性生物碱，在体内有 50% 的秋水仙碱与血浆蛋白结合，提示血液透析和血液灌注对秋水仙碱中毒无效，可应用血浆置换和连续性肾脏替代治疗。④对肺部感染、造血抑制等并发症应采取对症支持治疗。

　　（2）非甾体抗炎药：可抑制环氧化酶从而抑制前列腺素合成而产生抗炎镇痛作用，但不能消除炎症产生的根本原因。前列腺素具有抑制胃酸分泌、保护胃黏膜、调节肾血流、增加肾小球滤过率、抑制血小板聚集及促进钠排泄、降血压等作用，因此使用非甾体抗炎药会产生胃肠道不良反应，引起肾脏损害，还可引起血液系统、中枢神经系统、肝脏等不良反应。对于痛风急性发作期，尽量选择起效快、选择性抑制环氧化酶 -2 的药物，避免长期大剂量用药，减少药物不良反应。肝肾功能异常、胃溃疡病史、凝血功能异常的患者应慎用。

　　1）相关的胃肠道疾病：胃肠道反应是最常见的应用非甾体抗炎药的不良反应，随着年龄的增长，老年人体内前列腺素合成较年轻人减少，胃黏膜血流量下降，黏液合成和分泌能力也逐渐衰退，遇到非甾体抗炎药刺激时，黏膜屏障功能进一步被削弱，使得氢离子逆弥散增加，黏膜损伤明显加重。几乎所有非甾体抗炎药均具有弱酸性和脂溶性，可以与膜磷脂和黏液凝胶表面结合，造成黏膜表面损伤；同时，非甾体抗炎药进入上皮细胞后，对线粒体磷酸化产生解偶联作用而影响细胞代谢，破坏细胞连接，进一步造成胃黏膜的损伤。线粒体磷酸化产生解偶联作用而影响细胞代谢，破坏细胞连接，进一步造成胃黏膜的损伤。

　　老年人服用非甾体抗炎药出现胃肠道不良反应的危险因素：①既往有胃肠道复杂溃疡病史或胃肠道简单溃疡病史；②同时服用多种非甾体抗炎药或大剂量服用；③与抗凝剂或糖皮质激素联合使用；④合并幽门螺杆菌感染。其中最主要的两个危险因素是胃肠道复杂溃疡病史和年龄。年龄是一个连续变量，胃肠道不良反应的发生风险随着年龄的增长而增长。在临床用药时，应充分了解患者的疾病情况，根据疾病的严重程度选择合适的药物并调整用量。在非甾体抗炎药中，布洛芬风险较低，吡罗昔康风险最高，而萘普生、双氯芬酸和舒林酸的风险与阿司匹林相近。临床应用时，如需要长时间服用非甾体抗炎药，医生应预先告知不良反应，并定期进行胃肠功能监测，或加用胃肠道黏膜保护剂等。

　　2）相关肾功能受损：非甾体抗炎药能阻断环氧化酶合成花生四烯酸，对肾血流、肾脏上皮内细胞液、离子转运及肾内激素产生调控作用。正常生理状态下，环氧化酶合成率很低，但当病理情况下，血流动力失稳态后，其合成大量增加，可抑制前列腺素的合成，从而对肾脏产生明显的不良作用。同时血管紧张素 II、去甲肾上腺素、血管升压素和交感神经活动增加，这些因子的增加进一步抑制了前列腺素，最终引起水钠潴留、稀释性低钠血症、急性间质性肾炎、肾髓质的微小病变及急性肾衰竭。吲哚美辛引起急性肾衰竭的风险最高，萘普生、双氯芬酸、吡罗昔康和布洛芬也能引起急性肾衰竭。合并心肝肾功能异常的老年人群，非甾体抗炎药相关性肾损伤的发病率更高。研究表明，停药 1 周内多自行恢复，如果在临床未引起注意，可迅速恶化，需透析治疗。因此在用药前应充分评估患者肾功能，且在用药期间密切监测患者肾功能指标变化，防止严重并发症。

　　3）血液系统相关疾病：非甾体抗炎药几乎都可以抑制血小板聚集，延长出血时间，但只有阿司匹林能引起不可逆反应。阿司匹林选择性地将环氧化酶多肽链第 529 位丝氨酸残基的羟基乙烯化，使该酶非可逆性地失活。由于血小板无细胞核，因此它们不能形成新的蛋白质。因此阿司匹林的抑制作用将持续血小板的整个生命周期（7 ～ 10 天）。所以虽然阿司匹林的半衰期只有 20min，但其抗血小板作用能持续几天。其他非阿司匹林的非甾体抗炎药对环氧化酶的抑制作用是可逆的，它们对血小板抑制作用的长短主要依赖于该药物从循环中的清除率。这些非甾体抗炎药主要阻止花生四烯酸进入酶的活性区域，其作用机制相同，只是在强度和作用时间上稍有不同。如吡罗昔康半衰期较长，对血小板的抑制作用在停药后会持续几天，而布洛芬半衰期较短，2h 内出现血小板抑制作用，12h 内作用消失，小剂量的布洛芬，则对出血时间几乎无任何影响。

（3）糖皮质激素：作用广泛，不良反应较多，有活动性消化性溃疡、新近胃肠吻合术、骨折、创伤修复期、角膜溃疡、肾上腺皮质功能亢进症、严重高血压、糖尿病、孕妇、抗感染药物不能控制的感染（如水痘、麻疹、真菌感染等）患者禁用；严重的精神病、癫痫病史者禁用或慎用。

1）骨与肌肉系统相关疾病：长期使用糖皮质激素可刺激破骨细胞活化、抑制成骨细胞增殖、Ⅰ型胶原和非胶原蛋白质合成，促进成骨细胞和骨细胞凋亡，致糖皮质激素性骨质疏松症。除此之外，糖皮质激素通过抑制小肠对钙、磷的吸收及增加肾脏尿钙排泄，引起继发性甲状旁腺功能亢进，进而促使破骨细胞的活化、导致骨丢失；糖皮质激素通过减少雌激素及睾酮的合成引起骨质疏松；糖皮质激素抑制骨骼肌蛋白质的合成，增加蛋白质分解、肌组织水肿及纤维化，临床主要表现为肌无力、易疲乏，病变部位以腰部、骨盆和四肢近端的肌组织显著，而肌萎缩及肌力下降是导致患者骨折的危险因素。且骨质疏松及肌少症本身是增龄相关性疾病，老年人相关风险增加。糖皮质激素还可引起血管内皮细胞损伤，致使血流淤滞、股骨头内压力增加、动脉灌注不足，继而引起梗死，再加上激素对骨细胞的毒性作用，最终导致股骨头坏死。骨质疏松早期症状隐匿，多数患者仅出现腰背酸痛、乏力、肢体抽搐等；严重者出现骨骼疼痛，甚至轻微损伤后脊柱、肋骨、髋部或长骨的骨折，常见部位为股骨颈，预后较差。

2）消化系统相关疾病：糖皮质激素可刺激胃酸、胃蛋白酶的分泌，促进食物消化，增加食欲，大剂量应用则可促进蛋白质的分解，减弱胃黏膜细胞的自我保护与修护，诱发或加重胃、十二指肠溃疡，甚至造成消化道出血或穿孔。老年人群胃黏膜萎缩，抵御高强胃酸的能力差，发生消化性溃疡出血的风险高。另外，尚可引发激素性胰腺炎包括脂肪肝等。

3）诱发和加重感染：糖皮质激素可抑制免疫功能，诱发感染或导致体内隐性感染病灶扩展和播散，如结核病灶复燃和扩散、真菌感染、皮肤软组织感染、呼吸系统感染、泌尿系统感染及创口愈合不良等。

4）代谢紊乱相关疾病：糖皮质激素可对糖、脂肪、蛋白质等的代谢产生明显影响。糖皮质激素主要通过促进糖异生、减少外周组织对葡萄糖的摄取和利用来调节糖代谢，具有显著升高血糖的效应，最终导致糖耐量受损、糖尿病、高血压、血脂异常等并发症。这些都是老年人群常见的慢性代谢性疾病，与老年人长期预后密切相关，长期使用糖皮质激素会增加老年人群代谢疾病死亡风险，需谨慎使用。

5）精神相关疾病：糖皮质激素所致精神障碍的发生率因原发病、用药种类、给药方式的不同而不同，目前认为糖皮质激素剂量是发生精神障碍的最重要危险因素。糖皮质激素属于甾体激素，为脂溶性小分子物质，易透过血脑屏障，其作用于中枢神经系统的机制尚未完全阐明，目前认为包括基因机制、非基因机制和神经毒性作用三个方面。糖皮质激素所致精神障碍以情感障碍最为常见，表现为情绪不稳定、躁狂、抑郁及混合状态。接受短期糖皮质激素治疗的患者常见欣快、轻度躁狂，而长期接受糖皮质激素治疗的患者常见抑郁症状。此类并发症发生于老年人群时，可能因为难以辨识而误诊或耽误治疗；老年人群发生不明原因精神症状时，应考虑糖皮质激素应用史，防止不良事件发生。

（4）非布司他：基于非布司他和别嘌醇用于合并心血管疾病的痛风患者的心血管安全性（CARES）研究，非布司他可能造成合并心血管疾病的痛风患者的死亡风险增加，虽然目前尚无定论，但对有心血管疾病病史或新发心血管疾病者，需谨慎使用并随访监测，警惕心血管血栓事件的发生。

2. 抗痛风药物的相关相互作用

（1）秋水仙碱

1）秋水仙碱和 CYP3A4、P 糖蛋白抑制剂合用

A. 代谢特点：秋水仙碱是 CYP3A4 代谢酶和 P 糖蛋白的底物，与 CYP3A4 抑制剂或 P 糖蛋白抑制剂合并使用会增加秋水仙碱的血药浓度和生物利用度，减少清除率。

a. CYP3A4 强抑制剂：包括阿扎那韦、利托那韦、茚地那韦、洛匹那韦、沙奎那韦、奈非那韦、伊曲康唑、酮康唑、泊沙康唑、伏立康唑、克拉霉素、地尔硫䓬、葡萄柚汁等。

b. CYP3A4 中等抑制剂：包括阿瑞匹坦、西咪替丁、环丙沙星、克霉唑、环孢素、决奈达隆、红霉素、氟康唑、氟伏沙明、伊马替尼、维拉帕米等。

c. P 糖蛋白抑制剂：维拉帕米、红霉素、克拉霉素、利托那韦、环孢素、奎尼丁、普罗帕酮等。

d. 葡萄柚汁：因为品牌、浓度、饮用量等不同，对 CYP3A4 影响的差异较大。

B. 临床后果：研究认为，上述药物可能增加秋水仙碱的用药风险，尤其是对肾功能不全患者。秋水仙碱与 P 糖蛋白强抑制剂合用会导致其肠道外排减少，显著提高其 AUC，增加不良反应。合用克拉霉素使秋水仙碱 $AUC_{0 \sim \text{infinity}}$ 增加 125%；克拉霉素抑制 CYP3A4 和 P 糖蛋白，增加秋水仙碱生物利用度，减慢其

代谢，可导致严重毒性，如横纹肌溶解症、肾衰竭、急性神经肌病。

C. 临床建议：谨慎合用。

2）秋水仙碱与调脂药物合用

A. 临床后果：秋水仙碱与调脂药物合用时可能增加肌无力、肌痛、横纹肌溶解等肌肉损害的发生风险，如他汀类药物（阿托伐他汀、氟伐他汀、洛伐他汀、普伐他汀、辛伐他汀等）、贝特类药物（如非诺贝特、苯扎贝特等）。多数病例以肌无力为首发症状，出现在联合用药开始后的 2～3 周，最长可达数月。

B. 临床建议：秋水仙碱与上述药物进行联合处方时应谨慎，特别是老年肾功能不全的患者。如果有必要同时使用两类药物，应监测患者肌病或横纹肌溶解的体征和症状 [深色尿液和（或）肌肉疼痛、压痛或无力]，特别是在治疗开始时。如怀疑或确诊有肌病，立即停止使用秋水仙碱。

（2）非甾体抗炎药

1）华法林：接受华法林或其他类似药物治疗的患者，在开始服用非甾体抗炎药的数天内或改变剂量时，患者发生出血并发症的风险增高。开始用药物治疗或改变治疗方案时，应监测国际标准化比值，尤其是在初始的几天。

2）甲氨蝶呤：研究发现，非甾体抗炎药使甲氨蝶呤肾脏清除率降低了13%。当大剂量使用非甾体抗炎药并与甲氨蝶呤合用时，应考虑监测甲氨蝶呤相关的毒性反应。

3）利尿剂、血管紧张素转换酶抑制剂和血管紧张素 II 受体拮抗剂：有报告表明，非甾体抗炎药（包括环氧化酶 -2 选择性抑制剂）可以降低利尿剂、血管紧张素转换酶抑制剂和血管紧张素 II 受体拮抗剂的降压效应。当与这些产品同时应用时，应考虑其相互作用。肾功能不全的患者（包括正在接受利尿剂治疗的患者）合用血管紧张素转换酶抑制剂或血管紧张素 II 拮抗剂可能会导致肾功能的进一步受损，包括可能出现的急性肾衰竭。这些影响通常可逆，合并用药应该谨慎，尤其是老年患者。

4）锂盐：非甾体抗炎药可升高锂盐的血浆水平，同时服用本药和锂盐应考虑药物相互作用。

5）阿司匹林：非甾体抗炎药与预防心血管事件的小剂量阿司匹林同时应用，胃肠道溃疡或其他并发症发生率比单独使用本药时增加。

（3）糖皮质激素

1）糖皮质激素可使血糖升高，降低口服降糖药或胰岛素的作用。临床建议：调整剂量。

2）与巴比妥类、苯妥英钠、利福平等肝药酶诱导剂合用，可加快糖皮质激素代谢。临床建议：可适当增加糖皮质激素剂量。

3）与水杨酸类药物合用，可使水杨酸盐的消除加快而降低疗效；此外，两药合用增加消化道出血和溃疡的发生率。

4）与噻嗪类利尿剂、呋塞米或两性霉素 B 合用可促进排钾，引起低钾血症。临床建议：注意补钾。

5）可减弱口服抗凝药效果。临床建议：调整剂量，适当增加抗凝药剂量。

6）伊曲康唑可升高甲泼尼龙的血药浓度并加强其肾上腺抑制作用，合用时注意糖皮质激素减量。地尔硫䓬可降低甲泼尼龙的清除率。

（4）别嘌醇

1）合用硫唑嘌呤：别嘌醇为黄嘌呤氧化酶抑制剂，可减少尿酸的形成。别嘌醇抑制黄嘌呤氧化酶而升高硫唑嘌呤的活性代谢物巯嘌呤的血药浓度，显著减慢硫唑嘌呤的代谢，可致骨髓抑制风险。临床建议：谨慎合用。本药与硫唑嘌呤或巯嘌呤同用时，后者的用量一般需减少 1/4 ～ 1/3。

2）与他莫昔芬合用可导致严重的肝毒性。

3）合用噻嗪类利尿剂：对高血压或肾功能差的患者，本药与噻嗪类利尿剂同用时，有发生肾衰竭及出现过敏的报道。

4）饮酒、氯噻酮、依他尼酸、呋塞米、美托拉宗、吡嗪酰胺或噻嗪类利尿剂均可增加血清中尿酸含量。控制痛风和高尿酸血症时，应用本药要注意用量的调整。

5）与氨苄西林同用时，皮疹的发生率增多，尤其是高尿酸血症患者。

6）本药与抗凝药如双香豆素、茚满二酮衍生物等同用时，抗凝药的效应可加强，应注意调整剂量。

7）本药与环磷酰胺同用时，对骨髓的抑制可更明显。

8）本药与尿酸化药同用时，可增加肾结石形成的可能。

9）不宜与铁剂同服。

（5）非布司他

1）与硫唑嘌呤、巯嘌呤合用：由于非布司他同类药物别嘌醇可抑制黄嘌呤氧化酶，非布司他与硫唑嘌呤或巯嘌呤同服会使巯嘌呤的血药浓度升高，从而导致其骨髓抑制等不良反应增强。因此非布司他禁用于正在接受硫唑嘌呤或巯嘌呤治疗的患者。

2）与茶碱合用：非布司他同类药物别嘌醇可抑制黄嘌呤氧化酶。根据一项在健康受试者中开展的药物相互作用研究，非布司他改变茶碱（黄嘌呤氧化酶的底物）在人体内的代谢。因此，非布司他与茶碱联用时应谨慎。

3）与阿糖胞苷合用：非布司他同类药物别嘌醇可抑制黄嘌呤氧化酶，非布司他与阿糖胞苷（黄嘌呤氧化酶的底物）同服时可能导致幻觉、震颤、神经障碍等阿糖胞苷不良反应增强。因此，非布司他与阿糖胞苷合用时应谨慎。

4）与去羟肌苷合用：由于非布司他同类药物别嘌醇可抑制黄嘌呤氧化酶。根据一项在健康受试者和 HIV 患者中开展的药物间相互作用研究，非布司他可使去羟肌苷（黄嘌呤氧化酶底物）的 C_{max} 和 AUC 升高。因此与本药合用时，应注意去羟肌苷的给药量。

（6）苯溴马隆：其促进尿酸排泄的作用可因水杨酸盐和磺吡酮而减弱。

第三节　骨质疏松用药

一、老年人骨质疏松与药物治疗

1. 疾病概况

（1）流行病学特点：WHO 对骨质疏松症的定义是，骨质疏松是一种以骨量减低、骨微结构损坏，导致骨脆性增加、易发生骨折为特征的全身性骨病。骨质疏松症分为原发性骨质疏松症和继发性骨质疏松症两大类。美国国立卫生研究院指出，骨质疏松症是以骨强度下降和骨折风险增加为特征的骨骼疾病，骨强度涵盖骨量和骨质量两大要素。骨密度是骨质量的一个重要标志，反映骨质疏松程度，T 值是一个相对值，表示所测定的骨密度值与同性别正常年轻成人骨密度平均值相差多少个标准差（SD）。根据 WHO 的诊断，骨密度值在正常年轻成人的 1 个 SD 以内（T 值≥ － 1.0）为正常；骨密度值在 1.0 ～ 2.5 SD（T 值为 － 1.0 ～ － 2.5）为低骨量；骨密度值低于 2.5SD 以上（T 值≤ － 2.5）为骨质疏松；已有 1 次或多次骨折的为严重骨质疏松。近年来认为骨密度值低于 3SD 以上也可以被诊断为严重骨质疏松。

随着我国人口老龄化日益严重，骨质疏松症和骨质疏松性骨折发病率不断上升，骨质疏松症已成为严重影响老年人群健康的慢性病之一。研究表明，2016 年中国 60 岁以上的老年人骨质疏松症患病率为 36%，其中男性为 23%，女性为 49%。骨质疏松症最严重的后果是骨质疏松性骨折。2010 年我国骨质疏松性骨折患者达 233 万，其中髋部骨折患者 36 万，椎体骨折患者 111 万，医疗支出 649 亿元。目前我国老年骨质疏松症诊疗现状并不理想，实施老年骨质疏松症规范化治疗是目前亟待解决的医疗和社会问题。

（2）老年性骨质疏松症的病理生理机制：老年性骨质疏松症的发病因素和发病机制是多方面的,增龄造成的器官功能减退是主要因素。各种激素水平下降，多种保护性细胞因子减少，炎症等因子增加影响骨代谢，降低成骨活性；钙和维生素 D 的摄入不足，皮肤中维生素 D 原向维生素 D 的转化不足；肾功能减退，维生素 D 的羟化不足；骨髓间充质干细胞成骨分化能力下降；肌肉衰退，对骨骼的应力刺激减少，对骨代谢调节障碍等因素，都使得成骨不足，破骨增加，骨丢失增加，骨结构损害，形成骨质疏松。此外，老年人往往多种器官的疾病共存，这些疾病及相关的治疗药物都可能引起继发性骨质疏松症。骨质疏松的发病机制见图 7-1。

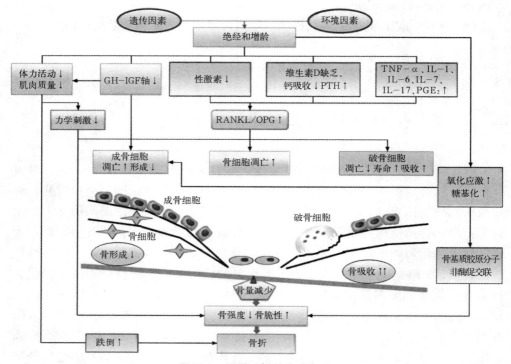

图 7-1　骨质疏松的发病机制

GH-IGF 轴：生长激素 - 胰岛素样生长因子轴；PTH：甲状旁腺激素；TNF-α：肿瘤坏死因子 -α；IL：白细胞介素；PGE$_2$：前列腺素 E$_2$；RANKL/OPG：核因子 kB 受体活化因子配体 / 骨保护素

（3）骨质疏松症的评估：骨质疏松症是可以预防和治疗的，但由于骨折前没有预警征兆，所以很多人不能在疾病早期及时诊断和接受有效的治疗。很多因素可增加骨质疏松症相关骨折的危险。WHO 的 10 年骨折危险模型中的危险因素包括年龄、性别、骨折史、父母髋骨骨折史、吸烟、饮酒量、骨密度、体重指数、是否服用口服糖皮质激素（如糖皮质激素 ≥ 5mg/d，使用 ≥ 3 个月）、有无继发性骨质疏松症。诊断骨质疏松症前应完成病史采集和体检。一般说来，危险因素越多，骨折危险越大。

所有绝经后妇女和老年男子都应在临床上评估骨质疏松症危险，以确定是否需要做双能 X 线骨密度检查或定量 CT 进行骨密度检查。行骨密度检查的适应证见表 7-1。

表 7-1　骨密度检查的适应证

符合下面任何一条，均建议行骨密度检查
1. 女性 65 岁以上、男性 70 岁以上，无其他骨质疏松危险因素者
2. 女性 65 岁以下、男性 70 岁以下，有一个或多个骨质疏松危险因素者
3. 有脆性骨折史和（或）脆性骨折家族史的成年人
4. 各种原因引起的性激素水平低下的成年人
5. X 线片示已有骨质疏松改变者
6. 接受骨质疏松治疗，进行疗效监测者
7. 有影响骨矿物质代谢的疾病和药物史者

对于 < 65 岁的绝经后妇女和 50 ～ 70 岁的男子，若有脆性骨折史或有上述骨质疏松危险因素，建议采用国际骨质疏松基金会骨质疏松风险一分钟测试题、亚洲人骨质疏松自我筛查工具和（或）筛查设备，如定量超声或指骨放射吸收法进行骨质疏松风险初筛。推荐根据初筛结果选择高风险人群行双能 X 线骨密度检查或定量 CT 检查明确诊断。

对最近反复发生骨折的老年患者，应评估继发性原因。如果考虑患者存在可以治疗的继发性骨质疏松症病因，开始治疗前应做相应的血和尿检查，如血清钙、尿钙、甲状腺功能、骨代谢指标 [25（OH）D、甲状旁腺激素等]、肝肾功能等，必要时行蛋白电泳、皮质醇或麸质敏感性肠病的有关抗体等检查。

2. 药物治疗及用药相关性问题

（1）基础治疗：对于老年骨质疏松症患者或老年低骨量伴有骨折高风险的人群，建议补充钙剂和（或）维生素 D 作为基础措施之一，建议所有患者摄入足量的钙和维生素 D。

结合中国居民膳食营养素参考摄入量及国内外指南推荐意见，老年人群及老年骨质疏松症患者推荐每天摄入 1000 ～ 1200mg 元素钙。充足的钙摄入对获得理想骨峰值、减缓骨丢失、改善骨矿化和维护骨骼健康有益。尽可能通过饮食摄入充足的钙，饮食中钙摄入不足时，可给予钙剂补充。不同种类钙剂中的元素钙含量不同，其中碳酸钙含钙量高，吸收率高，易溶于胃酸，常见不良反应为上腹不适和便秘等。枸橼酸钙含钙量较低，但水溶性较好，胃肠道不良反应小，且枸橼酸有可能减少肾结石的发生，适用于胃酸缺乏和有肾结石风险的患者。建议维生素 D_3 摄入量为 800 ～ 1200IU/d，血清 25（OH）D 浓度升至理想水平 ≥ 30ng/ml（75nmol/L）。充足的维生素 D 可增加肠钙吸收、促进骨骼矿化、保持肌力、改善平衡能力和降低跌倒风险。维生素 D 还能加强双膦酸盐类药物抗骨吸收和预防骨折的功效。维生素 D 不足可导致继发性甲状旁腺功能亢进，增加骨吸收，从而引起或加重骨质疏松症。推荐不论何时开始抗骨质疏松治疗，在没有禁忌证的情况下均应补充维生素 D。值得提出的是，钙剂和维生素 D 可降低养老院居住的中老年人群髋部及全身骨折风险。

（2）药物治疗指征：钙剂和维生素 D 是所有治疗的基础，对于已经明确诊断骨质疏松症或骨质疏松的高危人群，不能只通过补充钙剂和（或）维生素 D 来降低老年骨质疏松症患者骨折风险。药物治疗的适应证：①在适当评估除外继发性原因后，股骨颈、全髋或脊柱 T 值 ≤ -2.5。②脆性骨折。③低骨量合并骨折危险的继发性原因如用激素或完全制动。④使用骨质疏松性骨折风险评估工具 FRAX 计算 10 年髋骨骨折概率 $\geq 3\%$ 或 10 年任何重要骨质疏松症相关骨折的概率 $\geq 20\%$。

二、老年人群的药物治疗

骨质疏松用药见表 7-2。

表 7-2　骨质疏松用药

骨吸收抑制剂	骨形成促进剂	其他机制药物	中药
双膦酸盐 降钙素 雌激素 选择性雌激素受体调节剂 κB 受体活化因子配体抑制剂 （RANKL 抑制剂）	甲状旁腺激素类似物	活性维生素 D 及其类似物 维生素 K_2	骨碎补总黄酮制剂 淫羊藿苷类制剂 人工虎骨粉制剂

1. 活性维生素 D　与年轻人、中年人不同，老年人群由于皮肤合成维生素 D 的能力下降、肾脏对 25（OH）D 的 1α 羟化能力、消化道吸收功能减弱，维生素 D 缺乏在老年人群尤其是老年骨质疏松患者中更为常见。活性维生素 D 及其类似物不需要肾脏 1α 羟化酶羟化就有活性，更适用于老年人、肾功能减退及 1α 羟化酶缺乏或减少的患者。目前国内上市的用于治疗骨质疏松症的活性维生素 D 及其类似物有 1α 羟维生素 D_3（α- 骨化醇）和 1,25 双羟维生素 D_3（骨化三醇）两种。对于明显缺乏维生素 D 的老年骨质疏松患者，可在给予普通维生素 D 的同时给予活性维生素 D 以发挥其对骨质疏松症的治疗作用。需要注意的是，使用活性维生素 D 的患者，不能根据血清 25（OH）D 浓度来调整药物剂量，而可依据血清甲状旁腺激素水平及骨转换生化指标来评估药物的疗效。研究显示，700 ～ 1000IU/d 维生素 D 可使老年人跌倒风险降低 19%，而活性维生素 D 可使老年人跌倒风险降低 22%。

2. 双膦酸盐类　是老年骨质疏松症患者的常用药物。双膦酸盐为焦磷酸盐的稳定类似物，其特征为含有 P-C-P 基团，临床上应用广泛。双膦酸盐与骨骼羟磷灰石的亲和力高，能特异性结合到骨重建活跃的骨表面，抑制破骨细胞功能，从而抑制骨吸收。目前双膦酸盐类可以有效降低骨质疏松性骨折的风险，提高骨密度。

不同双膦酸盐抑制骨吸收的效力差别很大。根据其合成研制年代、化学结构和作用效力，一般将双膦酸盐分成三代。第一代以依替膦酸钠和克洛膦酸钠为代表；第二代以帕米膦酸钠和阿仑膦酸钠为代表；第三代以唑来膦酸钠为代表。临床上不同双膦酸盐药物使用剂量及用法也有所差异。目前用于防治骨质疏松症的双膦酸盐主要包括阿仑膦酸钠、唑来膦酸钠、利塞膦酸钠、伊班膦酸钠、依替膦酸二钠和氯膦酸二钠等。由于花费相对偏低和较广的抗骨折谱，对于可以口服且依从性较好的患者，给予阿仑膦酸钠（70mg/ 片，每周服用 1 片）可以有效改善腰椎、股骨颈和全髋骨密度，并降低椎体骨折发生风险。骨折干预试验（FIT）在绝经后骨质疏松女性中进行了为期 3 年的多中心、随机、双盲、安慰剂对照研究，结果显示阿仑膦酸钠可以使脊柱骨折风险降低 48%，髋部骨折风险降低 53%，全部临床骨折风险降低 27%。唑来膦酸钠尤其适用于最近发生髋部骨折的患者、口服双膦酸盐治疗禁忌者、现口服药物偏多及口服药物依从性差的患者。唑来膦酸钠（5mg/ 支，每年注射 1 支）可显著降低绝经后骨质疏松患者的骨折风险并增加骨密度，研究显示连续 3 年，每年用药一次，可以使总体骨折风险下降 34%。唑来膦酸钠是预防椎体骨折最有效的双膦酸盐类药物。

有研究表明，与其他抗骨质疏松的药物相比，双膦酸盐有较高的性价比，可作为无禁忌证的老年骨质疏松症患者的首选药物。对于骨质疏松性骨折的患者来说，没有证据表明双膦酸盐类药物会造成骨折延迟愈合，而且对骨质疏松患者还可缩短椎体骨折融合时间。建议老年骨质疏松骨折围术期根据患者病情酌情考虑使用双膦酸盐抗骨质疏松治疗。

3. 绝经期激素治疗　绝经期激素治疗能抑制骨转换，减少骨丢失。临床研究已证明，绝经期激素治疗包括雌激素补充疗法和雌孕激素补充疗法，能减少骨丢失，降低骨质疏松性椎体、非椎体及髋部骨折的风险，是防治绝经后骨质疏松症的有效措施。建议激素补充治疗遵循以下原则：①明确治疗的利与弊；②绝经早期开始用（＜ 60 岁或绝经 10 年之内），收益更大，风险更小；③应用最低有效剂量；④治疗方案个体化；⑤局部问题局部治疗；⑥坚持定期随访和安全性监测（尤其是乳腺和子宫）；⑦是否继续用药，应根据每位妇女的特点，每年进行利弊评估。

4. 选择性雌激素受体调节剂　临床常用雷洛昔芬（60mg/ 片，每日 1 片）治疗老年女性骨质疏松症，可降低椎体骨折风险。选择性雌激素受体调节剂（SERM）与雌激素受体结合后，在不同靶组织导致受体空间构象发生不同改变，从而在不同组织发挥类似或拮抗雌激素的不同生物效应。在骨骼，选择性雌激素受体调节剂与雌激素受体结合，发挥类雌激素的作用，抑制骨吸收，增加骨密度，降低椎体骨折发生的风险。雷洛昔芬能够显著升高腰椎及全髋骨密度，并能降低新发椎体骨折风险。More Trail 研究显示，雷洛昔芬可以使无脊椎骨折病史的骨质疏松妇女的骨折风险下降 55%，使有脊椎骨折病史的妇女再发骨折风险降低 30%。

2016 年美国临床内分泌学家协会和美国内分泌学会指出，雷洛昔芬可作为需要改善椎体病情的初始用药。2017 年巴西风湿病学会指出，雷洛昔芬（60mg/d）可用于预防和治疗绝经后女性，但是不推荐用于非椎骨和髋部骨折风险较高者。2017 年英国国家骨质疏松指南指出，双膦酸盐不耐受或者禁忌者可选用雷洛昔芬替代治疗。对于高骨折风险的患者，雷洛昔芬可用于双膦酸盐类药物假期期间。

5. **甲状旁腺素类似物**　是促骨形成的代表性药物，国内已上市的特立帕肽是重组人甲状旁腺素氨基端 1-34 活性片段（rhPTH1-34）。间断使用小剂量特立帕肽（每次 20μg，皮下注射，每日 1 次）能刺激成骨细胞活性，促进骨形成，增加骨密度，改善骨质量，降低椎体和非椎体骨折的发生风险。针对甲状旁腺素类似物改善绝经后骨质疏松症骨密度及降低骨折（椎体及非椎体）发生率的有效性方面的系统评价结果显示，甲状旁腺素类似物在增加绝经后骨质疏松症患者的腰椎骨密度方面可能优于阿仑膦酸钠。根据甲状旁腺素类似物剂量进行亚组分析，每天 20μg 及每天 40μg 甲状旁腺素类似物组较每天 10mg 阿仑膦酸钠组显著提高腰椎骨密度水平，其中每天 40μg 甲状旁腺素类似物组较每天 10mg 阿仑膦酸钠组可显著提高股骨颈骨密度水平。对于椎体或非椎体骨折高风险且骨吸收抑制剂（双膦酸盐等）疗效不佳、禁忌或不耐受的老年骨质疏松症患者，可选用甲状旁腺素类似物。双膦酸盐药物假期期间，可根据患者的病情考虑使用甲状旁腺素类似物序贯治疗，以维持或增加骨密度。

6. **维生素 K 类**　常用四烯甲萘醌。四烯甲萘醌是维生素 K_2 的一种同型物，是 γ- 羧化酶的辅酶，在 γ- 羧基谷氨酸的形成过程中起着重要作用。γ- 羧基谷氨酸是骨钙素发挥正常生理功能所必需的，具有提高骨量的作用。四烯甲萘醌能够促进骨形成，并有一定抑制骨吸收的作用，能够轻度增加骨质疏松症患者的骨量。此外，维生素 K_2 及一些其他微量元素可维持或改善肌肉力量和骨质量。维生素 K_2 对于绝经后女性骨质疏松患者短期（6 个月）及长期（≥ 12 个月）治疗均显示出了可改善椎体骨密度并降低骨折发生风险的作用。对于骨折风险较低或者肾功能不全的老年骨质疏松症患者，可选择维生素 K_2 以维持骨健康。维生素 K_2 可与其他抗骨质疏松药物联合用于骨质疏松症的治疗。

7. **降钙素**　主要包括鲑鱼降钙素、鳗鱼降钙素。降钙素是一种钙调节激素，能抑制破骨细胞的生物活性、减少破骨细胞数量，减少骨量丢失并增加骨量。降钙素类的突出特点是能明显缓解骨痛，对骨质疏松症及其骨折引起的骨痛有效；同时可减少骨折后急性骨丢失。建议在骨质疏松性骨折的制动患者中短时间（3个月）使用，必要时可采用间歇性重复给药。但是相关 Meta 分析研究表明，降钙素未显示出降低成年男性（平均年龄 > 50 岁，27 ~ 74 岁）原发性骨质疏松椎体骨折风险的作用。鼻腔喷雾剂也没有显示能增加绝经后早期妇女的骨密度。基于以上研究结果，2013 年欧洲绝经后女性骨质疏松诊疗指南、2013 年香港骨质疏松学会绝经后女性骨质疏松诊疗指南、2017 年美国医师协会临床实践指南中，降钙素皮下使用或者鼻喷剂不应用于骨质疏松的治疗。

8. κB 受体活化因子配体（RANKL）抑制剂　RANKL 抑制剂地舒单抗为特异性 RANKL 的完全人源化单克隆抗体，能抑制 RANKL 与其受体 RANK 的结合，减少破骨细胞形成、功能和存活，从而降低骨吸收、增加骨量、改善皮质骨或骨松质的强度。国外已经广泛使用 10 年，2020 年在国内上市。地舒单抗规格为 60mg/1ml，每半年使用 60mg，皮下注射。FREEDOM 研究显示，地舒单抗治疗 1 个月骨密度即出现提升趋势，治疗 6 个月各部位骨密度均显著提升；地舒单抗治疗 10 年，可长期提升全髋、股骨颈和腰椎骨密度，无双膦酸盐常见的平台期；治疗 3 年可降低 68% 的新发椎体骨折，20% 非椎体骨折，40% 髋部骨折。

三、特定老年人群的药物治疗

老年骨质疏松症患者多合并肝肾功能下降、胃肠功能减低、心脑血管疾病、泌尿系统疾病等，对于老年骨质疏松症患者如何有效安全使用抗骨质疏松症药物是目前临床关注的问题之一。双膦酸盐类、甲状旁腺素类似物、雷洛昔芬等药物总体安全性较好。

1. 骨质疏松症合并肾功能不全

（1）肾移植患者：80% 的器官移植患者存在维生素 D 缺乏，维生素 D 不足可导致继发性甲状旁腺功能亢进，增加骨吸收，从而引起或加重骨质疏松症，进而增加跌倒及脆性骨折风险。推荐使用维生素 D_3 及骨化三醇治疗。同时，术后长期的免疫抑制剂及大剂量糖皮质激素使用常导致脆性骨折风险增加，数据显示器官移植术后患者脆性骨折发生率从术前的 10% ~ 15% 上升至 50%。研究结果发现，双膦酸盐中的帕米膦酸钠可显著改善腰椎骨密度；阿仑膦酸钠可显著改善股骨颈骨密度水平。目前认为，阿仑膦酸盐、帕米膦酸盐、伊班膦酸盐和唑来膦酸在没有明显不良事件的情况下可增加骨量，特别是在肾移植后轻度肾损伤患者中不引起肾功能的任何改变。

（2）慢性肾功能不全：目前针对老年骨质疏松症合并慢性肾功能不全患者的抗骨质疏松治疗存在一定争议。一项针对骨质疏松症合并肾功能不全患者的调查研究结果表明，许多肾功能不全的患者接受双膦酸盐治疗可改善骨密度和（或）减少骨折风险，且不增加不良反应，但由于双膦酸盐类药物约 60% 以原型从肾脏排泄，对于肾功能异常的患者，应慎用此类药物或酌情减少药物剂量。综合国内外各项指南，对于慢性肾脏病 1～3 期患者，阿仑膦酸钠、利塞膦酸钠、甲状旁腺素类似物和地舒单抗可降低脆性骨折发生，其疗效及安全性与肾功能正常患者无异。对慢性肾脏病 4 期（肌酐清除率 < 35ml/min）的老年骨质疏松症患者，禁用双膦酸盐及甲状旁腺素类似物；可在基础用药的基础上，依据患者病情考虑使用活性维生素 D 及类似物、维生素 K_2 和地舒单抗。慢性肾脏病 5 期及透析患者如伴有甲状旁腺激素升高，骨化三醇及类似物有助于降低甲状旁腺激素水平并改善骨代谢，地舒单抗可用于晚期肾衰竭患者。

2. *骨质疏松症合并肝功能不全*　慢性肝病患者由于维生素 D 代谢异常、钙吸收不良等因素，更易继发骨质疏松，其中以原发性胆汁性肝硬化、酒精性肝硬化、慢性乙型肝炎、肝炎后肝硬化最为常见。因此，慢性肝病是发生骨质疏松的危险因素之一。初次诊断肝硬化、肝移植术前患者，均应检测骨密度，具有上述危险因素而骨密度正常者应 2～3 年后复查。对于肝硬化患者，积极治疗原发病可以起到预防骨质疏松的作用。在因肝脏疾病原因而缺乏骨化二醇的情况下，使用骨化二醇，或者使用活性维生素 D 及其类似物（α- 骨化醇或者骨化三醇）。该药不受肝肾功能的影响，治疗期间定期监测血钙。

3. *骨质疏松症与心脑血管疾病*　绝经激素治疗不用于心血管疾病的预防。无心血管病危险因素的女性，60 岁以前或绝经不到 10 年开始激素治疗，可能对其心血管有一定的保护作用；已有心血管损害，或 60 岁后再开始激素治疗，则没有此保护作用。对心血管疾病高风险的绝经后女性的研究显示，雷洛昔芬并不增加冠状动脉疾病和脑卒中风险。双膦酸盐类药物对心血管事件及消化道不良事件均无明显影响，其安全性较高。

4. *骨质疏松症与胃肠道疾病*　口服双膦酸盐后少数患者可能发生轻度胃肠道反应，包括上腹疼痛、反酸等症状。故除严格按说明书提示的方法服用外，如患者有导致食管排空延迟的食管疾病，如食管狭窄或迟缓不能等，或有活动性胃及十二指肠溃疡、反流性食管炎、功能性食管活动障碍，应慎用。若存在肠吸收不良，可能影响双膦酸盐的吸收。

四、老年人骨质疏松症药物治疗的潜在风险和干预

1. *老年人潜在用药风险*

（1）钙剂：大样本量随机对照试验报道发现，补充钙剂和（或）维生素 D 存在非骨骼如肾结石、高钙血症、心肌梗死、住院期间急性胃肠道症状及骨骼方面的不良反应。一项针对健康人群包括老年人 > 60 岁，补充钙剂和

（或）维生素 D 与心血管风险关系的系统评价发现，在可耐受范围摄入高剂量（2000 ~ 2500mg/d）的钙与脑血管疾病风险无关。钙摄入量＞ 1200 ~ 1500mg/d 可能会增加肾结石或心血管病的发病危险。高钙血症和高钙尿症时尤其应避免使用钙剂。

（2）维生素 D：单次大剂量补充维生素 D 可能导致血清 1, 25 (OH) $_2$D$_3$ 降低，甚至引起跌倒风险增加，不推荐每年单次大剂量补充维生素 D。活性维生素 D 类似物（如 α- 骨化醇、骨化三醇）引起高钙血症、高钙尿症的风险更高，不推荐健康绝经后女性运用活性维生素 D 代替维生素 D 的补充。

（3）双膦酸盐类：①长时间使用双膦酸盐类药物会增加非典型性股骨骨折风险，口服双膦酸盐 5 年，或者唑来膦酸钠用药 3 年后，要对患者病情进行评估，以确定是否继续用药。②对于低中骨折风险患者，不推荐过长时间（＞ 5 年）运用双膦酸盐类药物。双膦酸盐类药物拔牙后患者有下颌骨坏死的风险，因此应用双膦酸盐期间注意口腔卫生，尽量避免拔牙等口腔手术。③过敏反应包括荨麻疹和罕见的血管性水肿。在开始使用双膦酸盐时，有一部分患者会发生一过性的急性期反应（肌痛、不适和罕见发热）。④在≥ 1% 的每天接受该品 10mg 的患者中，所发生的可能、很可能或一定和药物相关且发生率高于安慰剂组的上消化道不良事件包括腹痛（6.6%）、消化不良（3.6%）、食管溃疡（1.5%）、吞咽困难（1.0%）和腹胀（1.0%）。⑤在存在诱因条件时，会发生罕见的低钙血症和罕见的外周性水肿。接受高剂量唑来膦酸钠可能引起血清中钙、磷和镁的水平过低，可通过静脉给予葡萄糖酸钙、磷酸钾或磷酸钠及硫酸镁来补充。⑥高剂量的唑来膦酸钠会增加肾毒性的危险性。⑦若患者有以下情况也不能使用口服双膦酸盐：不能站立或坐直 30min 者；对本品任何成分过敏者；肌酐清除率小于 35ml/min 者；孕妇和哺乳期妇女。

（4）选择性雌激素受体调节剂：①雷洛昔芬与绝经后妇女深静脉血栓和肺栓塞的风险增加有关。研究表明，静脉血栓风险随着年龄增长而升高。同时，心血管疾病、呼吸系统疾病、肾病、脑卒中、恶性肿瘤等内科疾病，以及严重创伤、骨折尤其是下肢骨折、膝髋关节置换、脊髓损伤、长期制动、肥胖等与静脉血栓栓塞的发生密切相关。故有静脉栓塞病史及有血栓倾向者禁用。用药前应严格评估患者个体血栓形成风险，以明确是否用药。②雷洛昔芬主要在肝脏代谢。肝硬化和轻度肝功能不全患者血浆雷洛昔芬的浓度比对照者约高 2.5 倍，并与总胆红素水平相关。在肝功能不全妇女中使用的安全性和有效性未得到进一步评价以前，此药不被推荐用于这类患者。如发现血清总胆红素、谷氨酰转肽酶、碱性磷酸酶、丙氨酸氨基转移酶和天冬氨酸氨基转移酶在治疗中升高，应严密监测。③在因口服雌激素造成的高甘油三酯血症的患者中，雷洛昔芬可能会引起其血清甘油三酯水平的进一步上升。有此类病史的患者使用雷洛昔芬时，应监测血清甘油三酯水平。

（5）甲状旁腺素类似物：上市前动物实验结果发现，使用甲状旁腺素类似物 2 年后有形成骨肉瘤的风险，因此目前该药物使用说明书明确规定治疗时间不超过 2 年。但近期的大型 7 年真实世界研究结果并未提示甲状旁腺素与骨肉瘤的发生风险有关。此外，甲状旁腺素还会导致低镁血症，应注意定期检测，进行防范。甲状旁腺素类似物停药后，应使用其他骨吸收抑制剂序贯治疗，以防止骨密度下降及骨折风险增加。

（6）降钙素：由于恶性肿瘤和使用鲑鱼降钙素之间可能存在联系，需要定期重新评估继续治疗的必要性。2012 年欧洲药品管理局警告潜在的癌症风险，降钙素不应该再用于治疗骨质疏松症。2014 年加拿大妇产科学会临床实践指南指出，癌症风险与降钙素的使用可能不是因果关系，但因为降钙素不能有效地降低非椎体和髋部骨折的风险，获益 - 风险比不支持使用降钙素用于减少绝经后骨质疏松性骨折。加拿大的降钙素已退出市场，不再作为绝经后骨质疏松症的治疗选择。鉴于鼻喷剂型鲑降钙素具有潜在增加肿瘤风险的可能，鲑降钙素连续使用时间一般不超过 3 个月。

（7）维生素 K 类药物：主要不良反应包括胃部不适、腹痛、皮肤瘙痒、水肿和氨基转移酶轻度升高。正在使用华法林治疗的患者禁忌使用。

（8）地舒单抗：治疗前必须纠正低钙血症，治疗前后需补充充足的钙剂和维生素 D；主要不良反应包括低钙血症、严重感染（膀胱炎、上呼吸道感染、肺炎、皮肤蜂窝织炎等）、皮疹、皮肤瘙痒、肌肉或骨痛等；长期应用可能会过度抑制骨吸收，而出现下颌骨坏死或非典型性股骨骨折。一项纳入 7808 例患者为期 3 年的多中心、随机、双盲、安慰剂对照Ⅲ期临床试验中，治疗组和安慰剂组严重不良反应事件发生率无明显差别。临床试验中报道的最常见不良反应是背痛（发生率为 34.7%）、四肢疼痛（11.7%）、肌肉骨骼疼痛（7.6%）、高胆固醇血症（7.2%）和膀胱炎（5.9%），最常见导致停药的不良反应是背痛和便秘。

2. 老年人骨质疏松症的用药选择　在降低椎体骨折风险方面，甲状旁腺激素（甲状旁腺素类似物）和唑来膦酸在降低骨质疏松症椎体骨折方面更有效；在降低非椎体骨折风险方面，首选甲状旁腺素类似物、氯膦酸二钠及依替膦酸钠；对于髋部骨折，首选地舒单抗、唑来膦酸及阿仑膦酸钠；对于腕部骨折首选甲状旁腺素类似物、雷洛昔芬 + 黄体酮及氯膦酸二钠；不良反应发生率较小的药物首选雷洛昔芬、阿仑膦酸钠及地舒单抗；新发骨折伴疼痛的患者可考虑短期使用降钙素。

（1）抗骨质疏松药物的联合应用：目前关于联合使用双膦酸盐及甲状旁腺素类似物的临床研究结果不一。一项双膦酸盐与甲状旁腺激素联合应用治疗骨质疏松症的系统评价结果显示，短期内（6 ～ 12 个月）联合用药组可显著改善全髋及股骨颈骨密度；但改善效果与甲状旁腺素类似物使用剂量有关，20μg 甲状旁腺素联合用药组可显著提高腰椎及全髋骨密度，然而 40μg 甲状旁腺素联合用药组反而降低腰椎、全髋和股骨颈骨密度水平。因此，结合甲状旁腺素类似物成本收益比及联合用药后需进行序贯治疗等情况，目前更推荐单药转换为单药的序贯治疗模式。

甲状旁腺素类似物虽然降低骨折风险的作用明显，但其高昂费用限制了其使用。2 年使用期后停药，需使用其他抑制骨吸收药物（双膦酸盐、地舒单抗等），且并不推荐骨吸收抑制剂使用后立刻使用甲状旁腺素类似物。

除甲状旁腺素药物外，维生素 K_2 与利塞膦酸钠联用 6 ～ 12 个月可显著降低血清中未羧化骨钙素水平及未羧化骨钙素 / 骨钙素比例，但在降低椎体骨折发生率及提高骨密度方面，两组相当。

对于骨折后疼痛，尤其是卧床的老年人，降钙素与各种促骨形成的药物和抑制骨吸收的药物合用，都可以明显改善患者的症状，但使用时间最长不应超过 3 个月。

（2）抗骨质疏松药物的序贯治疗：关于抗骨质疏松症药物序贯治疗的建议如下所示。①当从促骨生成药物转换为抑制骨吸收药物时，与转换为安慰剂组相比，可显著提高腰椎及全髋骨密度水平；②当从促骨形成单药转换为联合用药时，与单独用促骨形成药物相比，可显著提高腰椎及全髋骨密度水平；③当从抑制骨吸收药物转换为促骨生成药物时，与继续使用抑制骨吸收药物相比，可显著提高腰椎骨密度水平；④单药转换成单药的序贯治疗比联合用药换成单药可以更有效地升高腰椎骨密度；⑤序贯治疗的疗效可能与促骨形成和抑制骨吸收的用药顺序相关，由促骨形成药物转换成抑制骨吸收药物，似乎能够更有效地升高腰椎及全髋骨密度。

3. **联合用药和多重用药的潜在风险**　抗骨质疏松药物应用相对安全，与其他药物联用的禁忌相对较小。

（1）阿仑膦酸钠：同时服用钙补充制剂、抗酸药物和其他口服药物可能会干扰阿仑膦酸钠的吸收。患者在服用该品以后，必须等待至少半小时后，才可服用其他药物。预计无其他具有临床意义的药物相互作用。

（2）唑来膦酸钠：与氨基糖苷类药物合用时应慎重，因氨基糖苷类药物具有降低血钙的协同作用，可能延长低血钙持续时间；与利尿剂合用时可能会增大低血钙的危险；与沙利度胺合用时会增加多发性骨髓瘤患者肾功能异常的危险性。

（3）雷洛昔芬：①同时服用雷洛昔芬和华法林不改变两种化合物的药动学性质，但能轻度减少凝血酶原时间，所以当雷洛昔芬与华法林或其他香豆素类衍生物合用时，需要监测凝血酶原时间。对于已经接受香豆素抗凝药物的患者，雷洛昔芬对凝血酶原时间的作用可能在治疗后几周内出现。②雷洛昔芬不宜与消胆胺（或其他阴离子交换树脂）同时服用，后者可显著减少雷洛昔芬的吸收和肠肝循环。③与氨苄西林同服会减低雷洛昔芬的峰浓度，但不影响整体的吸收量和清除率，雷洛昔芬可以与氨苄西林同服。④雷洛昔芬可轻度增加激素结合球蛋白的浓度，包括性激素结合球蛋白、甲状腺素结合球蛋白和皮质激素结合球蛋白，使相应的总的激素浓度增高，但并不影响自由激素的浓度。

（4）碳酸钙或其他钙补充剂：碳酸钙或其他钙补充剂中的钙离子能和氟喹诺酮类如莫西沙星发生络合，导致药物吸收障碍，降低药物 AUC，易造成抗感染治疗失败。

碳酸钙合用左氧氟沙星：碳酸钙可降低左氧氟沙星的生物利用度，对于囊性纤维化患者，合用碳酸钙使左氧氟沙星的 C_{max} 降低 19%，t_{max} 延长 37%；降低疗效；临床建议：谨慎合用。

4. 老年人联合用药和多重用药的风险管理

（1）推荐个体化的治疗措施：制订适合不同年龄阶段、个人健康和体能状态的规律功能锻炼，规律功能锻炼的方式、时间、频率、强度、组合。同时要遵循个体化，尤其是高龄老年人，功能锻炼要以保护残存功能为目标。

（2）定期监测抗骨质疏松疗效：对于配备骨密度仪或定量 CT 的医疗机构，建议结合有无新发骨折、每年检查监测、每 3 ～ 6 个月检查骨转换生化标志物，以监测抗骨质疏松疗效。对于无骨密度仪或定量 CT 的医疗机构，建议结合超声检查、椎体影像学检查。

（3）定期评估药物治疗效果：定期评估双膦酸盐类药物的治疗效果，如果缺乏有效性，即显著的骨密度减少或复发的脆性骨折，需要对病情进行重新评估以排除是否存在继发性骨质疏松和药物依从性偏差。若治疗效果明显，骨代谢指标明显降低，骨密度有增高，低中骨折风险，3 ～ 5 年则应该进入药物假期。双膦酸盐药物假期期间，建议定期（停药开始第 1 年每 6 个月 1 次，此后每年 1 次）检测骨密度，每 6 个月检测骨转换标记物。当骨密度明显下降、骨转换标记物显著升高或者出现新发骨折时，应考虑继续双膦酸盐或其他抗骨质疏松药物治疗。

主要参考文献

白向荣，程红勤，金颖，等，2020. 欧洲医药保健网分类系统在呼吸科老年人多重用药中的应用研究 [J]. 实用药物与临床，23(7): 669-672.

毕宇芳，2019. 2 型糖尿病合并慢性肾脏病患者口服降糖药治疗中国专家共识 (2019 年更新版) 解读 [J]. 内科理论与实践，14(6): 333-336.

曹丰，王亚斌，薛万国，等，2018. 中国老年疾病临床多中心报告 [J]. 中华老年多器官疾病杂志，17(11): 801-808.

陈奇，陆峥，2021. 苯二氮䓬类药物在老年人群中应用现状研究进展 [J]. 中华医学杂志，101(35): 2817-2820.

陈琦玲，2020. 特殊类型高血压临床诊治要点专家建议 [J]. 中国全科医学，23(10): 1202-1228.

陈旭娇，严静，王建业，等，2017. 中国老年综合评估技术应用专家共识 [J]. 中华老年病研究电子杂志，4(2): 1-6.

程金莲，欧阳绘天，靳洪涛，等，2021. 中药临床研究联合用药安全性评价的思考和建议 [J]. 中国药物警戒，18(1): 4-10.

单晓蕾，付淑军，高广花，等，2019. 基于代谢酶和转运体的体外药物相互作用研究概述与案例分析 [J]. 中国临床药理学与治疗学，24(10): 1165-1171.

范利，华琦，贾建军，等，2021. 老年高血压合并认知障碍诊疗中国专家共识 (2021 版)[J]. 中国心血管杂志，26(2): 101-111.

费春晓 . 2020. 老年共病患者多重用药与肾损伤的相关性研究 [D]. 青岛：青岛大学 .

高翔，黄婷，陈杰，等，2019. 老年高血压住院患者潜在不适当用药调查 [J]. 中国老年学杂志，39(5): 1223-1226.

高血压联盟 (中国)，中国医疗保健国际交流促进会高血压分会，中国高血压防治指南修订委员会，等，2019. 中国高血压防治指南 (2018 年修订版)[J]. 中国心血管杂志，24(1): 24-56.

龚山，王龙飞，余国龙，2018. 心血管疾病患者使用抗抑郁焦虑药物效益与风险评估 [J]. 医药导报，37(10): 1194-1198.

龚世菊，黄睿林，张志刚，2017. 他汀类药物与替格瑞洛短期联用的药物相互作用 [J]. 中国临床药学杂志，26(1): 28-31.

郭楚英，吕军，吴敏方，等，2018. 上海市金山区在册重性精神疾病患者管理现状 [J]. 中国康复理论与实践，24(6): 734-739.

国家老年疾病临床医学研究中心 (解放军总医院)《感染诱发的老年多器官功能障碍综合征诊治中国专家共识》撰写组，边素艳，曹丰，等，2018. 感染诱发的老年多器官功能障碍综合征诊治中国专家共识 [J]. 中华老年多器官疾病杂志，17(1): 3-15.

国家卫生计生委合理用药专家委员会，中国药师协会，2018. 冠心病合理用药指南 (第 2 版)[J].

中国医学前沿杂志 (电子版), 10(6): 1-130.

国家卫生计生委合理用药专家委员会 , 中国医师协会高血压专业委员会 , 2017. 高血压合理用药指南 (第 2 版)[J]. 中国医学前沿杂志 (电子版), 9(7): 28-126.

国家卫生计生委疾病预防控制局 , 2015. 中国居民营养与慢性病状况报告 2015[M]. 北京 : 人民卫生出版社 .

国家心血管病中心 , 2014. 中国心血管病报告 2013[M]. 北京 : 中国大百科全书出版社 .

国家药品监督管理局药品审评中心 , 药物相互作用研究技术指导原则 (试行) [EB/OL] .http://www.cde.org.cn/zdyz.do ？ method= largePage & id=aab86e2e468217d8. [2021-01-26] .

国家重点研发项目 (2018YFC2002400) 课题组 , 中国老年医学学会医养结合促进委员会 , 吴秀萍 , 等 , 2021. 高龄老年共病患者多重用药安全性管理专家共识 [J]. 中华保健医学杂志 , 23(5): 548-554.

何瑞荣 , 丁少波 , 梁淑贞 , 等 , 2019. 阿托伐他汀、瑞舒伐他汀及普伐他汀对不同 CYP2C19 基因型急性冠脉综合征患者氯吡格雷抗血小板作用的影响 [J]. 中国药学杂志 , 54(19): 1599-1603.

胡大一 , 郭晓蕙 , 廖玉华 , 等 , 2015. 血脂异常老年人使用他汀类药物中国专家共识 [J]. 中华内科杂志 , 54(5): 467-477.

胡盛寿 , 高润霖 , 刘力生 , 等 , 2019.《中国心血管病报告 2018》概要 [J]. 中国循环杂志 , 34(3): 209-220.

华琦 , 范利 , 李静 , 等 , 2015. 高龄老年人血压管理中国专家共识 [J]. 中华高血压杂志 , 23(12): 1127-1134.

霍勇 , 王拥军 , 谷涌泉 , 等 , 2021. 常用口服抗血小板药物不耐受及低反应性人群诊疗专家共识 [J]. 中国介入心脏病学杂志 , 29(5): 240-250.

纪立农 , 郭立新 , 郭晓蕙 , 等 , 2016. 钠 - 葡萄糖共转运蛋白 2(SGLT2) 抑制剂临床合理应用中国专家建议 [J]. 中国糖尿病杂志 , 24(10): 865-870.

贾博颖 , 周双 , 张晓琳 , 等 , 2019. 处方精简在老年患者中的可行性与安全性分析 [J]. 中国临床药理学杂志 , 35(21): 2768-2772.

江海峰 , 赵敏 , 刘铁桥 , 等 , 2021. 镇静催眠药合理使用专家意见 [J]. 中国药物滥用防治杂志 , 27(2): 103-106.

蒋红莲 , 闫伟 , 路云 , 2020. 老年共病指数的应用与推广问题研究 [J]. 中国慢性病预防与控制 , 28(7): 548-551.

李晨 , 林欣 , 陈孟莉 , 2019. 老年患者多重用药处方精简干预临床效果的 Meta 分析 [J]. 中华老年多器官疾病杂志 , 18(3): 161-168.

李慧颖 , 白永怿 , 刘宏斌 , 2021. 心力衰竭与糖尿病共病及其临床用药研究现状 [J]. 中华老年多器官疾病杂志 , 20(1): 62-66.

李建华 , 范利 , 赵婷 , 等 , 2018. 老年高血压患者发生衰弱对预后的影响 [J]. 中华老年多器官疾病杂志 , 17(5): 324-328.

李建军 . 2019 年欧洲心脏病学会 / 欧洲动脉粥样硬化学会血脂管理指南要点解读 [J]. 中华心血管病杂志 (网络版), 2020, 03(01):1-3.

李静 , 范利 , 华琦 , 等 , 2019. 中国老年高血压管理指南 2019[J]. 中华老年多器官疾病杂志 , 18(2): 81-106.

李丽 , 杨进波 , 2019. 药物相互作用临床研究策略及基于生理的药动学模型应用进展 [J]. 中国临床药理学与治疗学 , 24(10): 1085-1091.

李灵艳 , 王青 , 张少景 , 等 , 2018. 老年住院患者共病及多重用药与衰弱关系的分析 [J]. 北京医学 , 40(1): 8-11.

李莹 , 钱玉英 , 李耘 , 等 , 2021. 老年人多重用药及评价工具的研究进展 [J]. 中华老年多器官疾病杂志 , 20(3): 229-232.

林睿娟 , 马培志 , 赵宁民 , 2019. 氯吡格雷药物基因组学与非遗传因素研究进展 [J]. 中国临床药理学杂志 , 35(16): 1816-1819, 1829.

林易玮 , 张雨晨 , 王澜凝 , 等 , 2020. 抗抑郁抗焦虑药物的药理与临床 [J]. 实用药物与临床 , 23(1): 1-4.

刘春风 , 沈赟 , 2019. 重视帕金森病睡眠障碍的规范管理 [J]. 中华神经科杂志 , 52(5): 361-363.

刘春风 , 王亚丽 , 2017. 生物节律——帕金森病研究的新探索 [J]. 中华神经科杂志 , 50(7): 481-483.

刘俊含 , 闫论 , 施红 , 等 , 2017. 老年群体共存疾病的现况调查 [J]. 保健医学研究与实践 , 14(6): 39-42.

刘丽萍 , 万军 , 2014. 老年人安全用药速查 [M]. 北京 : 人民军医出版社 .

刘明波 , 李镒冲 , 刘世炜 , 等 , 2014. 2010 年中国人群高血压疾病负担 [J]. 中华流行病学杂志 , 35(6): 680-683.

刘喜艳 , 甄微 , 张钦聪 , 等 , 2018. 脑卒中后抑郁治疗与预防 [J]. 中国老年学杂志 , 38(4): 1010-1014.

刘晓丽 , 彭萍安 , 程宇婧 , 2016. 血小板糖蛋白 II b/ III a 受体拮抗剂在冠状动脉粥样硬化性心脏病治疗的中国专家共识 (2016)[J]. 心肺血管病杂志 , 35(12): 923-932.

刘晓琦 , 刘洁 , 马韵子 , 等 , 2017. 老年高血压患者高风险用药目录的制定 [J]. 今日药学 , 27(11): 778-781+792.

刘治军 , 韩红蕾 , 2015. 药物相互作用基础与临床 [M].2 版 . 北京 : 人民卫生出版社 .

陆卫环 , 刘烨 , 余玲玲 , 等 , 2020. 系统综述达比加群酯与心血管药物相互作用 [J]. 中国新药与临床杂志 , 39(7): 444-448.

吕秋菊 , 蒲强红 , 2017. 大环内酯类抗菌药物介导的药物相互作用临床试验文献评估 [J]. 中国药房 , 28(5): 715-720.

马彦荣 , 武艳芳 , 段颖琴 , 等 , 2017. 美托洛尔或 / 和普伐他汀对大鼠二甲双胍药动学的影响 [J]. 药学学报 , 52(2): 253-257.

马远征 , 王以朋 , 刘强 , 等 . 中国老年骨质疏松诊疗指南 (2018)[J]. 中国老年学杂志 , 2019, 39(11): 2557-2575.

母义明 , 2019. 糖尿病的联合用药 : 关注药物相互作用 [J]. 药品评价 , 16(7): 13-16.

母义明 , 纪立农 , 李春霖 , 等 , 2019. 二甲双胍临床应用专家共识 (2018 年版)[J]. 中国糖尿病杂志 , 27(3): 161-173.

钱海燕 , 王征 , 刘德平 , 等 . ≥ 75 岁老年患者血脂异常管理的专家共识 [J]. 中国心血管杂志 , 2020, 25(3): 201-209.

渠吉岭 , 沈易静 , 周婷 , 等 , 2020. 老年多重用药研究现状与热点前沿的文献计量学分析 [J]. 中国药房 , 31(21): 2664-2671.

沙碧君 , 周素凤 , 王璐 , 等 , 2019. 药物相互作用临床研究方法及进展 [J]. 中国临床药理学与治疗学 , 24(9): 1037-1045.

上海市疾病预防控制中心，2014. 全球老龄化与成人健康中国研究报告（第一轮）[M]. 上海：上海科学技术出版社：1-9.

师少军，2020. 肝脏"代谢 - 转运互作"及其对药物药代动力学、疗效和毒性影响的研究进展[J]. 中国医院药学杂志，40(5)：579-585.

施慎逊，2021. 应客观评估及合理使用苯二氮䓬类药物 [J]. 中华医学杂志，101(35)：2745-2747.

石秀锦，胡志旭，彭文星，等，2018. GP Ⅲ a PLA2、PEAR1、PTGS1 基因多态性与阿司匹林临床抗血栓疗效关联性研究 [J]. 中国药物应用与监测，15(1)：1-4.

舒冰，方玉婷，李民，等，2021. 老年多重用药患者潜在不适当用药情况及其影响因素研究 [J]. 中国全科医学，24(17)：2134-2139, 2147.

宋展，高鑫，吴冕，等，2020. 细胞色素 P450 酶的结构、功能与应用研究进展 [J]. 微生物学通报，47(7)：2245-2254.

苏斌斌，马金霞，宋伟，等，2020. 中老年患者共病及多重用药情况分析 [J]. 中华医学杂志，100(25)：1983-1987.

苏闻，陈海波，2021. 中国帕金森病早期运动症状治疗循证医学指南 [J]. 中国神经免疫学和神经病学杂志，28(4)：267-279.

孙新宇，况伟宏，王华丽，2017. 老年期抑郁障碍诊疗专家共识 [J]. 中华精神科杂志，50(5)：329-334.

汤辉，王长远，贾建国，等，2017. 从老年危重病看全科医学发展及全科思维理念 [J]. 中国急救复苏与灾害医学杂志，12(1)：3.

唐艳明，2018. 中国共病老年人认知功能现状及其影响因素研究 [D]. 衡阳：南华大学.

田方圆，陈昭燕，李海霞，等，2020. 高龄老年患者潜在不适当用药处方精简干预效果的系统评价 [J]. 医药导报，39(2)：176-180.

万军，刘丽萍，2018. 老年共病安全用药 [M]. 北京：科学出版社.

万军，刘丽萍，2020. 老年药源性疾病及风险防范 [M]. 北京：科学出版社.

王斌，高矩，2015. 经皮冠状动脉介入术后双联抗血小板治疗，缩短还是延长？[J]. 中国全科医学，18(23)：2751-2753, 2757.

王姣锋，张紫欢，崔月，等，2017. 上海部分社区老年人共病患病模式及其影响因素分析 [J]. 老年医学与保健，23(2)：97-101.

王婧，李彦明，王建欣，等，2020. 精神科住院患者医嘱中 CYP450 介导的药物相互作用风险分析 [J]. 中国现代应用药学，37(7)：858-862.

王凯，俞德帅，王显，2020.《2019 经皮冠状动脉介入术后患者高出血风险的定义共识》解读 [J]. 中华中医药杂志，35(12)：6388-6391.

王丽娟，陈海波，张玉虎，2021. 中国中晚期帕金森病运动症状治疗的循证医学指南 [J]. 中国神经免疫学和神经病学杂志，28(5)：347-360.

王小娟，赵园园，李大鹤，等，2020. 老年动脉粥样硬化性疾病发病机制研究 [J]. 中国心血管病研究，18(12)：1143-1147.

吴剑锋，李成敏，唐智川，等，2019. 生理年龄概念辨析及研究进展 [J]. 中国老年学杂志，39(10)：2549-2552.

吴江，2005. 神经病学 [M].2 版. 北京：人民卫生出版社.

吴军，尹长森，汤其强，2021. 国内 41 例 5- 羟色胺综合征文献报告回顾性分析研究 [J]. 中风与神经疾病杂志，38(6)：526-529.

肖小河，柏兆方，王伽伯，等，2021. 中药安全性评价与药物警戒 [J]. 科学通报，66(4): 407-414.

徐凤华，罗海彦，2021. 帕金森病合并抑郁症的研究进展 [J]. 中国当代医药，28(13): 29-32.

徐海红，王永利，闫巍，2021. 老年衰弱共病患者：紧密医联体模式下全科医学面临的挑战与应对策略 [J]. 中国全科医学，24(24): 3026-3031.

徐虎，范利，曹丰，2019. 老年共病管理的临床挑战与应对策略 [J]. 中华老年多器官疾病杂志，18(12): 942-946.

徐倩，白松，冯湘君，等，2017. 老年共病与多重用药的应对策略 [J]. 中国全科医学，20(23): 2823-2826.

颜俊娴，路云，2018. 英国共病管理政策对我国的启示 [J]. 现代商贸工业，39(6): 66-68.

杨琛，王秀华，刘莉，等，2018. 老年疾病累计评分法在共病评估中的应用及研究现状 [J]. 中国实用内科杂志，38(4): 377-380.

杨帆，2017. 中国健康与养老追踪调查数据库介绍 [J]. 实证社会科学，3(1): 115-122.

杨世杰，2005. 药理学 [M].2 版，北京：人民卫生出版社 .

杨霞，刘维，陈恳，等，2017. 吲哚布芬片预防和治疗缺血性心脑血管病变有效性和安全性的 Meta 分析 [J]. 中国临床药理学杂志，33(4): 359-362.

杨跃进，杨进刚，袁晋青，等，2018. 高龄老年 (≥ 75 岁) 急性冠状动脉综合征患者规范化诊疗中国专家共识 [J]. 中国循环杂志，33(8): 732-750.

叶艮英，何瑞荣，梁淑贞，等，2021. 雷贝拉唑对不同 CYP2C19 基因型健康志愿者体内氯吡格雷及其活性代谢物药动学的影响 [J]. 中国药房，32(5): 601-607.

佚名，2015. 国家卫生计生委印发抗菌药物临床应用指导原则 (2015 年版)[J]. 中国医药生物技术，10(5): 477.

袁新，杨玉洁，吴泽涛，2020. 老年综合评估在慢性病与老年综合征关系研究中的应用价值 [J]. 中国老年学杂志，40(20): 4368-4371.

曾平，朱鸣雷，刘晓红，2013. 美国老年医学会发布共病老年患者的诊疗指导原则 [J]. 中华老年医学杂志，32(2): 237-239.

张宏，张亚同，王钰，等，2019.9 种慢性病的临床指南中的潜在药物相互作用研究 [J]. 中国药房，30(3): 289-293.

张莉，汪龙，邢亚群，等，2020. 口服降糖药处方中代谢酶和转运体介导的药物相互作用的调查分析 [J]. 实用药物与临床，23(2): 147-151.

张琪，任茂佳，宋晓鹏，等，2020. 高血压与焦虑抑郁共病的研究进展 [J]. 心血管病学进展，41(3): 288-291.

张雅婷，孙月梅，张娟红，等，2020. 肠道菌群与药物相互作用机制的研究进展 [J]. 中国药理学通报，36(12): 1650-1655.

赵敏君，李双庆，2021. 非药物干预方式改善慢性病共病相关机制研究进展 [J]. 中国全科医学，24(26): 3369-3376.

赵森，徐保利，邹明，等，2019. 华法林与药物之间相互作用的研究进展 [J]. 中南药学，17(10): 1741-1745.

赵忠新，赵翔翔，吴惠涓，2017. 重视睡眠感知对失眠诊断与疗效评估的影响 [J]. 中华神经科杂志，50(8): 561-566.

郑树森，徐骁，2020. 中国肝移植受者代谢病管理专家共识 (2019 版)[J]. 器官移植，11(1): 19-

29.

中国疾病预防控制中心慢性非传染性疾病预防控制中心 , 2016. 中国慢性病及其危险因素监测
　　报告 2013[M]. 北京 : 军事医学科学出版社 .

中国疾病预防控制中心慢性非传染性疾病预防控制中心 , 国家卫生和计划生育委员会统计信
　　息中心 , 2016. 中国死因监测数据集 2015[M]. 北京 : 中国科学技术出版社 .

中国老年保健医学研究会老龄健康服务与标准化分会 , 2018. 居家 (养护) 老年人共病综合评
　　估和防控专家共识 [J]. 中国老年保健医学 , 16(3): 28-31.

中国老年保健医学研究会老龄健康服务与标准化分会 ,《中国老年保健医学》杂志编辑委员会 ,
　　国家老年医学中心 , 2018. 老年人慎用药物指南 [J]. 中国老年保健医学 , 16(3): 19-23.

中国老年保健医学研究会老龄健康服务与标准化分会 , 北京老年医院 , 北京市老年健康服务
　　指导中心 , 等 , 2018. 医疗服务机构老年综合评估基本标准与服务规范 (试行)[J]. 中国老年
　　保健医学 , 16(3): 3-10.

中国老年保健医学研究会老年内分泌与代谢病分会 , 中国毒理学会临床毒理专业委员会 ,
　　2018. 老年人多重用药安全管理专家共识 [J]. 中国全科医学 , 21(29): 3533-3544.

中国老年医学学会高血压分会 , 中国医师协会高血压专业委员会 , 2016. 复方利血平氨苯蝶啶
　　片临床应用中国专家共识 [J]. 中华高血压杂志 , 24(9): 822-826.

中国老年医学学会老年内分泌代谢分会 , 国家老年疾病临床医学研究中心 (解放军总医院),
　　中国老年糖尿病诊疗措施专家共识编写组 , 2018. 中国老年 2 型糖尿病诊疗措施专家共识
　　(2018 年版)[J]. 中华内科杂志 , 57(9): 626-641.

中国医疗保健国际交流促进会高血压分会 , 中国医师协会心血管分会 , 中国高血压联盟 , 等 ,
　　2021. 沙库巴曲缬沙坦在高血压患者临床应用的中国专家建议 [J]. 中华高血压杂志 , 29(2):
　　108-114.

中国医师协会急诊医师分会 , 2016. 2015 中国急诊急性冠状动脉综合征临床实践指南
　　(三)——治疗和预后篇 [J]. 中国急救医学 , 36(2): 108-115.

中国医师协会急诊医师分会 , 国家卫健委能力建设与继续教育中心急诊学专家委员会 , 中国
　　医疗保健国际交流促进会急诊急救分会 , 2019. 急性冠脉综合征急诊快速诊治指南 (2019)
　　[J]. 中华急诊医学杂志 , 28(4): 421-428.

中国医师协会内分泌代谢科医师分会 , 2017. 格列喹酮临床应用中国专家共识 (2017 年版)[J].
　　中华内分泌代谢杂志 , 33(5): 363-366.

中国医师协会心血管内科医师分会 , 2021. 氯吡格雷 / 阿司匹林单片复方制剂抗血小板治疗中
　　国专家共识 [J]. 中国介入心脏病学杂志 , 29(6): 306-312.

中华医学会骨质疏松和骨矿盐疾病分会 , 2017. 原发性骨质疏松症诊疗指南 (2017)[J]. 中华骨
　　质疏松和骨矿盐疾病杂志 , 10(5): 413-443.

中华医学会骨质疏松和骨矿盐疾病分会 , 2018. 维生素 D 及其类似物临床应用共识 [J]. 中华骨
　　质疏松和骨矿盐疾病杂志 , 11(1): 1-19.

中华医学会内分泌学分会 , 2020. 中国高尿酸血症与痛风诊疗指南 (2019)[J]. 中华内分泌代谢
　　杂志 , 36(1): 1-13.

中华医学会神经病学分会 , 中华医学会神经病学分会睡眠障碍学组 , 2018. 中国成人失眠诊断
　　与治疗指南 (2017 版)[J]. 中华神经科杂志 , 51(5): 324-335.

中华医学会神经病学分会 , 中华医学会神经病学分会睡眠障碍学组 , 中华医学会神经病学分
　　会神经心理与行为神经病学学组 , 2020. 中国成人失眠伴抑郁焦虑诊治专家共识 [J]. 中华神

经科杂志, 53(8): 564-574.

中华医学会神经病学分会帕金森病及运动障碍学组, 中国医师协会神经内科分会帕金森病及运动障碍学组, 2020. 帕金森病非运动症状管理专家共识 (2020)[J]. 中华医学杂志, 100(27): 2084-2091.

中华医学会神经病学分会帕金森病及运动障碍学组, 中国医师协会神经内科医师分会帕金森病及运动障碍学组, 2020. 中国帕金森病治疗指南 (第四版)[J]. 中华神经科杂志, 53(12): 973-986.

中华医学会神经病学分会睡眠障碍学组, 中国医师协会神经内科分会睡眠障碍专业委员会, 中国睡眠研究会睡眠障碍专业委员会, 2018. 认知功能损害患者睡眠障碍评估和管理的专家共识 [J]. 中华医学杂志, 98(33): 2619-2627.

中华医学会糖尿病学分会, 2021. 中国 2 型糖尿病防治指南 (2020 年版)[J]. 国际内分泌代谢杂志, 41(5): 482-548.

中华医学会心血管病学分会, 中华心血管病杂志编辑委员会, 2015. 急性 ST 段抬高型心肌梗死诊断和治疗指南 [J]. 中华心血管病杂志, 43(5): 380-393.

中华医学会心血管病学分会, 中华心血管病杂志编辑委员会, 2017. 非 ST 段抬高型急性冠状动脉综合征诊断和治疗指南 (2016)[J]. 中华心血管病杂志, 45(5): 359-376.

中华医学会心血管病学分会, 中华心血管病杂志编辑委员会, 2020. 冠心病合并心房颤动患者抗栓管理中国专家共识 [J]. 中华心血管病杂志, 48(7): 552-564.

中华医学会心血管病学分会介入心脏病学组, 中国医师协会心血管内科医师分会血栓防治专业委员会, 中华心血管病杂志编辑委员会, 2016. 中国经皮冠状动脉介入治疗指南 (2016)[J]. 中华心血管病杂志, 44(5): 382-400.

周洲, 孙艺红, 张真路, 2018. 血小板功能检测在急性冠脉综合征患者抗血小板治疗中的应用专家共识 [J]. 中华医学杂志, 98(22): 1743-1751.

朱兰平, 赵经文, 陈鑫, 等, 2018. PPIs 使用与 NSAIDs 相关小肠损伤 : 如何平衡风险和获益 [J]. 世界华人消化杂志, 26(22): 1334-1339.

诸葛瑞琪, 刘梅林 . 2018 年欧洲心脏病学会和欧洲高血压学会高血压管理指南解读 [J]. 中国介入心脏病学杂志, 2018, 26(09):488-491.

诸骏仁, 高润霖, 赵水平, 等, 2016. 中国成人血脂异常防治指南 (2016 年修订版)[J]. 中国循环杂志, 31(10): 937-953.

庄洁, 张旭东, 李伟, 等, 2021. 老年常见慢性病共病患者社区健康管理需求 [J]. 中国老年学杂志, 41(10): 2179-2183.

2019 阿司匹林在心血管疾病一级预防中的应用中国专家共识写作组, 2019. 2019 阿司匹林在心血管疾病一级预防中的应用中国专家共识 [J]. 中华心血管病杂志 (网络版), 2(1).

Abdelaziz H K, Saad M, Pothineni N V K, et al, 2019. Aspirin for primary prevention of cardiovascular events[J]. J Am Coll Cardiol, 73(23): 2915-2929.

Adhyaru B B, Jacobson T A, 2018. Safety and efficacy of statin therapy[J]. Nat Rev Cardiol, 15(12): 757-769.

Albert S G, Reddy S, 2017. Clinical evaluation of cost efficacy of drugs for treatment of osteoporosis: a meta-analysis[J]. Endocr Pract, 23(7): 841-856.

American geriatrics society expert panel on the care of older adults with multimorbidity, 2012. Guiding principles for the care of older adults with multimorbidity: an approach for clinicians[J]. J Am Geriatr Soc, 60(10): E1-E25.

Andreescu C, Lee S, 2020. Anxiety Disorders in the Elderly[J]. Adv Exp Med Biol, 1191: 561-576.

Armitage J, Baigent C, Barnes E, et al, 2019. Efficacy and safety of statin therapy in older people: a meta-analysis of individual participant data from 28 randomised controlled trials[J]. The Lancet, 393(10170): 407-415.

Armstrong M J, Okun M S, 2020. Diagnosis and treatment of Parkinson disease: a review[J]. JAMA, 323(6): 548-560.

Bargiotas P, Lachenmayer M L, Schreier D R, et al. 2019. Sleepiness and sleepiness perception in patients with Parkinson's disease: a clinical and electrophysiological study[J]. Sleep, 42(4): zsz004.

Bauer M, Severus E, Möller H J, et al, 2017. Pharmacological treatment of unipolar depressive disorders: summary of WFSBP guidelines[J].Int J Psychiatry Clin Pract, 21(3): 166-176.

Belzer M, Morales M, Jagadish B, et al, 2013. Substrate-dependent ligand inhibition of the human organic cation transporter OCT2[J]. J Pharmacol Exp Ther, 346(2): 300-310.

Benasi G, Guidi J, Offidani E, et al, 2018. Benzodiazepines as a monotherapy in depressive disorders: a systematic review[J]. Psychother Psychosom, 87(2): 65-74.

Björnsson E, Jacobsen E I, Kalaitzakis E, 2012. Hepatotoxicity associated with statins: Reports of idiosyncratic liver injury post-marketing[J]. J Hepatol, 56(2): 374-380.

Borghi C, Agabiti-Rosei E, Johnson R J, et al, 2020. Hyperuricaemia and gout in cardiovascular, metabolic and kidney disease[J]. Eur J Intern Med, 80: 1-11.

Bragg F, Holmes M V, Iona A, et al, 2017. Association between diabetes and cause-specific mortality in rural and urban areas of China[J]. JAMA, 317(3): 280-289.

Bressman S, Saunders-Pullman R, 2019. When to start levodopa therapy for Parkinson's disease[J]. N Engl J Med, 380(4): 389-390.

Broen M P G, Narayen N E, Kuijf M L, et al, 2016. Prevalence of anxiety in Parkinson's disease: a systematic review and meta-analysis[J]. Mov Disord, 31(8): 1125-1133.

Bueno H, Byrne R A, Collet J P, et al, 2018. 2017 ESC focused update on dual antiplatelet therapy in coronary artery disease developed in collaboration with EACTS[J].Eur J Cardiothorac Surg, 53(1): 34-78.

Camacho P M, Petak S M, Binkley N, et al, 2020. American Association of Clinical Endocrinologists/American College of Endocrinology clinical practice guidelines for the diagnosis and treatment of postmenopausal osteoporosis—2020 update[J]. Endocr Pract, 26(Suppl 1): 1-46.

Charlesworth C J, Smit E, Lee D S H, et al, 2015. Polypharmacy among adults aged 65 years and older in the United States: 1988-2010[J]. J Gerontol A Biol Sci Med Sci, 70(8): 989-995.

Cheng T, Wallace D M, Ponteri B, et al, 2018. Valium without dependence？ Individual GABAA receptor subtype contribution toward benzodiazepine addiction, tolerance, and therapeutic effects[J]. Neuropsychiatr Dis Treat, 14: 1351.

Collet J-P, Thiele H, Barbato E, et al, 2021. 2020 ESC Guidelines for the management of acute coronary syndromes in patients presenting without persistent ST-segment elevation[J]. Eur

Heart J, 42(14): 1289-1367.

Cordovilla-Guardia S, Molina T B, Franco-Antonio C, et al, 2020. Association of benzodiazepines, opioids and tricyclic antidepressants use and falls in trauma patients: conditional effect of age[J]. PLOS ONE, 15(1): e0227696.

Cox L, Kloseck M, Crilly R, et al, 2011. Underrepresentation of individuals 80 years of age and older in chronic disease clinical practice guidelines[J]. Can Fam Physician, 57(7): e263-269.

Dai W, Huang X, Zhao S, 2016. No evidence to support high-intensity statin in Chinese patients with coronary heart disease[J]. Int J Cardiol, 204: 57-58.

Davidoff A J, Miller G E, Sarpong E M, et al, 2015. Prevalence of potentially inappropriate medication use in older adults using the 2012 beers criteria[J]. J Am Geriatr Soc, 63(3): 486-500.

Davidson J R T, 2010. Major depressive disorder treatment guidelines in America and Europe[J]. J Clin Psychiatry, 71 (Suppl E1): 27767.

Deharo P, Cuisset T, 2020. Optimal duration of dual antiplatelet therapy post percutaneous coronary intervention in acute coronary syndrome[J]. Trends Cardiovasc Med, 30(4): 198-202.

Delamarre L, Galvao F, Gohier B, et al, 2019. How much do benzodiazepines matter for electroconvulsive therapy in patients with major depression？ [J]. J ECT, 35(3): 184-188.

Demyen M, Alkhalloufi K, Pyrsopoulos N T, 2013. Lipid-lowering agents and hepatotoxicity.[J]. Clin liver dis, 17(4): 699-714.

Ding L, Peng B, 2018. Efficacy and safety of dual antiplatelet therapy in the elderly for stroke prevention: a systematic review and meta-analysis[J]. Eur J Neurol, 25(10): 1276-1284.

DiNicolantonio J J, D' ascenzo F, Tomek A, et al, 2013. Clopidogrel is safer than ticagrelor in regard to bleeds: a closer look at the PLATO trial[J]. Int J Cardiol, 168(3): 1739-1744.

Dinicolantonio J J, Serebruany V L, 2013. Exploring the ticagrelor-statin interplay in the PLATO trial[J]. Cardiology, 124(2): 105-107.

Dixon D L, Billingsley H E, Canada J M, et al, 2021. Effect of canagliflozin compared with sitagliptin on serum lipids in patients with type 2 diabetes mellitus and heart failure with reduced ejection fraction: a post-hoc analysis of the CANA-HF study[J]. J cardiovasc Pharmacol, 78(3): 407-410.

Dongiovanni P, Paolini E, Corsini A, et al, 2021. Nonalcoholic fatty liver disease or metabolic dysfunction-associated fatty liver disease diagnoses and cardiovascular diseases: From epidemiology to drug approaches[J]. Eur J clin invest, 51(7): e13519.

Donnelly K, Bracchi R, Hewitt J, et al, 2017. Benzodiazepines, Z-drugs and the risk of hip fracture: a systematic review and meta-analysis[J]. PLOS ONE, 12(4): e0174730.

Duggal N A, Niemiro G, Harridge S D R, et al, 2019. Can physical activity ameliorate immunosenescence and thereby reduce age-related multi-morbidity? [J]. Nat Rev Immunol, 19(9): 563-572.

Elgendy M, Cirò M, Hosseini A, et al, 2019. Combination of hypoglycemia and metformin impairs tumor metabolic plasticity and growth by modulating the PP2A-GSK3 β -MCL-1 Axis[J]. Cancer cell, 35(5): 798-815.e5.

Espinoza S E, Quiben M, Hazuda H P, 2018. Distinguishing comorbidity, disability, and frailty[J].

Curr Geriatr Rep, 7(4): 201-209.

Falup-Pecurariu C, Diaconu Ş, 2017. Sleep Dysfunction in Parkinson's Disease[J]. Int Rev Neurobiol, 133: 719-742.

Fan Q, Wang J, 2020. The efficacy and safety of bisphosphonates for osteoporosis in women older than 65 years: a meta-analysis[J]. Curr Pharm Des, 26(32): 4022-4030.

Farmer C, Fenu E, O'Flynn N, et al, 2017. NICE 指南概要：共病状态的临床评估和管理 [J]. 中国医院院长, (5): 25-27.

FDA. Draft guidance for industry: drug-drug interaction assessment for therapeutic proteins, 2020.

FDA. Guidance for industry: clinical drug interaction studies - cytochrome P450 enzyme and transporter-mediated drug interactions, 2020.

FDA. Guidance for industry: in vitro drug interaction studies - cytochrome P450 enzyme-and transporter-mediated drug interactions, 2020.

Feigin V L, Nichols E, Alam T, et al, 2019. Global, regional, and national burden of neurological disorders, 1990-2016: a systematic analysis for the global burden of disease study 2016[J]. Lancet Neurol, 18(5): 459-480.

Ferro C J, Mark P B, Kanbay M, et al, 2018. Lipid management in patients with chronic kidney disease[J]. Nat Rev Nephrol, 14(12): 727-749.

Fitzmaurice C, Global Burden of Disease Cancer Collaboration, 2018. Global, regional, and national cancer incidence, mortality, years of life lost, years lived with disability, and disability-adjusted life-years for 29 cancer groups, 1990 to 2016: a systematic analysis for the global burden of disease study[J]. JAMA Oncol, 4(11): 1568-1568.

Fontana L, Partridge L, Longo V D, 2010. Extending healthy life span—from yeast to humans[J]. Science, 328(5976): 321-326.

Forlani M, Morri M, Belvederi Murri M, et al, 2014. Anxiety symptoms in 74+ community-dwelling elderly: associations with physical morbidity, depression and alcohol consumption[J]. PLoS One, 9(2): e89859.

Forsaa E B, Larsen J P, Wentzel-Larsen T, et al, 2010. A 12-year population-based study of psychosis in Parkinson disease[J]. Arch Neurol, 67(8): 996-1001.

Fox S H, Katzenschlager R, Lim S-Y, et al, 2018. International Parkinson and movement disorder society evidence-based medicine review: update on treatments for the motor symptoms of Parkinson's disease[J]. Mov Disord, 33(8): 1248-1266.

Frohnhofen H, Schlitzer J, Netzer N, 2017. Sleep in older adults and in subjects with dementia[J]. Z Gerontol Geriatr, 50(7): 603-608.

Gagne J J, Glynn R J, Avorn J, et al, 2011. A combined comorbidity score predicted mortality in elderly patients better than existing scores[J]. J Clin Epidemiol, 64(7): 749-759.

Gan J, Wan Y, Shi J, et al, 2018. A survey of subjective constipation in Parkinson's disease patients in shanghai and literature review[J]. BMC Neurol, 18(1): 29.

Gerstein H C, Coleman R L, Scott C A B, et al, 2020. Impact of acarbose on incident diabetes and Regression to normoglycemia in people with coronary heart disease and impaired glucose tolerance: insights from the ACE trial[J]. Diabetes care, 43(9): 2242-2247.

Gilard M, Arnaud B, Cornily J C, et al, 2008. Influence of omeprazole on the antiplatelet action of clopidogrel associated with aspirin: the randomized, double-blind OCLA(Omeprazole CLopidogrel Aspirin)study[J].J Am Coll Cardiol, 51(3): 256-260.

Goodarzi Z, Mrklas K J, Roberts D J, et al, 2016. Detecting depression in Parkinson disease: a systematic review and meta-analysis[J]. Neurology, 87(4): 426-437.

Gori A M, Marcucci R, Migliorini A, et al, 2008. Incidence and clinical impact of dual nonresponsiveness to aspirin and clopidogrel in patients with drug-eluting stents[J]. J Am Coll Cardiol, 52(9): 734-739.

Grossi C M, Richardson K, Fox C, et al, 2019. Anticholinergic and benzodiazepine medication use and risk of incident dementia: a UK cohort study[J]. BMC Geriatr, 19(1): 276.

Han Y, Guo J, Zheng Y, et al, 2015. Bivalirudin vs heparin with or without tirofiban during primary percutaneous coronary intervention in acute myocardial infarction: the BRIGHT randomized clinical trial[J]. JAMA, 313(13): 1336-1346.

Hiorth Y H, Pedersen K F, Dalen I, et al, 2019. Orthostatic hypotension in Parkinson disease: A 7-year prospective population-based study[J]. Neurology, 93(16): e1526-e1534.

Ho L T, Lin F J, Tseng W K, et al, 2018. On-treatment lipid profiles to predict the cardiovascular outcomes in ASCVD patients comorbid with chronic kidney disease - the multi-center T-SPARCLE registry study[J]. J Formos Med Assoc, 117(9): 814-824.

Hood D A, Memme J M, Oliveira A N, et al, 2019. Maintenance of skeletal muscle mitochondria in health, exercise, and aging[J]. Annu Rev Physiol, 81(1): 19-41.

Hopps E, Canino B, Caimi G, 2011. Effects of exercise on inflammation markers in type 2 diabetic subjects[J]. Acta Diabetol, 48(3): 183-189.

Hps2-THRIVE collaborative group, Haynes R, Jiang L, et al, 2013. HPS2-Thrive randomized placebo-controlled trial in 25673 high-risk patients of ER niacin/laropiprant: trial design, pre-specified muscle and liver outcomes, and reasons for stopping study treatment[J]. Eur Heart J, 34(17): 1279-1291.

Huang Y, Cheng Y, Wu J, et al, 2008. Cilostazol as an alternative to aspirin after ischaemic stroke: a randomised, double-blind, pilot study[J].Lancet Neurol, 7(6): 494-499.

Ibanez B, James S, Agewall S, et al, 2018. 2017 ESC guidelines for the management of acute myocardial infarction in patients presenting with ST-segment elevation: the task force for the management of acute myocardial infarction in patients presenting with ST-segment elevation of the European Society of Cardiology(ESC)[J]. Eur Heart J, 39(2): 119-177.

Issa N T, Wathieu H, Ojo A, et al, 2017. Drug metabolism in preclinical drug development: a survey of the discovery process, toxicology, and computational tools[J]. Curr Drug Metab, 18(6): 556-565.

Jetter A, Kullak-Ublick G A, 2020. Drugs and hepatic transporters: a review[J]. Pharmacol Res, 154: 104234.

Jin J L, Cao Y X, Zhang H W, et al, 2019. Lipoprotein(a)and cardiovascular outcomes in patients with coronary artery disease and prediabetes or diabetes[J]. Diabetes Care, 42(7): 1312-1318.

Jindai K, Nielson C M, Vorderstrasse B A, et al, 2016. Multimorbidity and functional limitations among adults 65 or older, nhanes 2005-2012[J]. Prev Chronic Dis, 13: E151.

Kang J, Park K, Palmerini T, et al, 2019. Racial differences in ischaemia/Bleeding risk trade-off during anti-platelet therapy: individual patient level landmark meta-analysis from seven RCTs[J]. Thromb Haemost, 119(1): 149-162.

Kernick D, Chew-Graham C A, O'Flynn N, 2017. Clinical assessment and management of multimorbidity: NICE guideline[J]. Br J Gen Pract, 67(658): 235-236.

Kim S M, Jung J-M, Kim B J, et al, 2019. Cilostazol mono and combination treatments in ischemic stroke: an updated systematic review and meta-analysis[J]. Stroke, 50(12): 3503-3511.

Kimura K, Kimura T, Ishihara M, et al. JCS 2018 guideline on diagnosis and treatment of acute coronary syndrome[J]. Circ J, 83(5): 1085-1196.

Kubica J, Kubica A, Jilma B, et al, 2016. Impact of morphine on antiplatelet effects of oral P2Y12 receptor inhibitors[J]. Int J Cardiol, 215: 201-208.

Kwok T, Ma C, Leung S, et al, 2018. Chronic disease self-management and cognitive training programme to improve diabetic control in older outpatients with memory complaints: a randomised trial[J]. Hong Kong Med J, 24(1): 5.

Lee S, Durstberger M, Eichelberger B, et al, 2016. β-blockers are associated with decreased leucocyte-platelet aggregate formation and lower residual platelet reactivity to adenosine diphosphate after angioplasty and stenting[J]. Eur J Clin Invest, 46(12): 1041-1047.

Leonard C E, Brensinger C M, Bilker W B, et al, 2017. Gastrointestinal bleeding and intracranial hemorrhage in concomitant users of warfarin and antihyperlipidemics[J]. Int J Cardiol, 228: 761-770.

Leroy L, Bayliss E, Miller B F, et al, 2014. The agency for healthcare research and quality multiple chronic conditions research network[J]. Med Care, 52(3): S15-22.

Li X Q, Andersson T B, Ahlström M, et al, 2004. Comparison of inhibitory effects of the proton pump-inhibiting drugs omeprazole, esomeprazole, lansoprazole, pantoprazole, and rabeprazole on human cytochrome P450 activities[J]. Drug Metab Dispos, 32(8): 821-827.

Li Y, Yang L, Wang L, et al, 2017. Burden of hypertension in China: a nationally representative survey of 174, 621 adults[J]. Int J Cardiol, 227: 516-523.

Liu G, Chen H, Su D, et al, 2020. Risk thresholds of levodopa dose for dyskinesia in Chinese patients with Parkinson's disease: a pilot study[J]. Neurol Sci, 41(1): 111-118.

Lloyd-Jones D M, Morris P B, Ballantyne C M, et al, 2017. 2017 focused update of the 2016 ACC expert consensus decision pathway on the role of non-statin therapies for LDL-cholesterol lowering in the management of atherosclerotic cardiovascular disease risk[J]. J Am Coll Cardiol, 70(14): 1785-1822.

Maarsingh O R, Henry Y, van de Ven P M, et al, 2016. Continuity of care in primary care and association with survival in older people: a 17-year prospective cohort study[J]. Br J Gen Pract, 66(649): e531-e539.

Mach F, Ray K K, Wiklund O, et al, 2018. Adverse effects of statin therapy: perception vs. the evidence - focus on glucose homeostasis, cognitive, renal and hepatic function, haemorrhagic stroke and cataract[J]. Eur Heart J, 39(27): 2526-2539.

Magnuson E A, Li H, Wang K, et al, 2017. Cost-effectiveness of long-term ticagrelor in patients with prior myocardial infarction: results from the PEGASUS-TIMI 54 trial[J]. J Am Coll Cardiol, 70(5): 527-538.

Mangieri A, Gallo F, Sticchi A, et al, 2020. Dual antiplatelet therapy in coronary artery disease: from the past to the future prospective[J]. Cardiovasc Interv Ther, 35(2): 117-129.

Marengoni A, von Strauss E, Rizzuto D, et al, 2009. The impact of chronic multimorbidity and disability on functional decline and survival in elderly persons. A community-based, longitudinal study[J]. J Intern Med, 265(2): 288-295.

Martine Gilard; Bertrand Arnaud; Jean-Christophe Cornily; et al, 2007. Influence of Omeprazole on the Antiplatelet Action of Clopidogrel Associated With Aspirin: The Randomized, Double-Blind OCLA(Omeprazole CLopidogrel Aspirin) Study[J]. Journal of the American College of Cardiology, 51(3), 256-260.

Mcinnes N, Hall S, Hramiak I, et al, 2022. Remission of type 2 diabetes following a short-term intensive intervention with insulin glargine, sitagliptin, and metformin: results of an open-label randomized parallel-design trial[J]. Diabetes care, 45(1): 178-185.

Mclean G, Hindle J V, Guthrie B, et al, 2017. Co-morbidity and polypharmacy in Parkinson's disease: insights from a large Scottish primary care database[J]. BMC Neurol, 17(1): 126.

McNeil J J, Nelson M R, Woods R L, et al, 2018. Effect of aspirin on all-cause mortality in the healthy elderly[J]. N Engl J Med, 379(16): 1519-1528.

McNeil J J, Wolfe R, Woods R L, et al, 2018. Effect of aspirin on cardiovascular events and bleeding in the healthy elderly[J]. N Engl J Med, 379(16): 1509-1518.

Mega J L, Close S L, Wiviott S D, et al, 2010. Genetic variants in ABCB1 and CYP2C19 and cardiovascular outcomes after treatment with clopidogrel and prasugrel in the TRITON-TIMI 38 trial: a pharmacogenetic analysis[J]. The Lancet, 376(9749): 1312-1319.

Mega J L, Simon T, Collet J P, et al, 2010. Reduced-function CYP2C19 genotype and risk of adverse clinical outcomes among patients treated with clopidogrel predominantly for PCI: a meta-analysis[J]. JAMA, 304(16): 1821-1830.

Mehran R, Nikolsky E, Lansky A J, et al, 2009. Impact of chronic kidney disease on early(30-Day) and late(1-year)outcomes of patients with acute coronary syndromes treated with alternative antithrombotic treatment strategies[J]. JACC Cardiovasc Interv, 2(8): 748-757.

Midão L, Giardini A, Menditto E, et al, 2018. Polypharmacy prevalence among older adults based on the survey of health, ageing and retirement in Europe[J]. Arch Gerontol Geriatr, 78: 213-220.

Moore T J, Mattison D R, 2018. Assessment of patterns of potentially unsafe use of zolpidem[J]. JAMA Intern Med, 178(9): 1275-1277.

Mozaffarian D, 2016. Dietary and policy priorities for cardiovascular disease, diabetes, and obesity: a comprehensive review[J]. Circulation, 133(2): 187-225.

Narayan S W, Nishtala P S, 2015. Prevalence of potentially inappropriate medicine use in older New Zealanders: a population-level study using the updated 2012 beers criteria: potentially inappropriate medicine use[J]. J Eval Clin Pract, 21(4): 633-641.

Neal B, Perkovic V, Mahaffey K W, et al, 2017. Canagliflozin and cardiovascular and renal events in type 2 diabetes[J]. N Engl J Med, 377(7): 644-657.

Neogi T, Jansen T L T A, Dalbeth N, et al, 2015. 2015 Gout classification criteria: an American College of Rheumatology/European League Against Rheumatism collaborative initiative[J].

Ann Rheum, 67(10): 2557-2568.

Norgren L, Patel M R, Hiatt W R, et al, 2018. Outcomes of patients with critical limb ischaemia in the EUCLID trial[J]. Eur J Vasc Endovasc Surg, 55(1): 109-117.

Nuki Y, Umeno J, Washio E, et al, 2017. The influence of CYP2C19 polymorphisms on exacerbating effect of rabeprazole in celecoxib-induced small bowel injury[J]. Aliment Pharmacol Ther, 46(3): 331-336.

Odone A, Azzopardi-Muscat N, 2019. Health and the effect of universal health coverage in Italy[J]. Lancet Public Health, 4(12): e597-e598.

Page A T, Clifford R M, Potter K, et al. 2016. The feasibility and effect of deprescribing in older adults on mortality and health: a systematic review and meta analysis[J]. Br J Clin Pharmacol, 82(3): 583-623.

Parekh T M, Raji M, Lin Y-L, et al, 2014. Hypoglycemia after antimicrobial drug prescription for older patients using sulfonylureas[J]. JAMA Intern Med, 174(10): 1605-1612.

Park J J, Park K W, Kang J, et al, 2013. CYP3A4 genetic status may be associated with increased vulnerability to the inhibitory effect of calcium-channel blockers on clopidogrel[J]. Circ J, 77(5): 1289-1296.

Parodi G, 2016. Editor's choice-chest pain relief in patients with acute myocardial infarction[J]. Eur Heart J Acute Cardiovasc Care, 5(3): 277-281.

Pettersen J A, Singh A, 2018. Potentially reversible rapid-onset weakness: recognizing colchicine toxicity[J].Am J Med, 131(2): e59-e60.

Pivetta N R S, Marincolo J C S, Neri A L, et al, 2020. Multimorbidity, frailty and functional disability in octogenarians: a structural equation analysis of relationship[J]. Arch Gerontol Geriatr, 86: 103931.

Redman L M, Smith S R, Burton J H, et al, 2018. Metabolic slowing and reduced oxidative damage with sustained caloric restriction support the rate of living and oxidative damage theories of aging[J]. Cell Metab, 27(4): 805-815.e4.

RESTART Collaboration, 2019.Effects of antiplatelet therapy after stroke due to intracerebral haemorrhage(RESTART): a randomised, open-label trial[J]. The Lancet, 393(10191): 2613-2623.

Rhodes A, Evans L E, Alhazzani W, et al, 2017. Surviving sepsis campaign: international guidelines for management of sepsis and septic shock: 2016[J]. Intensive Care Med, 43(3): 304-377.

Richardson K, Mattishent K, Loke Y K, et al, 2019. History of benzodiazepine prescriptions and risk of dementia: possible bias due to prevalent users and covariate measurement timing in a nested case-control study[J]. Am J Epidemiol, 188(7): 1228-1236.

Richette P, Doherty M, Pascual E, et al. 2016 updated EULAR evidence-based recommendations for the management of gout[J].Ann Rheum Dis, 76(1): 29-42.

Riemann D, Baglioni C, Bassetti C, et al, 2017. European guideline for the diagnosis and treatment of insomnia[J]. J Sleep Res, 26(6): 675-700.

Roffi M, Patrono C, Collet J-P, et al, 2016. 2015 ESC Guidelines for the management of acute coronary syndromes in patients presenting without persistent ST-segment elevation: task force for the management of acute coronary syndromes in patients presenting without persistent ST-segment elevation of the European Society of Cardiology(ESC)[J]. Eur Heart J, 37(3): 267-315.

Rogers G, Davies D, Pink J, et al, 2017. Parkinson's disease: summary of updated NICE guidance[J]. BMJ, 358.

Rozzini R, Frisoni G B, Ferrucci L, et al, 2002. Geriatric index of comorbidity: validation and comparison with other measures of comorbidity[J]. Age and Ageing, 31(4): 277-285.

Sabe M, Kashef H, Gironi C, et al, 2019. Zolpidem stimulant effect: Induced mania case report and systematic review of cases[J]. Prog Neuro-Psychopharmacol Biol Psychiatry, 94: 109643.

Sattar N, Preiss D, Murray H M, et al, 2010. Statins and risk of incident diabetes: a collaborative meta-analysis of randomised statin trials[J]. The Lancet, 375(9716): 735-742.

Savoy M, 2020. Antidepressants plus benzodiazepines for adults with major depression[J]. Am Fam Physician, 101(9): 527-528.

Schenone A L, Lincoff A M, 2020. Aspirin for primary prevention of atherosclerotic cardiovascular events[J]. Cleve Clin J Med, 87(5): 300-311.

Schindler E, Richling I, Rose O, 2021.Pharmaceutical Care Network Europe(PCNE)drug-related problem classification version 9.00: German translation and validation[J].Int J Clin Pharm, 43(3): 726-730.

Schneider R B, Iourinets J, Richard I H, 2017. Parkinson's disease psychosis: presentation, diagnosis and management[J]. Neurodegener Dis Manag, 7(6): 365-376.

School of Health and Related Research(ScHARR), University of Sheffield, 2004.Clinical guidelines for the management of anxiety: management of anxiety(panic disorder, with or without agoraphobia, and generalised anxiety disorder)in adults in primary, secondary and community care[M]. London: national collaborating centre for primary care .

SCOTT I A, Hilmer S N, Reeve E, et al, 2015. Reducing inappropriate polypharmacy: the process of deprescribing[J]. JAMA Intern Med, 175(5): 827-834.

Sehested T S G, Gerds T A, Fosbøl E L, et al, 2018. Long-term use of proton pump inhibitors, dose-response relationship and associated risk of ischemic stroke and myocardial infarction[J]. J Intern Med, 283(3): 268-281.

Seppala L J, Wermelink A M A T, de Vries M, et al, 2018. Fall-risk-increasing drugs: a systematic review and meta-analysis: II.Psychotropics[J]. J Am Med Dir Assoc, 19(4): 371.e11-371.e17.

Seppi K, Ray Chaudhuri K, Coelho M, et al, 2019. Update on treatments for nonmotor symptoms of Parkinson's disease—an evidence based medicine review[J]. Mov Disord, 34(2): 180-198.

Seppi K, Weintraub D, Coelho M, et al, 2011. The movement disorder society evidence-based medicine review update: treatments for the non-motor symptoms of Parkinson's disease[J]. Mov Disord, 26 Suppl 3(03): S42-S80.

Shinohara Y, Katayama Y, Uchiyama S, et al, 2010. Cilostazol for prevention of secondary stroke(CSPS 2): an aspirin-controlled, double-blind, randomised non-inferiority trial[J]. The Lancet Neurol, 9(10): 959-968.

Smith S M, Wallace E, O'Dowd T, et al, 2021. Interventions for improving outcomes in patients with multimorbidity in primary care and community settings[J]. Cochrane Database Syst Rev,

1(1): CD006560.

Spiering W, Burnier M, Clement D L, et al, 2018. 2018 ESC/ESH guidelines for the management of arterial hypertension: The task force for the management of arterial hypertension of the European Society of Cardiology and the European Society of Hypertension[J]. J Hypertens, 36(10): 1953-2041.

Stefani A, Högl B, 2020. Sleep in Parkinson's disease[J]. Neuropsychopharmacology, 45(1): 121-128.

Stroes E S, Thompson P D, Corsini A, et al, 2015. Statin-associated muscle symptoms: impact on statin therapy—European Atherosclerosis Society consensus panel statement on assessment, aetiology and management[J]. Eur Heart J, 36(17): 1012-1022.

Sugiyama T, 2021. Effects of high-dose vitamin D supplementation on bone fragility[J].J Bone Miner Res, 36(3): 621.

Sun Y, Ni W, Yuan X, et al, 2020. Prevalence, treatment, control of type 2 diabetes and the risk factors among elderly people in Shenzhen: results from the urban Chinese population[J]. BMC Public Health, 20(1): 998.

Swerdlow D I, Preiss D, Kuchenbaecker K B, et al, 2015. HMG-coenzyme a reductase inhibition, type 2 diabetes, and bodyweight: evidence from genetic analysis and randomised trials[J]. The Lancet, 385(9965): 351-361.

Taha A S, Angerson W J, Prasad R, et al, 2008. Clinical trial: the incidence and early mortality after peptic ulcer perforation, and the use of low-dose aspirin and nonsteroidal anti-inflammatory drugs.[J]. Aliment Pharmacol Ther, 28(7): 878-885.

Tantry U S, Gurbel P A, 2013. Antiplatelet drug resistance and variability in response: the role of antiplatelet therapy monitoring[J]. Curr Pharm Des, 19(21): 3795-3815.

Tarantino U, Iolascon G, Cianferotti L, et al, 2017. Clinical guidelines for the prevention and treatment of osteoporosis: summary statements and recommendations from the Italian Society for Orthopaedics and Traumatology[J]. J Orthop Traumatol, 18(S1): 3-36.

Task Force Members, ESC Committee for Practice Guidelines(CPG), ESC National Cardiac Societies, 2019. 2019 ESC/EAS guidelines for the management of dyslipidaemias: lipid modification to reduce cardiovascular risk[J]. Atherosclerosis, 290: 140-205.

The National Osteoporosis Guideline Group(NOGG), Compston J, Cooper A, et al, 2017. UK clinical guideline for the prevention and treatment of osteoporosis[J]. Arch Osteoporos, 12(1): 43.

Thygesen K, Alpert J S, Jaffe A S, et al, 2018. Fourth universal definition of myocardial infarction(2018)[J]. J Am Coll Cardiol, 72(18): 2231-2264.

Tornimbene B, Pessoa-Silva C L, Eremin S, 2016. Global antimicrobial resistance surveillance system(glass)report: early implementation 2016 − 2017[R]. Geneva: World Health Organization.

Tornio A, Filppula A M, Niemi M, et al, 2019. Clinical studies on drug-drug interactions involving metabolism and transport: methodology, pitfalls, and interpretation[J]. Clin Pharmacol Ther, 105(6): 1345-1361.

Uchiyama S, Shinohara Y, Katayama Y, et al, 2014. Benefit of cilostazol in patients with high risk of bleeding: subanalysis of cilostazol stroke prevention study 2[J]. Cerebrovasc Dis, 37(4): 296-303.

Uno M, Toi H, Hirai S, 2017. Chronic subdural hematoma in elderly patients: Is this disease benign? [J]. Neurol Med Chir(Tokyo), 57(8): 402-409.

Upadhya B, Pisani B, Kitzman D W, 2017. Evolution of a geriatric syndrome: pathophysiology and treatment of heart failure with preserved ejection fraction[J]. J Am Geriatr Soc, 65(11): 2431-2440.

Urban P, Mehran R, Colleran R, et al, 2019. Defining high bleeding risk in patients undergoing percutaneous coronary intervention: a consensus document from the academic research consortium for high bleeding risk[J]. Eur Heart J, 40(31): 2632-2653.

Valkhoff V E, Sturkenboom M C, Kuipers E J, 2012. Risk factors for gastrointestinal bleeding associated with low-dose aspirin[J]. Best Pract Res. Clin Gastroenterol, 26(2): 125-140.

van Maanen A, Meijer A M, van der Heijden K B, et al, 2016. The effects of light therapy on sleep problems: a systematic review and meta-analysis[J]. Sleep Med Rev, 29: 52-62.

Wallentin L, Becker R C, Budaj A, et al, 2009. Ticagrelor versus clopidogrel in patients with acute coronary syndromes[J]. N Engl J Med, 361(11): 1045-1057.

Wallentin L, James S, Storey R F, et al, 2010. Effect of CYP2C19 and ABCB1 single nucleotide polymorphisms on outcomes of treatment with ticagrelor versus clopidogrel for acute coronary syndromes: a genetic substudy of the PLATO trial[J]. The Lancet, 376(9749): 1320-1328.

Wamil M, Mcmurray J J V, Scott C A B, et al, 2020. Predicting heart failure events in patients with coronary heart disease and impaired glucose tolerance: insights from the Acarbose Cardiovascular Evaluation(ACE)trial[J]. Diabetes Res Clin Pract, 170: 108488.

Wang D, Li W, Cui X, et al, 2016. Sleep duration and risk of coronary heart disease: a systematic review and meta-analysis of prospective cohort studies[J]. Int J Cardiol, 219: 231-239.

Wang J, Shen X, He S, et al, 2019. Hypertriglyceridaemia predicts subsequent long-term risk of cardiovascular events in Chinese adults: 23-year follow-up of the Daqing diabetes study[J]. Diabetes Metab Res Rev, 35(6): e3163.

Wang M, Wang W, Gao Z, et al, 2021. Dyskinesia-hyperpyrexia syndrome in Parkinson's disease: a systematic review[J]. Clin Auton Res, 31(4): 529-542.

Wang X X, Lin W Q, Chen X J, et al, 2017. Multimorbidity associated with functional independence among community-dwelling older people: a cross-sectional study in Southern China[J]. Health Qual Life Outcomes, 15(1): 73.

Wang X, Zeng F, Jin W S, et al, 2017. Comorbidity burden of patients with Parkinson's disease and Parkinsonism between 2003 and 2012: a multicentre, nationwide, retrospective study in China[J]. Sci Rep, 7(1): 1671.

Wang Y, Chen W, Lin Y, et al, 2019. Ticagrelor plus aspirin versus clopidogrel plus aspirin for platelet reactivity in patients with minor stroke or transient ischaemic attack: open label, blinded endpoint, randomised controlled phase II trial[J]. BMJ, 365: 12211.

Warren Olanow C, Kieburtz K, Rascol O, et al, 2013. Factors predictive of the development of Levodopa-induced dyskinesia and wearing-off in Parkinson's disease[J]. Mov Disord, 28(8): 1064-1071.

Watts N B, Camacho P M, Lewiecki E M, et al, 2021. American Association of Clinical Endocrinologists/American College of Endocrinology clinical practice guidelines for the diagnosis and treatment of postmenopausal osteoporosis-2020 update[J]. Endocr Pract, 27(4): 379-380.

Weintraub D, David A S, Evans A H, et al, 2015. Clinical spectrum of impulse control disorders in Parkinson's disease[J]. Mov disord , 30(2): 121-127.

Wiggins B S, Saseen J J, Page R L, et al, 2016. Recommendations for management of clinically significant drug-drug interactions with statins and select agents used in patients with cardiovascular disease: a scientific statement from the American heart association[J]. Circulation, 134(21).: e468-e495.

Wilson S, Anderson K, Baldwin D, et al, 2019. British association for psychopharmacology consensus statement on evidence-based treatment of insomnia, parasomnias and circadian rhythm disorders: an update[J]. J Psychopharmacol, 33(8): 923-947.

Wistrand-yuen E, Knopp M, Hjort K, et al, 2018. Evolution of high-level resistance during low-level antibiotic exposure[J]. Nat Commun, 9(1): 1599.

Xu W, Mu Y, Zhao J, et al, 2017. Efficacy and safety of metformin and sitagliptin based triple antihyperglycemic therapy(STRATEGY): a multicenter, randomized, controlled, non-inferiority clinical trial[J]. Sci China Life Sci, 60(3): 225-238.

Yang G, Ge S, Singh R, et al, 2017. Glucuronidation: driving factors and their impact on glucuronide disposition[J]. Drug Metab Rev, 49(2): 105-138.

Yu N W, Chen P J, Tsai H J, et al, 2017. Association of benzodiazepine and Z-drug use with the risk of hospitalisation for fall-related injuries among older people: a nationwide nested case-control study in Taiwan[J]. BMC Geriatr, 17(1): 140.

Zhao Y F, Wang Z Q, Yang J, et al, 2018. Prevalence, awareness, status of treatment and control on type 2 diabetes mellitus among Chinese premenopausal women aged 18-49 in 2013[J]. Zhonghua Liu Xing Bing Xue Za Zhi, 39(2): 213-217.

Zheng S L, Roddick A J, 2019. Association of aspirin use for primary prevention with cardiovascular events and bleeding events: a systematic review and meta-analysis[J]. JAMA, 321(3): 277-287.

Zheng S L, Roddick A J, Aghar-Jaffar R, et al, 2018. Association between use of sodium-glucose cotransporter 2 inhibitors, glucagon-like peptide 1 agonists, and dipeptidyl peptidase 4 inhibitors with all-cause mortality in patients with type 2 diabetes: a systematic review and meta-analysis[J]. JAMA, 319(15): 1580-1591.

Ziere G, Dieleman J P, Hofman A, et al, 2006. Polypharmacy and falls in the middle age and elderly population[J]. Br J Clin Pharmacol, 61(2): 218-223.